U0941031

# 中国口腔医学年鉴

**YEARBOOK OF CHINESE STOMATOLOGY**

**2017 年卷**

**主　编**　周学东

**副主编**　王　兴　俞光岩　张志愿
赵铱民　边　专　王松灵
凌均棨　夏　刚

四川科学技术出版社
· 成都 ·

**图书在版编目(CIP)数据**

中国口腔医学年鉴. 2017 年卷 / 周学东主编. — 成都：
四川科学技术出版社，2018. 8
ISBN 978 - 7 - 5364 - 9138 - 0

Ⅰ. ①中… Ⅱ. ①周… Ⅲ. ①口腔科学 - 中国 -
2017 - 年鉴 Ⅳ. ①R78 - 54

中国版本图书馆 CIP 数据核字(2018)第 173729 号

**中国口腔医学年鉴 2017 年卷**

主　　编　周学东
出 品 人　钱丹凝
责任编辑　任维丽
特约编辑　吴　婷
责任出版　欧晓春
出版发行　四川科学技术出版社
成都市槐树街 2 号　邮政编码 610031
官方微博:http://e. weibo. com/sckjcbs
官方微信公众号:sckjcbs
传真:028 - 87734039
成品尺寸　185mm × 260mm
印张 18　字数 420 千
印　　刷　四川玖艺呈现印刷有限公司
版　　次　2018 年 8 月第一版
印　　次　2018 年 8 月第一次印刷
全书定价　80. 00 元
ISBN 978 - 7 - 5364 - 9138 - 0

# 《中国口腔医学年鉴》编辑委员会

李新春　开封大学
李德华　第四军医大学
杨丕山　山东大学
杨　健　南昌大学
沈　刚　上海交通大学
沈国芳　上海交通大学
谷志远　浙江中医药大学
邱蔚六　上海交通大学
陆支越　北京医院
陈　力　哈尔滨医科大学
陈万涛　上海交通大学
陈文霞　广西医科大学
陈　刚　天津医科大学
陈　江　福建医科大学
陈吉华　第四军医大学
陈扬熙　四川大学
陈莉莉　华中科技大学
陈　智　武汉大学
陈谦明　四川大学
季　平　重庆医科大学
岳　林　北京大学
周永胜　北京大学
周延民　吉林大学
周学东　四川大学
周　洪　西安交通大学
周　健　安徽医科大学
周　诺　广西医科大学
周曾同　上海交通大学
郑立舸　西南医科大学
郑家伟　上海交通大学
屈志国　内蒙古自治区人民医院
金　岩　第四军医大学
罗颂椒　四川大学
林　野　北京大学
易新竹　四川大学
赵士芳　浙江大学
赵　今　新疆医科大学
赵云凤　四川大学
赵守亮　同济大学
赵志河　四川大学
赵明东　滨州医学院
赵怡芳　武汉大学
赵　彬　山西医科大学
赵铱民　第四军医大学
俞立英　复旦大学
俞光岩　北京大学
钟良军　浙江中医药大学
钟德钰　南方医科大学
宫　苹　四川大学
胡　敏　解放军总医院
胡勤刚　南京大学
郭　斌　解放军总医院
栾文民　卫生部北京医院
倪龙兴　第四军医大学
徐礼鲜　第四军医大学
徐　江　石河子大学
徐　欣　山东大学
徐　艳　南京医科大学
夏　刚　国家卫生计生委
凌均棨　中山大学
聂敏海　西南医科大学
唐瞻贵　中南大学
黄世光　暨南大学
黄永清　宁夏医科大学
黄洪章　中山大学
黄桂林　遵义医学院
黄骏杰　澳门口腔医学会
宿玉成　北京协和医学院
巢永烈　四川大学
康　宏　兰州大学
曹选平　郑州大学
麻健丰　温州医科大学
常晓峰　西安交通大学
梁景平　上海交通大学
章锦才　南方医科大学
温玉明　四川大学
谢志坚　浙江大学
蒋欣泉　上海交通大学
葛建埔　台北牙医师公会
曾祥龙　北京大学
程祥荣　武汉大学
程　斌　中山大学
董福生　河北医科大学
路振富　中国医科大学
潘亚萍　中国医科大学
樊明文　武汉大学
翦新春　中南大学
魏奉才　山东大学

# 序　言

《中国口腔医学年鉴》是中国口腔医学界史书性、综合性、实用性、资料密集性连续出版物，每年出版一卷，自 1984 年创刊已连续出版了二十五卷。本卷为 2017 年卷，选材基础时限为 2017 年 1 月至 12 月。该书的编纂出版旨在全面翔实、客观公正向国内外读者介绍年度中国口腔医学界的发展与成就。汇集的资料主要包括口腔医学的国家政策法律法规、医院建设、医疗服务、学科发展、人才培养、科学研究、疾病预防等领域，是了解和研究中国口腔医学发展史的珍贵资料，也是中国口腔医学与国际口腔医学广泛交流的重要平台。

本卷主要内容包括回顾与论坛、医疗工作、医学教育、科学研究、学会工作和人物、法律法规几大栏目。"回顾与论坛"栏目刊载了白玉兴教授"近年中国口腔正畸学研究"、石冰教授"中国唇腭裂研究与治疗 30 年回顾"、陈永进教授"中国口腔急诊专委会的发展与未来"和龙星教授"中国颞下颌关节病学及殆学专业近三年探究与发展"。"医疗工作"栏目汇总 2017 年新发布的口腔医学病种临床路径，刊载了突出的医院、医疗、医师等重要信息。"医学教育"栏目汇总了 2017 年度中国高等学校口腔医学专业学生的培养文献；介绍了 2017 年中国高等学校口腔医学博士、硕士研究生及本科生招生培养简况；遴选了口腔医学相关的教育文献及重要资讯。"科学研究"栏目重点介绍了中国高等院校口腔医学院、口腔医院科技成果获奖和获得的科研基金资助项目；介绍了 2017 年公开出版发行的口腔医学专著、教材等。"学会工作"栏目刊载了 2017 年新成立或换届的中华口腔医学会及其口腔医学专业委员会与学组组织机构名录；记载了 2017 年度在中国召开的部分口腔学术会议、展会、学会简讯及院校新闻动态。"人物"栏目记录了 2017 年度全国卫生计生系统先进工作者、卫生计生委有突出贡献中青年专家、国家百千万人才工程入选者、"长江学者奖励计划"青年学者以及新增列口腔医学博士研究生导师等，最后还附有法律、法规相关内容。

《中国口腔医学年鉴》在编纂出版过程中得到了全国口腔医学院(系)、口腔医院以及众多口腔医学专家们的鼎力支持和热心帮助，受到广大读者的厚爱和关心。出版单位与编委会保持着长期友好的合作关系，在此谨致衷心感谢。为了进一步办好《中国口腔医学年鉴》，不断丰富和充实内容，提高质量，欢迎广大读者提出宝贵的建议和意见。

**《中国口腔医学年鉴》编辑委员会**

**2018 年 8 月**

# 目　次

回顾与论坛

# 近年中国口腔正畸学研究

中华口腔医学会口腔正畸专业委员会
首都医科大学口腔医学院　白玉兴

随着中国经济的高速发展与人民物质文化需求的不断提高，在中国正畸同仁的共同努力下，我国口腔正畸技术水平已逐渐赶超世界一流，特别是进入 2010 年以来，各种先进正畸技术和部分正畸基础研究在国内都有了长足的发展。笔者对 2011 年以来中国正畸学者在国内外主要口腔医学杂志上发表的正畸学术论文进行了检索，检索范围包括影响力较大的四本国内口腔期刊：《中华口腔医学杂志》《中华口腔正畸学杂志》《华西口腔医学杂志》以及《实用口腔医学杂志》和 SCI 收录的三大国际正畸学期刊：美国正畸学杂志（*AJODO*）、Angle 正畸学杂志（*ANGLE ORTHOD*）、欧洲正畸学杂志（*EJO*）。结果表明，2011 年至今，中国口腔正畸学者在上述国内期刊发表论文 1 560 余篇，国际期刊发表论文 160 余篇。研究范围涵盖三维数字化技术、新兴临床技术、多学科合作治疗、牙齿移动机制及正畸相关材料等多个领域。本文就上述研究内容进行简要综述。

## 一、口腔正畸临床研究进展

### （一）三维数字化技术在正畸诊疗中的应用研究

#### 1. 牙颌畸形的三维诊断与治疗设计的应用研究

三维图像能提供体积、横断面积等传统二维数据无法提供的信息，而且更加精确，可以辅助正畸医师对颅颌面及牙列进行更准确更具象化的分析。但是，三维测量诊断分析的体系和标准参考值目前尚不健全，因此针对如何将三维数据正确解读，建立三维头影测量体系的服务于临床诊断，我国学者做了很多有益的尝试。

此外，利用三维数字化牙殆模型进行虚拟排牙，可以为正畸治疗计划的制定提供更为有力的依据。特别是结合牙冠、牙根及牙槽骨的三维信息进行设计，大大减少了正畸风险。数字化技术的另一个应用是软组织重建，立体摄影、激光扫描技术是目前常用的获取面部软组织三维图像的方法，研究显示基于激光扫描的面部软组织三维模型具有较好的准确性，可以作为正畸诊断的基础。

数字化技术还可以用于细微结构的诊断，CBCT 能对局部骨组织进行垂直以及横断扫描，且可从多角度对局部进行扫描，对牙周膜及骨小梁等细微结构显示清晰，可将其作为组织学线性测量的首选工具。通过 CBCT 图像还可以观察牙槽骨形态的变化，从而判断正畸治疗中牙周组织的改建情况和牙根形态变化，有利于评价疗效的安全性和稳定性。

数字化技术还有一重要应用是辅助设计与辅助制作（computer aided design and computer aided manufacutre，CAD/CAM）。可以用来设计制作种植体支抗植入导板来辅助手术，还可根据植入区骨骼形态 3D 打印个性化的前方牵引钛板，精确定位同时控制加力方向，从而减小手术风险，提高前方牵引的效果。

2. 正畸治疗疗效评价的研究

利用数字化技术对治疗前后的三维数据进行重建和配准，可以对颌面部软硬组织的三维空间结构变化进行定量评价，从而实现对治疗效果的评估和矫治机制的分析。如以颅底作为重叠区域对 CBCT 影像进行配准，测量比较上颌单次快速扩弓前方牵引和上颌反复快速扩缩前方牵引的矫治效果。通过腭部表面重叠测量并对比了种植体支抗、口外弓支抗和 Nance 弓支抗控制下，前牙在矢状向的内收量以及对磨牙的垂直向控制能力。

(二)正畸临床新技术的应用与研究

1. 无托槽隐形矫治技术

无托槽隐形矫治技术近年来发展十分迅速,全球使用已经超过 500 万例,显示出了极强的未来发展能力。目前,隐形矫治适应证不断扩大,临床研究显示其在深覆𬌗、推磨牙向远中及拔牙矫治等领域都达到了较好的矫治效果,但还有很大的提升空间,隐形矫治的临床治疗效果也可以与传统矫治器相媲美。总体来说,适应证的选择、合理的设计以及患者良好的依从性是最终获得满意治疗效果的重要条件。未来还有待将颌面部牙冠、牙根、颌骨、关节、软组织等三维信息结合使隐形矫治方案更加合理、安全。除临床病例研究之外，还有很多学者对无托槽隐形矫治的力学基础进行了深入的探索性研究，譬如隐形矫治器的材料厚度对不同牙位脱位时固位力大小的影响等。更值得一提的是,有学者建立了无托槽隐形矫治微型测力实验平台，可以通过芯片上的受力推算出牙齿受到的外力，从而实现隐形矫治器矫治力的大小的测量，这为未来隐形矫治中关于牙齿移动方式和移动力的临床研究奠定了良好的基础。

2. 舌侧矫治技术

随着数字化技术的兴起，舌侧矫治技术也有了长足的发展，应用 CAD-CAM 技术制作而成的个性化舌侧托槽定位准确，粘接精度高,并且与牙齿舌侧面完全吻合,有助于提高治疗的精确度。有学者通过 ABO-OGS 指数对比个性化舌侧矫治系统和唇侧直丝弓矫治系统的治疗结果，结果表明两种矫治系统各个项目的评分及总分方面差异无统计学意义。而个性化舌侧托槽的国产化,多样的底板设计使其临床应用更加灵活，缩短了与国外矫治器之间的差距，费用也较进口个性化舌侧托槽更低。

3. 种植支抗技术

种植体作为一种辅助工具，在正畸临床上发挥越来越重要的作用，可以提供三维方向上的绝对支抗。垂直向,大量临床研究显示种植体支抗可以实现对全牙弓的压低，促使下颌平面前上旋转，同时改善侧貌及露龈微笑。水平向,种植钉辅助上颌快速扩弓能有效开展年轻成人腭中缝，矫正骨性牙弓狭窄并减少对牙齿的反作用力。矢状向,种植支抗钉还广泛用于牙列整体内收、磨牙竖直等。

由于种植钉的广泛应用，影响种植钉成功率的因素成了正畸医师的关注点。有研究表明间断性的载荷较持续性载荷更有利于保持种植钉的稳定性。此外,骨质的厚度对种植成功率有明显影响，有学者对比发现第一磨牙与第二磨牙之间的区域是植入种植钉内收上颌全牙列的最佳区域。

(三)正畸治疗中的多学科协作研究

1. 正畸-正颌联合治疗

传统的正畸-正颌联合治疗耗时长而且治疗过程中的面形恶化可能给患者带来心理上的负面影响。因此,手术优先模式和小范围术前正畸的理念应运而生。需要指出的是,手术优先模式由于缺乏术前正畸，术后复发的风险可能增加,因此其适用条件较严格。小范围的术前正畸理念,术前消除或减少𬌗干扰，建立相对稳定的咬合，而在正颌手术后再完成大部分的排齐、整平以及牙齿去代偿,取得最后的治疗效果。就目前的研究看来,手术优先或小范围术前正畸的确缩短了整体疗程，然而手术优先模式和小范围的术前正畸获得成功的关键在于选择合适病例，需借助正畸医生丰富的经验及相关学科间的密切配合。

目前关于正畸-正颌联合治疗的稳定性研究大部分样本量较小，追踪时间相对较短，结论的可信度偏低，未来仍需进行大样本量的长期随访研究以期为临床实践提供更科学的依据。

2. 正畸-牙周联合治疗

患重度牙周炎的成年患者已经不再是正畸治疗的绝对禁忌证。正畸治疗与牙周治疗可以起到相辅相成的作用。研究表明，配合正畸的引导性组织再生手术对于角形吸收的病损具有较好的疗效。有学者研究了对牙周病患者病理性伸长的切牙进行正畸-牙周联合治疗后牙周组织的变化，研究结果显示切牙的牙周健康情况获得提升，正畸治疗配合嵴上纤维环切术在一定程度上可以改善牙槽骨形态，这有利于后期进行引导性组织再生术。

3. 唇腭裂患者的正畸治疗

乳（替）牙列期是唇腭裂正畸治疗的关键阶段。扩弓与上颌前方牵引是唇腭裂术后纠正上颌骨矢状向及横向不调，治疗前牙反殆及上牙弓狭窄的重要手段，以往研究显示，通过前方牵引治疗，部分替牙期唇腭裂反殆患者可以产生有利的骨性、牙性及软组织变化，但仍需要二期系统正畸治疗完善咬合关系的调整。

上颌骨牵张成骨术在上颌骨前徙量、术后稳定性及软组织改形方面极具优越性，因而被越来越广泛地应用于唇腭裂正畸-正颌联合治疗中。然而现阶段应用牵张成骨治疗唇腭裂尚未纳入常规治疗程序，此外，牵张成骨的具体治疗流程、治疗后的长期稳定性等方面尚存在一些争议。

4. 阻塞性睡眠呼吸暂停低通气综合征（obstructive sleep apnea-hypopnea syndrome，OSAHS）患者的正畸治疗

目前，口腔矫治器主要适用于轻中度 OSAHS 患者或中重度 OSAHS 但无法接受或不能耐受其他治疗方法的患者。对于生长发育期的儿童，可以考虑通过正畸治疗从矢状向和水平向两个方面诱导口颌系统的改变。矢状向，可以应用功能矫治器导下颌向前，扩张气道容积，减轻阻塞症状。水平向，对于上牙弓狭窄的患儿可以考虑对上颌进行扩弓，使鼻腭部气道实现一定量扩张。OSAHS 的矫治需要个性化设计，我们在对患者进行矫治设计时应充分考虑患者的面形及咬合，而不是单纯考虑下颌前移量或扩弓量。

有学者评估了口腔矫治器的长期使用效果并发现长期应用口腔矫治器治疗 OSAHS 患者是有效且安全的，研究结果还显示虽然长期治疗后期变化较小，但仍然建议对患者进行定期的随访与监控。

5. 正畸中的美学研究

鼻、唇、颏三者的形态及相互关系被认为是关键，对整体面部美观起绝对影响，这也是正畸美学关注的重点部位。颌面部动态美学，如微笑美学也是正畸美学研究关注的重点，有学者研究了上颌牙弓、口裂及面部宽度之间的最佳比例，研究显示在评价微笑的美观程度时适宜的牙弓宽度尤其重要，但是，从美学角度来讲，上颌牙弓、口裂及面部三者之间的宽度比例可以接受较大范围的变化，因此应根据患者的具体情况制定灵活的个性化方案。此外，有学者研究并发现上颌中切牙的近远中倾斜角度对微笑吸引力有重要影响。

（四）正畸治疗中相关组织改建的研究

1. 牙周组织

正畸治疗与牙周组织的关系密切。牙齿在牙槽骨中的活动范围是有限度的，正畸过程中应以生物力学因素为导向确定治疗计划，全面考虑各种正畸力和力矩反应，进行持续的牙周状况检测，应该有牙齿移动“安全界限”的概念，牙齿的移动应该在松质骨中进行。有研究表明一些患者在正畸前的牙列就存在骨开窗或骨开裂的现象。这提示我们应该注意在治疗前评估牙槽骨的形态及骨量，治疗

中控制牙齿的移动量及移动方向从而规避骨开窗、骨开裂的风险。

2. 牙根组织

目前，有关正畸牙根吸收确切的致病因素和致病机制尚不完全明确，但以往的研究表明正畸过程中发生的牙根吸收可能与多种因素有关。目前看来牙根形态异常、疗程长、治疗前上中切牙唇倾度小、治疗中根尖向唇侧骨皮质靠近、前牙拥挤可能是内收前阶段上颌切牙牙根吸收的危险因素，但仍有待进一步验证。目前,对于正畸加力是否会影响未发育完成的牙齿的牙根，学者们的观点不尽相同,仍有待深入研究。

3. 牙髓组织

牙髓组织位于髓腔内，通过成牙本质细胞突起与外界有着密切联系，任何物理和化学刺激均可引起牙髓组织的退行性变或炎症反应，并且牙髓组织的修复能力是比较有限的。以往有学者认为正畸力可使牙髓细胞发生一系列反应,可能对牙髓血流量、牙髓组织代谢及牙髓活力产生一定影响。有研究表明首次粘接托槽并放置第一根弓丝后可出现牙髓活力明显迟钝，但之后顺序更换弓丝并不会引起牙髓活力的明显变化，研究还表明前牙牙髓组织在正畸排齐整平阶段对外界电刺激反应呈现略迟钝状态。

4. 牙釉质组织

正畸治疗并非导致釉质脱矿的直接原因，但正畸治疗过程却对口腔生态环境有间接影响。有学者指出拆除托槽后在保持良好的口腔卫生的情况下脱矿部位有可能自行实现再矿化,但这只是针对部分患者而言,而应用氟保护漆和氟化物涂膜可以增强脱矿部位的再矿化作用。

为了实现长期持续性的防龋作用，目前还有一些学者针对防龋性托槽进行研究。此外，临床观察可见大多数釉质白斑都出现在粘接剂与牙釉质的结合部位,因此,防龋粘接剂也是目前正畸医师的关注热点。

## 二、正畸基础研究

1. 正畸牙齿移动机制的研究

近年来正畸牙周组织改建相关的细胞与分子生物学研究依然是国内正畸基础研究的热点，从正畸力施加到牙齿移动这一生理过程中有可能发生作用的各种因子、通路和蛋白都受到了密切关注。有学者观察了糖原合酶激酶-3β(GSK-3β)对正畸牙齿移动距离的影响,发现 GSK-3β 可以影响破骨细胞形成从而影响正畸牙齿移动。还有学者探索成牙骨质细胞 OCCM-30 中骨形态发生蛋白 2(BMP2)对硬化蛋白(SOST)表达的调控机制,发现成牙骨质细胞中 BMP2 主要是通过 Smad 信号通路介导上调 SOST 的表达。有研究者通过体外实验研究牙周膜肌成纤维细胞(MFB)的作用特点，发现牙周膜 MFB 持续高表达 α-平滑肌肌动蛋白(α-SMA)并且可能通过纤维粘连蛋白(FN)相互作用,此外 MFB 具有大量分泌细胞外基质的能力，他们结合前期体内实验推测 MFB 参与了牙周膜张力侧细胞外基质的改建与重组。

而成骨细胞相关的力学信号转导通路则是所有通路中受到关注最多的一个研究方向。近期研究表明机械牵张应力刺激可明显上调丝切蛋白 (Cofilin) 在人成骨肉瘤细胞 MG-63 细胞中的表达,提示其可能在成骨细胞力学信号转导过程中发挥重要作用。连接蛋白 43(Connexin 43)是骨细胞流动剪切力学信号转导通路中的潜在调节因子，这可以为阐明骨吸收和重建的机制提供细胞和分子学基础。还有学者研究了缺氧、加力在正畸骨改建中各自所起的作用，发现缺氧和加力分别可以诱导与人牙周膜细胞共培养的单个核细胞向破骨细胞分化,缺氧和加力相互协同、共同促进正畸牙齿移动过程中骨吸收的发生。

此外，有学者研究激素对牙齿移动的影响，发现短期的甲状旁腺素注射可以通过提高骨更新速度来加速正畸牙移动。另有学者研究表面、局部骨保护蛋白基因(OPG)可以通过抑制破骨细胞的生成而抑制正畸后复发。

2. 正畸相关材料领域的研究

目前，现有膜片材料的力学性能尚不能完全满足隐形矫治的要求。研究表明模拟口腔环境(如恒温水浴)会显著加速热压膜材料的应力衰减。有学者针对不同成分热压膜材料的性能进行了研究，结果表明选择不同的原材料改变共混物组成成分的质量比可以很好地改善共混物的相关性能，这为研制和提高隐形矫治器材料提供了思路。

有关抗菌性正畸粘接剂的研发是近年来正畸领域研究的热点之一。有学者将丙烯酰氧乙基磷酸胆碱(2 一methacryloyloxyethyl phosphorylcholine,MPC)、无定形纳米银颗粒(Nag)以及无定形纳米磷酸钙颗粒(NACP)等物质加入到托槽粘接剂中，发现改良后的粘接剂可预防牙釉质脱矿。还有研究开发了可进行离子充电的包含无定形纳米磷酸钙颗粒的树脂，该树脂可长期释放钙磷离子从而达到抑制釉质脱矿的作用。

正畸托槽材料本身是否容易吸附口腔致病菌以及细菌附着后是否容易清除是影响口腔卫生重要影响因素。有学者对比了正畸患者粘接自锁托槽与传统托槽后牙周指数和牙龈卟啉单胞菌的变化，发现自锁托槽较传统托槽更利于口腔卫生的维护。还有学者针对抗菌性托槽进行了相关研究，他们通过溶胶-凝胶深部涂层法使 $TiO_2$ 薄膜被负于陶瓷托槽表面，结果表明覆盖 5 层 $TiO_2$ 薄膜并在 700°退火的陶瓷托槽具备最佳的抗菌性能。

牙槽骨骨量与正畸牙移动息息相关，骨修复材料可以使拔牙后的骨缺损区域实现骨再生，有学者研究了在人工骨陶瓷材料中的正畸牙移动，发现该材料具有较好的骨传导性并且较少引起牙根吸收，但是在一定程度上降低了牙齿移动的速度。还有学者应用模拟体液(simulated body fluid,SBF)仿生矿化法制备羟基磷灰石(hydroxyapatite,HA)-壳聚糖支架，结果表明该支架具有良好的生物相容性，是修复骨软骨缺损的良好选择。还有研究表明，加入多壁碳纳米管的胶原羟基磷灰石复合材料具备良好的机械性能和成骨能力，可以用于大面积的骨缺损修复。

回顾近几年的研究成果，我国在正畸学领域取得了丰硕的成果。未来，相信随着各种新技术以及各相关学科的发展，正畸在临床诊断、治疗以及在基础研究方面都会取得更大的进步，使正畸治疗更加高效、安全。

[关键词]　正畸学;临床研究;基础研究

# 中国唇腭裂研究与治疗 30 年回顾

中华口腔医学会中国唇腭裂诊治联盟
四川大学华西口腔医学院
石冰　李承浩　李精韬

先天性唇腭裂是我国口腔颌面外科最常见的病种之一，口腔颌面外科医师对此占有着研究与治疗方面的诸多优势。这既有前辈学者的拓荒的基础，也有现代学者的努力发展的贡献。正是依靠这些长期不懈的战斗在临床和科研一线的口腔颌面外科同行们，实现了唇腭裂序列治疗的发展与壮大，使其成为具有中国特色口腔颌面外科领域中不可或缺的一部分。值此中华口腔医学会口腔颌面外科专业委员会成立 30 周年之际，特将过去 30 年间，我国学者在此领域的主要工作总结回顾如下：

## 一、唇腭裂遗传学的研究

NSCL/P 由于常受多个基因调控,同时又受环境因素影响,是遗传因素和环境因素相互作用的结果,这种高度遗传变异性、基因微效性的特点使得 NSCLP 在易感、相关、致病基因的研究方法上要比 SCLP 复杂得多。我国的唇腭裂遗传学研究从 2002 年起,逐渐与国际接轨并在唇腭裂遗传学研究方面取得了卓越的成绩。这 16 年间,国内学者通过在不同人群中进行关联研究,发现 IRF6 基因是 Van der Wound 综合征致病基因,TP63 基因突变是先天性缺指(趾)-外胚叶发育不全-唇/腭裂综合征(EEC)和四肢乳腺综合征(LMS)的致病基因。同时,IRF6、MTHFR、MAFB、ABCA4、AXIN2、TPM1、EGF、TGFβ2、TGFβ3、BMP4、TGFA、MSX1、BCL3、SUMO-1、Wnt3A、CRISPLD2、JARID2、NOG 17q22、10q25. 3、FOXE1、FGF3、8q24、SLC2A9、WDR1、FOXF2、RUNX2、ROR2、MYH9、ZNF533、EYA1、BMP7、SOX9 等基因多态性与中国汉族人群非综合征型唇腭裂有明显相关性。

2002 年,焦晓辉等在验证易感基因与中国汉族唇腭裂人群相关性中做了大量研究,证实了 TGFA 基因多态性与非综合征性唇腭裂的相关性。2005 年,边专等通过对 1 个湖北 Van der Woude 综合征家系进行临床和遗传特点分析,证实了 IRF6 基因突变与 Van der Wound 综合征的相关性,指出基因突变所致的表型在同一家系中会呈现出差异。2007 年、2008 年,黄永清等在西部汉族人群验证了 IRF6 基因多态性位点 V274I 与汉族人群非综合征型唇腭裂显著相关。2009 年,石冰等进一步研究 IRF6 基因与中国西部汉族人群唇腭裂的相关性,发现 IRF6 基因rs4844880 位点与非综合征型唇腭裂显著相关。2010 年至 2011 年,王林、焦晓晖等分别对 IRF6 基因在中国南方和北方汉族人群中进一步确定了 IRF6 基因与非综合征型唇腭裂的关联性。通过在我国不同区域人群中进行反复研究验证,确定了 IRF6 基因是中国汉族人群综合征型和非综合征型唇腭裂致病基因。

2012 年,王红等分析了非综合征型唇腭裂患者父母的 ROR2 基因多态性,提示该基因可能是易感基因。近年来,全基因组关联研究(GWAS)在复杂疾病研究方面取得了卓越的成绩。2015 年,黄永清等组织的国内首个多中心合作进行了中国人群第一个全基因组关联研究。该研究首次鉴定出一个与中国汉族人群唇腭裂显著关联的新位点 rs8049367,并验证确认了国际上之前报道过的位于 1q32(IRF6)、10q25、17p13 和 20q12 染色体区域的 4 个位点。2016 年,石冰等发现范德伍德综合征致病基因 GRHL3 基因与非综合征型唇腭裂的发生相关联。2017 年,边专等人在中国人群中进行了第二个 GWAS 研究发现了 41 个唇腭裂易感位点;贾仲林等发现了 SOX9 基因 rs12941170 位点 G 等位基因是中国西部汉族人群唇腭裂发生的包含因素。这些发现对于探索中国人群先天性唇腭裂的遗传基础和发病机理提供了有力证据。

## 二、唇腭裂发育机制的研究

由于唇腭裂公认是由遗传和环境共同作用的结果,环境致畸机制及保护措施一直是国内外学者的关注点。1992 年,罗良等率先建立的地塞米松诱导腭裂模型发现环一磷酸腺苷和前列腺素 E2 在腭部表达有明显不同。1994 年,傅豫川;2005 年,黄磊等证实地塞米松可以干扰腭突上皮的正常转归。石冰紧接发现维生素 $B_{12}$ 对地塞米松致畸效果具有拮抗作用,并在 2008 年通过改进金属栅栏式腭突器官培养模型对这一结果进行确认。1998 年,陈亦阳等发现地塞米松可以影响腭突 TGF-β1、TGF-β2 基因及表皮生长因子受体的表达,并抑制腭突间充质细胞发育导致腭突发育过程中间充质凋亡增加。2005 年,王韅等发现膜联蛋白 I(Annexin I)和胞浆磷脂酶

A2(cPLA2)可能是地塞米松诱导腭裂畸形的重要介质。2006 年,黎燕、肖文林发现叶酸拮抗地塞米松的致畸作用。2009 年,何苇等评估了维生素 B12 对地塞米松的拮抗效果。石冰、周京琳等首次尝试核磁共振技术对地塞米松模型代谢物组变化进行分析，为唇腭裂致病机理的深入研究开辟了一条新的途径。2013 年,肖文林通过 RNAi 干扰技术发现抑制 irf6 表达会干扰正常腭突细胞凋亡，而 TGF-β3 可以拮抗该过程。

1999 年,吕红兵、黄洪章等建立了维 A 酸诱导腭裂小鼠模型,提出维 A 酸诱导的小鼠腭裂是由于腭板发育短小而无法接触融合所致,TGFβ1、TGFβ3 、EGF 信号分子在腭突上皮表达分化中起到重要作用导致维 A 酸形成腭裂。2012 年,李灵等发现微小型 RNA miR-17-92 参与该过程。2016 年,Zengli Yu 进一步发现与 TGFβ3 启动子的去甲基化相关。2005 年至 2013 年,余增丽、尹海燕、X Hu 等发现维 A 酸可以抑制腭突间充质细胞增殖和分化，与 WNT 信号通路中的 Dishevelled2 和 Vangl2 蛋白有关。2016 年,黄洪章研究发现 p63 及其亚型△Np63 在腭发育存在特定时空的差异表达并参与 MEE/MES 消失过程中的信号调控。

自 1973 年,二噁英引起国外毒理和生物学家的广泛关注。2009 年至 2015 年,李承浩等在国内首次建立的二噁英单独致畸及与地塞米松联合诱导模型,提出二噁英明显干扰细胞表面极性并尝试利用维生素 B6 和叶酸对其进行拮抗。2015 年,宋敏研究发现 Jagged2 似乎参与了该过程。2014 年,李灵等建立尼古丁致畸模型发现与 MicroRNA-140 (miR-140)。

通过上述研究，对唇腭发育机制的深入理解有助于我们在创新治疗手段上发现新的切入点,从而推动和改进唇腭裂的诊疗模式。

## 三、唇腭裂的临床研究

(一)序列治疗

唇腭裂序列治疗起源于美国 20 世纪 40 年代。改革开放后,国际学术交流日益广泛。1990 年，美国 Hope 基金会派序列治疗团队支持中国唇腭裂的临床治疗，为国内同行认识和了解序列治疗的理念与工作方式提供范本,引起广泛关注与讨论。1993 年,在大连成立中华口腔医学会唇腭裂协作组及年会上，王光和、邓典智、袁文化、傅豫川等分别做了唇腭裂序列治疗的介绍。随后王光和、傅豫川分别出版《唇腭裂序列治疗》《唇腭裂序列治疗的研究与进展》,为普及唇腭裂序列治疗的概念起到积极推动作用。2006 年,石冰在大连组织召开了唇腭裂序列治疗研讨会并提出了唇腭裂序列治疗应走本土化的道路，以及建立个体化序列和分段序列等观点，并付诸实施。2015 年他们将近十年的实践经验写成《唇腭裂序列治疗丛书》,标志着我国序列治疗的理论与经验,达到国际同行同步水平。

（二）术前正畸治疗（presurgical orthopedics,PSOT）

McNei 首次提出术前正畸的概念。1954 年,McNeil 对双侧唇腭裂完全性患儿实施上颌扩大矫治。又采用可摘式矫治器治疗单侧完全性唇腭裂患儿。Hotz 对可摘式矫治器治疗效果进行了评价和随访。Latham 详细介绍了骨内针固定矫治器对单侧完全性唇腭裂的治疗,治疗能够缩窄了上颌骨段间的距离。我国术前正畸治疗起步比较晚，段玉贵等于 1990 年首次采用骨内针固位的矫治器对单侧和双侧唇腭裂患儿的颌骨错位进行快速矫形治疗。1993 年,Grayson 报道通过鼻-牙槽突矫治(Nasoalveolar molding, NAM),术前延长双侧完全性唇腭裂患儿的鼻小柱。又详细介绍了 NAM 技术在单侧和双侧唇腭裂患儿术前正畸治疗中的应用。2003 年,李巍然等报道了采用 NAM 技术对双侧完全性唇腭裂婴儿期进行上颌骨及鼻软骨的形态的改形治疗。邓利琴等对完全性唇腭裂患儿进行 NAM 治疗，并进行组间对照分析,尽早进行 NAM 治疗组术前畸形程度及术后效果明显高于对照组。龚昕报道 NAM 能够改善双侧完全性唇腭裂患儿的颌骨形态，缩窄鼻底宽度，延长鼻小柱。杨超报道 NAM 能够有效纠正完全性唇腭裂患儿的颌骨形态，降低畸形程度。随后报道通过“321 复诊模式”能够有效降低 NAM 治疗中的并发症。随着信息技术发展，计算机辅助设计已应用于术前正畸治疗实现数字化控制。

(三)手术治疗研究

1. 唇裂手术治疗研究

Millard 于 20 世纪 60 年代提出唇裂整复的旋转推进原则，标志着现代唇裂整复的开端。1978 年，邓典智、王模堂在国内率先介绍了以旋转推进法整复单侧唇裂。1985 年，邓典智等提出口轮匝肌重建在恢复唇部正常形态中的重要性。1987 年，周曼丽等应用鬼冢卓弥提出的旋转推进配合小三角瓣法获得了良好的唇峰下降效果。1987 年，王雅娴，孙亚夫提出在双侧唇裂整复中于前唇恢复口轮匝肌连续性及前庭沟深度。1991 年，傅豫川介绍了唇粘连术在唇腭裂治疗中的作用。1992 年，徐慧芬全面介绍 Millard 改良式旋转推进法，在严重畸形获得更好的唇峰下降效果。1995 年，石冰等介绍了唇裂一期整复鼻畸形的经验，并通过动物实验证实早期手术不会对鼻翼软骨发育造成显著负面影响。1995 年，罗慧夫等介绍台湾长庚医院改良旋转推进术式，包括以下鼻甲瓣封闭鼻底、以侧唇红唇黏膜瓣重建唇珠、同期行鼻畸形整复等改进，获得了稳定满意的整复效果。1999 年，宋儒耀提出以鼻小柱侧面皮瓣延长人中的单侧唇裂修复法。1999 年，石冰将单侧唇裂按畸形特征分类，并设计出相应术式，提出个体化唇裂整复思路。2000 年，石冰提出唇峰下降的角平分线原理，将原本高度依靠术者经验的唇裂整复变得易于掌握。2008 年，石冰提出以侧唇唇弓缘三角瓣重建双侧唇裂唇弓的方法。2009 年，尹宁北等提出单侧唇裂三叶瓣手术设计。2009 年，尹立铮等介绍了口内入路重建肌肉矫正唇鼻畸形的经验。2011 年，尹宁北提出肌肉张力带概念，强调唇鼻肌肉生物力学重建在唇裂一期及二期整复中的作用。2015 年，石冰在单侧唇裂个性化整复基础上做出重要改进，针对不完全性唇裂，保留鼻底连续组织，整体向近中移动以延长鼻小柱，避免小鼻孔畸形，维持鼻堤形态，稳定初期鼻整复形态；针对完全性唇裂，创新性在侧唇上方设计小三角瓣，在保证唇峰点充分下降的同时保留了足够的侧唇宽度，C 瓣则充分用于延长鼻小柱和修补鼻底。

2. 腭裂手术治疗研究

我国腭裂整复很早就开始关注术后语音功能恢复。1979 年，邓典智全面介绍了腭裂功能性整复的解剖学基础。1982 年，孙涌泉等设计腭咽环扎术，在腭裂整复的同时缩窄咽腔，辅助腭咽闭合。1982 年，刘世勋等介绍了腭咽肌瓣这一生理性咽成形术的应用。1987 年，马莲、王光和深入分析了咽后壁瓣的形态及位置对术后语音效果的影响。1989 年，徐慧芬、段玉贵等率先在我国开展腭裂术后上颌生长发育的研究。1989 年，袁文化、邱蔚六介绍了 12 个月左右行腭裂整复的临床经验，提高了术后腭咽闭合率，显著提前腭裂一期整复时间。1990 年，冷永成等介绍了 Furlow 反向双“Z”腭裂整复术的应用。1991 年，吕培琨报道在成人腭裂整复同期行咽后壁燕尾瓣，有效改善术后语音情况。2001 年，徐慧芬介绍软硬腭裂隙分期整复的两阶段法。同年，宋儒耀、柳春明等通过骨缝牵张的手段成功在犬腭裂模型中关闭硬腭裂隙，延长腭部长度。2002 年，王大章等在犬腭裂模型中成功应用牵张成骨手段关闭硬腭裂隙。2006 年，石冰引进 Sommerlad 腭裂整复术，通过精细解剖减少硬腭松弛切口的使用，并通过彻底的解剖复位软腭肌肉，尽量恢复软腭正常的上抬功能，获得满意的语音和颌骨生长发育。2014 年，石冰等通过鼻咽旁松弛切口的应用，极大方便了宽大裂隙的妥善封闭。2015 年，石冰综合 Furlow 和 Sommerlad 术式的优势，提出华西 SF 腭裂整复术，在充分解剖复位软腭肌肉的同时通过鼻腔、口腔黏膜 Z 成型延长软腭。

(四)牙槽突裂植骨修复的研究

我国牙槽突植骨治疗开始于 20 世纪 80 年代。1985 年,李声伟首次在国内介绍以自体颗粒松质骨整复上颌牙槽突裂,并于 1987 年首次报道以致密多晶羟基磷灰石微粒人工骨以及龈粘骨膜瓣在牙槽突裂修复中的应用。王光和从 1989 年开始在临床工作中应用牙槽突裂植骨修复术。1996 年,马莲详细报道了牙槽突裂植骨修复术操作步骤。马莲、罗奕、贾绮林、蒯新春、徐卫、陆斌等分别报道了一系列植骨效果评价，总结出包括手术最佳时期应为尖牙牙根形成 1/2–2/3、良好植骨床的形成和植骨区严密的缝合是手术成功的关键以及不伴有腭裂的病例植骨效果更佳等经验。1998 年,闫燕提出术前正畸在牙槽突植骨治疗中的重要性。2004 年,毛驰报道了大龄腭裂患者同期腭裂修复与齿槽嵴裂植骨的临床观察。2013 年,杨超报道腭侧入路牙槽突裂植骨术,弥补了既往腭侧植入骨量不足的缺点,同时裂隙内鼻腔瓣三角瓣的切口设计兼顾了鼻底裂隙和唇侧裂隙的关闭，避免大范围的松弛切口以及颊侧黏膜推进瓣的应用。2017 年,鲁勇等报道以唇、腭侧联合入路修复牙槽突裂隙。近年来,牙周及种植领域的膜诱导骨再生及骨增量等技术亦被尝试应用于牙槽突裂隙的修复。

(五)中耳功能障碍治疗的研究

从 20 世纪 80 年代，国内耳鼻喉科的学者发现部分分泌性中耳炎的患者同时伴有腭裂,开始关注腭裂与分泌性中耳炎的关系。意识到腭裂患者异常的结构和功能，更容易出现咽鼓管通气功能的障碍，进而诱发中耳炎和听力障碍。1993 年,姜平和童鑫康对腭裂中耳炎的病因进行了解剖学分析。1991 年,邓典智教授率先在国内探讨了腭裂与中耳疾病及听力丧失的关系。徐惠芬教授等对腭裂患者的咽鼓管功能，中耳炎的发病情况及听力损失程度，腭裂手术对咽鼓管及中耳功能的影响等进行了系列研究，提出应在腭裂整复术中同期行鼓膜切开置管术，避免延误治疗时机。随后,郑谦教授等进一步对的腭裂整复术同期行中耳探查置管的并发症、腭裂中耳功能的综合评估以及优化治疗开展了长期的深入研究。他们针对不同类型声导抗测试结果提出不同治疗策略,认为鼓室压低于–150 dapa 的异常鼓室图患耳应穿刺排查。B 型鼓室图且有积液的患耳很可能影响听力，应在腭裂整复术中同期行鼓膜切开置管术；异型鼓室图患耳，即使有积液，也可暂保守治疗,暂不置管,但需密切随访。刘林等在 2001 年开始关注腭裂中耳功能对语音功能的影响。姚晓林等通过对腭裂患者行畸变产物耳声发射(Distortion Product Oto–acoustic Emission,DPOAE)、声导抗测试(Acoustic Immittance Measurement,AIM)、听性脑干反应(Auditory Brainstem Response,ABR)研究,探讨这类患者临床听力学特点,以及性别、年龄、手术等因素对患者听力的影响。他们认为腭裂患者不同性别间听力无明显差异，随着年龄的增长,腭裂患者听力呈自愈趋势,腭裂修复术能在一定程度上促进腭裂患者听力的恢复。DPOAE 可以作为唇腭裂婴幼者听力检查的手段，但仍需进一步结合 AIM 及 ABR 检查,以明确听力损害水平及类型。

(六)语音评估与治疗的研究

腭裂语音的研究发展主要包括两个方面。评估方面,围绕客观和主观评估角度的方法。90 年代初,王国民、马莲、朱洪平等学者分别利用计算机语音分析系统(computer speech lab, csl) 对不同特质的腭裂语音的声学特征进行分析,并探讨腭裂语音特征。罗奕,马莲等用鼻音计和鼻咽镜证实鼻音化率值与腭咽闭合状况呈正相关关系；刘晖等利用鼻咽纤维镜对术后腭咽口结构功能进行评估；田薇等利用 MRI 从微观层面观察腭帆提肌的运动。这些研究从不同层面观察评估腭咽结构的形态、运动与功能。腭裂语音测试材料是临床语音评估与治疗的基础,马莲等于 1988 年制定了包含 30 个敏感音节的测试字表和标准测试句，王国民等于 1995 年制定了包括 100 个标准测试音节,其后尹恒等从语音音韵组合规则推出了标准测试词语和标准测试句，这些都作为目前各唇腭裂治疗机构广泛采用的语音测试材料。借助计算机科学技术和多学科合作，尹恒和何凌等研究设计出腭裂高鼻音等级和清晰度的计算机自动评估系统,实现对腭裂语音进行自动评估。语音治疗方面，王国民和蒋莉萍等利用语音辅助装置对不同的患者进行语音训练；陈仁吉和马莲等分别提出强化语音治疗和生物反馈技术辅助腭咽功能训练李杨尹恒等结合儿童语音语言发展规律，采用音韵历程和行为治疗相结合的方法,对不同年龄段患者开展干预治疗；马思维等还探讨了边缘性腭咽闭合和代偿性构音障碍的治疗。为弥补言语治疗师培训机制的缺陷，尹恒等提出关于腭裂言语治疗师的水平测试的设想与设计，期望逐步规范提升治疗师的专业水平。

(七)心理特点的研究

在唇腭裂序列治疗的理念尚未正式提出之前，对唇腭裂患者的心理特征及行为表现的观察和早期研究就已开始。1969 年,英国儿童心理学家 Clifford E 首次通过采访唇腭裂患儿的抚养者了解患儿的行为状况；后又与 Crocker EC、Pope BA 等学者(1972)合作,对 98 名已接受一期唇腭裂整复手术的成年患者进行了问卷调查。此后,唇腭裂患者的心理学研究在欧洲开始兴起。1988 年,我国学者黄小枫综述了欧洲德意志地区的唇腭裂患者的心理学研究状况，将这一全新的研究方向引入我国。之后,唇腭裂患者的心理状况成为我国序列治疗当中的关注点之一，针对患者及家属的心理状况开展的研究及临床工作在全国范围内迅速展开，并逐渐发展成为具有多个研究热点的新兴交叉学科。

1992 年，郭玉兰首次提出唇腭裂患者心理护理的理念并初步探索了护理方法。心理护理的模式也就从最初只针对患者本人进行逐渐扩展至包括患者家属在内的家庭心理护理。1994 年,汤兰萍等采用主题统觉测试的方法，率先开展对唇腭裂及正常儿童进行心理学特征的对照观察实验;又于 1997 年分别采用心理学量表和标准化访谈的心理学研究方法，开始探索我国的唇腭裂儿童的心理特征。此后,大量的心理学实验及评估在全国多家医院的患者及家属中展开,现已基本探明患者及家属在不同治疗时期,尤其是备受关注的患者学龄期及青少年时期的心理学特征。基于这些研究结果,许多学者提出需对唇腭裂患者及家属采取适宜的心理干预措施；并急需制定出适应唇腭裂这一特殊人群的心理评估量表。2006 年,郑谦、廖锐等编写制定出我国首套针对唇腭裂患者的心理调查量表——《青少年唇腭裂患者自我意识心理量表》。世界卫生组织(WHO)在新世纪提出生存质量(Quality of Life)的概念,直指各项医疗活动(包括心理干预)的最终目的是提高人类的生存质量。2010 年,石冰等提出唇腭裂疾病诊疗的新理念:唇腭裂患者的心理健康和生活质量提升应确定为唇腭裂序列治疗的最终目标。

## 四、问题与展望

30 年间，我国学者在唇腭裂治疗与研究领域取得的成绩巨大，但我们更应清醒地认识到不足与挑战。在基础研究领域我们的研究思路或技术水平还明显落后与发达国家的同类研究水平，而尚无在国际顶尖学术期刊上牵头发表学术论文的报道即是一个例证。

在临床方面,随着对外学术交流的便利,国内学者有了更多、更广泛地与港澳台和国外学者面对面交流的机会，这促成了我国学者对国际同行在唇腭裂诊治领域各种知识与技术的快速了解与掌握。特别是在改革开放初期,他们的学术观点与做法,确实曾令人耳目一新，对促进我国唇腭裂诊治水平的提高起到了重要作用。但同时也不应忽视,我国学者长期以来进行的卓有成效的临床研究成果,具有更加适合中国患者畸形等优势。

通过对过去 30 年研究成果的梳理,我们欣喜地看到在许多方面发展的良好态势,如在唇腭裂遗传学研究方面，即有本国学者的较高水平的研究报道，也有与国际顶尖同行合作的最高水平的研究报道，如若能进一步整合资源,特别是技术力量,利用我国患者资源丰富的优势，是完全有可能独立发现和发表国际顶尖研究成果的机会，甚至率先揭示唇腭裂的病因，建立早期有针对性的干预办法。在临床治疗领域,在已创建的效果明显优于国外现有治疗方法的基础上，继续坚持结合我国患者治疗实际，对一切外来的方法本着兼收并蓄的观点,利用中国患者量大,实践机会多,想方设法,追赶与超越,最终引领国际先进水平。我们希望最终建立起的中国式唇腭裂治疗方法，不仅使中国唇腭裂患者受益,也要逐渐为国外同行所接受,进而使全球唇腭裂患者受益。

**[关键词]** 唇腭裂；遗传学与发育机制;临床研究和前沿进展;回顾与展望

# 中国颞下颌关节病学及𬌗学专业近三年探究与发展

中华口腔医学会颞下颌关节病学及𬌗学专业委员会
武汉大学口腔医学院
龙星 房维

## 一、近年发展综述

中国颞下颌关节病学及𬌗学专业近 3 年(2015 年至 2017 年)中取得了较快的发展,针对颞下颌关节相关的临床常见病，多发病以及疑难疾病的病因学，诊断及治疗都取得了一定的成果,同时本专业国际交流日益增多,国际影响力不断扩大。

(一)对颞下颌关节盘移位有关问题达成部分共识

2017 年 3 月 17 日,在陕西省安康市召开的“颞下颌关节盘移位中国专家共识研讨会”具有里程碑意义，研讨会讨论形成的共识是国内颞下颌关节病领域第一个专家共识。共识明确了颞下颌关节盘移位(temporomandibular joint disc displacement，TMJ-DD）的定义,指出 TMJ-DD 是盘-髁位置关系不正常或错位,可以导致不同阶段的临床功能障碍,是颞下颌关节紊乱病 (Temporomandibular joint disorders,TMDs)结构异常的主要类型,通常是前移位。明确了影像学及解剖学的关节盘位置。指出正常的关节盘位置为最大牙尖交错位时，关节盘后带后缘位于髁突顶 12 点前后 15°以内,髁突前斜面正对关节盘中间带。在发生 TMJ-DD 后，当下颌处于最大牙尖交错位时关节盘后带后缘位于 11:30 时针位置之前,髁突前斜面与关节盘中间带不正对。如果是可复性 DD,开口位时关节盘中间带位于髁突顶和关节结节之间；如果是不可复性 DD,关节盘中间带位于髁突顶前方。探讨了DD 与正畸,修复,牙周及种植治疗之间的关系。提出了 TMJ-DD 的手术及非手术治疗原则。

(二)颞下颌关节紊乱病诊断及治疗方法取得新进展

随着科技的发展和设备的更新，除了以往常见的 MRI,CT,锥体束 CT,关节造影外,新的诊断设备也开始应用于颞下颌关节紊乱病的诊断。曹婉婷等选择 TMDs 患者 11 例,使用层动态容积 CT 建立颞下颌关节 4D 多角度和各个断层动态影像,清晰、直观地从多角度观察上下颌的异常运动，该方法对于完善 TMD 诊断具有重要的指导意义。同时研究人员也积极拓展常用技术应用范围，傅开元课题组利用锥形束 CT 评价颞下颌关节重度骨关节病患者正颌术后髁突骨质影像学变化，发现颞下颌关节重度骨关节病患者正颌术后半年和一年髁突骨质再吸收率较术后 3 月显著增高;即使术前髁突表面光整者,正颌术后髁突骨质再吸收的风险并不会降低，提出正颌术后髁突的位置可能与正颌术后髁突再吸收有关,髁突向后、后下移位更容易出现骨质破坏。白果等通过对 CT 数据分析发现骨关节病患者的关节窝较扁平、髁突头高度减低、下颌支长度短于健侧。

颞下颌关节紊乱病的治疗方法包括非手术治疗及手术治疗。近 3 年来研究人员对这些治疗方法进行了深入总结。龙星课题组分析随访透明质酸注射治疗的 28 例 (38 侧)及关节盘修补术治疗的 20 例(29 侧)颞下颌关节盘穿孔患者，比较治疗前及治疗后 3、9 个月时最大开口度、疼痛及髁突骨质变化。结果显示透明质酸注射及关节盘修补术均能有效缓解关节盘穿孔患者的临床症状。还发现对颞下颌关节骨关节病患者关节下腔注射透明质酸钠可以获得更好的髁突改建及关节功能恢复。同时也指出透明质酸可促进已破坏髁突表面骨质改建,但不能使后移位的髁突回到关节窝中央。胡欣欣等经过利用改良 twin-block 矫治器治疗 19 例可复性关节盘前移位患者(28 侧) 后,24 侧关节盘位置恢复正常,4 侧关节盘在闭口时仍处于前移位状态。治疗后关节盘前后径增加，盘髁距离、盘髁角度减小，治疗后关节盘形变程度减小，认为改良 twin-block 矫治器是治疗颞下颌关节可复性DD 的一种有效手段。杨驰课题组应用 MRI 定量分析功能矫治器在颞下颌关节可复性 DD 患者中的作用发现,通过矫形治疗前移下颌骨，复位关节盘,关节间隙分布更趋均匀。矫形治疗主要改变后上间隙,对前间隙影响较小。该课题组随访改良锚固术治疗患者 402 例,发现常见术后并发症包括闭眼困难、抬眉困难、额纹消失、上睑下垂、麻木、进食时关节区潮红、出汗、耳前区凹陷、局部脱发、开闭口紧绷感、咀嚼无力等。针对以上随访结果,该课题组提出改良锚固术对术者要求较高，需经严格训练,方可尽量减少并发症的发生。张楠等发现颞下颌关节灌洗术能有效减轻疼痛,有效减少关节上腔渗液部分患者可出现双板区适应性改建,然而,关节盘变形有进一步加重的趋势。

(三)颞下颌关节盘移位与关节退行性变的联系

颞下颌关节盘移位与关节退行性变的联系一直存在争议，但是有更多研究结果提示关节盘移位是关节退行性变的重要因素。殷学民等通过可复性关节盘前移位的颞下颌关节数字化仿真模型，在不同殆位时进行翼外肌加载，通过三维有限元的方法进行生物力学分析,结果发现最大张口位时,关节盘应力集中区较牙尖交错位时向前外侧移动，集中于关节盘中间带偏外侧区；关节盘中间带与关节盘后带之间存在明显位移差，形成位移撕裂带，而在牙尖交错位时则无类似位移差现象。提出在可复性关节盘前移位中,最大张口位时翼外肌可导致关节盘中间带偏外侧区的应力集中，在关节盘中间带形成位移撕裂带,导致此区域变薄、穿孔甚至撕裂。李岩峰等选取一侧 TMJ 仅有弹响的 TMD 患者 10 例,通过 CBCT 三维成像和重建,观察同一患者两侧 TMJ 重建后横断面的水平角；平行于髁突长轴的斜位关节间隙、髁突长轴径值、髁突垂直角；垂直于髁突长轴的斜位与矢状位的关节结节斜度、关节窝深度和关节间隙等数据,左右两侧测量值均无统计学差异。认为对于单侧 TMJ 仅有弹响的 TMD 患者,锥形束 CT 不具有对比研究意义上的参考价值。

同时傅开元课题组利用锥形束 CT 分析颞下颌关节盘不可复性前移位患者髁突骨改变的影像学特点，颞下颌关节盘不可复性前移位与骨关节病表现密切相关；颞下颌关节盘不可复性前移位时间大于 1 个月后，早期骨关节病的检出率显著增大。对于生长期关节盘不可复盘移位对髁突发育的影响，杨驰课题组发现患侧关节盘移位距离从 5.44 mm 增大至 6.83 mm；患侧关节盘长度从 9.06 mm 缩为 8.12 mm；健侧髁突高度从 26.07 mm 增加至 26.82 mm；患侧髁突高度从 24.22 mm 降低为 23.81 mm；健、患侧髁突高度差异从 1.85 mm 扩大为 3.00 mm。同时也发现青少年单侧关节盘前移位患者表现出明显的面部不对称，且与单侧盘前移位患病侧紧密相关。面部不对称以下颌骨最为明显，表现为颏部偏向移位侧，以及下颌骨整体向移位侧旋转；上颌骨则表现出移位侧垂直向发育受影响的趋势。

(四)髁突骨折治疗取得新进展

下颌骨髁突骨折是临床常见病，但治疗难度大，治疗不当可产生严重并发症，严重影响患者生活质量。沈国芳课题组通过 C57 BL/6 小鼠建立动物模型，证实单纯髁颈骨折如无髁突软骨损伤，并不会出现外伤后的异位成骨。杨驰课题组认为年龄、骨折类型及下颌支残端与关节窝的位置是髁突囊内骨折非手术治疗预后的重要影响因素，年龄越小，骨折改建越好；粉碎型骨折预后较差；下颌支残端与关节窝底接触或外上脱位者预后差，易引起关节强直。吴杨等分析了颌间牵引钉的前牙区弹性牵引，配合磨牙颌垫治疗儿童下颌骨髁突骨折的疗效，通过 CBCT 分析，此种方法可以获得更好的髁突外形。张益课题组采用全牙列殆垫治疗儿童髁突骨折，指出儿童及青少年髁突骨折保守治疗后临床疗效满意，颌骨发育虽然受到影响，但程度较轻，健侧与患侧咀嚼肌肌电活性差异较大，不对称指数离散。

髁突骨折中关节盘的重要性逐渐显现，对于急性创伤性关节盘前移位，杨驰课题组发现创伤性关节盘前移位发病隐匿，易引起骨关节病和关节强直等后遗症，早期关节盘复位手术可以显著降低骨关节病和关节强直的发生率。该课题组对不同类型髁突骨折中关节盘移位进行分析后发现，囊内骨折更容易伴发关节盘移位。祝颂松课题组根据是否存在下颌升支高度的降低和关节盘移位，将囊内骨折分为 A 类（升支高度降低伴随或不伴随关节盘移位者），B 类（升支高度不变但存在关节盘移位者），C 类（升支高度不变且关节盘无移位者）。此外，若为粉碎性骨折，仍按照上述分类标准进行相应归类。采用切开复位内固定手术治疗 A、B 两类骨折。针对 A 类骨折，通常骨折碎块较大，手术中有足够的空间进行坚固内固定。对于伴随关节盘移位的 A 类骨折，手术中恢复升支高度后，关节盘也需进行复位。针对 B 类骨折，若骨折碎块足够大，则照常进行切开复位内固定手术及关节盘复位；若骨折碎块过小无法进行坚固内固定，则摘除过小的骨折碎块并复位关节盘。采用保守方法治疗 C 类骨折。该分类的有效性还需要临床工作的进一步检验。

(五)颞下颌关节强直的治疗

关节强直是严重影响生活治疗的疾病，张益课题组发现破骨细胞功能缺陷可是关节强直的重要病因。同时随着数字化技术的应用，手术治疗方式也有重要进展，陆川等应用数字化导板有效的指导关节强直截骨，保护了内侧髁突残余及周围正常组织。同时还发现外侧成形术可以保留髁突生长潜力，避免严重的面部颌骨畸形。黄栋等发现通过游离冠突移植行关节重建手术，骨吸收率高于游离肋骨移植。但是祝颂松课题组通过对关节强直患者手术前后的颜面外形、张口度和影像学检查进行对比研究，患者的颜面畸形以及咬合情况均得到了显著改善。认为在颞下颌关节强直矫治中，自体冠突移植是一种较好的髁突重建骨移植材料。

(六)人工颞下颌关节的应用

几年来随着我国社会经济的发展，人工颞下颌关节也逐渐在国内应用。杨驰课题组对人工颞下颌关节置换术进行了改良，切取关节结节或髁突填充关节窝,保留关节盘,颌下切口切取皮下脂肪，可以有助于提高假体的稳定性,减少术后异位成骨的发生,避免额外手术切口。该课题组通过国产人工关节临床使用发现，人工颞下颌关节假体是治疗关节强直,特别是复发性强直的可靠方法,可同时纠正颌骨畸形。同时也尝试 3D 打印技术制作人工关节,两例患者术中假体均就位顺利,与骨面贴合且固位稳定；术后 1 周、3 个月的 X 线片均见假体移位、松动和断裂等;术后 3 个月,患者的疼痛、饮食和张口度都有明显的改善。为国产化颞下颌人工关节的应用提供了基础。白芃等采用计算机断层扫描(CT)重建技术测量国人颞下颌关节，阐明国人颞下颌关节假体的安全固定区域。

(七)颞下颌关节疾病发病机制的研究进展

近年来颞下颌关节疾病发病机制研究取得新进展，相关研究成果发表在国内外高水平杂志上，体现了我国颞下颌关节疾病基础研究的整体水平在提高。甘业华等 2015 年在 *Journal of Dental Research* 上发表了题为“目前颞下颌关节骨关节炎的病理机制及治疗的理解(Current understanding of pathogenesis and treatment of TMJ osteoarthritis)”的综述,体现了我国在颞下颌关节病学领域的研究水平。该研究团队在慢性咀嚼肌痛患者发现上调 MEK3 基因，以及磷酸化的 MEK3 和磷酸化的 p38MAPK,揭示了 MEK3-p38 MAPK 通路在慢性咀嚼肌痛中的重要性。王美青课题组通过系列研究发现，在单侧前牙反殆动物模型中，去甲肾上腺素可和病变髁突软骨中沉积碱性磷酸钙样物质可促进软骨破坏,TMJ 软骨下骨骨髓间充质干细胞中 Wnt5a/Ror2 信号通路可促进骨髓间充质干细胞增加 CXCL12 和 Rankl 的表达,其中 JNK 通路参与增强破骨前体细胞的迁移和分化，导致大鼠中破骨细胞活性增加和软骨下骨骨损失。可通过注射骨髓基质干细胞或者氯化锶修复髁突软骨破坏，并且 SDF-1/CXCR4 和RANTES/CCR1 信号在其中起关键作用。谷志远课题组发现，在盘前移位颞下颌关节中,MMP12 主要参与早期骨溶解破坏、炎症反应,Sox9 主要参与后期软骨的修复重建。龙星课题组通过系列研究证实了高迁移率族蛋白 1(HMGB1-1, high mobility group box-1 ）在颞下颌关节骨关节炎中表达上调。分析了 HMGB-1 在颞下颌关节骨关节炎中表达的意义，利用颞下颌关节炎症模型揭示了 HMGB1-1 在颞下颌关节炎症中的介导作用。发现于 IL-1β 导致滑膜成纤维细胞中 miRNA221-3p 的减少,诱导 Ets-1 上调，进而启动 MMP1 和 MMP9 的分泌,从而导致 TMJOA。分析关节盘穿孔患者关节盘细胞和健康关节盘细胞，比较两者血管化因子的表达差别以及对血管内皮细胞的不同作用，结果表明颞下颌关节盘穿孔关节盘细胞表达相关成血管因子促进了关节盘基质降解和血管化。髁突肥大患者关节滑膜中血管生成因子包括 VEGF，FGF-2，ANG1，DKK1，TIMP1，TIMP3，and CD34 等显著升高，显示滑膜在髁突肥大病变中起到一定作用。许跃等利用颞下颌关节上腔滑液的流体动力学模型分析关节盘早期穿孔，发现在开颌运动中右侧关节腔内滑液沿逆时针循环。在闭口和小张口位,关节内力小于阈值,上腔滑液形成规律的循环流动，细小穿孔部位张开形成异常流场和上下腔滑液交通，不利于关节盘的自我修复。

## 二、前沿问题

(一)数字化技术的逐步应用

数字化技术是目前医疗领域发展的前沿技术，目前在颞下颌关节疾病领域也逐渐开展相关技术,提高了疾病诊疗水平。周小义等根据影像学资料，运用软件进行虚拟外科手术设计并制作 3D 打印手术导板，指导髁突骨软骨瘤及继牙颌面畸形的手术矫治。所有患者患侧关节功能、咬合关系以及颜面对称性都得到了良好的恢复。杨驰课题组评价计算机辅助技术（computer-assisted surgical simulation，CASS）在肋骨软骨移植（costochondral graft，CCG）重建颞下颌关节中的应用效果。CASS 能够精确选择合适的肋骨，匹配下颌支的外侧面，引导截骨和修整，帮助肋骨固定在预期位置，避免对下牙槽神经血管束的损伤。在人工关节应用中，设计并制作数字化导板指导标准型人工颞下颌关节置换术中的骨修整和假体定位，有利于确保假体植入的稳定性，避免了颅底及下牙槽神经血管束的损伤。

（二）多学科交叉走向深入

颞下颌关节疾病并不是孤立性疾病，其与口腔领域其他学科密切相关，特别是颞下颌关节紊乱病与心理及精神因素关系密切。更显其复杂性和重要性，必然要求多学科协作。傅开元课题组研究发现睡眠障碍及心理忧虑是 TMD 重要危险因子，与肌筋膜痛密切相关。朱国雄等发现睡眠剥夺可引起大鼠咬肌发生明显的组织形态学改变。并发现慢性睡眠障碍可以导致 TMJ 骨关节炎。陈永进等发现慢性轻度不可预见性应激可以导致大鼠抑郁样行为以及咬肌和髁突软骨的损伤变化，在去除刺激后损伤是可以自然恢复的。

## 三、前景预估

近年来颞下颌关节病学及殆学越来越受到重视，随着科技进步，先进仪器设备及数字化技术的应用，学科交叉及协同发展，颞下颌关节病领域的基础及临床研究必将会得到充分发展。这既是机遇也是挑战，要求同行专家学者在今后的工作中对前沿问题进行追踪，积极探究本领域科学问题对临床常见疾病达成共识并积极推广，推广及应用有关疾病诊断标准，使我国颞下颌关节病学的发展适应时代发展的需求。

**［关键词］** 颞下颌关节；关节盘移位；关节强直；人工关节；髁突骨折

# 中国口腔急诊专委会的发展与未来

中华口腔医学会口腔急诊专业委员会
空军军医大学口腔医学院　　陈永进

由于医学进步和社会需要，人们对口腔急诊有了新的认识，越来越认识到建立经验丰富、训练有素的口腔急救专业医师队伍和设备齐全、功能完善的口腔急诊科对口腔急诊治疗中突发公共卫生事件的处置有重要作用。医学界对口腔急诊医学也给出了专业性概念，普遍认为口腔急诊医学是口腔医学与急诊医学相结合的产物，是多学科相互交叉形成的一门综合性学科，是口腔医学的重要分支，它除了包含各类口腔疾病的急性发作，还包含口腔临床工作中常遇到的各类全身性疾病，特别是各种急危重症。专业性调查发现，各级医院口腔急诊患者数量正在与日俱增，患者对口腔急诊的需求越来越大，各大口腔专科医院都面临着急诊患者数量增加的趋势。同时，随着口腔医学的迅猛发展，口腔临床对口腔急诊医学人才的需求越来越大，各大医学院校培养的口腔医学生进入临床工作后都要面临各种口腔急症及口腔治疗过程中并发症、全身突发问题的处理。因此，口腔急诊知识的储备以及急诊处理能力也代表着一个医院的发展水平。口腔急诊作为一门新的独立学科，它的重要性受到社会上更为广泛和充分的理解，但是作为专科发展需求，需要专业性组织的引领和规范，口腔急诊专委会的组建成为口腔医学发展必然事件。

## 一、中华口腔医学会口腔急诊专委会成立背景

国外关于口腔急诊理念和国内是有区别的。在国外，一般的急诊是按照正常门诊就诊治疗的，口腔重症急诊是直接送往颌面外科诊治的。英文 Medical emergencies in dentistry 其实就是我们所指的口腔伴发急症。关于口腔急诊医学，国外的发展时间是比较早的，因此，其学科内容也相对比较完善、学科体系比较完整，并且建立了完善的急救制度。在国外的医院中有一个专业的组织，叫作医疗急救准备学会，它可以培训口腔诊室和所有工作人员在医疗急症发生时能够认识到并做出快速而有效的反应；急救药品和设备在国外的配备是非常普及化的，其管理也是非常严苛的。调查发现，84%的诊室（美国、加拿大）具备急救药物和设备；有商品化的和自制的急救药箱；每个急救单元的基本急救药物和基本急救设备配备都是十分齐全的，包括 AED、氧气输送系统等。

就国内情况而言，我们国内的医疗卫生的体制和国外有所不同，在本质上国内口腔急诊医学的概念涵盖内容更多，范围更广。国内口腔专科医生几乎不具备任何急救能力，即便是在口腔急诊科，我们急诊医生的急救能力也是相当欠缺的。设有独立急诊科的口腔医院相对较少，大多数医院的急诊业务是由牙体牙髓病科、口腔颌面外科、口腔黏膜科承担，采用各科室轮值的方式。然而，各家医院的急诊患者数量都在与日俱增，可是很多专科医生由于专业的局限性不能为患者提供及时的治疗，贻误了患者病情，导致医患矛盾的加剧。另外，口腔急诊医学的教育在我国也比较滞后。由于缺乏专业性教材，很多大专院校中，设立口腔急诊医学课程的院校屈指可数，关于口腔急诊医学的内容主要是被分散在口腔其他学科中，作为口腔疾病的急性期来讲授，不但内容篇幅有限，而且造成的结果就是学科内容不集中、不系统，学生脑子里没法形成成体系的知识，学生在临床遇到急诊患者时不会系统分析问题，尤其是面对伴有全身系统性疾病的患者时，更是手足无措。

我们口腔急诊医生的急救水平不高还体现在院校专科医院和诊所执业医生水平的不平衡上。近年来，随着口腔医疗市场的改革，民营口腔医疗机构迅猛发展，但是民营口腔医疗机构的医生往往只是精于口腔专业技能。然而，人体是一个整体，口腔疾病很多时候也不是单一的疾病，而是与全身其他系统密切相关的。只精通口腔专业知识和技能往往无法应对口腔疾病及其并发症，更不要说在诊疗过程中出现的过敏、晕厥、休克等突发急诊事件，如果处理不及时就会危及患者生命，出现医疗纠纷。所以，加强民营口腔医疗机构从业人员的急救水平必要且迫切。

随着国内口腔医疗水平的发展，学科间交流的增多，国内很多医疗机构都成立了专业的急诊医疗团队。带动了口腔急诊医学学科的良性发展并开展了各项急诊工作。邀请国内外知名的口腔急诊专家进行学术讲座，先后在北京、上海、重庆、西安、沈阳召开了牙外伤及口腔急诊医学继续教育学习班，目标是培养一支实力过硬的口腔急诊人才队伍，形成全新的急诊学科体系。尽快成立口腔急诊医学专业委员会对发展口腔急诊医学、规范急诊临床、促进口腔医学的全面发展具有划时代的意义。

## 二、中华口腔急诊专委会的成立

口腔急诊专业委员会是中华口腔医学会的第三十二个专委会。专委会从申请到成立，经历了急诊调研、发起申请、筹备成立三个过程。2014 年 6 月，空军军医大学口腔医院（原

第四军医大学口腔医院）联合全国部分院校开展了全国性的口腔急诊状况调研，尽管有60%的院校及专科口腔医院已经成立了独立的口腔急诊科或综合急诊科，但业界对口腔急诊医学还缺乏深入、明确的认识，而且，口腔医学教育的滞后，导致了口腔急诊医生业务水平的不足，加之缺乏专业学术组织的依托，使得我国口腔急诊医学的国际学术影响力不高。第二阶段，即发起申请阶段。2014 年 12 月，陈永进、龚怡、姬爱平、朱亚琴、陈亚明、张英等 9 名口腔急诊专家联合向中华口腔医学会提出了成立口腔急诊专业委员会的申请，并由陈永进教授作为申请代表，于 2015 年 1 月赴中华口腔医学会进行了申请答辩。1 月 28 日，中华口腔医学会第四届理事会第 1 次组织工作委员会审议并同意设立口腔急诊专业委员会，同年 4 月 1 日第 15 次常务理事会审议并下发出中华口腔医学会的正式批复，要求尽快组建口腔急诊专委会筹委会并召开筹备会议。2015 年 5 月，口腔急诊专委会筹委会正式组建，并于 7 月在第四军医大学口腔医院召开筹备会议，专委会成立进入第三阶段。来自 12 家院校和口腔医院的发起人参加了会议。会议介绍了调研、筹备过程，学习了总会章程和专委会管理办法，讨论并通过了专委会委员遴选办法及委员区域分布。同年 10 月 10 日，中华口腔医学会第 17 次常务理事会审议通过了第一届口腔急诊专业委员会成立申请及委员建议名单，并下发中华口腔医学会正式批复成立文件。

2016 年 4 月 7 日，中华口腔医学会第一届口腔急诊专业委员会在古城西安隆重召开成立大会，会议选举第四军医大学口腔医院陈永进教授为主任委员，龚怡、姬爱平、朱亚琴、陈亚明及张英等五位教授为副主任委员。成立大会同期召开了专委会第一次全国口腔急诊医学学术会议，此次学术会议参会人员达到 400 余人。作为专委会的第一次全国性口腔急诊医学学术会议，会议内容充分体现了口腔急诊知识的广泛性和复杂性。会议内容明确了口腔急诊疾病的范畴，包含了口腔急诊和口腔伴发急症两大类疾病的规范化诊疗原则。其中，口腔急诊内容包括牙外伤的规范化诊治、口腔颌面部创伤的规范化救治、牙外伤的美学修复设计、急诊牙痛的诊断及鉴别诊断、口腔急诊局麻选择及风险防范等等。而口腔伴发急症作为一个新概念也被提出来，这个对于很多口腔医师来说是比较陌生的。北京协和医院于学忠教授讲授了“急诊与急救的新理念、新标准、新技术”，扩大了口腔急诊医师的学术视野，明确了口腔伴发急症的概念，也就是指患者在接受口腔疾病诊治过程中突发的与口腔治疗直接相关的紧急情况，或因其他不良刺激或意外原因产生异常的机体反应或意外事故，如不及时处理就会危及生命。目前常见的有晕厥、高血压危象、心绞痛、异物阻塞、过度换气、癫痫、低血糖、过敏性休克、心脏骤停等等。除此之外，第一次学术会议同期举办了口腔椅旁急救实操班，实操班内容包括基础生命支持和高级生命支持两部分内容，这些操作体对于口腔急诊医生都是新鲜而陌生的，会议代表参加实操积极性高涨，会议在原计划的基础上夜间增开两场实操演练。

专委会自成立以后先后在西安、郑州、上海、南京等多地举行口腔急诊继教班、学术会议及椅旁急救操作培训班，先后培训口腔急诊医护人员 1 500 余人，积极推广 2012 最新急救指南。2016 年 9 月在中华口腔医学会年会举办的口腔急诊交叉学科论坛，荣获同类会议之首，得到中华口腔医学会王兴荣誉会长、俞光岩会长等学会领导的高度赞扬。专委会还积极促进省级口腔急诊专委会的成立和筹备，在专委会的帮助下，北京市口腔急诊专委会、河北省口腔急诊专委会、广东省口腔急诊专委会宣告成立。

自 2017 年开始，口腔急诊专委会的学术会议规模和场次均有了更大的提升，学术更加专业化,实操培训更加规范化,先后邀请国内外多名口腔急诊专家进行理论指导，专委会的各位委员也先后在北京、广州、安康、上海、成都、杭州、银川、汉中、苏州、呼和浩特、晋中、郑州等多地进行口腔急诊学术讲座,积极宣传口腔急诊。专委会把国外的指南本土化,规范化,结合我国的国情,在不同级别的医疗机构，分别有针对性的推广口腔椅旁急救技术。2017 年以来口腔急诊专委会迎来了蓬勃的发展。

专委会也同时注重国际交流发展，同国际牙外伤协会(IADT)一直保持着国际学术交流，每年都会有专委会的委员及会员参加国际牙外伤学术会议，同时带回了最新的国际牙外伤诊疗指南，并通过继教学习的形式在全国范围内推广。龚怡教授作为专委会的副主任委员，一直致力于牙外伤治疗在中国规范化的工作，多次邀请国际牙外伤协会的专家来国内讲学，并将我们自己的治疗理念带到国际上。在专委会和龚怡教授的努力下，2019 年口腔急诊专委会将联合国际牙外伤协会在中国举办国际牙外伤大会，以更好的促进发展专委会的国际交流,提高国际地位。

## 三、专委会目前问题及解决思路

口腔急诊专委会自成立以来，积极宣传开展活动。但是,目前还存在一些亟待解决的问题。

(一)专委会缺少规范化指南、标准

口腔急诊医学是一门交叉学科，涵盖了口腔医学很多学科的疾病。因此,目前急诊很多疾病的诊疗遵循的是其他学科的治疗标准和指南。而实际上,口腔急诊很多疾病是有其独特性的，需要结合口腔急诊临床实际制定合理、规范的诊疗标准和指南的。口腔急诊专委会通过前期的调研及探索，在征集各大医院口腔急诊病例分析的基础上，已经着手分类制定口腔急诊各类疾病的规范及指南,制定完成的指南经过专家论证后会通过各种途径在全行业内普及宣传。

(二)专委会会员发展相对缓慢

会员发展是专委会发展的根本，是专委会工作的重中之重。目前,由于专委会刚刚成立,工作宣传还处于起步阶段,会员发展速度相对缓慢。关于这个问题,专委会已经多次在常委会和全委会上进行过热烈讨论，委员们也积极出谋划策。会议讨论已经达成了一致意见,首先,针对专委会会员提供学术活动、继教班学费减免活动，鼓励一线口腔急诊医师积极加入专委会。其次,专委会将通过各种网络平台组建院校专家帮带团队，针对专委会会员进行帮带活动，会员可以通过网络平台申请专家在线会诊解决临床问题。最后,在中华口腔医学会支持下，中华口腔医学会口腔急诊专委会将会努力推动地方口腔急诊专委会的组建，地方专委会发展将会带动地区性口腔急诊医学的发展，也会吸纳更多的专业人士关注和参与专委会的发展，同时吸引更多的口腔急诊人才加入专委会，从而扩大口腔急诊的会员队伍，目前陕西省口腔急诊专委会正在积极筹备组建。

(三)口腔急诊医学教育的推动和发展

目前，口腔急诊医学还没有作为一个医学学科在行业内推广，各类医学院校还没有在口腔本科教育开展口腔急诊医学课程,多数的口腔急诊医学教育仍然是穿插在口腔继续教育中，这一现象不利于口腔急诊的整体发展。因此,口腔急诊专委会将把教育工作作为专委会的工作内容之一，将组织行业内的专家编撰《口腔急诊医学》统编教材,并推动教材在本科教育阶段的使用，通过编撰口腔急诊医学教科书、规范诊疗指南、举办口腔急诊继教班及学术会议等各种形式传播口腔急诊医学知识,促进口腔急诊医学体系的建立,呼吁各大医学院校逐步开设口腔急诊医学课程,从本科培养、研究生培养、住院医师规范化培训各个阶段培养综合型的口腔急诊医学人才。

## 四、专委会发展前景走向

中华口腔急诊专委会已成立一年多，一直致力于推动口腔急诊的发展，专委会积极努力准备进行下一步的工作，制定发展计划，积极交流，认真培训，我们目前积极推动地方省级口腔急诊专委会，努力做好学术会议的精准化和专业化，竭力推广口腔急救技术和急症处理的标准化和规范化。大力发展会员建设、吸引更多的口腔医务工作者加入口腔急诊的队伍中来。下一步要明确口腔急诊发展的方向，依托口腔急诊医学的学科发展来推动中国口腔急诊的发展。

（一）建立口腔急诊医学学科，推动促进学科发展

口腔急诊和口腔急诊医学体系的发展刚刚起步，刚刚经历了从无到有的过程，还没有形成完整的学科体系，而学科体系的建立才是一个学科存在和发展的根本。因此，口腔急诊专委会今后的发展走向首先是要建立口腔急诊医学学科体系，并且通过建立标准、发展教育、规范行业行为等各种措施去建立和促进学科的未来发展。虽然道路会比较坎坷，会有各种各样的困难，但是口腔急诊医学体系的建立是势在必行的。

（二）明确口腔急诊医学的范畴，规范口腔急诊的工作

口腔急诊的病种复杂，涉及了口腔医学的很多学科。因此，要明确口腔急诊的概念不仅仅单纯指的是口腔急诊疾病，而且还包括口腔治疗中的伴发急症。作为口腔急诊医生不仅仅要掌握口腔急诊各类疾病的治疗规范诊疗，同时要掌握口腔急诊诊疗中伴发急症的概念、分类及处理原则和临床技术。

（三）推进口腔急诊硬软件设施的建设

目前，很多口腔急诊科室的硬件设施配备简陋，没有足够的急诊抢救设施，也没有完善的各类突发急症的抢救预案，遇到突发情况没有急救能力，导致医患矛盾频发。因此，在全国范围内推进各类医院、门诊、民营诊所的急救硬软件的配备，应该是口腔急诊的未来发展目标。更新已有器械设备，规范化的专业人员培训，专业化、系列化和标准化的方向发展，建立完善的口腔急诊突发事件应对机制和伴发疾病抢救预案，以应对口腔急诊各类突发情况的发生。

（四）加强学科间交流、促进国际交流

口腔急诊医学是一门交叉学科，不可能独立发展，需要与口腔医学的其他学科进行不断地学习交流。因此，专委会会在今后的工作中通过学术交流、邀请其他学科专家讲学的形式促进与其他学科之间的相互交流。同时，以举办国际牙外伤大会为契机，加大国际交流，提高中国口腔急诊的国际地位。

那么，如何去实现口腔急诊医学的快速发展？这个需要从事这个专业的人员去构思、实践和总结，目前并无现成的模式，要靠自己去探索、设计和建设。国际上的先进经验可以借鉴和参考，主要需结合我国的实际情况，创建适合我国社会的口腔急诊专业。中华口腔医学会口腔急诊专委会作为一个年轻的专委会，应该是充满活力和激情的，我们相信不久的将来，在专委会的引领下，口腔急诊会出现快速的发展，符合我国国情的口腔急诊医学体系也会逐步建立起来。

**［关键词］** 口腔急诊；专业委员会；发展与展望

医疗工作

# 国务院办公厅关于印发中国防治慢性病中长期规划（2017—2025 年）的通知

国办发[2017]12 号

各省、自治区、直辖市人民政府，国务院各部委、各直属机构：

《中国防治慢性病中长期规划（2017—2025 年）》已经国务院同意，现印发给你们，请认真贯彻执行。

国务院办公厅

二〇一七年一月二十二日

## 中国防治慢性病中长期规划

（2017—2025 年）

为加强慢性病防治工作，降低疾病负担，提高居民健康期望寿命，努力全方位、全周期保障人民健康，依据《“健康中国 2030”规划纲要》，制定本规划。

### 一、规划背景

本规划所称慢性病主要包括心脑血管疾病、癌症、慢性呼吸系统疾病、糖尿病和口腔疾病，以及内分泌、肾脏、骨骼、神经等疾病。慢性病是严重威胁我国居民健康的一类疾病，已成为影响国家经济社会发展的重大公共卫生问题。慢性病的发生和流行与经济、社会、人口、行为、环境等因素密切相关。随着我国工业化、城镇化、人口老龄化进程不断加快，居民生活方式、生态环境、食品安全状况等对健康的影响逐步显现，慢性病发病、患病和死亡人数不断增多，群众慢性病疾病负担日益沉重。慢性病影响因素的综合性、复杂性决定了防治任务的长期性和艰巨性。

近年来，各地区、各有关部门认真贯彻落实党中央、国务院决策部署，深化医药卫生体制改革，着力推进环境整治、烟草控制、体育健身、营养改善等工作，初步形成了慢性病综合防治工作机制和防治服务网络。慢性病防治工作已引起社会各界高度关注，健康支持性环境持续改善，群众健康素养逐步提升，为制定实施慢性病防治中长期规划奠定了重要基础。

### 二、总体要求

（一）指导思想

全面贯彻党的十八大和十八届三中、四中、五中、六中全会精神，深入贯彻习近平总书记系列重要讲话精神和治国理政新理念新思想新战略，认真落实党中央、国务院决策部署，统筹推进“五位一体”总体布局和协调推进“四个全面”战略布局，牢固树立和贯彻落实创新、协调、绿色、开放、共享的发展理念，坚持正确的卫生与健康工作方针，以提高人民健康水平为核心，以深化医药卫生体制改革为动力，以控制慢性病危险因素、建设健康支持性环境为重点，以健康促进和健康管理为手段，提升全民健康素质，降低高危人群发病风险，提高患者生存质量，减少可预防的慢性病发病、死亡和残疾，实现由以治病为中心向以健康为中心转变，促进全生命周期健康，提高居民健康期望寿命，为推进健康中国建设奠定坚实基础。

(二)基本原则

坚持统筹协调。统筹各方资源，健全政府主导、部门协作、动员社会、全民参与的慢性病综合防治机制，将健康融入所有政策，调动社会和个人参与防治的积极性，营造有利于慢性病防治的社会环境。

坚持共建共享。倡导“每个人是自己健康第一责任人”的理念，促进群众形成健康的行为和生活方式。构建自我为主、人际互助、社会支持、政府指导的健康管理模式，将健康教育与健康促进贯穿于全生命周期，推动人人参与、人人尽力、人人享有。

坚持预防为主。加强行为和环境危险因素控制，强化慢性病早期筛查和早期发现，推动由疾病治疗向健康管理转变。加强医防协同，坚持中西医并重，为居民提供公平可及、系统连续的预防、治疗、康复、健康促进等一体化的慢性病防治服务。

坚持分类指导。根据不同地区、不同人群慢性病流行特征和防治需求，确定针对性的防治目标和策略，实施有效防控措施。充分发挥国家慢性病综合防控示范区的典型引领作用，提升各地区慢性病防治水平。

(三)规划目标

到 2020 年，慢性病防控环境显著改善，降低因慢性病导致的过早死亡率，力争 30—70 岁人群因心脑血管疾病、癌症、慢性呼吸系统疾病和糖尿病导致的过早死亡率较 2015 年降低 10%。到 2025 年，慢性病危险因素得到有效控制，实现全人群全生命周期健康管理，力争 30—70 岁人群因心脑血管疾病、癌症、慢性呼吸系统疾病和糖尿病导致的过早死亡率较 2015 年降低 20%。逐步提高居民健康期望寿命，有效控制慢性病疾病负担。

**表 1　中国慢性病防治中长期规划（2017—2025 年）主要指标**

| 主要指标 | 基线 | 2020 年 | 2025 年 | 属性 |
|---|---|---|---|---|
| 心脑血管疾病死亡率（1/10 万） | 241.3/10 万 | 下降 10% | 下降 15% | 预期性 |
| 总体癌症 5 年生存率（%） | 30.9% | 提高 5% | 提高 10% | 预期性 |
| 高发地区重点癌种早诊率（%） | 48% | 55% | 60% | 预期性 |
| 70 岁以下人群慢性呼吸系统疾病死亡率（1/10 万） | 11.96/10 万 | 下降 10% | 下降 15% | 预期性 |
| 40 岁以上居民肺功能检测率（%） | 7.1% | 15% | 25% | 预期性 |
| 高血压患者管理人数（万人） | 8 835 | 10 000 | 11 000 | 预期性 |
| 糖尿病患者管理人数（万人） | 2 614 | 3 500 | 4 000 | 预期性 |
| 高血压、糖尿病患者规范管理率（%） | 50% | 60% | 70% | 预期性 |
| 35 岁以上居民年度血脂检测率（%） | 19.4% | 25% | 30% | 预期性 |
| 65 岁以上老年人中医药健康管理率（%） | 45% | 65% | 80% | 预期性 |
| 居民健康素养水平（%） | 10% | 大于 20% | 25% | 预期性 |
| 全民健康生活方式行动县（区）覆盖率（%） | 80.9% | 90% | 95% | 预期性 |
| 经常参加体育锻炼的人数（亿人） | 3.6 | 4.35 | 5 | 预期性 |
| 15 岁以上人群吸烟率（%） | 27.7% | 控制在 25%以内 | 控制在 20%以内 | 预期性 |
| 人均每日食盐摄入量（克） | 10.5 | 下降 10% | 下降 15% | 预期性 |
| 国家慢性病综合防控示范区覆盖率（%） | 9.3% | 15% | 20% | 预期性 |

## 三、策略与措施

（一）加强健康教育，提升全民健康素质

1. 开展慢性病防治全民教育。建立健全健康教育体系，普及健康科学知识，教育引导群众树立正确健康观。卫生计生部门组织专家编制科学实用的慢性病防治知识和信息指南，由专业机构向社会发布，广泛宣传合理膳食、适量运动、戒烟限酒、心理平衡等健康科普知识，规范慢性病防治健康科普管理。充分利用主流媒体和新媒体开展形式多样的慢性病防治宣传教育，根据不同人群特点开展有针对性的健康宣传教育。深入推进全民健康素养促进行动、健康中国行等活动，提升健康教育效果。到 2020 年和 2025 年，居民重点慢性病核心知识知晓率分别达到 60%和 70%。

2. 倡导健康文明的生活方式。创新和丰富预防方式，贯彻零级预防理念，全面加强幼儿园、中小学营养均衡、口腔保健、视力保护等健康知识和行为方式教育，实现预防工作的关口前移。鼓励机关、企事业单位开展工间健身和职工运动会、健步走、健康知识竞赛等活动，依托村（居）委会组织志愿者、社会体育指导员、健康生活方式指导员等，科学指导大众开展自我健康管理。发挥中医治未病优势，大力推广传统养生健身法。推进全民健康生活方式行动，开展“三减三健”（减盐、减油、减糖、健康口腔、健康体重、健康骨骼）等专项行动，开发推广健康适宜技术和支持工具，增强群众维护和促进自身健康的能力。

**专栏 1　健康教育与健康促进项目**

全民健康生活方式行动：“三减三健”（减盐、减油、减糖、健康口腔、健康体重、健康骨骼）等专项行动。

健康教育：全民健康素养促进行动、健康中国行活动、健康家庭行动。

（二）实施早诊早治，降低高危人群发病风险

1. 促进慢性病早期发现。全面实施 35 岁以上人群首诊测血压，发现高血压患者和高危人群，及时提供干预指导。社区卫生服务中心和乡镇卫生院逐步提供血糖血脂检测、口腔预防保健、简易肺功能测定和大便隐血检测等服务。逐步将临床可诊断、治疗有手段、群众可接受、国家能负担的疾病筛检技术列为公共卫生措施。在高发地区和高危人群中逐步开展上消化道癌、宫颈癌等有成熟筛查技术的癌症早诊早治工作。加强健康体检规范化管理，健全学生健康体检制度，推广老年人健康体检，推动癌症、脑卒中、冠心病等慢性病的机会性筛查。将口腔健康检查纳入常规体检内容，将肺功能检查和骨密度检测项目纳入 40 岁以上人群常规体检内容。

2. 开展个性化健康干预。依托专业公共卫生机构和医疗机构，开设戒烟咨询热线，提供戒烟门诊等服务，提高戒烟干预能力。促进体医融合，在有条件的机构开设运动指导门诊，提供运动健康服务。社区卫生服务中心和乡镇卫生院逐步开展超重肥胖、血压血糖升高、血脂异常等慢性病高危人群的患病风险评估和干预指导，提供平衡膳食、身体活动、养生保健、体质辨识等咨询服务。鼓励慢性病患者和高危人群接种成本效益较好的肺炎、流感等疫苗。加大牙周病、龋病等口腔常见病干预力度，实施儿童局部用氟、窝沟封闭等口腔保健措施，12 岁儿童患龋率控制在 30%以内。重视老年人常见慢性病、口腔疾病、心理健康的指导与干预。探索开展集慢性病预防、风险评估、跟踪随访、干预指导于一体的职工健康管理服务。

**专栏 2　慢性病筛查干预与健康管理项目**

早期发现和干预：癌症早诊早治，脑卒中、心血管病、慢性呼吸系统疾病筛查干预，高血压、糖尿病高危人群健康干预，重点人群口腔疾病综合干预。

健康管理：居民健康档案、健康教育、慢性病（高血压、糖尿病等）患者健康管理、老年人健康管理、中医药健康管理。

（三）强化规范诊疗，提高治疗效果

1. 落实分级诊疗制度。优先将慢性病患者纳入家庭医生签约服务范围，积极推进高血压、糖尿病、心脑血管疾病、肿瘤、慢性呼吸系统疾病等患者的分级诊疗，形成基层首诊、双向转诊、上下联动、急慢分治的合理就医秩序，健全治疗–康复–长期护理服务链。鼓励并逐步规范常见病、多发病患者首先到基层医疗卫生机构就诊，对超出基层医疗卫生机构功能定位和服务能力的慢性病，由基层医疗卫生机构为患者提供转诊服务。完善双向转诊程序，重点畅通慢性期、恢复期患者向下转诊渠道，逐步实现不同级别、不同类别医疗机构之间的有序转诊。

2. 提高诊疗服务质量。建设医疗质量管理与控制信息化平台，加强慢性病诊疗服务实时管理与控制，持续改进医疗质量和医疗安全。全面实施临床路径管理，规范诊疗行为，优化诊疗流程，努力缩短急性心脑血管疾病发病到就诊有效处理的时间，推广应用癌症个体化规范治疗方案，降低患者死亡率。基本实现医疗机构检查、检验结果互认。

（四）促进医防协同，实现全流程健康管理

1. 加强慢性病防治机构和队伍能力建设。发挥中国疾病预防控制中心、国家心血管病中心、国家癌症中心在政策咨询、标准规范制定、监测评价、人才培养、技术指导等方面作用，在条件成熟地区依托现有资源建设心血管病、癌症等慢性病区域中心，建立由国家、区域和基层中医专科专病诊疗中心构成的中医专科专病防治体系。各地区要明确具体的医疗机构承担对辖区内心脑血管疾病、癌症、慢性呼吸系统疾病、糖尿病等慢性病防治的技术指导。二级以上医院要配备专业人员，履行公共卫生职责，做好慢性病防控工作。基层医疗卫生机构要根据工作实际，提高公共卫生服务能力，满足慢性病防治需求。

2. 构建慢性病防治结合工作机制。疾病预防控制机构、医院和基层医疗卫生机构要建立健全分工协作、优势互补的合作机制。疾病预防控制机构负责开展慢性病及其危险因素监测和流行病学调查、综合防控干预策略与措施实施指导和防控效果考核评价；医院承担慢性病病例登记报告、危重急症病人诊疗工作并为基层医疗卫生机构提供技术支持；基层医疗卫生机构具体实施人群健康促进、高危人群发现和指导、患者干预和随访管理等基本医疗卫生服务。加强医防合作，推进慢性病防、治、管整体融合发展。

3. 建立健康管理长效工作机制。明确政府、医疗卫生机构和家庭、个人等各方在健康管理方面的责任，完善健康管理服务内容和服务流程。逐步将符合条件的癌症、脑卒中等重大慢性病早诊早治适宜技术按规定纳入诊疗常规。探索通过政府购买服务等方式，鼓励企业、公益慈善组织、商业保险机构等参与慢性病高危人群风险评估、健康咨询和健康管理，培育以个性化服务、会员制经营、整体式推进为特色的健康管理服务产业。

（五）完善保障政策，切实减轻群众就医负担

1. 完善医保和救助政策。完善城乡居民医保门诊统筹等相关政策，探索基层医疗卫生机构对慢性病患者按人头打包付费。完善不同级别医疗机构的医保差异化支付政策，推动慢性病防治工作重心下移、资源下沉。发展多样化健康保险服务，鼓励有资质的商业保险机构开发与基本医疗保险相衔接的商业健康保险产品，开展各类慢性病相关保险经办服务。按规定对符合条件的患慢性病的城乡低保对象、特困人员实施医疗救助。鼓励基金会等公益慈善组织将优质资源向贫困地区和农村延伸，开展对特殊人群的医疗扶助。

2. 保障药品生产供应。做好专利到期药物的仿制和生产，提升仿制药质量，优先选用通过一致性评价的慢性病防治仿制药，对于国内尚不能仿制的，积极通过药品价格谈判

等方法,合理降低采购价格。进一步完善基本药物目录，加强二级以上医院与基层医疗卫生机构用药衔接。发挥社会药店在基层的药品供应保障作用,提高药物的可及性。老年慢性病患者可以由家庭签约医生开具慢性病长期药品处方，探索以多种方式满足患者用药需求。发挥中医药在慢性病防治中的优势和作用。

(六)控制危险因素,营造健康支持性环境

1. 建设健康的生产生活环境。推动绿色清洁生产，改善作业环境，严格控制尘毒危害,强化职业病防治,整洁城乡卫生,优化人居环境,加强文化、科教、休闲、健身等公共服务设施建设。建设健康步道、健康主题公园等运动健身环境，提高各类公共体育设施开放程度和利用率，推动有条件的学校体育场馆设施在课后和节假日对本校师生和公众有序开放,形成覆盖城乡、比较健全的全民健身服务体系,推动全民健身和全民健康深度融合。坚持绿色发展理念,强化环境保护和监管,落实大气、水、土壤污染防治行动计划,实施污染物综合控制,持续改善环境空气质量、饮用水水源水质和土壤环境质量。建立健全环境与健康监测、调查、风险评估制度,降低环境污染对健康的影响。

2. 完善政策环境。履行《烟草控制框架公约》,推动国家层面公共场所控制吸烟条例出台,加快各地区控烟立法进程,加大控烟执法力度。研究完善烟草与酒类税收政策,严格执行不得向未成年人出售烟酒的有关法律规定,减少居民有害饮酒。加强食品安全和饮用水安全保障工作,推动营养立法,调整和优化食物结构,倡导膳食多样化,推行营养标签,引导企业生产销售、消费者科学选择营养健康食品。

3. 推动慢性病综合防控示范区创新发展。以国家慢性病综合防控示范区建设为抓手，培育适合不同地区特点的慢性病综合防控模式。示范区建设要紧密结合卫生城镇创建和健康城镇建设要求,与分级诊疗、家庭医生签约服务相融合，全面提升示范区建设质量,在强化政府主体责任、落实各部门工作职责、提供全人群全生命周期慢性病防治管理服务等方面发挥示范引领作用，带动区域慢性病防治管理水平整体提升。

**专栏 3　健康支持性环境建设项目**

健康环境建设:大气污染防治、污水处理、重点流域水污染防治等环保项目,卫生城镇创建、健康城镇建设,慢性病综合防控示范区建设。

危险因素控制:减少烟草危害行动、贫困地区儿童营养改善项目、农村义务教育学生营养改善计划。

(七)统筹社会资源,创新驱动健康服务业发展

1. 动员社会力量开展防治服务。鼓励、引导、支持社会力量举办的医疗、体检、养老和养生保健机构以及基金会等公益慈善组织、商业保险机构、行业协会学会、互联网企业等通过竞争择优的方式，参与所在区域医疗服务、健康管理与促进、健康保险以及相关慢性病防治服务,创新服务模式,促进覆盖全生命周期、内涵丰富、结构合理的健康服务业体系发展。建立多元化资金筹措机制,拓宽慢性病防治公益事业投融资渠道，鼓励社会资本投向慢性病防治服务和社区康复等领域。

2. 促进医养融合发展。促进慢性病全程防治管理服务与居家、社区、机构养老紧密结合。深入养老机构、社区和居民家庭开展老年保健、老年慢性病防治和康复护理,维护和促进老年人功能健康。支持有条件的养老机构设置医疗机构，有条件的二级以上综合医院和中医医院设置老年病科，增加老年病床数量,为老年人就医提供优先便利服务。加快推进面向养老机构的远程医疗服务试点。鼓励基层医疗卫生机构与老年人家庭建立签约服务关系,开展上门诊视、健康查体、健康管理、养生保健等服务。

3. 推动互联网创新成果应用。促进互联网与健康产业融合,发展智慧健康产业,探索慢性病健康管理服务新模式。完善移动医疗、健康管理法规和标准规范,推动移动互联网、云计算、大数据、物联网与健康相关产业的深度融合,充分利用信息技术丰富慢性病防治手段和工作内容,推进预约诊疗、在线随访、疾病管理、健康管理等网络服务应用,提供优质、便捷的医疗卫生服务。

(八)增强科技支撑,促进监测评价和研发创新

1. 完善监测评估体系。整合单病种、单因素慢性病及其危险因素监测信息,实现相关系统互联互通。健全死因监测和肿瘤登记报告制度,建立国家、省级和区域慢性病与营养监测信息网络报告机制,逐步实现重点慢性病发病、患病、死亡和危险因素信息实时更新,定期发布慢性病相关监测信息。以地市为单位,基本摸清辖区内主要慢性病状况、影响因素和疾病负担。开展营养和慢性病危险因素健康干预与疾病管理队列研究。运用大数据等技术,加强信息分析与利用,掌握慢性病流行规律及特点,确定主要健康问题,为制定慢性病防治政策与策略提供循证依据。加强水、土壤、空气等环境介质和工作场所等环境质量、农产品质量安全监测,逐步实现跨行业跨部门跨层级的纵向报告和横向交换,动态实施环境、食物等因素与健康的风险评估与预警。

2. 推动科技成果转化和适宜技术应用。系统加强慢性病防治科研布局,推进相关科研项目。进一步加强国家临床医学研究中心和协同创新网络建设,完善重大慢性病研究体系。以信息、生物和医学科技融合发展为引领,加强慢性病防治基础研究、应用研究和转化医学研究。统筹优势力量,推进慢性病致病因素、发病机制、预防干预、诊疗康复、医疗器械、新型疫苗和创新药物等研究,重点突破精准医疗、"互联网+"健康医疗、大数据等应用的关键技术,支持基因检测等新技术、新产品在慢性病防治领域推广应用。针对中医药具有优势的慢性病病种,总结形成慢性病中医健康干预方案并推广应用。结合慢性病防治需求,遴选成熟有效的慢性病预防、诊疗、康复保健适宜技术,加快成果转化和应用推广。开展慢性病社会决定因素与疾病负担研究,探索有效的慢性病防控路径。在专业人才培养培训、信息沟通及共享、防治技术交流与合作、能力建设等方面积极参与国际慢性病防治交流与合作。

**专栏 4 慢性病科技支撑项目**

慢性病监测:疾病监测(慢性病与营养监测、死因监测、肿瘤随访登记);环境健康危害因素监测(城乡饮用水卫生监测、农村环境卫生监测、公共场所健康危害因素监测、空气污染等对人群健康影响监测、人体生物监测);重点人群健康监测(学生健康危害因素和常见病监测)。

慢性病科技重大项目和工程:健康保障重大工程,国家科技重大专项"重大新药创制"专项,国家重点研发计划 "精准医学研究"、"重大慢性非传染性疾病防控研究"等重点专项有关内容。

科技成果转化和适宜技术应用:健康科技成果转移转化行动、基层医疗卫生服务适宜技术推广。

## 四、保障措施

(一)强化组织领导

各地区要将慢性病防治作为健康中国建设和深化医药卫生体制改革的重点内容,纳入地方重要民生工程,确定工作目标和考核指标,制定本地区慢性病防治规划及实施方案,强化组织实施,建立健全慢性病防治工作协调机制,定期研究解决慢性病防治工作中的重大问题。

(二)落实部门责任

卫生计生部门要会同有关部门共同组织实施本规划并开展监督评估。发展改革部门要将慢性病防治列入经济社会发展规划,加强慢性病防治能力建设。财政部门要按照政

府卫生投入政策要求落实相关经费。人力资源社会保障部门和卫生计生部门要进一步完善门诊相关保障政策和支付机制，发挥医保控费作用。国务院防治重大疾病工作部际联席会议办公室要发挥统筹协调作用，推动教育、科技、工业和信息化、民政、环境保护、住房城乡建设、农业、商务、新闻出版广电、体育、安全监管、食品药品监管、中医药等部门履行职责，形成慢性病防治工作合力。

（三）加强人才培养

完善有利于人才培养使用的政策措施，加强健康教育、健康管理、医疗、公共卫生、护理、康复及中医药等领域人才培养。加强医教协同，深化院校教育改革，加强对医学生慢性病防治相关知识和能力的教育培养，支持高校设立健康促进、健康管理等相关专业，加强有针对性的继续医学教育，着力培养慢性病防治复合型、实用型人才。完善专业技术职称评定制度，促进人才成长发展和合理流动。

（四）营造良好氛围

各地区、各部门要广泛宣传党和国家关于维护促进人民健康的重大战略思想和方针政策，宣传实施慢性病综合防控战略的重大意义、目标任务和策略措施。要加强正面宣传、舆论监督、科学引导和典型报道，增强社会对慢性病防治的普遍认知，形成全社会关心支持慢性病防治的良好氛围。

### 五、督导与评估

国家卫生计生委要会同有关部门制定本规划实施分工方案，各相关部门要各负其责，及时掌握工作进展，定期交流信息，联合开展督查和效果评价，2020 年对规划实施情况进行中期评估，2025 年组织规划实施的终期评估。各地区要建立监督评价机制，组织开展规划实施进度和效果评价，将规划实施情况作为政府督查督办的重要事项，推动各项规划目标任务落实。

## 国家卫生计生委办公厅关于实施有关病种临床路径的通知

国卫办医函［2017］537 号

各省、自治区、直辖市卫生计生委，新疆生产建设兵团卫生局：

为进一步推进深化医药卫生体制改革，规范诊疗行为，保障医疗质量与安全，我委持续推进临床路径管理工作，委托中华医学会组织专家制（修）定了 23 个专业 202 个病种的临床路径。上述临床路径已在中华医学会网站（网址 http://www.cma.org.cn/kjps/jsgf）上发布，供卫生计生行政部门和医疗机构参考使用。

国家卫生计生委办公厅

二〇一七年五月三十一日

## 中华医学会根据“国家卫生计生委办公厅关于实施有关病种临床路径的通知”要求发布临床路径

国家卫生计生委办公厅 2017 年 5 月 31 日发布了“国家卫生计生委办公厅关于实施有关病种临床路径的通知国卫办医函［2017］537 号”，根据通知要求，现将 202 个临床路径发布如下。

1. 2017 年新发布临床路径(1–202)

2. 2017 年新发布临床路径清单(1–202)

3. 国家卫生计生委办公厅关于实施有关病种临床路径的通知

中华医学会科技评审部

二〇一七年六月五日

# 2017 年新发布的口腔医学病种临床路径清单

深龋(后牙殆面)临床路径

牙周脓肿行急症处理临床路径

菌斑性龈炎行牙周基础治疗临床路径

慢性牙髓炎(恒磨牙)(县医院适用版)临床路径

菌斑性龈炎行牙周基础治疗（县医院适用版)临床路径

牙周脓肿行急症处理(县医院适用版)临床路径

# 深龋（后牙殆面）临床路径

(2017 年版)

## 一、深龋(后牙殆面)临床路径标准门诊流程

(一)适用对象

第一诊断为深龋（后牙殆面)(ICD–10：K02.901,K02.102)的治疗。

(二)诊断依据

根据《临床诊疗指南——口腔医学分册》(中华医学会编著，人民卫生出版社,2015 年第二版)或《牙体牙髓病学》(樊明文主编,人民卫生出版社,2012 年第四版)。

1. 症状:无自发痛史,可有遇冷、热、酸、甜等刺激敏感的症状，刺激去除后敏感症状立刻消失。

2. 检查:磨牙及前磨牙殆面有较深龋洞,去净腐质后洞底位于牙本质中层或深层。牙髓温度测验正常，电活力测试，牙龈色泽正常,无松动。

3. 拍摄 X 线片可见牙冠出现 X 线密度减低区达牙本质中层或深层,未及髓腔。

(三)治疗方案的选择

根据《临床诊疗指南——口腔医学分册》(中华医学会编著，人民卫生出版社,2015 年第二版)或《牙体牙髓病学》(樊明文主编,人民卫生出版社,2012 年第四版)。

深龋的治疗指征为：

1. 凡是确诊为深龋的患牙均应予以治疗；

2. 获得患者或其监护人的知情同意。

治疗方案：

1. 复合树脂直接粘接修复术；

2. 银汞合金充填术；

3. 复合体充填术；

4. 玻璃离子充填术；

5. 嵌体等间接修复术。

(四)临床路径标准治疗疗程为 1–2 次

(五)进入路径标准

1. 第一诊断必须符合 ICD-10:K02.901, K02.102 深龋疾病编码。

2. 后牙骀面深龋,未累及邻面。

3. 患牙具有修复价值。

(六)疗效评价

1. 成功:患牙牙髓状态正常,无自觉症状,修复体完整,固位良好,功能良好。

2. 失败:充填体继发龋坏,充填体部分或者全部折裂、松动、脱落或转成牙髓疾病或根尖周炎。

(七)变异和退出

1. 因病情需要,治疗步骤和/或疗次出现变化时均标记为变异。

2. 疗效评价为失败的患牙需重新充填或进行根管治疗,退出本路径,进入相应临床路径。

## 二、深龋(后牙骀面洞)临床路径表单

适用对象:第一诊断为深龋(ICD-10:K02.901,K02.102)行充填术(ICD-9-CM-3:23.2)。

患者姓名:________ 性别:______ 出生日期:______年______月____日年龄:_____

门诊号:__________ 就诊日期:______年______月____日 标准治疗次数:1 次

| 日期 | 诊疗 1 次 |
|---|---|
| 主要诊疗工作 | □ 询问病史,完成临床检查及辅助检查,明确诊断,制定治疗计划<br>□ 向患者或其监护人交代治疗计划、方法、疗程、风险和费用等,并获得知情同意<br>□ 必要时局麻<br>□ 隔离患牙(推荐使用橡皮障)<br>□ 去尽龋坏组织<br>□ 制备必要的洞形<br>□ 必要时垫底或洞衬<br>□ 按所使用的充填材料的要求完成牙体修复<br>□ 修整外形,调骀,抛光 |
| 重点医嘱 | **长期医嘱**<br>□ 口腔卫生指导<br>□ 定期复查<br><br>**临时医嘱**<br>□ 局麻前核实麻醉适应证,交代相关注意事项<br>□ 按所使用充填材料交代术后注意事项 |
| 护理工作 | □ 材料与器械的准备<br>□ 术中配合<br>□ 协助完成医嘱及相关工作 |
| 病情变异记录 | □无 □有,原因:<br>1.<br>2. |
| 护士签名 | |
| 医师签名 | |

# 牙周脓肿行急症处理临床路径

（2017 年版）

## 一、(急性)牙周脓肿行急症处理的临床路径标准门诊流程

（一）适用对象

第一诊断为（急性）牙周脓肿（ICD-10：K05.204）。行急症处理。

（二）诊断依据

根据《临床牙周病学》（孟焕新主编，北京大学医学出版社，2014 年第二版）或《牙周病学》（孟焕新主编，人民卫生出版社，2013 年第四版）。

1. 临床表现

(1)起病急，局部有疼痛；

(2)患牙唇颊侧或舌腭侧形成椭圆形或半球状的肿胀突起，牙龈发红水肿，表面光亮；

(3)患牙可有叩痛并伴有明显松动，牙周探诊可及深牙周袋及龈下牙石，袋内可有溢脓；

(4)X 线片显示有明显牙槽骨吸收，可成水平型或垂直吸收；

(5)脓肿单发或多发，可累及单牙或多牙；

(6)患者一般无明显的全身症状，可有局部淋巴结肿大或白细胞轻度增多。多发性牙周脓肿，常伴有较明显的全身不适。

2. 诊断要点

(1)急性病程，伴疼痛症状；

(2)牙龈可见脓肿形成，伴附着丧失，可探及深牙周袋，患牙可伴松动；

(3)X 线片可显示明显牙槽骨吸收；

(4)牙髓活力正常；

(5)多发脓肿应警惕伴有全身疾病（如糖尿病）的可能性。

（三）治疗方案的选择

根据《临床牙周病学》（北京大学医学出版社，2014 年第二版）治疗原则及方案为：

1. (急性)牙周脓肿的总体治疗原则是止痛、防止感染扩散以及使脓液引流。

2. 脓肿初期脓液尚未形成前，可清除大块牙石，冲洗牙周袋，袋内使用防腐收敛药或抗菌药。

3. 脓肿后期脓液形成出现波动感时，可以进行脓肿切开引流，并彻底冲洗脓腔。

4. 给予含漱药物，协助控制口腔卫生，必要时给予全身抗生素或支持疗法。

5. 急性期过后要进行积极的牙周基础治疗，治疗慢性牙周感染，避免脓肿再次发生，没有保留价值的患牙应在急性症状缓解后予以拔除。

（四）临床路径标准治疗疗程为 2-5 次

（五）进入路径标准

1. 第一诊断必须符合（急性）牙周脓肿（ICD-10：K05.204）。

2. 患者全身健康，不伴有加重牙周感染的其他全身疾病。

3. 急性后期牙周脓肿，慢性牙周脓肿，多发性牙周脓肿，或者患牙同时伴有牙髓感染不进入此路径。

4. 当患者同时具有其他疾病诊断时，但在治疗期间不需要特殊处理也不影响第一诊断的临床路径流程实施时，可以进入路径。

（六）疗效好转标准

1. 痊愈：脓肿消退，牙龈肿痛症状消失。

2. 好转：脓肿症状减轻，牙龈肿痛症状缓解。

2. 未愈：肿痛症状未消失或扩散至更大范围。

（七）变异及原因分析

1. 患者不能维持良好口腔卫生或者不能按照医嘱用药，可能导致治疗周期延长，就诊次数增加。

2. 脓肿出现波动，需要切开引流者。

3. 患者出现体温升高，需要全身服用抗生素。

## 二、（急性）牙周脓肿行急症处理的临床路径表单

适用对象：第一诊断为（急性）牙周脓肿（ICD-10：K05.204）。行急症处理。

患者姓名：______________性别：____年龄：______门诊号：_____________

初诊日期：______年____月____日 治疗完成日期：______年____月____日 疗程____天

| 时间 | 诊疗第 1 次<br>（初次门诊、引流、冲洗） | 诊疗第 2 次<br>（初诊后 3 天，复查、冲洗上药）诊疗第 3 次 | 诊疗第 3 次<br>（初诊后 1 周，复查、确认疾病转归） |
|---|---|---|---|
| 主要诊疗工作 | □ 询问病史及体格检查<br>□ 牙周检查<br>□ 必要的辅助检查<br>□ 诊断<br>□ 制定治疗计划<br>□ 完成病历书写<br>□ 清除大块牙石<br>□ 脓肿切开引流<br>□ 局部冲洗、上药<br>□ 开具漱口液<br>□ 腔卫生指导 | □ 脓肿变化情况的检查<br>□ 局部冲洗、上药<br>□ 开具漱口液<br>□ 口腔卫生指导 | □ 脓肿愈合情况检查<br>□ 局部冲洗、上药<br>□ 完善后续治疗计划 |
| 重点医嘱 | **长期医嘱**<br>□ 向患者或监护人交代诊疗过程和注意事项<br>□ 完善后续牙周治疗<br>**临时医嘱**<br>□ 切开引流后注意事项<br>□ 菌斑抑制剂<br>□ 局部抗生素 | **长期医嘱**<br>□ 完善后续牙周治疗<br>**临时医嘱**<br>□ 治疗后注意事项<br>□ 菌斑抑制剂<br>□ 局部抗生素 | **长期医嘱**<br>□ 完善后续牙周治疗<br>**临时医嘱**<br>□ 治疗后注意事项 |
| 主要护理工作 | □ 协助医师完成相关工作 | □ 协助医师完成相关工作 | □ 协助医师完成相关工作 |
| 病情变异记录 | □无 □有，原因：<br>1.<br>2. | □无 □有，原因：<br>1.<br>2. | □无 □有，原因：<br>1.<br>2. |
| 护士签名 | | | |
| 医师签名 | | | |

# 菌斑性龈炎（边缘性龈炎）行牙周基础治疗临床路径

（2017 年版）

## 一、菌斑性龈炎行牙周基础治疗临床路径标准门诊流程

（一）适用对象

第一诊断为菌斑性龈炎（边缘性龈炎）(ICD-10：K05.101)。行牙周洁治。

（二）诊断依据

根据《临床牙周病学》(孟焕新主编，北京大学医学出版社，2014 年第二版）或《牙周病学》(孟焕新主编，人民卫生出版社，2013 年第四版)。

1. 临床表现

(1)患者自觉症状：刷牙或咬硬物时常有牙龈出血，出血少量或中量，可自行停止，一般没有自发性出血，部分患者可有牙龈痒、胀等不适，可伴口臭；

(2)牙龈有不同程度的炎症表现，充血、水肿、质地松软，炎症一般局限在边缘龈和龈乳头；

(3)炎症牙龈局部伴有菌斑堆积、牙石等因素；

(4)探诊深度可以超过 3 mm，但不伴有临床附着丧失，牙龈探诊多有出血；

(5)X 线片显示无牙槽骨吸收。

2. 诊断要点

(1)牙龈颜色、形态、质地的改变；

(2)牙龈炎症程度与菌斑、牙石等局部因素相一致；

(3)牙周探诊检查不能探及附着丧失；

(4)X 线片显示无牙槽骨吸收。

（三）治疗方案的选择

根据《临床牙周病学》(孟焕新主编，北京大学医学出版社，2014 年第二版)，治疗原则及方案为：

1. 去除病因。牙菌斑是引起菌斑性龈炎(边缘性龈炎)的直接病因，通过洁治术清除菌斑、牙石，去除造成菌斑滞留和刺激牙龈的因素，牙龈炎症可在一周左右改善。

2. 对于牙龈炎症较重的患者，可配合局部药物治疗，常用的局部药物包括 0.12%氯己定，3%过氧化氢(医师用药)等，建议全身不使用抗生素。

3. 防止复发。菌斑性龈炎(边缘性龈炎)是可逆的，但容易复发，在去除病因的同时，应对患者进行口腔卫生指导，使其能够长期保持良好的口腔卫生状况，并能够进行定期复查和治疗，这样才能保持疗效，防止复发。

（四）临床路径标准治疗疗程为 2~3 次

（五）进入路径标准

1. 第一诊断必须符合菌斑性龈炎（边缘性龈炎）(ICD-10：K05.101)。

2. 患者全身健康，不伴有影响口腔治疗的其他疾病。

3. 探诊深度大于 4 mm，需要龈下刮治者不纳入此路径。

4. 患者不伴有明显的牙龈肥大或瘤样病损，无须牙周手术纠正牙龈形态。

5. 患者心理状况能够接受常规牙周治疗，过于紧张需要心理干预或者复杂镇静措施的患者不进入此路径。

6. 当患者同时具有其他口腔疾病诊断时，但在治疗期间不需要特殊处理也不影响第一诊断的临床路径流程实施时，可以进入路径。

（六）疗效好转标准

1. 治愈：牙龈炎症消退，自觉症状消失。

2. 好转：牙龈炎症减轻，自觉症状明显改善。

3. 未愈：症状未消失或加重。

（七）变异及原因分析

1. 牙龈炎症轻微，菌斑牙石量少的患者，经过 1 次洁治可以达到完善治疗效果，初诊治疗时即可完成抛光治疗。

2. 患者不能维持良好口腔卫生，牙龈炎症持续，可能需要增加治疗次数，并强化口腔卫生指导。

## 二、菌斑性龈炎（边缘性龈炎）行牙周洁治的临床路径表单

适用对象：第一诊断为菌斑性龈炎（边缘性龈炎）（ICD-10：K05.101）。行牙周洁治。

患者姓名：＿＿＿＿＿＿性别：＿＿年龄：＿＿＿门诊号：＿＿＿＿＿＿

初诊日期：＿＿＿年＿＿月＿＿日　治疗完成日期：＿＿＿年＿＿月＿＿日　疗程＿＿天

| 时间 | 诊疗第 1 次<br>（初次门诊、洁治） | 诊疗第 2 次<br>（补充洁治，初次门诊后 1 周） |
|---|---|---|
| 主要诊疗工作 | □ 询问病史及体格检查<br>□ 牙周检查<br>□ 诊断<br>□ 制定治疗计划<br>□ 完成病历书写<br>□ 洁治治疗<br>□ 局部冲洗<br>□ 口腔卫生指导 | □ 口腔卫生情况检查<br>□ 牙龈炎症情况的检查<br>□ 针对余留牙石和菌斑再次洁治<br>□ 局部冲洗<br>□ 喷砂（色素多的患者）<br>□ 牙面抛光术<br>□ 口腔卫生指导 |
| 重点医嘱 | **长期医嘱**<br>□ 向患者或监护人交代诊疗过程和注意事项<br>□ 需转科治疗的患牙<br>□ 个性化口腔卫生指导<br>□ 定期复查复治<br>**临时医嘱**<br>□ 洁治后注意事项 | **长期医嘱**<br>□ 需专科治疗的患牙<br>□ 强化口腔卫生指导<br>□ 定期复查复治<br>**临时医嘱**<br>□ 治疗后注意事项 |
| 主要护理工作 | □ 协助医师完成相关工作 | □ 协助医师完成相关工作 |
| 病情变异记录 | □无　□有，原因：<br>1.<br>2. | □无　□有，原因：<br>1.<br>2. |
| 护士签名 | | |
| 医师签名 | | |

# 慢性牙髓炎（恒磨牙）临床路径

（2017 年县医院适用版）

## 一、慢性牙髓炎(恒磨牙)临床路径标准门诊流程

（一）适用对象

第一诊断为慢性牙髓炎（ICD-10：K04.003,K04.011)的恒磨牙。行根管治疗术(ICD-9-CM-3：23.7)。

（二）诊断依据

根据《临床诊疗指南——口腔医学分册》(中华医学会编著，人民卫生出版社,2015 年第二版)或《牙体牙髓病学》(樊明文主编,人民卫生出版社,2012 年第四版)。

1. 症状：可有长期冷、热刺激痛病史和(或)自发痛史。

2. 检查：可查及能引起牙髓炎症的牙体硬组织疾患或其他病因。患牙对温度测试表现异常。

3. X 线片显示患牙冠部牙本质层可有近髓腔或达髓腔的 X 线密度减低区（深的牙体缺损),根尖周组织无异常改变或有轻微根尖周膜增宽表现。牙体缺损、磨耗等。

（三）治疗方案的选择

根据《临床诊疗指南——口腔医学分册》(中华口腔医学会编著，人民卫生出版社，2015 年第二版)或《牙体牙髓病学》(樊明文主编,人民卫生出版社,2012 年第四版)。

对慢性牙髓炎(恒磨牙)的治疗：

1. 凡确诊为不可复性牙髓炎的患牙,首选做根管治疗。

2. 获得患者或其监护人的知情同意。

（四）临床路径标准治疗疗程为<4 次

（五）进入路径标准

1. 第一诊断必须符合 ICD-10：K04.003,K04.011 不可复性牙髓炎疾病编码,且为恒磨牙。

2. 牙根发育正常,根尖孔闭合,无牙根吸收,无牙根折裂,无根管系统解剖变异。

3. 患牙具有修复价值。

4. 患者知情同意,有治疗需求。

（六）治疗完成标准

1. 疼痛症状消失，可进入后续牙体修复流程。

2. X 线片显示根管充填良好（恰填或少量糊剂超填)。

（七）变异及退出

1. 病情复杂,疗次大于 4 次时记为变异,提请上级医师会诊明确变异原因。

2. 治疗完成后临床仍有持续疼痛症状时记为变异,提请上级医师会诊明确原因。

3. X 线片显示根管充填不良，明显欠填或大量超填时记为变异，提请上级医师会诊明确原因。

4. 治疗中出现根管不通、根管穿孔、器械分离等问题时退出本路径，根据后续治疗方案进入相应路径。

5. 治疗过程中,应患者要求终止治疗的,记为退出。

## 二、慢性牙髓炎(恒磨牙)临床路径表单

适用对象：第一诊断为慢性牙髓炎（ICD-10:K04.003,K04.011）的后牙。行根管治疗术（ICD-9-CM-3:23.70）

患者姓名：____________性别：______出生日期：________年______月____日年龄：_____

门诊号：______________就诊日期：________年______月____日　　标准治疗次数：≤4 次

治疗过程应依据表单内流程进行，每疗次完成内容可根据临床实际情况选择进行。

| 日期 | 诊疗流程 |
| --- | --- |
| 主要诊疗工作 | 1. 完成诊断与治疗计划<br>□ 询问病史，完成临床及 X 线片检查，明确诊断和治疗计划<br>□ 向患者或其监护人交代治疗计划、方法、疗程、风险和费用等，并获得知情同意<br>2. 无痛治疗<br>□ 根据患者身体情况及牙位选择合适的局部麻醉方式<br>3. 开髓及髓腔预备<br>□ 隔离患牙（推荐使用橡皮障）<br>□ 去腐，开髓，拔髓（或放置牙髓失活剂）<br>□ 髓腔预备，暴露全部根管口<br>□ 通畅根管<br>□ 测定工作长度<br>4. 根管预备<br>□ 依据所使用的预备技术及器械要求完成根管预备<br>□ 充分进行根管冲洗<br>□ 可以辅助使用超声波器械增强治疗效果<br>□ 试主尖，术中 X 片检查主尖适配性<br>5. 根管充填<br>□ 干燥根管<br>□ 依据所使用的根管充填技术要求，以牙胶与封闭剂充填根管<br>□ 拍摄 X 线根尖片确认根充情况<br>6. 冠方封闭<br>□ 诊间及诊疗结束后均需使用材料严密封闭冠部缺损，防止冠方渗漏 |
| 重点医嘱 | **长期医嘱**<br>□ 口腔卫生指导<br>**临时医嘱**<br>□ 局麻前核实麻醉适应证，交代相关注意事项<br>□ 封牙髓失活剂时交代相关注意事项<br>□ 开髓、髓腔清理、根管预备、充填前交代相关注意事项<br>□ 根管治疗结束后牙体修复方案的选择 |
| 护理工作 | □ 协助医师完成相关工作<br>□ 术前器械准备<br>□ 术中配合<br>□ 术后器械整理和完成医嘱 |
| 病情变异记录 | □无 □有，原因：<br>1.<br>2. |
| 护士签名 | |
| 医师签名 | |

# 菌斑性龈炎（边缘性龈炎）行牙周基础治疗临床路径

（2017 年县医院适用版）

## 一、菌斑性龈炎行牙周基础治疗临床路径标准门诊流程

（一）适用对象

第一诊断为菌斑性龈炎（边缘性龈炎）(ICD-10:K05.101)。行牙周洁治。

（二）诊断依据

根据《临床牙周病学》(孟焕新主编，北京大学医学出版社，2014 年第二版）或《牙周病学》(孟焕新主编，人民卫生出版社，2013 年第四版）。

1. 临床表现

(1)患者自觉症状：刷牙或咬硬物时常有牙龈出血，出血少量或中量，可自行停止，一般没有自发性出血，部分患者可有牙龈痒、胀等不适，可伴口臭；

(2)牙龈有不同程度的炎症表现，充血、水肿、质地松软，炎症一般局限在边缘龈和龈乳头；

(3)炎症牙龈局部伴有菌斑堆积、牙石等因素；

(4)探诊深度可以超过 3 mm，但不伴有临床附着丧失，牙龈探诊多有出血；

(5)X 线片显示无牙槽骨吸收。

2. 诊断要点

(1)牙龈颜色、形态、质地的改变；

(2)牙龈炎症程度与菌斑、牙石等局部因素相一致；

(3)牙周探诊检查不能探及附着丧失；

(4)X 线片显示无牙槽骨吸收。

（三）治疗方案的选择

根据《临床牙周病学》(孟焕新主编，北京大学医学出版社，2014 年第二版)，治疗原则及方案为：

1. 去除病因。牙菌斑是引起菌斑性龈炎（边缘性龈炎）的直接病因，通过洁治术清除菌斑、牙石，去除造成菌斑滞留和刺激牙龈的因素，牙龈炎症可在一周左右改善。

2. 对于牙龈炎症较重的患者，可配合局部药物治疗，常用的局部药物包括 0.12%氯己定，3%过氧化氢（医师用药）等，建议全身不使用抗生素。

3. 防止复发。菌斑性龈炎（边缘性龈炎）是可逆的，但容易复发，在去除病因的同时，应对患者进行口腔卫生指导，使其能够长期保持良好的口腔卫生状况，并能够进行定期复查和治疗，这样才能保持疗效，防止复发。

（四）临床路径标准治疗疗程为 2~3 次

（五）进入路径标准

1. 第一诊断必须符合菌斑性龈炎（边缘性龈炎）(ICD-10:K05.101)。

2. 患者全身健康，不伴有影响口腔治疗的其他疾病。

3. 探诊深度大于 4 mm，需要龈下刮治者不纳入此路径。

4. 患者不伴有明显的牙龈肥大或瘤样病损，无须牙周手术纠正牙龈形态。

5. 患者心理状况能够接受常规牙周治疗，过于紧张需要心理干预或者复杂镇静措施的患者不进入此路径。

6. 当患者同时具有其他口腔疾病诊断时，但在治疗期间不需要特殊处理也不影响第一诊断的临床路径流程实施时，可以进入路径。

（六）疗效好转标准

1. 治愈:牙龈炎症消退,自觉症状消失。

2. 好转:牙龈炎症减轻,自觉症状明显改善。

3. 未愈:症状未消失或加重。

(七)变异及原因分析

1. 牙龈炎症轻微,菌斑牙石量少的患者,经过 1 次洁治可以达到完善治疗效果,初诊治疗时即可完成抛光治疗。

2. 患者不能维持良好口腔卫生,牙龈炎症持续,可能需要增加治疗次数,并强化口腔卫生指导。

## 二、菌斑性龈炎(边缘性龈炎)行牙周洁治的临床路径表单

适用对象:第一诊断为菌斑性龈炎(边缘性龈炎)(ICD-10:K05.101)。行牙周洁治。

患者姓名:________性别:____年龄:____门诊号:________

初诊日期:____年____月____日 治疗完成日期:____年____月____日 疗程____天

| 时间 | 诊疗第 1 次<br>(初次门诊、洁治) | 诊疗第 2 次<br>(补充洁治,初次门诊后 1 周) |
|---|---|---|
| 主要诊疗工作 | □ 询问病史及体格检查<br>□ 牙周检查<br>□ 诊断<br>□ 制定治疗计划<br>□ 完成病历书写<br>□ 洁治治疗<br>□ 局部冲洗<br>□ 口腔卫生指导 | □ 口腔卫生情况检查<br>□ 牙龈炎症情况的检查<br>□ 针对余留牙石和菌斑再次洁治<br>□ 局部冲洗<br>□ 喷砂(色素多的患者)<br>□ 牙面抛光术<br>□ 口腔卫生指导 |
| 重点医嘱 | **长期医嘱**<br>□ 向患者或监护人交代诊疗过程和注意事项<br>□ 需转科治疗的患牙<br>□ 个性化口腔卫生指导<br>□ 定期复查复治<br>**临时医嘱**<br>□ 洁治后注意事项 | **长期医嘱**<br>□ 需专科治疗的患牙<br>□ 强化口腔卫生指导<br>□ 定期复查复治<br>**临时医嘱**<br>□ 治疗后注意事项 |
| 主要护理工作 | □ 协助医师完成相关工作 | □ 协助医师完成相关工作 |
| 病情变异记录 | □无 □有,原因:<br>1.<br>2. | □无 □有,原因:<br>1.<br>2. |
| 护士签名 | | |
| 医师签名 | | |

# 牙周脓肿行急症处理的临床路径

（2017 年县医院适用版）

## 一、(急性)牙周脓肿行急症处理的临床路径标准门诊流程

(一)适用对象

第一诊断为(急性)牙周脓肿(ICD-10：K05.204)。行急症处理。

(二)诊断依据

根据《临床牙周病学》(孟焕新主编,北京大学医学出版社,2014 年第二版)或《牙周病学》(孟焕新主编,人民卫生出版社,2013 年第四版)。

1. 临床表现

(1)起病急,局部有疼痛;

(2)患牙唇颊侧或舌腭侧形成椭圆形或半球状的肿胀突起,牙龈发红水肿,表面光亮;

(3)患牙可有叩痛并伴有明显松动,牙周探诊可及深牙周袋及龈下牙石，袋内可有溢脓;

(4)X 线片显示有明显牙槽骨吸收,可成水平型或垂直吸收;

(5)脓肿单发或多发,可累及单牙或多牙;

(6)患者一般无明显的全身症状,可有局部淋巴结肿大或白细胞轻度增多。多发性牙周脓肿,常伴有较明显的全身不适。

2. 诊断要点

(1)急性病程,伴疼痛症状;

(2)牙龈可见脓肿形成,伴附着丧失,可探及深牙周袋,患牙可伴松动;

(3)X 线片可显示明显牙槽骨吸收;

(4)牙髓活力正常;

(5)多发脓肿应警惕伴有全身疾病(如糖尿病)的可能性。

(三)治疗方案的选择

根据《临床牙周病学》(北京大学医学出版社,2014 年第二版)治疗原则及方案为:

1. (急性)牙周脓肿的总体治疗原则是止痛、防止感染扩散以及使脓液引流;

2. 脓肿初期脓液尚未形成前，可清除大块牙石,冲洗牙周袋,袋内使用防腐收敛药或抗菌药;

3. 脓肿后期脓液形成出现波动感时,可以进行脓肿切开引流,并彻底冲洗脓腔;

4. 给予含漱药物,协助控制口腔卫生,必要时给予全身抗生素或支持疗法;

5. 急性期过后要进行积极的牙周基础治疗,治疗慢性牙周感染,避免脓肿再次发生,没有保留价值的患牙应在急性症状缓解后予以拔除。

(四)临床路径标准治疗疗程为 2~5 次

(五)进入路径标准

1. 第一诊断必须符合（急性）牙周脓肿(ICD-10:K05.204)。

2. 患者全身健康，不伴有加重牙周感染的其他全身疾病。

3. 急性后期牙周脓肿,慢性牙周脓肿,多发性牙周脓肿，或者患牙同时伴有牙髓感染不进入此路径。

4. 当患者同时具有其他疾病诊断时,但在治疗期间不需要特殊处理也不影响第一诊断的临床路径流程实施时,可以进入路径。

(六)疗效好转标准

1. 痊愈:脓肿消退,牙龈肿痛症状消失。

2. 好转:脓肿症状减轻,牙龈肿痛症状缓解。

3. 未愈：肿痛症状未消失或扩散至更大

范围。

(七)变异及原因分析

1. 患者不能维持良好口腔卫生或者不能按照医嘱用药,可能导致治疗周期延长,就诊次数增加。

2. 脓肿出现波动,需要切开引流者。

3. 患者出现体温升高，需要全身服用抗生素。

## 二、(急性)牙周脓肿行急症处理的临床路径表单

适用对象:第一诊断为(急性)牙周脓肿(ICD-10:K05.204)。行急症处理。

患者姓名:________性别:___年龄:____门诊号:________

初诊日期:____年___月___日 治疗完成日期:____年___月___日 疗程___天

| 时间 | 诊疗第 1 次<br>(初次门诊、引流、冲洗) | 诊疗第 2 次<br>(初诊后 3 天，复查、冲洗上药) 诊疗第 3 次 | 诊疗第 3 次<br>(初诊后 1 周，复查、确认疾病转归) |
|---|---|---|---|
| 主要诊疗工作 | □ 询问病史及体格检查<br>□ 牙周检查<br>□ 必要的辅助检查<br>□ 诊断<br>□ 制定治疗计划<br>□ 完成病历书写<br>□ 清除大块牙石<br>□ 脓肿切开引流<br>□ 局部冲洗、上药<br>□ 开具漱口液<br>□ 口腔卫生指导 | □ 脓肿变化情况的检查<br>□ 局部冲洗、上药<br>□ 开具漱口液<br>□ 口腔卫生指导 | □ 脓肿愈合情况检查<br>□ 局部冲洗、上药<br>□ 完善后续治疗计划 |
| 重点医嘱 | **长期医嘱**<br>□ 向患者或监护人交代诊疗过程和注意事项<br>□ 完善后续牙周治疗<br>**临时医嘱**<br>□ 切开引流后注意事项<br>□ 菌斑抑制剂<br>□ 局部抗生素 | **长期医嘱**<br>□ 完善后续牙周治疗<br>**临时医嘱**<br>□ 治疗后注意事项<br>□ 菌斑抑制剂<br>□ 局部抗生素 | **长期医嘱**<br>□ 完善后续牙周治疗<br>**临时医嘱**<br>□ 治疗后注意事项 |
| 主要护理工作 | □ 协助医师完成相关工作 | □ 协助医师完成相关工作 | □ 协助医师完成相关工作 |
| 病情变异记录 | □无 □有，原因：<br>1.<br>2. | □无 □有，原因：<br>1.<br>2. | □无 □有，原因：<br>1.<br>2. |
| 护士签名 | | | |
| 医师签名 | | | |

# 国家卫生计生委医师资格考试委员会关于印发《医师资格考试发展规划（2018—2020 年)》的通知

国卫医考委发[2017]7 号

各省、自治区、直辖市卫生计生委、医师资格考试领导小组：

为深入贯彻落实党的十九大精神，全面推进医师资格考试改革，不断完善中国特色医师资格考试制度，现将《医师资格考试发展规划(2018—2020 年)》印发给你们，请深入贯彻落实。

国家卫生和计划生育委员会
医师资格考试委员会
二〇一七年十二月二十一日

# 国家医师资格考试发展规划

(2018—2020 年)

“十三五”是我国全面深化改革的攻坚时期，是全面建成小康社会的决胜阶段。依据《中华人民共和国执业医师法》(以下简称《执业医师法》)、《中华人民共和国中医药法》(以下简称《中医药法》)、《“健康中国 2030”规划纲要》《中医药发展战略规划纲要(2016—2030 年)》《“十三五”卫生与健康规划》《“十三五”深化医改规划》《中医药发展“十三五”规划》《“十三五” 卫生计生人才发展规划》《“十三五”卫生计生人才培训规划》和《国务院办公厅关于深化医教协同进一步推进医学教育改革与发展的意见》，为更好地选拔合格医师，促进卫生计生事业发展，助力健康中国建设，保障人民群众健康，制定本规划。

## 一、规划背景

党的十九大报告指出，人民健康是民族昌盛和国家富强的重要标志。党中央把人民健康放在优先发展的战略地位，健康中国已成为国家发展战略和深化医药卫生体制改革的重要目标。医师资格考试是《执业医师法》规定的行业准入制度，把守着医师准入的大门，关系到医师队伍质量，具有不可替代的重要作用，必须高度重视。医师资格考试改革是一项重要的医改任务，必须全面落实。完善医师资格考试制度，坚持依法执考，确保准入水平，对于保障医疗卫生服务水平，维护人民群众的身体健康和生命安全至关重要。

“十二五”期间，医师资格考试工作取得可喜成绩。准入医师 124 万余人，千人口医师数量从 1.82 增加到 2.22；执业医师占医师总数由 82%提高到 83%，医师队伍数量和结构得到改善。医学综合考试试卷信度达 0.90 以上，结构效度在 0.5~0.7 之间，平均难度 0.6 左右，考试组织平稳有序，考试结果可信有效。一是不断完善规章制度，制度体系初步形成。二是深入开展医师准入标准研究，完善合格分数线判定方法。考试准入水平相对稳定。三是稳步推进试题开发工作。不断加强和完善专家队伍管理，试题开发更加科学。四是不断强化考试组织管理，推进实践技能考试基地建设，考务组织实施比较规范。五是有效推动考试信息化建设，开展计算机化考试试点，完善成绩分析系统，提高网络安全防范能力，信息技术应用水平不断提升。六是有序开展考试研究评价与科研工作。完成了医师岗位胜任力、医师人文素养考核评价、医师分阶段考试研究和考试分数等值初步探索，取得一批成果。

同时，医师资格考试工作也存在一些问题。一是医师资格考试有关政策不能完全适应深化医改要求，医学考试与医学教育衔接不够紧密。二是基层医生的服务内容和服务模式发生变化，知识结构和岗位不匹配，服务能力不足，考生考试达标率较低。三是现行考试内容多，考试次数少，考试方法维度比较单一，考试设计和模式需要完善。四是实践技能考试基地建设水平不一、管理不够规范，考试质量有待提高。五是医学综合考试信息化程度不高，中医考试题库建设滞后，考试安全风险较大，地方计算机化考试条件设施不足、人员不稳定、支持保障难度较大。六是地方考试机构专业化程度低，考务队伍不稳定，考试收费标准低，经费保障不足。

“十三五”期间，医师资格考试面临新形势和新任务。党的十八届三中全会提出全面深化医改新要求，五中全会提出健康中国建设新战略。2016 年，中央召开卫生与健康大会，全面部署健康中国建设工作，印发《“健康中国 2030”规划纲要》和《中医药发展战略规划纲要(2016—2030 年)》。党的十九大报告再次强调实施健康中国战略，全面建立中国特色基本医疗卫生制度、医疗保障制度和优质高效的医疗卫生服务体系。面对新形势新任务，医师队伍建设必须加快发展壮大。要深入研究论证，精心组织实施，全面推动医师资格考试工作改革，确保各项措施取得实效。

## 二、总体要求

(一)指导思想

以马克思列宁主义、毛泽东思想、邓小平理论、“三个代表”重要思想、科学发展观和习近平新时代中国特色社会主义思想为指导，全面贯彻落实党的十九大精神和全国卫生与健康大会精神，紧紧围绕统筹推进“五位一体”总体布局和协调推进“四个全面”战略布局，将《“健康中国 2030”规划纲要》的基本精神贯穿到医师资格考试工作之中，牢固树立创新、协调、绿色、开放、共享的发展理念，坚持新时期卫生与健康工作方针，以改革创新为动力，以提高医师准入质量为根本，以增进和维护人民群众健康为目标，为建设健康中国和全面建成小康社会做出更大贡献。

(二)基本原则

1. 坚持党管人才，把握工作方向

深入贯彻党的卫生与健康工作方针，坚持党管人才的基本原则。坚持基层为重点，坚持预防为主，坚持中西医并重，坚持医学的人文属性，把医师资格考试工作纳入国家卫生与健康发展大局，作为医师队伍建设的重要抓手。

2. 坚持依法治考，完善制度体系

按照全面依法治国的要求，贯彻落实《执业医师法》和《中医药法》，完善医师资格考试制度，保障人民群众的健康权益。根据国家社会经济发展的总体要求，适时制定以岗位胜任力为导向的医师准入标准。根据深化医改的新要求，不断完善考试管理体制和政策体系，改革考试内容和考试模式，在中医医师资格考试内容中充分体现中医药特点。

3. 坚持创新思维，推动医考改革

按照全面深化改革的要求，把继承和创新贯穿于医师资格考试全过程，正确把握继承和创新的关系。深入研究医师资格考试的内在规律，认真总结考试工作的新鲜经验，努力把行之有效和比较成熟的做法固定下来，不断完善考试工作。坚持问题导向，坚持创新思维，通过改革解决问题。充分利用现代测量理论、测评技术和信息化手段，推动医师资格考试改革。

4. 坚持统筹协调，促进考试发展

按照全面建成小康社会的要求，在国家

卫生计生委医师资格考试委员会领导下，发挥省（自治区、直辖市）医师资格考试领导小组的作用，统筹全国力量，统一规划、合理布局、协调一致，构建以保障人民群众健康为出发点和落脚点，以问题和岗位胜任力为导向，与院校教育、毕业后教育、继续教育体系和中医师师承教育制度相衔接的考试管理体系，推进医师资格考试稳步发展，保证医师资格考试顺利实施，建设数量充足、素质良好、结构合理的医师队伍，实现全面小康的建设目标。

（三）总体目标

通过广泛调查，深入研究，深化改革，实现制度完善、体制完整、政策配套、设计科学、技术先进、模式定型、管理规范、安全稳定、保障有力、具有中国特色的医师资格考试目标；以岗位胜任力为导向，以医师准入标准为依据，准入结构合理、层次适当的医学人才，努力实现 2020 年我国千人口医师（助理）数达到 2.5 以上、万人口全科医生数达到 2 以上的规划目标；通过医教考协同，有效衔接医生培养培训与考试认证，实现我国医师队伍门类齐全、结构合理、能力提升的发展目标，为建设健康中国和全面建成小康社会做出新贡献。

## 三、重点任务

（一）坚持法制、完善机制，构筑良好政策环境

落实《执业医师法》和《中医药法》，坚持和完善医师资格考试制度。加强卫生计生、中医药管理部门和有关部门的协调配合，建立医师培养、准入、使用、管理有效衔接和分阶段质量控制体系，不断完善医师资格考试领导体制和工作机制。有序构筑法律健全、制度完善、政策明晰、运行高效的良好环境，努力达到医教考协同、国家考区考点步调一致的工作局面。适时启动《医师资格考试考务管理暂行规定》和《医师资格考试考点设置标准和工作制度》等文件的修订、起草工作。完成与有关部门沟通协调，建立工作协调机制；保持与公安、保密等部门密切协作，建立运行良好的医师资格考试环境综合治理工作机制。

（二）强基补短、筑牢防线，促进医师队伍协调发展

1. 探索全科医师资格考试制度

推行乡村全科执业助理医师资格考试，推进符合医师资格考试报名条件的乡村医生向执业（助理）医师过渡；探索全科医师和助理全科医师考试制度和考试模式，提升基层卫生计生服务能力。到 2020 年末，预计准入乡村全科执业助理医师 6 万人，努力实现万人口全科医生数 2 名以上的发展目标，进一步提高全科医生队伍素质，优化人员结构。

2018 年全面推行乡村全科执业助理医师资格考试，开展全科医师和助理全科医师岗位胜任力研究，制定以岗位胜任力为导向的准入标准和考试大纲、考试方案。2019 年实行乡村全科执业助理医师医学综合考试计算机化考试。

2. 实施短线专业和特殊岗位专业能力加试

根据医疗卫生计生专业岗位的特殊需求，实施短线专业的能力加试，弥补部分特殊岗位医生急需，通过加试获得资格者限定在本专业岗位工作。2018 年，继续在临床（执业医师）类别下，对儿科专业和院前急救岗位实施专业能力加试。对全部现役军人考生加试军事医学内容。2019 年以后根据实际情况调整加试专业。

3. 完成中医类别少数民族医医师考试设置规划

结合中医类别少数民族医理论、医疗、教育、科研等现状，对中医类别少数民族医考试进行全面梳理，科学规范设置。在深入调研基础上，制定《少数民族医医师资格考试开考标准》并严格按标准执行。中医类别少数民族医医师资格考试改革在充分论证调研的

基础上,根据实际情况稳步开展。

(三)夯实基础、增强内涵,提高医师资格考试质量

以问题和需求为导向,以创新和发展为两翼,在现有考试模式下,依据先进的教育测量理论,继续夯实基础,增强内涵,推动医师资格考试迈上新台阶。

1. 突出能力导向,制定准入标准

开展医师岗位胜任力研究,制定以岗位胜任力为导向的医师准入标准,开创医师能力评价新局面。2018—2019 年,根据医师岗位胜任力研究成果制定临床、中医、口腔、公共卫生医师准入标准。

2. 修订考试大纲,完善考试方案

根据以岗位胜任力为导向的医师准入标准,统筹考虑医学发展、疾病谱变化和健康需求增加,修订考试大纲。依据教育测量理论,总结工作经验,改进评价手段,完善考试方案。2019 年,实行修订后的临床、中医、口腔、公共卫生类别考试大纲。

3. 创新命题模式,建设优质题库

(1)推进优质高效的国家医师资格考试题库建设。修订试题开发工作规程和技术指南,研发命题新技术和新手段,开发新题型,提高试题开发效率和质量;建设和升级改造题库系统,优化试题参数指标体系。持续推进国家医师资格考试题库建设,尤其加强中医类别医师资格考试题库建设,优质试题量达到一次考试用量的 20 倍以上。2020 年末,完成中医类别少数民族医国家题库建设,试题量达到使用量的 5 倍以上。

(2)加强试题开发专家队伍建设。2018 年,完善试题开发专家管理办法,建立奖惩和激励机制,组建稳定的试题开发专家队伍;2019—2020 年,建成各类别考试专家库。

(3)探索完善试题开发基地建设。创新试题开发模式,2018 年,推动试题开发基地建设;2019—2020 年,建成各类别考试试题开发基地。

4. 提高实践技能考试质量

(1)优化考试方案。适应岗位需要,完善考试内容;优化考试设计;加强信息技术应用,提高考试效率;改革考试模式,探索一年多考。2018 年,研究修订考试方案。2019—2020 年,逐步完善。

(2)应用考试新技术。一是应用标准化病人技术。2018—2020 年,开展标准化病人考核认定(含中医征候标准化模拟仿真病人研发应用)工作。二是研究开发医师思维能力测评系统。2018—2019 年,完成研究论证、系统开发、试题编制和模拟测试。2020 年,投入使用。三是研究应用模拟虚拟技术。2018 年,开展实证研究。2019—2020 年,实现成果转化应用。四是提高实践技能考试信息化水平。2018 年,研究开发实践技能考试管理系统。2018—2019 年,开展实践技能考试计算机化考试系统(网络版)研发与应用。

(3)建设国家考试基地。制定国家实践技能考试基地建设标准和规划。原则上一个考区建设 1–5 个临床基地、1–3 个中医基地、1–3 个口腔基地、1 个公共卫生基地。根据实际需要可建设 1–3 个乡村全科执业助理医师和若干个少数民族医考试基地。2018 年,考区完成国家基地布局、建设、申报、验收、授予,并开展实践技能考试一年多考试点。着力推进实践技能考试国家示范基地建设。2019 年,扩大试点。2020 年,基本实现实践技能考试在国家基地进行。

(4)加强考官队伍建设。制定考官管理办法,建立国家考官制度。开展考官培训与考核,建立一支稳定专业的考官队伍。2018 年,研究制定国家考官管理办法,开发规范培训教程。2018—2019 年,建设国家考官培训基地,开展考官培训与考核,合格者由国家医师资格考试委员会办公室颁发国家考官证书。2020 年,建成国家考官库。

5. 提高医学综合考试水平

(1)完善考试内容。根据卫生与健康大会

和《“健康中国 2030”规划纲要》精神，落实“以健康为中心”、“以基层为重点”、“预防为主”、“中西医并重”要求，结合“完善法律和标准体系”、“加强健康全程管理”、“提升卫生应急能力”、“加强健康影响因素监测”、“基于临床路径管理”、“推进分级诊疗制度” 等重点任务，完善考试内容。

(2)调整试卷结构。根据岗位胜任力研究结果，调整医学综合考试试卷结构，突出对岗位胜任能力考查，合理设置题型和认知层次配比，提高考试结构效度。

(3)开发新型试题。探索研发融合型试题、综合病(案)例试题、视频题等新型试题，进一步提高医学综合考试的效度。2018 年，开展新题型开发研究，制定试题编写模板和技术路径，并开展新型试题开发。2019 年，开展新型试题测试。

(4)逐步推行计算机化考试。研究建立医学综合计算机化考试考务管理规范，通过试点，摸索经验，逐步推进，“十三五”末医学综合考试全部实现计算机化。2018 年，完成计算机化考试实施保障队伍建设，口腔、公卫和中医类别(中西医结合执业医师、中西医结合执业助理医师)全部实现计算机化考试，完成计算机化考试考场建设。2019 年，认定计算机化考试考场。计算机化考试扩大到临床执业助理医师和乡村全科执业助理医师、中医类别中医专业。2020 年，各类别全面实现计算机化考试，中医类别少数民族医专业根据各自实际情况具体确定。

(5)开展一年两试。在现行考试模式基础上，每年增加一次医学综合考试，考生实践技能考试成绩可保留至当年第二次医学综合考试结束。2018 年，扩大“一年两试”试点工作范围。2019—2020 年，总结经验，进一步扩大试点范围。

(四)科学设计、积极稳妥，做好分阶段考试实证研究

2018 年，开展临床、中医执业医师分阶段考试第一阶段考试实证研究，依据医师岗位胜任力要求制定分阶段考试各阶段的考试大纲和考试方案。2018 年，开展临床、中医执业医师分阶段考试第二阶段实证研究；对临床、中医执业医师分阶段考试研究工作做全面总结，完成研究报告。开展口腔执业医师分阶段考试研究。2019—2020 年，开展公卫执业医师分阶段考试研究。视情况，启动临床、中医执业医师分阶段考试试点工作。

(五)加强科研、深化评价，保持准入水平相对稳定

1. 加强科学研究

(1)开展试题预测试和等值。2018—2020 年，按照试题预测试方案和等值方案开展试题预测试和等值工作。

(2)加强考试效度研究。2018 年，继续开展医师资格考试各类别内容效度和结构效度研究，临床执业医师类别实证效度研究；开展口腔执业医师和中医执业医师资格考试实证效度研究。2019—2020 年，开展医师资格考试项目功能差异(DIF)研究。

2. 促进学术发展

2018 年，启动学术杂志创建工作。按学术管理办法开展学术活动。

3. 开展考试评价

(1)内部评价。2018 年，完成 1999 年以来国家医师资格考试评价报告。2018—2020 年，完成医师资格考试年度评价报告。

(2)外部评价(第三方评估)。2018 年，开展临床、中医执业医师评价。2019—2020 年开展口腔类别评价。

4. 固定合格分数线

2018 年，执行固定合格分数线工作方案，评估临床、口腔、公卫、中医类别中医和中西医结合专业合格分数线实施情况。实现乡村全科执业助理医师资格考试合格分数线固定。2019—2020 年，实现部分类别基于等值技术的合格分数线固定方案。

(六)精心组织、有效防范，确保医师资格

考试安全

1. 精心组织实施。完善考务制度流程,加强考务培训,开展考务评估,努力实现考务管理规范化标准化。2018—2019 年修订评估办法,开展考区考务工作评估。加强考试重点环节督导检查,加快信息化应用水平,提高考务组织实施标准化水平。

2. 确保考试安全。完善保密制度,加强保密教育,实行保密承诺,开展保密检查。加强网络安全,实行分保、等保建设,确保考试平稳。2018 年,对考务人员进行保密培训教育,实行督导检查;修订完善保密制度,完成涉密区域、网络和人员三分离,制定信息系统分级保护、等级保护建设方案。2018—2019 年,进行分保、等保建设和测评;实现重要考试数据的异地备份,确保题库和考试数据安全。2020 年建成制度完善、人员配备专业、信息管理安全的信息等级保护体系。

## 四、保障措施

(一)加强组织领导

国家卫生计生委医师资格考试委员会和省(自治区、直辖市)医师资格考试领导小组领导全国和本地考试改革发展与规划的组织实施工作,具体由国家医师资格考试委员会办公室和省(自治区、直辖市)领导小组办公室组织协调推动,及时落实各项政策措施。各成员单位按照职责分工,明确目标任务,认真贯彻落实。

(二)落实投入保障

为保证规划各项任务的顺利实施,向中央财政申请专项经费支持。地方卫生计生和中医药行政管理部门要将医师资格考试经费列入财政预算,逐步增加投入,建立稳定的经费保障机制。对于医师资格实践技能考试基地和计算机化考试考场等重点任务,其能力建设要纳入中央对地方转移支付绩效目标、其基本建设要纳入中央和地方建设规划和年度投资计划,各地方卫生计生和中医药行政管理部门按统一要求及标准落实中央对地方转移支付预算指标和年度投资计划额度,保障安排相应的地方配套资金,专款专用,做到考试经费和建设经费足额保障落实。各地考试机构要管好用好经费,提高使用效率。

(三)健全机构队伍

“十三五”末,健全国家、考区、考点三级考试管理机构和考务实施机构。建设一支熟悉专业内容,了解命题技术,能准确把握大纲要求的命审题专家队伍;建设一支能准确把握实践技能考试大纲要求,熟悉考试组织实施程序,准确把握评分标准,能严格遵守考试纪律的考官队伍;建设一支责任心强,热爱考试事业,熟悉考务组织管理程序和规范,遵守考试纪律的考务干部队伍。

(四)明确工作责任

在规划实施过程中,分解重点任务,明确工作职责、时间进度和质量要求,组织制定相关配套措施,完善运行保障机制,强化责任,细化步骤,协调配合,确保各项任务全面完成。

(五)建立评估机制

对各项任务实施情况进行督促检查,建立规划实施情况监测、评估等工作机制,制定切实可行的评估方案,开展规划实施的效果评价。

# 关于第八届国家卫生计生突出贡献中青年专家选拔结果的通知

各省、自治区、直辖市卫生计生委、中医药管理局，新疆生产建设兵团局，国家卫生计生委、国家中医药管理局各直属联系单位：

根据《国家卫生计生突出贡献中青年专家选拔管理办法》(国卫人发[2015]47 号)，经过单位推荐、各省级卫生计生行政部门初选、国家卫生计生委评审，并经国家卫生计生委党组研究，确定选拔丁克等 118 位同志为第八届“国家卫生计生突出贡献中青年专家”(名单见附件)。

入选第八届“国家卫生计生突出贡献中青年专家”的同志是卫生计生系统的优秀代表，为推动我国卫生计生事业发展做出了突出贡献。各地各单位要大力宣传他们的突出业绩，弘扬他们不断创新、勇攀高峰的科学精神，并积极创造条件，鼓励和支持他们在事业上不断取得新突破、新进展。

希望入选第八届“国家卫生计生突出贡献中青年专家”的同志，珍惜荣誉，戒骄戒躁，再接再厉，为我国卫生计生事业发展再创佳绩，再立新功。广大卫生计生工作者要发扬“敬佑生命、救死扶伤、甘于奉献、大爱无疆”的职业精神，不忘初心、牢记使命、实干担当，为人民群众提供全方位全周期健康服务，为实施健康中国战略，全面建成小康社会，夺取新时代中国特色社会主义伟大胜利、实现中华民族伟大复兴的中国梦、实现人民对美好生活的向往继续奋斗！

附件：第八届国家卫生计生突出贡献中青年专家名单

国家卫生计生委国家中医药管理局

二〇一七年十一月一日

附件略。

**表 2　第八届国家卫生计生突出贡献中青年专家名单——口腔医学 ***

| 姓名 | 单位 | 专业 |
| --- | --- | --- |
| 赵志河 | 四川大学华西口腔医院 | 口腔正畸学 |
| 郭传瑸 | 北京大学口腔医院 | 口腔颌面外科学 |

注：*摘自第八届国家卫生计生突出贡献中青年专家名单。

# 四川大学华西口腔医学院荣获 2017 年“全国五一劳动奖状”

2017 年 4 月 27 日，庆祝“五一”国际劳动节暨全国五一劳动奖和全国工人先锋号表彰大会在北京人民大会堂举行，表彰全国共 99 个“全国五一劳动奖状”获奖单位、694 个“全国五一劳动奖章”获得者、800 个“全国工人先锋号”获奖集体。

“全国五一劳动奖状”是中华全国总工会授予企事业单位的最高荣誉，旨在表彰为我国经济建设、政治建设、文化建设、社会建设以及生态文明建设和党的建设做出突出贡献的先进单位。2017 年全国五一劳动奖的推荐评审坚持面向基层、面向一线、面向普通劳动者，把评选重点放在了一线和基层。在医药卫生领域，四川大学华西口腔医学院、中山大学肿瘤防治中心、齐鲁制药(海南)有限公司、云南龙润药业有限公司、云南省疾病预防控制中心、辽宁中医药大学附属医院、黑龙江省齐齐哈尔市中医医院、湖北省黄石市中心医院、金宇保灵生物药品有限公司，共 9 个先进集体荣获全国五一劳动奖状。

全国总工会新闻发言人、宣教部部长王晓峰介绍，全国五一劳动奖从 1985 年起开始评选，截至 2016 年年底，全国五一劳动奖状累计表彰 9 234 个先进集体，全国五一劳动奖章累计表彰 30 173 名先进个人。工人先锋号评选表彰工作从 2008 年开始，截至 2016 年年底，累计评选全国工人先锋号 10 468 个。此次推荐的奖状单位和工人先锋号集体中，企业单位有 707 个，占 78.64%；事业单位有 105 个，占 11.68%；党政机关社会团体有 87 个，占9.68%。评选表彰为广大职工群众树立了一大批学习的榜样，在全社会弘扬了劳模精神、劳动精神和工匠精神。

# 关于表彰全国卫生计生系统先进集体先进工作者和劳动模范及“白求恩奖章”获得者的决定

人社部发［2017］62 号

各省、自治区、直辖市及新疆生产建设兵团人力资源社会保障厅(局)、卫生计生委(卫生局、人口计生委)、中医药局：

党的十八大以来，在以习近平同志为核心的党中央坚强领导下，全国卫生计生系统广大干部职工以新形势下党的卫生与健康工作方针为指引，全面落实全国卫生与健康大会精神，牢固树立“以人民为中心”的理念，用中国式办法破解医改世界性难题，提供安全、有效、方便、价廉的公共卫生服务和基本医疗服务，稳妥实施全面两孩政策，为保障人民健康安全，推进健康中国建设做出了应有贡献，涌现出一大批行医为民、视患如亲、爱岗敬业、默默奉献的先进典型。他们当中，有的医德高尚、医术高超、以精湛的技术挽救了无数患者生命；有的刻苦钻研，勇攀高峰、攻克了一个又一个医学难题；有的几十年如一日扎根边远基层，为计划生育家庭排忧解难，为群众健康守望相助；有的面对重大传染病威胁、重大灾害侵袭，冲锋在前，舍己救人；有的远离祖国亲人，不畏艰苦，为受援国人民解除病痛。他们用实际行动彰显了大医精诚、医者仁心、悬壶济世的优良医学传统，诠释了“敬佑生命、救死扶伤、甘于奉献、大爱无疆”的职业精神。

为表彰他们的突出贡献，激励全国卫生计生系统广大干部职工更加主动投身事业改革发展，奋发有为、建功立业，人力资源社会保障部、国家卫生计生委、国家中医药局决定：授予王焕云等 19 位同志“白求恩奖章”，授予北京协和等医院“组团式”援藏医疗队等 251 个集体“全国卫生计生系统先进集体”荣誉，授予马弘等 698 位同志“全国卫生计生系统先进工作者”荣誉，授予杜米申等 58 位同志“全国卫生计生系统劳动模范”荣誉。获得全国卫生计生系统“白求恩奖章”、先进工作者和劳动模范的同志享受省部级先进工作者和劳动模范待遇。希望受表彰的单位和同志珍惜荣誉，谦虚谨慎，再接再厉，更好地发挥先进示范作用，为卫生计生事业的改革和发展再立新功。

各级卫生计生部门和广大干部职工要紧密团结在以习近平同志为核心的党中央周围，把思想和行动统一到习近平总书记系列重要讲话精神和治国理政新理念新思想新战略上来，坚决贯彻党中央、国务院决策部署，以维护人民健康为最高使命，以先进典型为榜样，锐意改革，开拓创新，切实发挥深化医改主力军和医疗卫生服务主力军作用，为人民群众提供更高水平、更加满意的服务，为推进健康中国建设，全面建成小康社会，实现“两个一百年”奋斗目标做出新的更大贡献！

附件：

1. 全国卫生计生系统“白求恩奖章”获得者名单

2. 全国卫生计生系统先进集体名单

3. 全国卫生计生系统先进工作者名单

4. 全国卫生计生系统劳动模范名单

人力资源社会保障部

国家卫生计生委

国家中医药管理局

二〇一七年八月十四日

附件略。

**表 3　全国卫生计生系统先进集体、先进工作者——口腔医学***

| 表彰项目 | 表彰名单 |
|---|---|
| 全国卫生计生系统先进集体 | 同济大学附属口腔医院儿童口腔科 |
| 全国卫生计生系统先进工作者 | 王兴，北京大学口腔医院主任医师、教授 |
| | 周学东（女），四川大学华西口腔医院主任医师、教授 |
| | 胡勤刚，南京市口腔医院院长、主任医师 |
| | 傅豫川，武汉大学口腔医院主任医师、教授 |

注：*摘自全国卫生计生系统先进集体、先进工作者和劳动模范及“白求恩奖章”获得者名单。

# 国家卫生计生委办公厅关于开展 2017 年慢性病系列宣传日活动的通知

国卫办疾控函〔2017〕797 号

各省、自治区、直辖市卫生计生委，新疆生产建设兵团卫生局：

2017 年 9 月 1 日是第 11 个“全民健康生活方式日”，宣传主题是“三减三健，迈向健康”；9 月 20 日是第 29 个“全国爱牙日”，宣传主题是“口腔健康，全身健康”；10 月 8 日是第 20 个“全国高血压日”，宣传主题是“知晓您的血压”；10 月 29 日是第 12 个“世界卒中日”，宣传主题是“预防卒中”；11 月 14 日是第 11 个“联合国糖尿病日”，宣传主题是“女性与糖尿病——我们拥有健康未来的权力”。现就做好上述宣传工作通知如下：

一、各地要统筹资源，部门协作，充分发挥工会、妇联和学协会等社会团体优势，联合教育、宣传等部门，利用各类宣传教育平台、渠道和活动，共同推动慢性病防治教育宣传活动落到实处。

二、各地要以慢性病系列宣传日为契机，采取日常宣传和集中宣传相结合、主题宣传与科普宣教互辅佐、传统媒体与新媒体共推进的形式,普及健康科学知识,强化个人健康意识和责任,引导群众选择健康生活方式。

三、各地卫生计生部门要把慢性病防治知识作为重点内容,在推进卫生城市建设、慢性病综合防控示范区建设、全民健康生活方式行动等工作中重视宣传工作,加大科普力度,提高群众健康素养水平。

四、中国疾病预防控制中心、中华口腔医学会、中国牙病防治基金会、国家心血管病中心、国家卫生计生委脑卒中防治工程委员会办公室、中华医学会糖尿病学分会等机构将在其网站公布 "全民健康生活方式日"、"全国爱牙日"、"全国高血压日"、"世界卒中日"、"联合国糖尿病日"的宣传主题提纲,各地可根据宣传主题提纲编印宣传材料。

国家卫生计生委办公厅

二〇一七年八月九日

# 国家卫生计生委发布第四次全国口腔健康流行病学调查结果

2017 年 9 月 19 日，正值第 29 个爱牙日的前一天，国家卫生计生委就第四次全国口腔健康流行病学调查等情况召开新闻发布会，参加发布会的有国家卫生计生委疾控局监察专员常继乐、中华口腔医学会第五届理事会名誉会长王兴、中国疾控中心营养与健康所研究员赵文华等，发布会由国家卫生计生委新闻发言人宋树立主持。

常继乐监察专员结合"三健"专项行动，介绍了口腔流调数据结果的和相关的口腔卫生政策，指出下一步将把健康口腔作为健康中国建设的重要内容深入开展。随后进入记者提问环节，王兴教授就中年人牙周健康状况、5 岁儿童龋患率、口腔保健政策等关注问题进行原因、概念的生动解析,他说坚信我们的政策会越来越好，强调老百姓也要提高口腔健康的投资意识，并养成良好的口腔卫生习惯。

# 四川大学华西口腔医学院四位教授获四川省医疗卫生终身成就奖

2017 年 3 月 20 日下午,四川省卫生与健康大会在成都召开,会上,副省长杨兴平宣读了省人力资源社会保障厅、省卫生计生委、省中医药管理局《关于表彰四川省医疗卫生终身成就奖的决定》,华西口腔医学院王翰章、李秉琦、王大章、温玉明四位教授斩获该奖项,温玉明教授作为代表上台领奖。

王翰章:97 岁,四川大学华西口腔医学院教授,博士生导师,国际牙医师学院院士,中国共产党党员。1949 年毕业于华西协合大学牙学院,留校在口腔医学院工作。曾任口腔医学系主任,口腔医院院长,四川医学院教务处长、副院长。长期致力于口腔颌面外科医教研工作,获全国科学大会奖 1 项,四川省科技进步奖二等奖 1 项、三等奖 2 项,卫生部科技进步奖三等奖 1 项。发表论文 70 余篇,主编《口腔颌面外科手术学》等专著 10 部。曾获全国优秀教师、国务院政府特殊津贴专家、华佗奖、中国口腔颌面外科建设与发展杰出贡献奖、国务院"对医疗卫生事业作出突出贡献者"等荣誉。

李秉琦：83 岁，四川大学华西口腔医院教授，博士生导师。1955 年毕业于四川医学院口腔医学系，毕业后留校任教。作为我国口腔黏膜病学科创始人之一，享有崇高的学术地位。在国内率先提出“中西医结合防止口腔黏膜病”的理念。主持 20 多项科研课题，获国家级优秀教材二等奖 1 项、部省级科技成果奖 8 项。发表学术论文 200 多篇、科普短文 300 多篇，主编专著 18 部，近年著有回忆录《秉烛琦谭》。入选四川大学“214 重点人才工程计划”第一层次，曾获全国卫生系统先进工作者、四川省优秀科普作家、四川省学术技术带头人等荣誉。

王大章：81 岁，四川大学华西口腔医学院教授、主任医师，博士生导师，国际牙医师学院院士，中国共产党党员。1956 年毕业于四川医学院口腔医学系，毕业后留校任教，1982 年至1984 年赴美国哈佛大学牙医学院——麻省总医院研修。曾任口腔医院副院长、院长、口腔医学院院长、华西医科大学副校长。致力于口腔医学医教研 50 余年，开拓发展了我国现代正颌外科及颞下颌关节镜外科专业。主持、完成 6 项国家自然科学基金项目及多项部省级科研项目。获国家发明奖 1 项，部省级科技进步奖 13 项，发明专利 2 项。发表学术论文 280 余篇，主编、参编专著 16 部。曾获中华口腔医学会“建设与发展杰出贡献奖”、中国颌面外科建设发展突出贡献奖、华佗奖、中国口腔医学教育杰出贡献奖、国务院政府特殊津贴专家、卫生部有突出贡献专家、四川省学术技术带头人等荣誉。

温玉明：80 岁，四川大学华西口腔医院教授、主任医师，博士生导师，中国共产党党员。1957 年毕业于四川医学院口腔医学系，毕业后留校任教。曾任华西医科大学口腔医学院及口腔医院副院长。坚持扎根临床一线，开创性地开展了口腔颌面部肿瘤综合序列治疗和组织缺损修复，推动了我国口腔颌面肿瘤临床诊治和研究的发展，成为我国知名的口腔颌面肿瘤学专家。获省部级科技进步奖二、三等奖 9 项，成都市科技进步奖 2 项。发表专业学术论文 180 余篇，主编和编委专著 14 部。曾获国务院政府特殊津贴专家等荣誉。

# 关于公布第二批住院医师规范化培训基地名录的通知

国卫办科教函[2017]998 号

各省、自治区、直辖市卫生计生委、财政厅(局)，新疆生产建设兵团卫生局、财务局：

为贯彻全国卫生与健康大会精神和全国医学教育改革发展工作会议精神，落实国务院办公厅《关于深化医教协同进一步推进医学教育改革与发展的意见》(国办发[2017]63 号)和国家卫生计生委等 7 部门《关于建立住院医师规范化培训制度的指导意见》(国卫科教发[2013]56 号)要求，各省级卫生计生行政部门根据培训需求和国家标准，组织认定了第二批住院医师规范化培训基地（以下简称培训基地)。根据《住院医师规范化培训管理办法(试行)》(国卫科教发[2014]49 号)有关规定，现对第二批培训基地名录予以公布(详见附件)，并提出如下要求：

一、各级卫生计生行政部门要高度重视住院医师规范化培训工作，将其作为深化医改、推进健康中国建设的重大举措，全面部署，精心指导，严格监管，大力支持，确保按期实现住院医师规范化培训制度建设 2020 年目标，提高本地临床医师队伍的能力和水平。

二、各省级卫生计生行政部门要根据培训需求和国家标准，严格培训基地和专业基地(含第一批培训基础和专业基地)的认定与管理，合理配置专业基地,加强管理干部培训,强化对本地各培训基础与专业基地的工作指导和评估监督，管理干部培训和评估监督要实现全覆盖,严格实施动态管理,对不合格培训基地及时予以退出。充分发挥相关行业组织在工作指导和评估监督中的作用。

三、各培训基地要健全住院医师规范化培训工作体系,完善设施条件,配齐配强职能部门管理干部和专业基地教学管理人员，充分调动带教蜂王浆和住院医师的积极性、主动性和创造性,严格招收、培训和结业全过程管理,落实住院医师培训期间待遇,加大全科等紧缺人才招收培养力度，为各级医疗卫生机构持续不断地输送培训合格的高素质临床医学人才。各培训基地(含第一批培训基地)要与当地省级卫生计生行政部门签订责任状，明确承诺做好人才培养、落实住院医师待遇等工作。

四、各级财政部门要加大对住院医师规范化培训工作的投入力度，指导卫生计生行政部门和培训基地使用管理好培训补助经费、专款专用,坚决防止挤占、截留、挪用。

附件：

1. 第二批住院医师规范化培训基地名录

2. 第一批全科专业培训基地调整为综合基地名录

国家卫生和计划生育委员会

财政部办公厅

二〇一七年十月十二日

附件略。

**表 4 住院医师规范化培训基地名录**

| 序号 | 培训基地名称 | 批次 |
|---|---|---|
| 9 | 北京大学口腔医院 | 第一批 |
| 22 | 首都医科大学附属北京口腔医院 | 第一批 |
| 36 | 天津市口腔医院 | 第一批 |
| 43 | 天津医科大学口腔医院 | 第一批 |
| 95 | 吉林大学口腔医院 | 第一批 |
| 131 | 同济大学附属口腔医院 | 第一批 |
| 168 | 江苏省口腔医院 | 第一批 |
| 169 | 南京市口腔医院 | 第一批 |
| 177 | 浙江大学医学院附属口腔医院 | 第一批 |
| 287 | 武汉大学口腔医院 | 第一批 |
| 322 | 中山大学附属口腔医院 | 第一批 |
| 330 | 广东省口腔医院 | 第一批 |
| 371 | 重庆医科大学附属口腔医院 | 第一批 |
| 378 | 四川大学华西口腔医院 | 第一批 |
| 73 | 福建医科大学附属口腔医院 | 第二批 |
| 80 | 南昌大学附属口腔医院 | 第二批 |
| 87 | 山东大学口腔医院 | 第二批 |
| 140 | 广西医科大学附属口腔医院 | 第二批 |
| 165 | 贵阳市口腔医院 | 第二批 |
| 185 | 空军军医大学（第四军医大学）口腔医院 | 第二批 |
| 186 | 西安交通大学口腔医院 | 第二批 |

# 第四军医大学口腔医学院麻醉科荣获“全国巾帼文明岗”

全国妇联对一批岗位建功先进集体和个人进行了表彰，第四军医大学口腔医学院麻醉科被授予“全国巾帼文明岗”称号，这是第四军医大学口腔医学院近十年来首次获此殊荣。

口腔麻醉科成立于 1995 年，是集科研、临床、教学力量于一体的一级临床科室，现有人员中女性占到了 68%。科室人员先后获评原总后勤部优秀党务工作者、陕西省巾帼建功标兵，1 人荣立二等功，科室连续 3 年获评学校基层建设先进单位，荣立集体三等功 1 次，2012 年、2014 年分别获评陕西省、科技部重点科技创新团队。

近年来，麻醉科努力践行“全面提升、引领口腔麻醉发展”的奋斗目标，狠抓围术期安全质量保障和口腔舒适化诊疗平台建设，学科发展和影响力快速提升。先后完成了世界首例“坑面女”、“缺面男”、颌面部巨大神经纤维瘤病等复杂手术的全身麻醉，在国内外引起了广泛关注。平均每年完成 4 000 多台次手术的麻醉，无一例麻醉事故，科室在危重疑难患者麻醉、婴幼儿患者麻醉等方面形成独特的学科优势。作为国内第一个拥有美国口腔麻醉与镇静镇痛证书的科室，率先将口腔舒适化治疗技术引入中国，有效提升了身心障碍患者以及小儿、老年患者口腔治疗的舒适度和满意度。2016 年参与中华口腔医学会“关爱孤独症儿童口腔健康”试点项目，收到了良好的社会效益。科室引进手术室应急手册，改变了危机处理流程，成为全国手术室的标配，创建的《麻醉安全与质控》杂志，是国家新闻广电出版总局批准的唯一一本安全与质控学术期刊。近 5 年，科室获得国家自然科学基金等科研项目和发明专利 20 余项，科研成果曾获国家科技进步二等奖、中华口腔医学奖二等奖、军队科技进步一等奖，发表 SCI 论文 35 篇，出版专著 8 部。10 人次在 FADAS 亚洲齿科麻醉年会等国内外学术会议论文大赛中获奖。目前科室是中华口腔医学会口腔麻醉学分会候任主任委员单位，中华医学会麻醉学分会小儿麻醉培训基地，中美齿科镇静镇痛培训中心。

## 医学教育

# 医教协同，建设具有中国特色的医学人才培养体系——教育部、国家卫生计生委、国家中医药局负责人就《关于深化医教协同进一步推进医学教育改革与发展的意见》答记者问

建设健康中国，基础在教育，关键在人才。近日，国务院办公厅印发《关于深化医教协同进一步推进医学教育改革与发展的意见》(以下简称《意见》)。此次改革的重点任务和主要目标是什么？如何进一步提高医学人才培养质量？医学人才使用激励方面有何新突破？教育部、国家卫生计生委、国家中医药局负责人就有关问题回答了记者提问。

目标：建设具有中国特色的标准化、规范化医学人才培养体系。

问：请简单介绍一下《意见》出台的背景？

答：党中央、国务院高度重视医疗卫生事业和医学教育工作。去年，先后召开了全国卫生与健康大会和全国高校思想政治工作会议，习近平总书记发表了重要讲话，精辟阐述了建设健康中国的重大意义，深刻回答了高校培养什么样的人、如何培养人以及为谁培养人这个根本问题，为医学教育改革发展指明了方向、提供了遵循。医教协同推进医学教育改革发展是全面建成小康社会、建设健康中国的必然要求，是深化医改、提高医疗服务水平的治本之策。但当前医学教育仍存在着质量有待提高，人才培养的专业、层次和区域结构有待优化，医教协同统筹推进医学教育改革的机制有待完善等问题。

为此，教育部、国家卫生计生委、国家中医药局密切协同，以问题为导向，开展系统调研，形成了《意见》，既是前期工作的深化和完善，也是聚焦健康中国建设，具有全局性、战略性、引领性意义的重大改革。

问：此次改革的重点任务有哪些？

答：此次改革以服务需求、提高质量为核心，确定了“两更加、一基本”的改革目标，即：到 2030 年，医学教育改革与发展的政策环境更加完善，具有中国特色的标准化、规范化医学人才培养体系更加健全，医学人才队伍基本满足健康中国建设需求

改革围绕提升质量、优化结构等四个方面制定了具体举措：

针对提高人才培养质量问题，提出逐步实现本科临床医学类专业一本招生；强化医学生质量短板的医德素养和临床能力培养，完善并加强对高校附属医院教学工作的评价要求；加快建立起中国特色、国际实质等效的医学教育专业认证制度；建立对高校专业和培训基地的预警和退出机制。

针对毕业后教育不完善问题，提出落实并加快完善住院医师规范化培训制度，稳妥推进专科医师规范化培训制度试点；积极探索与完善取得临床医学、口腔医学、中医硕士和博士专业学位的办法，逐步建立统一规范的毕业后医学教育制度。

针对区域发展水平差异大和专业结构不合理问题，提出部委省共建一批医学院校，加

强中西部薄弱院校和基地建设；实施住院医师规培西部支援行动和专科医师规培中西部支持计划；制定健康事业和健康产业引导性人才培养专业目录。

针对全科医生下不去、用不上问题，完善订单定向培养政策，实行“县管乡用”；医学本科以上学历毕业生经住院医师规范化培训合格到基层医疗卫生机构执业的，可直接参加中级职称考试、通过者直接聘任中级职称。

针对医学教育管理体制机制问题，提出深化综合性大学医学教育管理体制改革；分别建立中央、省级多部门医学教育宏观管理协调机制。

核心：医教协同，全面提高医学人才培养质量。

问：为什么强调医教协同推进医学教育改革？

答：医学教育涉及教育、医疗两个最为关键的民生问题。医学教育的目的就是要培养合格医学人才、满足人民群众健康需求，卫生健康事业发展既为医学人才培养提供更加优良的条件和环境，吸引更多优秀的人才学医、从医，也为医学教育改革提出了新的要求。医改和教改的关联性、互动性很强，必须加强医、教两个系统的协同配合，着力构建招生培养、就业、使用联动机制，实现医改、教改的良性互动，实现培养与使用激励的紧密衔接。

问：医学教育改革如何进一步提高人才培养质量？

答：“人命至重，有贵千金”，质量是医学教育的“生命线”，此次改革的核心任务就是提高医学人才培养质量。

在院校教育方面，着力从入口生源质量、过程深化改革、出口质量保障等环节全方位推进改革。一是提高生源质量。改革医学专业招生办法，逐步实现本科临床医学类、中医学类专业一本招生，鼓励中央部门所属院校适度扩大本科招生规模。二是深化院校教育改革。把思想政治教育和医德培养贯穿教育教学全过程，推动基础与临床、临床与预防的融合，强化临床实践教学，提升医学生解决实际问题的能力；深化专业学位研究生教育改革，促进硕士专业学位研究生教育与住院医师规范化培训的有机衔接。三是加强质量评价。以持续改进为重点，强化评价结果对改革的引导和推进作用，加快建立中国特色、国际实质等效的医学教育专业认证制度。

在毕业后教育方面，一是加快完善住院医师规范化培训制度，增补一批培训基地，保障住院医师待遇，力争到 2020 年基本实现医学本科毕业生接受住院医师培训全覆盖，严格培训过程管理和结业考核，培训合格证书全国有效；严格实行基地动态管理，不合格者坚决淘汰；二是按照“个人自愿、双向选择”的原则，稳妥推进专科医师规范化培训试点，提高疑难复杂疾病诊疗水平；三是探索和完善住院医师培训、专科医师培训人员取得临床医学类硕士、博士专业学位的具体办法。

在健全继续医学教育制度方面，围绕各类人才职业发展需求，加强全员继续医学教育，完善继续教育平台和环境，构建终身教育学习体系；加强对继续医学教育的规范管理，建立健全激励与约束机制。

问：如何优化人才培养结构？

答：当前，我国医学教育仍存在结构不尽合理的问题，主要表现在：总体招生规模偏大、个别高校单点招生数量过多，区域间医学教育发展水平差距大，急需紧缺专业人才培养不足。

对此，一是要优化规模结构，人才培养部门和行业用人部门定期沟通，探索建立招生、人才培养与就业联动机制。二是优化专业结构，加强全科、儿科等紧缺人才培养力度。三是优化区域结构，教育部、国家卫计委与省级人民政府共建一批医学院校，教育部、国家中医药局与省级人民政府共建若干所中医药院校，发挥辐射带动作用；加大对中西部医学院校的政策资金支持力度，开展专家支援、骨干进修等形式,缩小区域间差距。

全科医生是当前医疗卫生服务体系的短板,要创新全科医生培养与使用激励机制,通过住院医师规范化培训、助理全科医生培训、订单定向培养、转岗培训等方式,多途径加大全科医生培养力度。

中医药是我国独特的卫生资源,加强中医药教育改革和人才队伍建设是推进中医药发展的重要基础和保障。大力实施分类改革、优化专业结构、支持民族医药教育发展,完善中医药师承教育制度,实施“百千万”人才工程,到 2020 年,选拔造就百名中医药领军人才,培养近千名中医药优秀人才,培养培训近万名中青年中医药骨干人才。

机制:为医学人才创造优越的发展空间

问:在医学人才使用激励方面有何新突破?

答:人才使用激励政策对青年学生的职业选择具有很强的导向作用,如何从出口的驱动力带动提升入口的吸引力,是医学教育吸引优质生源、培养高质量人才的重点难点问题。

一是加快建立适应行业特点的人事薪酬制度。理顺医疗服务价格,体现专业技术劳务价值,吸引优秀人才学习、从事医疗卫生工作。二是健全人才评价机制。本科以上学历毕业生经住院医师规范化培训合格并到基层医疗卫生机构工作的,可直接参加中级职称考试,通过者直接聘任中级职称。三是拓宽人才发展空间。增加基层医疗卫生机构中高级专业技术岗位比例。四是创新人才使用机制。对急需引进的高层次人才、紧缺人才等可由医院采取考察的方式公开招聘。基层卫生计生事业单位招聘高层次和紧缺专业人才,可直接考察聘用。

问:为何要建立医学教育宏观管理协调机制?

答:医学教育改革涉及招生录取、培养培训、使用激励、考核评价等多个环节,是一项复杂的系统工程,需要发改、财政、人社等多个部门协同支持。为进一步统筹医学教育改革发展,拟在原教育、卫生计生两部门协调机制基础上,建立中央和省级多部门共同参与的医学教育宏观管理协调机制。

中华人民共和国教育部

二〇一七年七月十二日

# 教育部对十二届全国人大五次会议第 7548 号建议的答复

教建议[2017]第 135 号

你们提出的“关于改革专业硕士研究生培养模式,将住院医师规范化培训双规合一的建议”收悉,经商国家卫生计生委,现答复如下:

一直以来,国家高度重视医学人才培养,为完善我国医学学位制度,加速培养临床医学高层次人才,提高临床医疗队伍的素质和临床医疗工作水平,促进卫生事业的发展,以适应社会对高层次临床医师的需要,教育部会同有关部门不断推动临床医学人才培养改革。

一、医教协同一直是医学教育改革的主旋律

1986 年,国务院学位委员会、国家教育委员会、卫生部下发了《培养医学博士(临床医学)研究生的试行办法》,明确从培养合格临床医师目标出发,提出加强临床能力培养的应用型人才培养模式改革。同时,教育部会同原卫生部,借鉴欧美发达国家经验,结合中国国情，联合开展设置临床医学专业学位的论证工作。

在此基础上，1997 年，国务院学位委员会第 15 次会议审议通过了《关于调整医学学位类型和设置医学专业学位的几点意见》，明确医学硕士、博士这两级学位针对不同职业背景对人才的不同要求，分为医学科学学位和医学专业学位。并从 1998 年起陆续批准设置了临床医学、口腔医学、公共卫生、护理学和中医等专业学位。同时，根据卫生部推动的住院医师规范化培训(第一阶段和第二阶段)试点工作，在 1998 年印发的《临床医学专业学位试行办法》中，明确硕士专业学位研究生毕业临床能力应达到第一阶段要求，博士研究生毕业时应达到第二阶段标准。正是医学研究生教育的改革，以及高校对研究生临床能力培养的实践，推动了住院医师规范化培训试点工作的推广和制度的不断完善，也直接和间接地推动了住院医师规范化培训制度在 2013 年正式出台。

2014 年，教育部等六部门印发《关于医教协同深化临床医学人才培养改革的意见》(教研[2014]2 号)，明确建立院校教育、毕业后教育、继续教育有机衔接的医教协同机制，全面改革临床医学硕士专业学位研究生培养模式，加快构建以“5+3”为主体的标准化、规范化临床医学人才培养体系。2015 年起，所有新招收的临床医学硕士专业学位研究生，其临床培养按照国家统一制定的住院医师规范化培训要求进行，实现了专业学位研究生教育与职业任职资格的有机衔接。中国特色“5+3”模式，是我国医学研究生教育制度和住院医师规范化培训制度改革发展的成果结晶和重要结合点。目前，两个制度还处于不断完善和发展阶段，教育部于 2016 年支持北京和上海两市开展临床医学博士专业学位研究生教育改革，建立校级专科医师规范化培训办法，并研究与临床医学博士专业学位研究生培养的有机衔接。

回顾三十多年医学研究生教育改革历史，临床医学教育作为医学院校的重要组成部分，形成了自己的学科体系和培养标准，通过医教协同，以及医学研究生教育制度和医师规范化培训制度的相互支撑和衔接，推动制度本身的不断完善，不断推进高层次临床医师的培养，逐步形成具有中国特色的医学教育制度。

二、加强分类指导，推进临床医学专业学位和学术学位研究生教育协调发展

研究生教育是我国高等教育的重要组成部分，是培养高层次创新型专门人才的重要途径，通过院校教育，充分发挥研究生教育对医学人才培养的作用，提高医学人才业务水平。

根据教育和医疗卫生行业对不同类型人才的需求，教育部和国务院学位委员会高度重视医学学科建设和人才分类培养。目前，全国共有临床医学博士专业学位授权点 35 个、硕士专业学位授权点 113 个，口腔医学博士专业学位授权点 13 个、硕士专业学位授权点 57 个，中医博士专业学位授权点 17 个、硕士专业学位授权点 46 个；共有临床医学博士学术学位授权点 52 个、硕士学术学位授权点 58 个，口腔医学博士学术学位授权点 15 个、硕士学术学位授权点 26 个，中医博士学术学位授权点 19 个、硕士学术学位授权点 20 个。2015—2016 年度，共授予临床医学博士专业学位 4 915 人、硕士专业学位 30 945 人，口腔医学博士专业学位 188 人、硕士专业学位 1 568 人，中医博士专业学位 11 人、硕士专业学位 40 人；授予临床医学学术学位博士 3 926 人、硕士 13 034 人，口腔医学学术学位博士 197 人、硕士 844 人，中医学学术学位博士 707 人、硕士 2 437 人，形成了医学专业学位和学术学位研究生教育协调发展的局面。

目前，临床医学学术学位和专业学位并存，其培养目标、培养要求和学位授予标准均有明显区别。临床医学类博士和硕士专业学位以培养合格的临床医生为目标，临床医学

类博士和硕士学术学位以培养合格的科研人才为目标。根据《医师资格考试报名资格规定(2014 版)》规定,2015 年 1 月 1 日以后入学的学术学位研究生，其研究生学历不作为报考各类别医师资格的学历依据，毕业后可从事基础研究或临床实验室工作。

三、支持在职临床医师申请临床医学专业学位

1998 年,国务院学位委员会印发《关于临床医学专业学位试行办法的通知》(学位[1998]6 号)，规定了具有研究生学历者申请临床医学专业学位的条件，以及在职临床医师申请临床医学硕士、博士专业学位的要求。1999 年,国务院学位委员会办公室印发《关于批准部分学位授予单位在临床医学专业学位试点范围开展同等学力人员申请博士学位工作通知》(学位办[1999]9 号),委托首都医科大学等 11 个培养单位开展同等学力人员申请临床医学博士学位工作。近 5 年来,共有 3 722 名临床医师以研究生毕业同等学力获得临床医学硕士专业学位，共有 2 876 名临床医师以研究生毕业同等学力获得临床医学博士专业学位。

根据 2014 年教育部等六部门印发的《关于医教协同深化临床医学人才培养改革的意见》精神,国务院学位委员会印发了《关于授予具有研究生毕业同等学力人员临床医学、口腔医学和中医硕士专业学位的试行办法》(学位[2015]10 号),明确从 2016 年起,符合条件的正在接受住院医师规范化培训的住院医师或已获得住院医师规范化培训合格证书的临床医师,均可申请临床医学、口腔医学和中医硕士专业学位。此外,国务院学位委员会办公室结合住院医师规范化培训的领域设置,对规培人员申请临床医学、口腔医学或中医硕士专业学位学科综合水平考试设置了 18 个考试科目(其中临床医学 16 科,口腔医学和中医学各 1 科)。2017 年,共有 1.1 万名正在接受住院医师规范化培训或已完成住院医师规范化培训的临床医师，参加了同等学力申请硕士专业学位全国统一考试。

四、下一步工作

你们的建议使我们受到很大启发,我们将认真思考和积极采纳有关建议意见,会同有关部门加强调查研究,认真做好下一步工作。

1. 加速构建医学人才培养体系。按照中办、国办《关于深化职称制度改革的意见》要求，教育部将会同国家卫生计生委及有关部门，在完善临床医学硕士专业学位研究生教育与住院医师规范化培训有机衔接基础上，积极探索和完善临床医学博士专业学位研究生培养与专科医师规范化培训有机衔接。

2. 畅通在职临床医师攻读和申请医学学位的通道。随着《关于统筹全日制和非全日制研究生管理工作的通知》(教研厅[2016]2 号)的出台，支持临床医师通过非全日制教育形式攻读硕士、博士学位。目前,教育部委托全国医学专业学位研究生教育指导委员会正在开展临床医师以同等学力申请医学硕士、博士专业学位的调研工作，针对目前同等学力申请学位中出现的问题提出解决办法，不断畅通临床医师申请硕士、博士学位的通道。

3. 加大对学位授予质量的监管力度。高校是培养高层次医学人才的主要阵地，教育部将会同行业部门,依托各级各类专家组织,采取学位授权点合格评估、专项检查、质量认证和满意度调查等方式，推动相关高校加强师资认证、课程体系、附属医院的建设,提高研究生政治、职业和专业素养,提高学位授予质量，培养国家卫生健康事业和人民群众需要的高层次医学人才。

感谢你们对教育工作的关心和支持。

中华人民共和国教育部

二〇一七年九月六日

# 关于政协十二届全国委员会第五次会议第 3502 号(教育类 358 号)提案答复的函教提案

[2017]第 68 号

你们提出的“关于落实《中国口腔医学本科教育标准》规范口腔医学本科生招生的提案”收悉,现答复如下:

近年来,中央财政加大政策支持力度,通过多种方式支持包括口腔医学在内的医学教育的发展:一是中央财政核定生均拨款时,考虑到医学专业教学成本较高等因素，除艺术类专业外,核定给医学类学科专业的生均综合定拨款标准最高,以体现中央财政对医学学科的倾斜支持政策；二是中央财政设立“中央高校改善基本办学条件专项”,支持中央高校改善办学基本条件。各中央高校可根据《关于改革完善中央高校预算拨款制度的通知》(财教[2015]467 号)的文件精神,根据实际情况统筹安排资金,改善口腔医学院系办学条件。

评估是保证高等教育质量的重要手段，教育部高度重视评估工作。2011 年印发了《教育部关于普通高等学校本科教学评估工作的意见》，突出了常态监测和分类指导思想,提出了新时期评估制度体系整体规划，即建立健全以学校自我评估为基础,以院校评估、专业认证及评估、国际评估和教学基本状态数据常态监测为主要内容,政府、学校、专门机构和社会多元评价相结合，与中国特色现代高等教育体系相适应的教学的评估制度。针对口腔医学人才培养的问题，教育部委托口腔医学专业教学指导委员会研究制定了口腔医学类专业本科教学质量国家标准，对设置本科口腔医学专业必须具备的实验室、实习基地等条件提出了明确规定；委托开展了试点专业认证工作,以认证促进改革、以条件控制招生规模，保证并不断提高口腔医学专业人才培养质量。

据了解，你们提案中所提到的口腔医学专业办学条件不足、招生计划较多、无法保障教育质量等情况主要发生在省属高校。下一步，教育部将尽快正式公布口腔医学类专业本科教学质量国家标准，指导相关医学院校规范和加强口腔医学专业办学。教育部将重点督查和指导有关省(区、市)教育行政部门严格按照《中国口腔医学本科教育标准》确定的办学基本条件，对所属高校口腔医学本科专业招生计划进行规范和调整。

感谢你们对高考工作的关心和支持!

中华人民共和国教育部

二〇一七年十月二十四日

# 教育部　财政部　国家发展改革委关于公布世界一流大学和一流学科建设高校及建设学科名单的通知

教研函[2017]2 号

各省、自治区、直辖市人民政府,新疆生产建设兵团,国务院各部委、各直属机构,中央军委训练管理部：

根据国务院《统筹推进世界一流大学和一流学科建设总体方案》以及教育部等三部委《统筹推进世界一流大学和一流学科建设实施办法(暂行)》，经专家委员会遴选认定，教育部、财政部、国家发展改革委研究并报国务院批准，现公布世界一流大学和一流学科(简称“双一流”)建设高校及建设学科名单。

各单位要全面贯彻习近平总书记系列重要讲话精神和全国高校思想政治工作会议精神，按照党中央、国务院关于建设世界一流大学和一流学科的决策部署，以马克思主义为指导，加强党对高校的领导，坚持社会主义办学方向，坚持中国特色、世界一流，坚持内涵建设，采取有力措施，支持推动建设高校及建设学科加快发展，取得更大建设成效。

特此通知。

附件：

1. “双一流”建设高校名单(略)

2. “双一流”建设学科名单(略)

教育部 财政部 国家发展改革委

二〇一七年九月二十日

附件略。

“双一流”建设学科名单—口腔医学(按学校代码排序)：北京大学、上海交通大学、武汉大学、四川大学

# 教育部关于进一步做好“5+3”一体化医学人才培养工作的若干意见

教高[2017]4 号

有关省、自治区、直辖市教育厅(教委)，部属有关高等学校：

为加快构建标准化规范化临床医学人才培养体系，现就进一步做好“5+3”一体化人才培养(以下简称“一体化人才培养”)工作，提出如下意见。

一、明确一体化人才培养目标

2015 年，教育部决定，自当年起将七年制临床医学专业招生调整为临床医学专业(“5+3”一体化)，即 5 年本科阶段合格者直接进入本校与住院医师规范化培训有机衔接的 3 年临床医学(含中医、口腔医学)硕士专业学位研究生教育阶段，实施一体化人才培养。一体化人才培养是培养高水平高素质临床医师的重要途径，是标准化规范化临床医学人才培养体系的重要组成部分，是推进医学教育综合改革的重要内容。

一体化人才培养的培养目标是，加强医教协同，适应我国卫生健康事业发展需要，培养具有良好职业道德、人文素养和专业素质，掌握坚实的医学基础理论、基本知识和基本技能，具备较强的临床思维、临床实践能力，以及一定的临床科学研究和临床教学能力，能独立、规范地承担本专业和相关专业的常见多发病的预防和诊治工作的高水平高素质临床医师。有关高校要根据这一培养目标的要求，创新培养模式、优化培养方案、改革内容方法、健全评价体系、做好政策衔接，不断提高一体化人才培养质量。

二、深化一体化人才培养改革

1. 加强综合素质培养。全面贯彻党的教育方针，坚持立德树人，将社会主义核心价值观教育全方位贯穿融入人才培养全过程、将医德教育贯穿医学教育全过程，教育学生恪守医学生誓言，培养学生献身医学、热爱祖国、忠于人民的精神。要强化自然科学、人文

科学和社会科学教育,培养大卫生、大健康观念,拓宽一体化人才培养学生的知识基础。

2. 创新一体化人才培养模式。根据一体化人才培养的特点,有关高校要因校制宜,构建本科教育、专业学位研究生教育、住院医师规范化培训有效衔接的人才培养模式，统筹安排 5 年本科教育与 3 年硕士专业学位研究生教育培养过程，统筹安排研究生学位课程与住院医师规范化培训理论课程的教学,推动本科课程与研究生课程、基础医学课程与临床医学课程、专业课程与人文素养课程的有机融合。创新教育教学方法,倡导启发式、探究式、讨论式、参与式教学。改革教学管理,充分调动教师与学生的教学积极性,探索建立符合一体化人才培养特点的质量评价体系。

3. 强化临床实践能力培养。推动临床实践教学体系改革,实施早临床、多临床、反复临床，加强医学生临床思维能力和临床操作的规范化培养。严格临床教学与实习管理，本科教育阶段临床通科实习要注重学生临床基本技能的训练,研究生教育阶段临床能力培养要按照住院医师规范化培训要求进行,注重学生临床综合能力的培养。有关高校要优先将一体化人才培养的学生安排在附属医院进行临床通科实习和接受住院医师规范化培训。

三、做好一体化人才培养的政策衔接工作

1. 有关高校对修完教育教学计划规定内容、达到毕业要求、符合学位授予条件的一体化人才培养学生，要分阶段颁发学历、学位证书。

2. 调整优化学科专业招生结构，加强急需紧缺专业人才培养。自 2016 年起,举办临床医学、中医学一体化人才培养的高校,原则上由每校安排 30 名计划和推免名额,用于招收临床医学(“5+3”一体化,儿科学)或中医学(“5+3”一体化,儿科学)专业学生。教育部在安排计划和推免名额时，根据学校实际情况统筹给予支持。

3. 一体化人才培养学生转入本校硕士研究生学习阶段时，纳入招生单位当年硕士研究生招生录取程序，其转入人数占用当年硕士招生计划,办理相关手续后,将学籍注册为研究生，同时也是参加住院医师规范化培训的住院医师，高校和附属医院要落实好进入研究生学习阶段学生的相关待遇。

四、加大一体化人才培养支持力度

1. 有关省级教育行政部门和有关高校要高度重视一体化人才培养工作,整合资源,加强协同,加大投入。中央部委所属有关高校要增加一体化人才培养学生的培养经费。有关省级教育行政部门要积极协调本级财政部门，参照中央财政对医学专业学生的生均拨款标准，提高省属高校医学生本科和研究生教育阶段的生均拨款标准。

2. 有关高校要加强临床教师队伍建设，明确附属医院专业技术人员的教学责任和义务,制定临床教师队伍建设规划,加强对临床教师的培训,提高临床带教师资水平。高校附属医院要加大教学经费投入，改善教育教学条件，围绕人才培养优化临床科室设置和功能结构,提高培养培训水平。

3. 有关高等学校要加强一体化人才培养的领导,成立由主管本科医学教学工作的校领导任组长的一体化人才培养领导小组，设立领导小组办公室,实行统筹管理,密切各相关部门的协同,切实做好一体化人才培养工作。

有关高校要按照《意见》要求,结合本校实际，认真研究制定一体化人才培养改革的具体实施方案，并于 2017 年 7 月 10 日前将改革实施方案报我部高等教育司。

中华人民共和国教育部

二〇一七年六月二十一日

# 第四轮学科评估高校评估结果

学科评估是教育部学位与研究生教育发展中心(简称学位中心)按照国务院学位委员会和教育部颁布的《学位授予与人才培养学科目录》(简称学科目录) 对全国具有博士或硕士学位授予权的一级学科开展整体水平评估。学科评估是学位中心以第三方方式开展的非行政性、服务性评估项目,2002 年首次开展,截至 2017 年完成了四轮。

第四轮学科评估于 2016 年 4 月启动,按照“自愿申请、免费参评”原则,采用“客观评价与主观评价相结合”的方式进行。评估体系在前三轮的基础上进行诸多创新; 评估数据以 “公共数据和单位填报相结合” 的方式获取;评估结果按“分档”方式呈现,具体方法是按“学科整体水平得分”的位次百分位,将前 70%的学科分 9 档公布:前 2%(或前 2 名)为 A+,2%~5%为 A(不含 2%,下同),5%~10%为 A-,10%~20%为 B+,20%~30%为 B,30%~40%为 B-,40%~50%为 C+,50%~60%为 C,60%~70%为 C-。

公布评估结果旨在为参评单位了解学科优势与不足、促进学科内涵建设、提高研究生培养质量提供客观信息; 为学生选报学科、专业提供参考;同时也便于社会各界了解我国高校和科研单位学科内涵建设的状况和成效。

1003　口腔医学

本一级学科中, 全国具有 “博士授权” 的高校共 16 所, 本次参评 15 所; 部分具有 “硕士授权” 的高校也参加了评估; 参评高校共计 39 所。(注: 评估结果相同的高校排序不分先后, 按学校代码排列)

**表 1　第四轮口腔医学学科评估结果**

| 评估结果 | 学校代码及名称 | |
|---|---|---|
| A+ | 10001 | 北京大学 |
| | 10610 | 四川大学 |
| | 91030 | 空军军医大学 (第四军医大学) |
| B+ | 10248 | 上海交通大学 |
| | 10312 | 南京医科大学 |
| | 10486 | 武汉大学 |
| | 10558 | 中山大学 |
| B | 10025 | 首都医科大学 |
| | 10159 | 中国医科大学 |
| | 10335 | 浙江大学 |
| | 10422 | 山东大学 |

续表

| 评估结果 | 学校代码及名称 | |
|---|---|---|
| B- | 10062 | 天津医科大学 |
| | 10183 | 吉林大学 |
| | 10226 | 哈尔滨医科大学 |
| | 10247 | 同济大学 |
| C+ | 10161 | 大连医科大学 |
| | 10598 | 广西医科大学 |
| | 10631 | 重庆医科大学 |
| | 10698 | 西安交通大学 |
| C | 10366 | 安徽医科大学 |
| | 10487 | 华中科技大学 |
| | 10533 | 中南大学 |
| | 10678 | 昆明医科大学 |
| C- | 10055 | 南开大学 |
| | 10089 | 河北医科大学 |
| | 10343 | 温州医科大学 |
| | 10730 | 兰州大学 |

# 关于 2017 年度“长江学者奖励计划”建议人选公示的通知

教人司[2018]13 号

根据《“长江学者奖励计划”实施办法》,经高校推荐、通讯评审、会议评审等程序,共产生 463 名 2017 年度长江学者特聘教授、讲座教授和青年学者建议人选。现将名单予以公示,公示期自 2018 年 1 月 5 日至 1 月 11 日。若对人选有异议,请于 1 月 11 日前,以真实身份署名书面向我司反映,并提供联系方式,原则上不受理匿名意见。

传 真:010-66096830

电子邮箱:changjiang@moe.edu.cn

通信地址:北京西单大木仓胡同 37 号(邮编:100816)

附件:2017 年度长江学者建议人选名单

教育部人事司

二〇一八年一月五日

附件略。

**表 2 2017 年度“长江学者奖励计划”特聘教授、讲座教授、青年学者建议人选名单——口腔医学**

| 入选类别 | 推荐学校 | 姓名 | 岗位名称 | 年度 |
|---|---|---|---|---|
| 特聘教授 | 北京大学 | 周永胜 | 口腔临床医学 | 2017 年度 |
| 讲座教授 | 空军军医大学（第四军医大学） | 郑智明 | 口腔临床医学 | 2017 年度 |
| 青年学者 | 空军军医大学（第四军医大学） | 牛丽娜 | 口腔临床医学 | 2017 年度 |
| 青年学者 | 四川大学 | 袁　泉 | 口腔临床医学 | 2017 年度 |

# 教育部关于公布 2017 年度普通高等学校本科专业备案和审批结果的通知

教高函[2018]4 号

各省、自治区、直辖市教育厅(教委),新疆生产建设兵团教育局,有关部门(单位)教育司(局),部属各高等学校：

根据《普通高等学校本科专业设置管理规定》(教高［2012]9 号)，我部组织开展了 2017 年度普通高等学校本科专业设置和调整工作。经申报、公示、审核等程序,对各地各高校向我部申请备案的专业予以备案；在以上工作基础上，根据教育部学科发展与专业设置专家委员会评议结果并征求有关部门意见，确定了审批同意设置的国家控制布点专业和尚未列入目录的新专业名单。现将 2017 年度普通高等学校本科专业备案和审批结果(见附件)予以公布。

请加强对新设专业的检查和评估，合理控制招生规模,切实保证人才培养质量。

附件:2017 年度普通高等学校本科专业备案和审批结果

中华人民共和国教育部

二〇一八年三月十五日

附件略。

**表 3 2017 年度普通高等学校新增备案本科专业名单 ***

| 学校名称 | 专业代码 | 专业名称 | 修业年限 | 学位授予门类 |
|---|---|---|---|---|
| 河北外国语学院 | 101006 | 口腔医学技术 | 四年 | 理学 |
| 山西医科大学晋祠学院 | 101006 | 口腔医学技术 | 四年 | 理学 |
| 成都学院 | 101006 | 口腔医学技术 | 四年 | 理学 |
| 西安外事学院 | 101006 | 口腔医学技术 | 四年 | 理学 |
| 深圳大学 | 100301K | 口腔医学 | 五年 | 医学 |

注：* 摘自 2017 年度普通高等学校本科专业备案和审批结果。

# 教育部关于公布 2017 年普通高等学校高等职业教育专业设置备案和审批结果的通知

教职成函[2017]1 号

各省、自治区、直辖市教育厅(教委),新疆生产建设兵团教育局:

根据《普通高等学校高等职业教育(专科)专业设置管理办法》(教职成[2015]10 号),我部对 2017 年经各省级教育行政部门备案的普通高等学校高等职业教育(以下简称高职)专业设置情况进行了汇总,并依法组织对 2017 年申请设置国家控制的高职专业进行审批。现将汇总备案结果和审批结果予以公布,并就有关事项通知如下:

一、2017 年,经省级教育行政部门备案的高职专业 726 个,专业点 55 312 个。专业备案结果数据库已与招生来源计划管理系统相衔接,数据共享。汇总备案结果可在全国职业院校专业设置管理与公共信息服务平台(网址:www.zyyxzy.cn)查询。专业名称、代码及修业年限以平台公布的内容为准。

二、截至 2016 年 10 月 31 日,我部共收到 2017 年申请设置国家控制的高职专业点 323 个。经过专家评议和国家卫生计生委、国家中医药管理局、公安部、司法部等行业主管部门审核,同意 2017 年新设国家控制的高职专业点 169 个,自 2017 年起可以招生,其专业名称、专业代码、修业年限等均以本通知公布的内容为准。不同意 2017 年新设国家控制的高职专业点 154 个。

请各省级教育行政部门严格按照本通知公布的备案和审批结果安排高职招生计划。

附件:2017 年国家控制的高职专业设置审批结果

中华人民共和国教育部

二〇一七年一月十三日

附件略。

**表 4　2017 年国家控制的高职专业审批同意设置的国家控制专业点——口腔医学**

| 序号 | 省份 | 学校名称 | 专业代码 | 专业名称 | 修业年限 |
|---|---|---|---|---|---|
| 1 | 山西省 | 运城护理职业学院 | 620102K | 口腔医学 | 三年 |
| 6 | 江西省 | 赣南医学院 | 620102K | 口腔医学 | 三年 |
| 9 | 河南省 | 河南护理职业学院 | 620102K | 口腔医学 | 三年 |
| 12 | 湖南省 | 永州职业技术学院 | 620102K | 口腔医学 | 三年 |
| 13 | 广东省 | 广州卫生职业技术学院 | 620102K | 口腔医学 | 三年 |
| 14 | 四川省 | 雅安职业技术学院 | 620102K | 口腔医学 | 三年 |
| 15 | 贵州省 | 遵义医药高等专科学校 | 620102K | 口腔医学 | 三年 |
| 18 | 云南省 | 德宏职业学院 | 620102K | 口腔医学 | 三年 |

表 5 2017 年国家控制的高职专业审批不同意设置的国家控制专业点——口腔医学

| 序号 | 省份 | 学校名称 | 专业代码 | 专业名称 | 修业年限 |
|---|---|---|---|---|---|
| 1 | 河北省 | 河北外国语学院 | 620102K | 口腔医学 | 3 |
| 7 | 江苏省 | 盐城卫生职业技术学院 | 620102K | 口腔医学 | 3 |
| 13 | 河南省 | 平顶山学院 | 620102K | 口腔医学 | 3 |
| 14 | 河南省 | 郑州澍青医学高等专科学校 | 620102K | 口腔医学 | 3 |
| 16 | 湖北省 | 武汉大学 | 620102K | 口腔医学 | 3 |
| 21 | 广　西 | 广西卫生职业技术学院 | 620102K | 口腔医学 | 3 |
| 26 | 云南省 | 保山中医药高等专科学校 | 620102K | 口腔医学 | 3 |

# 教育部关于公布 2018 年高等职业教育专业设置备案和审批结果的通知

教职成函[2018]3 号

各省、自治区、直辖市教育厅(教委),新疆生产建设兵团教育局:

根据《普通高等学校高等职业教育（专科）专业设置管理办法》(教职成[2015]10 号), 我部对 2018 年经各省级教育行政部门备案的高等职业教育(以下简称高职)专业设置情况进行了汇总,并依法组织对 2018 年申请新设国家控制的高职专业进行审批。现将汇总备案结果和审批结果予以公布。

一、2018 年,经各省级教育行政部门备案的非国家控制高职专业和我部审批同意新设的国家控制高职专业共计 733 个, 专业点 57 087 个。

二、经各省级教育行政部门备案的非国家控制高职专业点 56 859 个,备案结果数据库已与招生来源计划管理系统相衔接, 数据共享。汇总备案结果可在全国职业院校专业设置管理与公共信息服务平台（网址:www.zyyxzy.cn)查询。专业名称、代码及修业年限以平台公布的内容为准。

三、截至 2017 年 11 月 1 日,我部共受理 2018 年拟新设国家控制的高职专业点申请 392 个。经过专家评议和卫生计生委、中医药局、公安部、司法部等行业主管部门审核,同意 2018 年新设国家控制的高职专业点 228 个,自 2018 年起可以招生,其专业名称、专业代码、修业年限等均以本通知公布的内容为准。不同意 2018 年新设国家控制的高职专业点 164 个。

请各省级教育行政部门严格按照本通知公布的备案和审批结果合理安排高职招生计划。

附件:2018 年新设国家控制的高职专业审批结果

中华人民共和国教育部

二〇一八年一月九日

附件略。

表 6　2018 年国家控制的高职专业审批同意设置的国家控制专业点——口腔医学

| 序号 | 省份 | 学校名称 | 专业代码 | 专业名称 | 修业年限 |
|---|---|---|---|---|---|
| 3 | 吉林省 | 长春科技学院 | 620102K | 口腔医学 | 三年 |
| 4 | 浙江省 | 宁波卫生职业技术学院 | 620102K | 口腔医学 | 三年 |
| 7 | 山东省 | 山东协和学院 | 620102K | 口腔医学 | 三年 |
| 8 | 山东省 | 潍坊护理职业学院 | 620102K | 口腔医学 | 三年 |
| 9 | 河南省 | 平顶山学院 | 620102K | 口腔医学 | 三年 |
| 11 | 湖北省 | 黄冈职业技术学院 | 620102K | 口腔医学 | 三年 |
| 13 | 湖北省 | 武汉大学 | 620102K | 口腔医学 | 三年 |
| 19 | 贵州省 | 黔南民族医学高等专科学校 | 620102K | 口腔医学 | 三年 |
| 20 | 贵州省 | 毕节医学高等专科学校 | 620102K | 口腔医学 | 三年 |
| 21 | 甘肃省 | 河西学院 | 620102K | 口腔医学 | 三年 |

表 7　2018 年国家控制的高职专业审批不同意设置的国家控制专业点——口腔医学

| 序号 | 省份 | 学校名称 | 专业代码 | 专业名称 | 修业年限 |
|---|---|---|---|---|---|
| 3 | 山西省 | 山西同文职业技术学院 | 620102K | 口腔医学 | 三年 |
| 5 | 山西省 | 山西职工医学院 | 620102k | 口腔医学 | 三年 |
| 9 | 吉林省 | 长春东方职业学院 | 620102K | 口腔医学 | 三年 |
| 13 | 河南省 | 郑州澍青医学高等专科学校 | 620102K | 口腔医学 | 三年 |
| 16 | 河南省 | 濮阳医学高等专科学校 | 620102K | 口腔医学 | 三年 |
| 19 | 重庆市 | 重庆医药高等专科学校 | 620102K | 口腔医学 | 三年 |
| 23 | 云南省 | 保山中医药高等专科学校 | 620102K | 口腔医学 | 三年 |

# 中国高等学校口腔医学专业招生和培养简况

资料由我国高等学校口腔医学院系提供(尚有部分院系未提供),中国香港、澳门特别行政区和台湾省口腔医学专业招生培养简况未统计在内。统计时限从 2017 年 1 月至 2017 年 12 月。

**表 8　2017 年度中国口腔医学本科生招生培养简况**

| 单位 | 在校生人数 | | | 招生人数 | | | 毕业人数 | | |
|---|---|---|---|---|---|---|---|---|---|
| | 8 年制 | 7 年制(5+3)* | 5 年制 | 8 年制 | 7 年制(5+3)* | 5 年制 | 8 年制 | 7 年制 | 5 年制 |
| 四川大学华西口腔医学院 | 236 | 79 | 852 | 30 | – | 191 | 29 | – | 127 |
| 北京大学口腔医学院 | 315 | – | 114 | 39 | – | 43 | 36 | – | 6 |
| 上海交通大学口腔医学院 | 20 | 144 | 19 | 24 | – | 22 | – | 28 | 6 |
| 空军军医大学口腔医学院 | 65 | – | 110 | 5 | – | 15 | 10 | – | 15 |
| 武汉大学口腔医学院 | 120 | 52 | 230 | 15 | 15 | 30 | 6 | – | 47 |
| 首都医科大学口腔医学院 | – | 164 | 96 | – | 30 | 24 | – | 11 | 22 |
| 南开大学口腔医学院 | – | – | 103 | – | – | 32 | – | – | 15 |
| 天津医科大学口腔医学院 | – | 208 | 6 | – | 49 | 1 | – | 4 | – |
| 河北医科大学口腔医学院 | – | – | 341 | – | – | 82 | – | – | 52 |
| 华北理工大学口腔医学院 | – | – | 313 | – | – | 59 | – | – | 58 |
| 河北北方学院 | – | – | 335 | – | – | 60 | – | – | 67 |
| 山西医科大学口腔医学院 | – | – | 446 | – | – | 94 | – | – | 101 |
| 赤峰学院 | – | – | 391 | – | – | 73 | – | – | 44 |
| 中国医科大学口腔医学院 | – | – | 306 | – | – | 60 | – | – | 90 |
| 吉林大学口腔医学院 | – | 173 | 197 | – | 40 | 38 | – | 30 | 27 |
| 北华大学口腔医学院 | – | – | 370 | – | – | 48 | – | – | 72 |
| 佳木斯大学口腔医学院 | – | – | 315 | – | – | 61 | – | – | 87 |
| 哈尔滨医科大学口腔医学院 | – | – | 235 | – | – | 48 | – | – | 56 |
| 牡丹江医学院 | – | – | 214 | – | – | 90 | – | – | 29 |
| 同济大学口腔医学院 | – | – | 205 | – | – | 52 | – | – | 31 |
| 南京大学口腔医学院 | – | 68 | 35 | – | – | 17 | – | – | 14 |
| 南京医科大学口腔医学院 | – | 203 | 315 | – | – | 30 | – | – | – |
| 浙江大学口腔医学院 | – | 243 | – | – | – | 50 | – | – | – |
| 温州医科大学口腔医学院 | – | – | 210 | – | – | 60 | – | – | 30 |
| 浙江中医药大学口腔医学院 | – | – | 501 | – | – | 88 | – | – | 68 |
| 湖州师范学院口腔医学院 | – | – | 218 | – | – | 35 | – | – | 44 |
| 安徽医科大学口腔医学院 | – | – | 305 | – | – | 61 | – | – | 61 |
| 福建医科大学口腔医学院 | – | – | – | – | – | 99 | – | – | 97 |
| 南昌大学口腔医学院 | – | – | 221 | – | – | 50 | – | – | 38 |
| 井冈山大学口腔医学院 | – | – | 295 | – | – | 59 | – | – | 64 |
| 山东大学口腔医学院 | – | 150 | 259 | – | 29 | 50 | – | 3 | 53 |
| 青岛大学口腔医学院 | – | – | 200 | – | – | 47 | – | – | 36 |
| 潍坊医学院 | – | – | 497 | – | – | 87 | – | – | 136 |
| 滨州医学院 | – | – | 644 | – | – | 154 | – | – | 167 |

续表

| 单位 | 在校生人数 | | | 招生人数 | | | 毕业人数 | | |
|---|---|---|---|---|---|---|---|---|---|
| | 8 年制 | 7 年制 (5+3)* | 5 年制 | 8 年制 | 7 年制 (5+3)* | 5 年制 | 8 年制 | 7 年制 | 5 年制 |
| 郑州大学口腔医学院 | – | – | 427 | – | – | 75 | – | – | 78 |
| 华中科技大学口腔医学院 | – | – | 142 | – | – | 20 | – | – | 30 |
| 湖北科技学院 | – | – | 562 | – | – | 105 | – | – | 102 |
| 中南大学湘雅口腔医学院 | – | 101 | 255 | – | 50 | 20 | – | 29 | 41 |
| 湖南中医药大学医学院 | – | – | 695 | – | – | 119 | – | – | 111 |
| 中山大学光华口腔医学院 | – | 239 | 331 | – | 49 | 59 | – | – | 61 |
| 暨南大学口腔医学院 | – | – | 275 | – | – | 50 | – | – | 39 |
| 佛山科学技术学院 | – | – | 451 | – | – | 93 | – | – | 80 |
| 广西医科大学口腔医学院 | – | – | 246 | – | – | 62 | – | – | 47 |
| 右江民族医学院 | – | – | 273 | – | – | 55 | – | – | 54 |
| 海南医学院 | – | – | 387 | – | – | 71 | – | – | 70 |
| 重庆医科大学口腔医学院 | – | – | 414 | – | – | 80 | – | – | 120 |
| 西南医科大学口腔医学院 | – | – | 441 | – | – | 100 | – | – | 88 |
| 川北医学院 | – | – | 537 | – | – | 158 | – | – | 61 |
| 遵义医学院 | – | – | 334 | – | – | 100 | – | – | 76 |
| 昆明医科大学口腔医学院 | – | – | 383 | – | – | 85 | – | – | 72 |
| 西安交通大学口腔医学院 | – | – | – | – | – | – | – | – | – |
| 西安医学院 | – | – | 466 | – | – | 100 | – | – | 57 |
| 兰州大学口腔医学院 | – | – | 400 | – | – | 78 | – | – | 75 |
| 西北民族大学口腔医学院 | – | – | 403 | – | – | 59 | – | – | 73 |
| 石河子大学口腔医学院 | – | – | – | – | – | 64 | – | – | 33 |
| 新疆医科大学口腔医学院 | – | – | 389 | – | – | 78 | – | – | 70 |

注:* 表示因政策指导,从 2015 年开始全国不再招生 7 年制口腔医学生,故 7 年制下备注“(5+3)”,特指过渡阶段的招生状态。

**表 9 2017 年度中国口腔医学硕士研究生（不含 7 年制）招生培养简况**

| 硕士学位授予单位 | 学科专业 | 指导教师人数 | 在读硕士生人数 | 招生人数 | 毕业人数 |
|---|---|---|---|---|---|
| 四川大学 | | | | | |
| | 口腔基础医学 | 15 | 32 | 12 | 6 |
| | 口腔临床医学 | 50 | 458 | 188 | 96 |
| 北京大学 | | | | | |
| | 口腔基础医学 | 3 | 1 | 1 | 1 |
| | 口腔临床医学 | 67 | 181 | 63 | 35 |

续表

| 硕士学位授予单位 | 学科专业 | 指导教师人数 | 在读硕士生人数 | 招生人数 | 毕业人数 |
|---|---|---|---|---|---|
| 上海交通大学 | | | | | |
| | 口腔基础医学 | 9 | 9 | 2 | 2 |
| | 口腔临床医学 | 76 | 105 | 33 | 22 |
| 空军军医大学 | | | | | |
| | 口腔基础医学 | 5 | 6 | 1 | 3 |
| | 口腔临床医学 | 41 | 46 | 5 | 36 |
| | 口腔医学 | 31 | 35 | 11 | 34 |
| 武汉大学 | | | | | |
| | 口腔临床医学 | 43 | 79 | 28 | 19 |
| | 口腔医学 | 64 | 170 | 68 | 46 |
| 首都医科大学 | | | | | |
| | 口腔基础医学 | 7 | 18 | 6 | 4 |
| | 口腔临床医学 | 54 | 79 | 26 | 24 |
| 解放军医学院 | | | | | |
| | 口腔临床医学 | 20 | 23 | 7 | 17 |
| 北京协和医院 | | | | | |
| | 口腔临床医学 | 5 | 9 | 3 | 4 |
| 南开大学 | | | | | |
| | 口腔临床医学 | 24 | 21 | 22 | 4 |
| 天津医科大学 | | | | | |
| | 口腔基础医学 | 15 | 38 | 17 | 7 |
| | 口腔临床医学 | 16 | 55 | 21 | 17 |
| 山西医科大学 | | | | | |
| | 口腔临床医学 | 37 | 142 | 55 | 45 |
| 河北医科大学 | | | | | |
| | 口腔基础医学 | 2 | 3 | 1 | 2 |
| | 口腔临床医学 | 28 | 52 | 21 | 17 |
| 华北理工大学 | | | | | |
| | 口腔临床医学 | 21 | 84 | 19 | 22 |
| 中国医科大学 | | | | | |
| | 口腔基础医学 | 6 | 15 | 2 | 4 |
| | 口腔临床医学 | 44 | 293 | 82 | 69 |

续表

| 硕士学位授予单位 | 学科专业 | 指导教师人数 | 在读硕士生人数 | 招生人数 | 毕业人数 |
|---|---|---|---|---|---|
| 吉林大学 | | | | | |
| | 口腔基础医学 | 2 | 3 | 1 | – |
| | 口腔临床医学 | 56 | 76 | 24 | 27 |
| | 口腔医学 | 56 | 82 | 38 | 14 |
| 佳木斯大学 | | | | | |
| | 口腔基础医学 | 13 | 47 | 19 | 6 |
| | 口腔临床医学 | 26 | 155 | – | 90 |
| 哈尔滨医科大学 | | | | | |
| | 口腔基础医学 | 2 | 3 | 1 | 1 |
| | 口腔临床医学 | 21 | 84 | 33 | 44 |
| 哈尔滨医科大学附四院 | | | | | |
| | 口腔临床医学 | 5 | 26 | 8 | 4 |
| 复旦大学 | | | | | |
| | 口腔临床医学 | 4 | 4 | 3 | – |
| 同济大学 | | | | | |
| | 口腔基础医学 | 5 | 15 | 8 | 3 |
| | 口腔临床医学 | 17 | 71 | 20 | 17 |
| 南京大学 | | | | | |
| | 口腔临床医学 | 31 | 54 | 19 | 17 |
| 南京医科大学 | | | | | |
| | 口腔基础医学 | 1 | 3 | 1 | 1 |
| | 口腔临床医学 | 58 | 192 | 85 | 43 |
| 浙江大学 | | | | | |
| | 口腔基础医学 | 1 | – | – | – |
| | 口腔临床医学 | 22 | 33 | 19 | 4 |
| 浙江中医药大学 | | | | | |
| | 口腔临床医学 | 11 | 26 | 20 | 6 |
| 温州医科大学 | | | | | |
| | 口腔临床医学 | 16 | 59 | 22 | 53 |
| 安徽医科大学 | | | | | |
| | 口腔基础医学 | 6 | 7 | 3 | – |
| | 口腔临床医学 | 10 | 45 | 17 | 13 |
| 福建医科大学 | | | | | |
| | 口腔基础医学 | 35 | 4 | – | 4 |
| | 口腔临床医学 | 35 | 81 | 22 | 23 |

续表

| 硕士学位授予单位 | 学科专业 | 指导教师人数 | 在读硕士生人数 | 招生人数 | 毕业人数 |
|---|---|---|---|---|---|
| 南昌大学 | | | | | |
| | 口腔基础医学 | 4 | 3 | 1 | 1 |
| | 口腔临床医学 | 49 | 130 | 46 | 24 |
| 山东大学 | | | | | |
| | 口腔基础医学 | 2 | 4 | 3 | 1 |
| | 口腔临床医学 | 30 | 217 | 60 | 74 |
| 青岛大学 | | | | | |
| | 口腔临床医学 | 39 | 144 | 47 | 58 |
| 潍坊医学院 | | | | | |
| | 口腔临床医学 | 44 | 68 | 25 | 26 |
| 滨州医学院 | | | | | |
| | 口腔临床医学 | 19 | 41 | 12 | 15 |
| 郑州大学 | | | | | |
| | 口腔基础医学 | 49 | 23 | 10 | 14 |
| | 口腔临床医学 | 44 | 109 | 29 | 24 |
| 华中科技大学 | | | | | |
| | 口腔临床医学 | 4 | 18 | 3 | 6 |
| 中南大学 | | | | | |
| | 口腔医学 | 37 | 167 | 80 | 35 |
| 湖南中医药大学 | | | | | |
| | 口腔临床医学 | 4 | 13 | 6 | 1 |
| 中山大学 | | | | | |
| | 口腔基础医学 | 12 | 3 | 3 | – |
| | 口腔临床医学 | 185 | 259 | 86 | 48 |
| 暨南大学 | | | | | |
| | 口腔临床医学 | – | 4 | – | 2 |
| | 口腔医学 | 19 | 70 | 21 | 16 |
| 南方医科大学 | | | | | |
| | 口腔临床医学 | 19 | 25 | 12 | 15 |
| 广西医科大学 | | | | | |
| | 口腔基础医学 | 2 | 5 | 1 | – |
| | 口腔临床医学 | 20 | 124 | 31 | 33 |
| | 口腔医学 | 16 | 27 | 16 | 15 |
| 右江民族医学院 | | | | | |
| | 口腔临床医学 | 7 | 19 | 7 | – |

续表

| 硕士学位授予单位 | 学科专业 | 指导教师人数 | 在读硕士生人数 | 招生人数 | 毕业人数 |
|---|---|---|---|---|---|
| 海南医学院 | | | | | |
| | 口腔临床医学 | 3 | 5 | 2 | 1 |
| 重庆医科大学 | | | | | |
| | 口腔基础医学 | 4 | 2 | 2 | - |
| | 口腔临床医学 | 10 | 46 | 21 | 18 |
| | 口腔医学 | 33 | 107 | 46 | 26 |
| 第三军医大学 | | | | | |
| | 口腔临床医学 | 3 | 11 | 1 | 5 |
| 西南医科大学 | | | | | |
| | 口腔临床医学 | 20 | 113 | 38 | 50 |
| 川北医学院 | | | | | |
| | 口腔医学 | 4 | 8 | 3 | - |
| 遵义医学院 | | | | | |
| | 口腔基础医学 | 2 | 11 | 7 | 7 |
| | 口腔临床医学 | 21 | 64 | 27 | 29 |
| 昆明医科大学 | | | | | |
| | 口腔基础医学 | 1 | 4 | - | 1 |
| | 口腔临床医学 | 10 | 35 | 12 | 22 |
| | 口腔医学 | 23 | 74 | 29 | 23 |
| 西安交通大学 | | | | | |
| | 口腔基础医学 | 4 | 1 | 1 | - |
| | 口腔临床医学 | 24 | 64 | 20 | 29 |
| 兰州大学 | | | | | |
| | 口腔医学 | 32 | 62 | - | 29 |
| | 口腔临床医学 | 21 | 66 | 26 | 24 |
| 石河子大学 | | | | | |
| | 口腔临床医学 | 8 | - | 7 | - |
| 新疆医科大学 | | | | | |
| | 口腔临床医学 | 25 | 100 | 53 | 85 |

注：* 均为口腔医学专业教师挂靠有关博士学科点招生。

**表 10　2017 年度中国口腔医学博士研究生（不含 8 年制）招生培养简况**

| 博士学位授予单位 | 学科专业 | 指导教师人数 | 在读博士生人数 | 招生人数 | 毕业人数 |
|---|---|---|---|---|---|
| 四川大学 | | | | | |
| | 口腔临床医学 | 10 | 17 | 6 | 4 |
| | 口腔基础医学 | 46 | 174 | 64 | 46 |
| 北京大学 | | | | | |
| | 口腔基础医学 | 2 | 2 | 1 | 3 |
| | 口腔临床医学 | 51 | 131 | 46 | 40 |
| 上海交通大学 | | | | | |
| | 口腔基础医学 | 5 | 12 | 5 | 2 |
| | 口腔临床医学 | 36 | 75 | 17 | 24 |
| 空军军医大学 | | | | | |
| | 口腔基础医学 | 5 | 8 | 1 | 2 |
| | 口腔临床医学 | 12 | 21 | 5 | 15 |
| | 口腔医学 | 25 | 35 | 9 | 2 |
| 武汉大学 | | | | | |
| | 口腔基础医学 | 2 | 1 | 1 | 4 |
| | 口腔临床医学 | 13 | 36 | 10 | 9 |
| | 牙体牙髓病学 | 6 | 24 | 7 | 7 |
| | 口腔颌面外科学 | 4 | 19 | 8 | 6 |
| 首都医科大学 | | | | | |
| | 口腔基础医学 | 5 | 6 | 3 | 1 |
| | 口腔临床医学 | 19 | 21 | 9 | 5 |
| 解放军医学院 | | | | | |
| | 口腔临床医学 | 5 | 5 | 3 | 4 |
| 天津医科大学 | | | | | |
| | 口腔临床医学 | 6 | 5 | 2 | 3 |
| 河北医科大学 | | | | | |
| | 口腔基础医学 | 2 | 6 | 1 | 3 |
| 中国医科大学 | | | | | |
| | 口腔基础医学 | 2 | 4 | 1 | 1 |
| | 口腔临床医学 | 15 | 38 | 11 | 7 |
| 吉林大学 | | | | | |
| | 口腔临床医学 | 8 | 35 | 9 | 6 |
| | 口腔医学 | 8 | – | 1 | – |

续表

| 博士学位授予单位 | 学科专业 | 指导教师人数 | 在读博士生人数 | 招生人数 | 毕业人数 |
|---|---|---|---|---|---|
| 哈尔滨医科大学 | | | | | |
| | 口腔临床医学 | 3 | 15 | 3 | 3 |
| 哈尔滨医科大学附四院 | | | | | |
| | 口腔临床医学 | 1 | 8 | 1 | 1 |
| 复旦大学 | | | | | |
| | 口腔临床医学 | 1 | 2 | 2 | – |
| 同济大学 | | | | | |
| | 口腔基础医学 | 2 | 7 | 4 | – |
| | 口腔临床医学 | 8 | 26 | 9 | 4 |
| 南京大学 | | | | | |
| | 口腔临床医学 | 7 | 17 | 8 | 5 |
| 南京医科大学 | | | | | |
| | 口腔基础医学 | 1 | 1 | 1 | – |
| | 口腔临床医学 | 11 | 7 | 2 | 3 |
| 浙江大学 | | | | | |
| | 口腔基础医学 | 1 | 1 | 1 | – |
| | 口腔临床医学 | 8 | 19 | 7 | 5 |
| 福建医科大学 | | | | | |
| | 口腔临床医学 | 4 | 6 | 3 | 2 |
| 山东大学 | | | | | |
| | 口腔基础医学 | 2 | 7 | 2 | 1 |
| | 口腔临床医学 | 2 | 16 | 3 | 5 |
| 郑州大学 | | | | | |
| | 口腔基础医学 | 2 | 7 | 3 | 1 |
| 华中科技大学 | | | | | |
| | 口腔临床医学 | 2 | 3 | 2 | 1 |
| 中南大学 | | | | | |
| | 口腔整形美容学 | 3 | 14 | 5 | 3 |
| 湖南中医药大学 | | | | | |
| | 口腔临床医学 | 1 | – | – | – |
| 中山大学 | | | | | |
| | 口腔基础医学 | 7 | 9 | 4 | – |
| | 口腔临床医学 | 45 | 71 | 28 | 26 |

续表

| 博士学位授予单位 | 学科专业 | 指导教师人数 | 在读博士生人数 | 招生人数 | 毕业人数 |
|---|---|---|---|---|---|
| 南方医科大学 | | | | | |
| | 口腔临床医学 | 3 | 16 | – | 9 |
| 广西医科大学 | | | | | |
| | 口腔临床医学 | 5 | 10 | 5 | 1 |
| | 口腔医学 | 2 | 3 | – | 1 |
| 海南医学院 | | | | | |
| | 口腔临床医学 | 3 | 5 | 2 | 1 |
| 重庆医科大学 | | | | | |
| | 口腔临床医学 | 1 | 1 | – | – |
| | 牙医学 | 3 | 5 | 1 | 2 |
| 第三军医大学 | | | | | |
| | 外科学 * | 1 | – | 2 | – |
| | 生物医学工程 * | 1 | 1 | – | 1 |
| 西安交通大学 | | | | | |
| | 口腔基础医学 | 4 | 7 | 2 | – |
| | 口腔临床医学 | 5 | 2 | 1 | 3 |
| 新疆医科大学 | | | | | |
| | 口腔临床医学 | 4 | 5 | 1 | – |

**表 11　2017 年度中国口腔医学博士研究生毕业生一览表**

| 博士学位授予单位 | 姓名 | 性别 | 出生年月 | 获学位年月 | 所授学位专业 | 指导教师 | 毕业论文题目 |
|---|---|---|---|---|---|---|---|
| 四川大学 | | | | | | | |
| | 王晓茜 | 女 | 1984.01 | 2017.06 | 口腔基础医学 | 张　平 | 茶多酚功能化氧化石墨烯载药系统研究 |
| | 韩　琪 | 男 | 1982.11 | 2017.06 | 口腔基础医学 | 陈　宇 | 不同烷基链季铵盐粘接剂防龋作用的研究 |
| | 吴珍珍 | 女 | 1989.07 | 2017.06 | 口腔基础医学 | 包崇云 | 同轴电纺核–壳结构支架控释 DEX 和 BMP–2 修复骨缺损的研究 |
| | 伍星宇 | 男 | 1989.11 | 2017.06 | 生物化学与分子生物学 | 陈谦明 | 二甲双胍阻抑口腔癌细胞生长的效力及其新分子机制研究 |
| | 何明靖 | 女 | 1988.05 | 2017.06 | 口腔医学 | 曾　昕 | USP13 与 BMI–1 相互作用机制及其与头颈鳞癌转移关系的研究 |
| | 雷　蕾 | 女 | 1986.08 | 2017.06 | 口腔医学 | 胡　涛 | VicRKX 转录体系调控变异链球菌生物膜结构和致龋性的机制研究 |

续表

| 博士学位授予单位 | 姓名 | 性别 | 出生年月 | 获学位年月 | 所授学位专业 | 指导教师 | 毕业论文题目 |
|---|---|---|---|---|---|---|---|
| | 梁坤能 | 男 | 1986.09 | 2017.06 | 口腔医学 | 李继遥 | 基于 PAMAM 的牙本质仿生再矿化系统的研究 |
| | 苟黎明 | 男 | 1986.01 | 2017.06 | 口腔医学 | 李龙江 | 经典 Wnt 信号通路在下颌下腺分支形态发生过程中的作用及机制的初步研究 |
| | 温海林 | 男 | 1986.08 | 2017.06 | 口腔医学 | 田卫东 | IFNλ 对小鼠 BMSCs 成骨成脂平衡的影响及对绝经后骨质疏松的作用研究 |
| | 岳　源 | 女 | 1988.11 | 2017.06 | 口腔医学 | 王　敏 | SARS-3a 病毒蛋白诱导细胞死亡、溶酶体破坏和炎性小体生成的分子机制研究 |
| | 陈珊珊 | 女 | 1988.07 | 2017.06 | 口腔医学 | 吴亚菲 | 高糖状态下成骨细胞系 NF-κB 调控牙周炎骨吸收的机制研究 |
| | 惠甜倩 | 女 | 1988.06 | 2017.06 | 口腔医学 | 叶　玲 | EZH2 调控牙髓损伤修复的作用机制初探 |
| | 杨　扬 | 男 | 1988.11 | 2017.06 | 口腔医学 | 于海洋 | 糖皮质激素对小鼠骨组织动态力学及蠕变特性的影响及机制研究 |
| | 李晓龙 | 男 | 1988.04 | 2017.06 | 口腔医学 | 赖文莉 | 近日钟基因 Bmal1 和 Per2 对 BMSCs 成骨分化的调控及其机制研究 |
| | 钟　娟 | 女 | 1988.10 | 2017.06 | 口腔医学 | 林云锋 | 基于牙胚间充质 RNA-seq 探讨 Fam20c 在成牙本质向分化中的作用 |
| | 毕瑞野 | 男 | 1989.03 | 2017.06 | 口腔医学 | 胡　静 | 运用甲状旁腺功能减退小鼠模型研究长效甲状旁腺素的作用机制 |
| | 樊　怡 | 女 | 1988.11 | 2017.06 | 口腔医学 | 周学东 | 甲状旁腺激素调控骨髓间充质干细胞的研究 |
| | 光梦凯 | 男 | 1990.08 | 2017.06 | 口腔医学 | 宫　苹 | 锌离子对 MC3T3-E1 细胞的超极化作用机制研究 |
| | 尹　星 | 女 | 1988.12 | 2017.06 | 口腔医学 | 邹淑娟 | Wnt 信号通路对颅颌面组织稳态的调控作用及成骨促进机制研究 |
| | 章　臻 | 男 | 1989.01 | 2017.06 | 口腔医学 | 胡　静 | 基于诱导性磷酸钙陶瓷上种植体的骨再生与骨结合的究 |
| | 周　昕 | 女 | 1989.05 | 2017.06 | 口腔医学 | 周学东 | LIN28 在 hESC-β 细胞成熟过程中的作用 |

续表

| 博士学位授予单位 | 姓名 | 性别 | 出生年月 | 获学位年月 | 所授学位专业 | 指导教师 | 毕业论文题目 |
|---|---|---|---|---|---|---|---|
| | 陈袁伟 | 男 | 1989.10 | 2017.06 | 口腔医学 | 刘　磊 | 脂肪基质细胞脂向分化过程中 lncRNA-Adi 调控作用及相关机制研究 |
| | 段世均 | 男 | 1985.05 | 2017.06 | 口腔医学 | 石　冰 | 西部汉族人群非综合征型唇腭裂关联研究 |
| | 方　婕 | 女 | 1988.10 | 2017.06 | 口腔医学 | 赵志河 | TGF-β1 信号通路在骨关节炎软骨退变中的作用及其分子机制研究 |
| | 付　敏 | 女 | 1988.04 | 2017.06 | 口腔医学 | 李继遥 | SIRT1 在糖尿病性牙周炎成骨缺陷的机制初探 |
| | 高振杰 | 男 | 1986.07 | 2017.06 | 口腔医学 | 李龙江 | 口腔鳞癌相关成纤维细胞线粒体功能障碍及能量代谢特点的研究 |
| | 何　瑶 | 女 | 1987.07 | 2017.06 | 口腔医学 | 白　丁 | 应力微环境下 YAP 调控牙周膜细胞肌成纤维向分化的分子机理研究 |
| | 姜　楠 | 男 | 1987.03 | 2017.06 | 口腔医学 | 胡　静 | 仿生磷酸化表面改性对钛植入体骨整合影响的研究 |
| | 江文璐 | 女 | 1989.06 | 2017.06 | 口腔医学 | 赵志河 | PCL-PEG 三维多层有序纳米电纺纤维支架引导大鼠牙周组织方向性再生 |
| | 李　慧 | 女 | 1989.11 | 2017.06 | 口腔医学 | 田卫东 | RSG 诱导 M2 型巨噬细胞在异种生物牙根再生过程中的免疫调控研究 |
| | 刘文佳 | 女 | 1987.07 | 2017.06 | 口腔医学 | 王　航 | 掺铜羟基磷灰石材料在体内外成骨成血管活性的实验研究 |
| | 李　翔 | 男 | 1988.02 | 2017.06 | 口腔医学 | 李继华 | 功能修饰的新型聚己内酯多孔复合支架骨再生的研究 |
| | 卢婉鹭 | 女 | 1986.10 | 2017.06 | 口腔医学 | 黄定明 | NLRP6 在人牙周膜细胞炎症反应中的调控作用 |
| | 宋东哲 | 男 | 1989.08 | 2017.06 | 口腔医学 | 黄定明 | BMP9 调控人颅骨缝祖细胞成骨向分化的研究 |
| | 孙晶晶 | 女 | 1988.05 | 2017.06 | 口腔医学 | 田卫东 | tBHQ 调节 aDFCs/xTDM 再生生物牙根过程中破骨细胞形成的实验研究 |
| | 孙　亮 | 男 | 1986.05 | 2017.06 | 口腔医学 | 吴亚菲 | 破骨细胞分化过程中 microRNA 表达情况及 miR-125a-5p 的功能机制的研究 |

续表

| 博士学位授予单位 | 姓名 | 性别 | 出生年月 | 获学位年月 | 所授学位专业 | 指导教师 | 毕业论文题目 |
|---|---|---|---|---|---|---|---|
| | 王玉霞 | 女 | 1987.01 | 2017.06 | 口腔医学 | 周学东 | 金黄色葡萄球菌与口腔黏膜上皮细胞间 COX-2/PGE2 通路研究 |
| | 吴庆庆 | 女 | 1989.12 | 2017.06 | 口腔医学 | 宫　苹 | 感觉神经调控成骨成血管偶联机制研究 |
| | 吴婷婷 | 女 | 1989.09 | 2017.06 | 口腔医学 | 于海洋 | 润滑剂对牙种植体基台螺丝固位螺纹副连接稳定性的研究 |
| | 岳君丽 | 女 | 1987.12 | 2017.06 | 口腔医学 | 黄定明 | microRNA-155 和microRNA-335-5p 在根尖周炎中的作用及机制研究 |
| | 于　晴 | 女 | 1991.03 | 2017.06 | 口腔医学 | 于海洋 | Cyclophilin D 在氧化应激相关的线粒体功能损伤中的作用及其机制研究 |
| | 张　弛 | 女 | 1988.10 | 2017.06 | 口腔医学 | 包崇云 | CPC 材料体外预血管化对促进成血管与成骨效应的研究 |
| | 张倩倩 | 女 | 1987.09 | 2017.06 | 口腔医学 | 于海洋 | 椅旁 CAD/CAM 玻璃陶瓷和混合陶瓷的摩擦磨损行为研究 |
| | 张　舒 | 男 | 1988.12 | 2017.06 | 口腔医学 | 林云锋 | phbhhx 纳米材料在药物缓释剂组织再生中的研究 |
| | 张　陶 | 女 | 1987.11 | 2017.06 | 口腔医学 | 林云锋 | 基底材料硬度对软骨细胞功能和脂肪来源干细胞分化的影响 |
| | 周冯娟 | 女 | 1986.10 | 2017.06 | 口腔医学 | 吴红崑 | 可替宁对大鼠成骨细胞及其 MicroRNAs 表达谱影响的研究 |
| | 周　杨 | 女 | 1986.08 | 2017.06 | 口腔医学 | 赖文莉 | 三叉神经节 TRPV1 在大鼠实验性牙移动疼痛中的调控作用及机制研究 |
| | 陈立纬 | 男 | 1966.07 | 2017.06 | 口腔医学 | 王　敏 | 注塑工艺对功能化多壁碳纳米管/PHBV 复合材料性能及表征的影响的研究 |
| | MOHAMMED AHMED MO-HAMMED AL-ADIMI | 男 | 1984.05 | 2017.06 | 口腔医学 | 李龙江 | 口腔颌面部软组织缺损游离软组织瓣优化修复的临床研究 |
| | 郭黎洋 | 男 | 1985.05 | 2017.06 | 口腔医学 | 胡　涛 | 机械压应力对牙髓细胞生物学特点的影响效应及其机制研究 |

续表

| 博士学位授予单位 | 姓名 | 性别 | 出生年月 | 获学位年月 | 所授学位专业 | 指导教师 | 毕业论文题目 |
|---|---|---|---|---|---|---|---|
| 北京大学 | | | | | | | |
| | 吕　悦 | 女 | 1987.11 | 2017.07 | 儿童口腔医学 | 葛立宏 | 乳牙牙髓干细胞治疗 SD 大鼠糖尿病足溃疡的实验性研究 |
| | 李　越 | 女 | 1989.12 | 2017.07 | 儿童口腔医学 | 刘　鹤 | 牙齿外源性黑色素沉着的微生物学研究 |
| | 张彦聪 | 女 | 1980.10 | 2017.07 | 口腔颌面外科学 | 魏世成 | 鼠胚胎干细胞向牙源性上皮细胞分化的研究 |
| | 魏　泰 | 女 | 1990.08 | 2017.07 | 口腔颌面外科学 | 俞光岩 | IL-17A 通过激活 miR-23b/versican 信号通路促进舌鳞状细胞癌侵袭及转移 |
| | 何临海 | 男 | 1988.02 | 2017.07 | 口腔颌面外科学 | 张　益 | 骨髓间充质细胞和破骨细胞在创伤性颞下颌关节强直骨球形成中的作用 |
| | 李　然 | 男 | 1988.10 | 2017.07 | 口腔颌面外科学 | 甘业华 | 他汀类抗肿瘤及其与组蛋白脱乙酰化酶抑制剂联合抗肿瘤 |
| | 朱建华 | 男 | 1987.12 | 2017.07 | 口腔颌面外科学 | 郭传瑸 | 颅颌面穿刺手术机器人辅助颅底区疾病微创诊疗的初步研究 |
| | 周　维 | 男 | 1988.01 | 2017.07 | 口腔颌面外科学 | 彭　歆 | 头颈部游离组织瓣移植术后抗凝治疗的临床研究 |
| | 葛志朴 | 男 | 1989.02 | 2017.07 | 口腔颌面医学影像学 | 李　刚 | 通过成人牙齿髓腔体积进行年龄推断的研究 |
| | 王诗沁 | 男 | 1987.01 | 2017.07 | 口腔黏膜病学 | 华　红 | 舍格伦综合征羟氯喹治疗系统评价及唇腺干细胞生物学特征及功能研究 |
| | 赵　琛 | 女 | 1989.01 | 2017.07 | 口腔黏膜病学 | 华　红 | 益生菌和纳米材料拮抗念珠菌的作用及机制研究 |
| | 吕　欣 | 女 | 1987.06 | 2017.07 | 口腔黏膜病学 | 华　红 | 口腔念珠菌病唾液微生物群落分析及药物疗效评价 |
| | 金婵媛 | 女 | 1989.10 | 2017.07 | 口腔修复学 | 周永胜 | 长链非编码 RNA MIR31HG 在人脂肪间充质干细胞成骨向分化中的作用及机制研究 |
| | 孟　贺 | 女 | 1981.10 | 2017.07 | 口腔修复学 | 谢秋菲 | 慢性咀嚼肌疼痛患者的差异基因研究 |
| | 赵　娜 | 女 | 1988.06 | 2017.07 | 口腔修复学 | 冯海兰 | TDO 综合征致病基因 DLX3 调控骨代谢 的分子机制 |
| | 陈青筱 | 女 | 1989.10 | 2017.07 | 口腔修复学 | 吕培军 | 口腔修复临床决策支持系统的研究——人工智能在口腔修复学的应用 |

续表

| 博士学位授予单位 | 姓名 | 性别 | 出生年月 | 获学位年月 | 所授学位专业 | 指导教师 | 毕业论文题目 |
|---|---|---|---|---|---|---|---|
| | 唐　璇 | 女 | 1990.02 | 2017.07 | 口腔修复学 | 姜　婷 | 咬合干扰对慢性心理应激大鼠行为学及神经递质代谢的影响和机制研究 |
| | 李冰清 | 女 | 1988.11 | 2017.07 | 口腔修复学 | 谭建国 | 牙本质树脂粘结选择性酸蚀的初步探索 |
| | 张献丽 | 女 | 1986.04 | 2017.07 | 口腔预防医学 | 郑树国 | 颅骨锁骨发育不全家系致病基因鉴定及功能研究 |
| | 任　雯 | 女 | 1990.04 | 2017.07 | 口腔预防医学 | 徐　韬 | 口臭儿童口腔微生物群落分析及功能初探 |
| | 敖　霜 | 女 | 1986.02 | 2017.07 | 口腔预防医学 | 郑树国 | 低龄儿童龋发生中唾液多肽差异的初步研究 |
| | 樊灿灿 | 女 | 1990.04 | 2017.07 | 口腔预防医学 | 徐　韬 | 低龄儿童龋危险因素的相关研究 |
| | 刘　洋 | 男 | 1987.06 | 2017.07 | 口腔正畸学 | 周彦恒 | 免疫调节参与力学刺激引起骨改建的研究 |
| | 吴伯海 | 男 | 1988.02 | 2017.07 | 口腔正畸学 | 周彦恒 | 扩张力引导的骨缝中新生骨沉积的模式及相关研究 |
| | 张怡美 | 女 | 1989.02 | 2017.07 | 口腔正畸学 | 周彦恒 | 力刺激相关正畸病人血浆蛋白组学研究及机制探讨 |
| | 黄一平 | 女 | 1989.12 | 2017.07 | 口腔正畸学 | 李巍然 | 长链非编码 RNA H19 在骨髓间充质干细胞定向分化中的作用及机制研究 |
| | 张　词 | 男 | 1988.09 | 2017.07 | 口腔正畸学 | 周彦恒 | 纤维内矿化胶原修复小型猪颅骨临界骨缺损的研究 |
| | 付　玉 | 女 | 1988.06 | 2017.07 | 口腔正畸学 | 周彦恒 | 纳米材料调节牙周膜干细胞行为的研究 |
| | 林倚帆 | 女 | 1990.09 | 2017.07 | 口腔正畸学 | 李巍然 | 替牙期骨性 III 类唇腭裂与非裂患者颅面形态及前方牵引治疗效果评价 |
| | 秦雪嫣 | 女 | 1988.11 | 2017.07 | 口腔正畸学 | 林久祥 | 颅骨锁骨发育不全综合征患者的致病基因检测及新型突变基因功能研究 |
| | 曲佳菲 | 女 | 1988.05 | 2017.07 | 口腔组织病理学 | 李铁军 | 散发性牙源性角化囊性瘤中 PTCH1 基因及其它致病相关基因的研究 |
| | 崔彩云 | 女 | 1987.06 | 2017.07 | 牙体牙髓病学 | 董艳梅 | PSC 生物活性玻璃诱导牙髓牙本质复合体再生的研究 |
| | 李小曼 | 女 | 1988.06 | 2017.07 | 牙体牙髓病学 | 王晓燕 | pH 响应性载氢氧化钙微胶囊的研究 |

续表

| 博士学位授予单位 | 姓名 | 性别 | 出生年月 | 获学位年月 | 所授学位专业 | 指导教师 | 毕业论文题目 |
|---|---|---|---|---|---|---|---|
| | 张茗茗 | 女 | 1989.10 | 2017.07 | 牙体牙髓病学 | 高学军 | 根管治疗后根尖周骨病变影像学研究及预后模型建立 |
| | 詹雅琳 | 女 | 1988.10 | 2017.07 | 牙周病学 | 孟焕新 | 血小板参与牙周炎免疫炎症反应的体内外研究 |
| | 轩　艳 | 女 | 1979.10 | 2017.07 | 牙周病学 | 栾庆先 | 丹参酮ⅡA 对 P.gingivalis 感染的 ApoE-/-小鼠动脉粥样硬化进展的作用 |
| | 李　雪 | 女 | 1986.02 | 2017.07 | 牙周病学 | 栾庆先 | 线粒体 ROS 介导 LPS 诱发的人牙龈成纤维细胞炎症反应 |
| | 焦　剑 | 男 | 1989.04 | 2017.07 | 牙周病学 | 孟焕新 | 牙周炎非手术治疗疗效及其影响因素 |
| | 王　翠 | 女 | 1989.10 | 2017.07 | 牙周病学 | 胡文杰 | 牙冠延长术后长期疗效分析及中国汉族人群微笑美学相关唇齿龈特点研究 |
| | 翟洁梅 | 女 | 1981.06 | 暂未获 | 口腔组织病理学 | 李铁军 | 牙源性角化囊性瘤 PTCH1 突变的体外上皮细胞模型构建及干预研究 |
| | 张新娜 | 女 | 1988.09 | 暂未获 | 口腔组织病理学 | 高　岩 | 口腔扁平苔藓上皮基底细胞损伤与细胞增殖关系的研究 |
| | 颉慧菲 | 女 | 1982.06 | 暂未获 | 口腔修复学 | 谢秋菲 | 染料木素对雌激素促进咬肌疼痛的拮抗作用 |
| | 阮梦娇 | 女 | 1988.11 | 暂未获 | 口腔正畸学 | 许天民 | 成人及青少年种植钉支抗辅助正畸过程三维牙移动及牙根吸收的研究 |
| 上海交通大学 | | | | | | | |
| | 隋佰延 | 男 | 1987.08 | 2017.06 | 口腔基础医学 | 孙　皎 | 可载药介孔生物玻璃的生物代谢及抗肿瘤研究 |
| | 肖　孟 | 男 | 1987.11 | 2017.06 | 口腔基础医学 | 陈万涛 | CHIP 泛素化降解 CD166 调控口腔鳞癌细胞干性的研究 |
| | 蒋雨楠 | 男 | 1990.06 | 2017.12 | 口腔临床医学 | 唐国华 | 牵张应力促进 BMSCs/VECs 共培养体系成血管-成骨效应的旁分泌机制研究 |
| | 马　川 | 男 | 1987.10 | 2017.06 | 口腔临床医学 | 周国瑜 | 纳米基因载体构建及联合光动力治疗口腔癌的研究 |
| | 徐万林 | 男 | 1989.09 | 2017.06 | 口腔临床医学 | 杨雯君 | VEGF 缓释促进 Osterix 修饰的脂肪干细胞成骨分化的研究 |
| | 韩一峰 | 男 | 1989.10 | 2017.06 | 口腔临床医学 | 范新东 | NO-cGMP 通路在无水乙醇栓塞 AVMs 诱发肺动脉高压的作用机制研究 |

续表

| 博士学位授予单位 | 姓名 | 性别 | 出生年月 | 获学位年月 | 所授学位专业 | 指导教师 | 毕业论文题目 |
|---|---|---|---|---|---|---|---|
| | 刘术利 | 男 | 1987.07 | 2017.06 | 口腔临床医学 | 张志愿 | 肿瘤微环境调控 EMT 介导头颈癌侵袭转移的分子机制研究 |
| | 任振虎 | 男 | 1986.01 | 2017.06 | 口腔临床医学 | 张陈平 | CD73 调节腺苷通路影响头颈鳞癌侵袭转移相关研究 |
| | 张晓梦 | 女 | 1988.01 | 2017.06 | 口腔临床医学 | 赖红昌 | SLA 钛表面再修饰对成骨作用的影响及机制研究 |
| | 王桂芳 | 女 | 1988.03 | 2017.06 | 口腔临床医学 | 蒋欣泉 | 酸蚀刻-热氧化处理钛表面改性促进骨结合的实验研究 |
| | 王　洁 | 女 | 1989.07 | 2017.06 | 口腔临床医学 | 蒋欣泉 | 钛种植体表面纳米管管径调节巨噬细胞行为促进骨结合的研究 |
| | 朱敏闻 | 女 | 1982.09 | 2017.06 | 口腔临床医学 | 周曾同 | ATM、γH2AX 及 CHK2 在口腔白斑和鳞癌中表达的初步研究 |
| | 石　欢 | 女 | 1987.12 | 2017.06 | 口腔临床医学 | 俞创奇 | TLR9 信号通路异常在舍格伦综合征发病机制中的作用研究 |
| | 冉淑君 | 女 | 1987.08 | 2017.06 | 口腔临床医学 | 梁景平 | 粪肠球菌在根尖周炎中致病能力及致病机制的探讨 |
| | 张纪春 | 男 | 1989.11 | 2017.12 | 口腔临床医学 | 束　蓉 | 牙周膜细胞来源细胞外基质在牙周组织再生的实验研究 |
| | 李　松 | 男 | 1972.10 | 2017.06 | 口腔临床医学 | 束　蓉 | EMPs 对低氧下人牙周膜细胞的作用及其机制研究 |
| | 赵　丹 | 女 | 1988.03 | 2017.06 | 口腔临床医学 | 张富强 | NLRP 炎症体在牵张诱导 HPDLCs 发生 PCD 和分泌 IL-1β 中作用的研究 |
| | 朱陈元 | 女 | 1990.04 | 2017.06 | 口腔临床医学 | 张富强 | 搅拌摩擦加工制备金属基纳米复合层的表面性能和生物学评价 |
| | 张　羽 | 女 | 1989.05 | 2017.06 | 口腔临床医学 | 冯希平 | 病毒宏基因组学探索慢性牙周炎患者牙周环境病毒群落及三株新发病毒的初步研究 |
| 空军军医大学 | | | | | | | |
| | 李明伟 | 男 | 1989.03 | 2017.06 | 口腔临床医学 | 余　擎 | SDF-1/CXCR4 信号影响人牙髓干细胞迁移的作用机制的初步研究 |
| | 韦　蔚 | 女 | 1985.01 | 2017.06 | 口腔临床医学 | 王勤涛 | 影响炎性环境下牙周膜干细胞成骨及成血管能力变化的机制研究 |
| | 王　颖 | 女 | 1983.10 | 2017.06 | 口腔临床医学 | 王勤涛 | 炎性环境下牙周膜成纤维细胞通过非折叠蛋白反应调控巨噬细胞极化的机制探索研究 |

续表

| 博士学位授予单位 | 姓名 | 性别 | 出生年月 | 获学位年月 | 所授学位专业 | 指导教师 | 毕业论文题目 |
|---|---|---|---|---|---|---|---|
| | 程姝丽 | 女 | 1986.07 | 2017.06 | 口腔临床医学 | 丁　寅 | 阿司匹林通过调控自噬促进卵巢摘除小鼠骨髓间充质干细胞成骨分化的研究 |
| | 姜　涛 | 男 | 1978.11 | 2017.06 | 口腔临床医学 | 胡开进 | 组织蛋白酶 K 在牙体硬组织形成中的作用研究 |
| | 孙津龙 | 男 | 1988.11 | 2017.06 | 口腔临床医学 | 陈吉华 | 仿生纤维内硅化胶原支架材料调控单核细胞促骨原位再生的研究 |
| | 李　恺 | 男 | 1987.02 | 2017.06 | 口腔临床医学 | 辛海涛 | 树脂-牙本质粘接界面疲劳寿命预测模型的建立 |
| | 吴玉禄 | 男 | 1987.06 | 2017.06 | 口腔临床医学 | 辛海涛 | 超细晶纯钛微种植体形态优化设计与制备及其理化特性和骨整合性能的研究 |
| | 帅　逸 | 男 | 1987.11 | 2017.06 | 口腔基础医学 | 金　岩 | 利用循环 microRNA 诊断骨质疏松的临床研究 |
| | 高　洁 | 女 | 1989.01 | 2017.06 | 口腔医学 | 金作林 | 正畸治疗对成人面部软组织影响的三维初步探索研究 |
| | 林娉婷 | 女 | 1989.06 | 2017.06 | 口腔医学 | 陈吉华 | 人造冠生物形态构建的基础研究 |
| | 马　亮 | 男 | 1983.12 | 2017.06 | 口腔临床医学 | 余　擎 | SPIO 对两种干细胞生物学特性影响及利用磁靶向技术进行细胞迁移的初探 |
| | 金建烽 | 男 | 1984.10 | 2017.06 | 口腔临床医学 | 王勤涛 | 构建种植体表面 Ti-GO-Ag 多相复合材料抗菌性能及生物活性研究 |
| | 陈江浩 | 男 | 1982.05 | 2017.06 | 口腔临床医学 | 胡开进 | 国产化植骨材料用于牙槽窝骨缺损修复的实验和临床研究 |
| | 邓天阁 | 男 | 1982.02 | 2017.06 | 口腔临床医学 | 胡开进 | 颞下颌关节强直动物模型的建立及其分子机制研究 |
| | 王君俊 | 女 | 1986.08 | 2017.06 | 口腔临床医学 | 陈永进 | minTBP-1/RGD 和 minTBP-1/IGF-1 靶向融合蛋白促进 2 型糖尿病条件下钛种植体骨结合的研究 |
| | 张　晗 | 女 | 1982.02 | 2017.12 | 口腔基础医学 | 王美青 | 咬合因素对牙体牙周及颞下颌关节应力影响的有限元分析 |
| | 姜喜玲 | 女 | 1971.12 | 2017.12 | 口腔临床医学 | 丁　寅 | 基于头部一体化与模块化结构特点的颅面对称性 CT 与 MRI 三维分析 |
| | 李明伟 | 男 | 1989.03 | 2017.06 | 口腔临床医学 | 余　擎 | SDF-1/CXCR4 信号影响人牙髓干细胞迁移的作用机制的初步研究余擎 |

续表

| 博士学位授予单位 | 姓名 | 性别 | 出生年月 | 获学位年月 | 所授学位专业 | 指导教师 | 毕业论文题目 |
|---|---|---|---|---|---|---|---|
| | 韦　蔚 | 女 | 1985.01 | 2017.06 | 口腔临床医学 | 王勤涛 | 影响炎性环境下牙周膜干细胞成骨及成血管能力变化的机制研究 |
| | 王　颖 | 女 | 1983.10 | 2017.06 | 口腔临床医学 | 王勤涛 | 炎性环境下牙周膜成纤维细胞通过非折叠蛋白反应调控巨噬细胞极化的机制探索研究 |
| | 程姝丽 | 女 | 1986.07 | 2017.06 | 口腔临床医学 | 丁　寅 | 阿司匹林通过调控自噬促进卵巢摘除小鼠骨髓间充质干细胞成骨分化的研究 |
| | 姜　涛 | 男 | 1978.11 | 2017.06 | 口腔临床医学 | 胡开进 | 组织蛋白酶 K 在牙体硬组织形成中的作用研究 |
| | 孙津龙 | 男 | 1988.11 | 2017.06 | 口腔临床医学 | 陈吉华 | 仿生纤维内硅化胶原支架材料调控单核细胞促骨原位再生的研究 |
| | 李　恺 | 男 | 1987.02 | 2017.06 | 口腔临床医学 | 辛海涛 | 树脂-牙本质粘接界面疲劳寿命预测模型的建立 |
| | 吴玉禄 | 男 | 1987.06 | 2017.06 | 口腔临床医学 | 辛海涛 | 超细晶纯钛微种植体形态优化设计与制备及其理化特性和骨整合性能的研究 |
| | 帅　逸 | 男 | 1987.11 | 2017.06 | 口腔基础医学 | 金　岩 | 利用循环 microRNA 诊断骨质疏松的临床研究 |
| 武汉大学 | | | | | | | |
| | 余艳琴 | 女 | 1985.10 | 2017.06 | 牙体牙髓病学 | 边　专 | 中国汉族人群非综合征型唇腭裂全基因组关联分析 |
| | 李水根 | 男 | 1971.08 | 2017.06 | 口腔临床医学 | 施　斌 | 模拟缺氧对不同材料表面上前体成骨细胞生物学行为影响的研究 |
| | 岳海棠 | 女 | 1988.05 | 2017.06 | 牙体牙髓病学 | 边　专 | 先天缺牙家系中致病基因的筛查及分子机制研究 |
| | 韦家强 | 男 | 1981.04 | 2017.06 | 口腔临床医学 | 王贻宁 | 基于天然牙的色彩空间对口腔比色新方法的探索研究 |
| | 冯晓伟 | 男 | 1983.03 | 2017.06 | 口腔临床医学 | 王贻宁 | 过氧化氢长时间处理对牙本质拉曼荧光的影响以及牙本质拉曼荧光来源初探 |
| | 喻　健 | 男 | 1987.07 | 2017.06 | 口腔临床医学 | 黄　翠 | 改性介孔生物材料在牙本质敏感及粘接中的应用研究 |
| | 宋芳芳 | 女 | 1989.09 | 2017.06 | 口腔临床医学 | 黄　翠 | Pannexin3 对牙髓来源干细胞的免疫反应及分化能力的影响及机制研究 |
| | 李　镭 | 男 | 1985.01 | 2017.06 | 口腔临床医学 | 施　斌 | $TiO_2$ 颗粒和 LPS 对 HGF 细胞的影响及 CAPE 的抗炎作用机制研究 |

续表

| 博士学位授予单位 | 姓名 | 性别 | 出生年月 | 获学位年月 | 所授学位专业 | 指导教师 | 毕业论文题目 |
|---|---|---|---|---|---|---|---|
| | 吴 涛 | 女 | 1989.10 | 2017.06 | 口腔临床医学 | 施 斌 | PNIPAAM 修饰的介孔羟基磷灰石控释辛伐他汀对骨质疏松状态下骨缺损的成骨修复研究 |
| | 刘小郁 | 女 | 1988.07 | 2017.06 | 口腔临床医学 | 贺 红 | MicroRNA-101-3p 在唾液腺腺样囊性癌中作用机制的初步研究 |
| | 任洪芋 | 男 | 1985.02 | 2017.06 | 口腔临床医学 | 杜民权 | 牙龈卟啉单胞菌感染人绒毛外滋养层细胞的体外研究 |
| | 王欣欢 | 女 | 1989.02 | 2017.06 | 牙体牙髓病学 | 边 专 | 腭裂胎鼠羊水标志物的筛查及功能分析 |
| | 李兆菲 | 女 | 1988.06 | 2017.06 | 牙体牙髓病学 | 樊明文 | 1,25 (OH) 2D3 对牙龈卟啉单胞菌诱导的炎症及骨破坏的干预研究 |
| | 常茂琳 | 男 | 1990.07 | 2017.06 | 牙体牙髓病学 | 樊明文 | miR-195-5p 在正畸牵张力作用下的牙周骨形成中的作用 |
| | 吕逢源 | 女 | 1990.08 | 2017.06 | 牙体牙髓病学 | 彭 彬 | iRoot FS 对成骨细胞及牙髓细胞的成骨/成牙本质向分化的调控作用研究 |
| | 裴 斐 | 女 | 1987.12 | 2017.06 | 牙体牙髓病学 | 陈 智 | 自噬在成牙本质细胞存活及损伤修复中的作用 |
| | 杨建光 | 男 | 1982.11 | 2017.06 | 口腔临床医学 | 周 刚 | 淫羊藿素在口腔鳞状细胞癌化学预防中的应用及机制研究 |
| | 叶小静 | 女 | 1988.03 | 2017.06 | 口腔临床医学 | 周 刚 | SIRPα-CD47 信号通路在口腔癌前病变和口腔鳞状细胞癌中的机制研究 |
| | 许利琴 | 女 | 1987.12 | 2017.06 | 口腔颌面外科学 | 龙 星 | 颞下颌关节滑膜间充质干细胞神经化与疼痛的相关研究 |
| | 余自力 | 男 | 1988.10 | 2017.06 | 口腔颌面外科学 | 赵怡芳 | 基于细胞源性微囊泡的多功能纳米载体的构建及在肿瘤靶向治疗中的应用 |
| | 范腾飞 | 男 | 1985.09 | 2017.06 | 口腔颌面外科学 | 张文峰 | 选择性阻断头颈部鳞状细胞癌负性免疫调节分子 B7-H3 在增强抗肿瘤免疫作用中的研究 |
| | 钟文群 | 男 | 1989.01 | 2017.06 | 口腔颌面外科学 | 赵怡芳 | 细胞源性囊泡在口腔鳞状细胞癌及恶性黑色素瘤的临床和发病机制研究 |
| | 许 智 | 男 | 1989.12 | 2017.06 | 口腔颌面外科学 | 尚政军 | 槟榔提取液对口腔鳞癌细胞自噬作用的初步和研究 |

续表

| 博士学位授予单位 | 姓名 | 性别 | 出生年月 | 获学位年月 | 所授学位专业 | 指导教师 | 毕业论文题目 |
|---|---|---|---|---|---|---|---|
| | 晏挺林 | 男 | 1989.09 | 2017.06 | 口腔颌面外科学 | 尚政军 | TNF-α 促进口腔鳞状细胞癌-脐静脉内皮细胞融合的分子调控机制及潜在作用 |
| | 马思锐 | 男 | 1989.01 | 2017.06 | 口腔颌面外科学 | 张文峰 | 头颈鳞状细胞癌中靶向 CD73/腺苷 A2A 受体的实验性治疗研究 |
| | 常　婷 | 女 | 1978.05 | 2017.06 | 口腔颌面外科学 | 龙　星 | 体内高表达 HAS2 滑膜干细胞治疗颞下颌关节疾病的研究 |
| 首都医科大学 | | | | | | | |
| | 胡　磊 | 男 | 1989.01 | 2017.06 | 口腔颌面外科学 | 王松灵 | 生物牙根再生的支架材料及微环境优化研究 |
| | 林　潇 | 女 | 1989.07 | 2017.06 | 口腔颌面外科学 | 李　钧 | BARX1 及 SFRP2 对间充质干细胞功能及牙齿组织再生的作用及机制研究 |
| | 谢亦林 | 女 | 1986.08 | 2017.06 | 口腔颌面外科学 | 王松灵 | 牙髓干细胞治疗小型猪牙周炎及抗 BMP2 抗体介导猴骨再生的实验研究 |
| | 王　璇 | 女 | 1976.10 | 2017.06 | 口腔内科学 | 孙　正 | 血浆 miRNAs 对口腔鳞状细胞癌患者预后评估价值的研究 |
| | 李文浩 | 男 | 1977.12 | 2017.06 | 口腔修复学 | 张振庭 | 胃食管反流病对牙酸蚀症及全冠修复体边缘适合性的影响 |
| | 张梅华 | 女 | 1980.02 | 2017.12 | 口腔内科学 | 孙　正 | 多发性内分泌腺瘤 2 型致病基因 RET 的研究 |
| | 贾洪诚 | 男 | 1976.11 | 2017.12 | 口腔内科学 | 孙　正 | 口腔鳞癌及癌前病变血浆 lncRNA 标志物的筛选与验证 |
| | 樊　虹 | 女 | 1986.12 | 2017.12 | 口腔内科学 | 孙　正 | Nrf2 和 Notch 信号通路在 4NQO 诱导的小鼠口腔鳞癌中的作用及机制研究 |
| | 李哲仪 | 女 | 1988.06 | 2017.12 | 口腔正畸学 | 白玉兴 | 不同组分矿化胶原骨诱导材料调控成骨分化的初步研究 |
| | 任　爽 | 女 | 1989.08 | 2017.12 | 口腔内科学 | 孙　正 | Notch-Pax9 通路在酒精相关性口腔癌中的作用研究 |
| 解放军医学院 | | | | | | | |
| | 姜　涛 | 男 | 1976.08 | 2017.07 | 口腔医学 | 刘洪臣 | Gas6、MMP-7 自身抗体在口腔鳞状细胞癌患者血清中水平及其临床意义 |

续表

| 博士学位授予单位 | 姓名 | 性别 | 出生年月 | 获学位年月 | 所授学位专业 | 指导教师 | 毕业论文题目 |
|---|---|---|---|---|---|---|---|
| | 张桂兰 | 女 | 1988.07 | 2017.07 | 口腔医学 | 刘洪臣 | 表面特征对钽涂层及碱处理钽涂层种植体生物性能影响的研究 |
| | 唐丽洁 | 女 | 1988.01 | 2017.06 | 临床医学 | 刘洪臣 | 上颌后牙与上颌窦位置关系及拔牙后骨改建规律的研究 |
| | 杨燕美 | 女 | 1988.03 | 2017.06 | 口腔医学 | 温　宁 | 去泛素化酶 MYSM1 调控脂肪间充质干细胞的免疫调节功能及机制研究 |
| | 王　宏 | 女 | 1981.10 | 2017.06 | 口腔医学 | 胡　敏 | 应用个性化钛合金修复体和同种异体下颌骨修复比格犬下颌骨缺损的比较研究 |
| | 李晓光 | 男 | 1988.11 | 2017.07 | 口腔医学 | 郭　斌 | 2 型糖尿病条件下 BMAL1 对骨髓间充质干细胞成骨分化的调控机制研究 |
| 天津医科大学 | | | | | | | |
| | 刘　娟 | 女 | 1984.06 | 2017.12 | 口腔临床医学 | 高　平 | 新型电化学脱氧技术用于全瓷种植材料表面改性的研究 |
| | 王　瑶 | 女 | 1992.11 | 2017.05 | 口腔临床医学 | 李长义 | 纤维内外协同矿化胶原支架和胶原膜材料的构建及研究 |
| | 吴文孟 | 男 | 1984.07 | 2017.05 | 口腔临床医学 | 李长义 | 口腔数字化技术在口腔修复临床中的应用与研究 |
| 河北医科大学 | | | | | | | |
| | 栗兴超 | 男 | 1973.11 | 2017.06 | 口腔颌面整形外科学 | 董福生 | 表面粗化处理不均衡螺纹钛人工牙种植体的实验研究 |
| | 王大维 | 男 | 1973.07 | 2017.06 | 口腔颌面整形外科学 | 董福生 | 周期性动态压力对成骨细胞 CLC-3 氯离子通道影响的机制研究 |
| | 蔺　洁 | 女 | 1981.10 | 2017.06 | 口腔颌面整形外科学 | 董福生 | 800nm 半导体激光对皮肤黑头及毛孔粗大治疗机制的探讨及临床效果观察 |
| 中国医科大学 | | | | | | | |
| | 朱静涛 | 男 | 1978.06 | 2017.07 | 口腔临床医学 | 艾红军 | 口腔新型 GBR 胶原膜的动物体内骨结合实验研究 |
| | 王　嵩 | 女 | 1982.09 | 2017.07 | 口腔临床医学 | 孙长伏 | Hsa-let-7e-5p 通过打靶趋化因子受体 7 抑制头颈鳞癌增殖、迁移和侵袭 |
| | 杨　静 | 女 | 1978.11 | 2017.07 | 口腔基础医学 | 钟　鸣 | 环状 RNa100375 在成釉细胞瘤生物学行为中的作用 |
| | 刘敏达 | 男 | 1988.11 | 2017.07 | 口腔临床医学 | 孙长伏 | Hsa-miR-1275 通过上调 IGF-1R 及 CCR7 的表达从而促进头颈鳞癌的增殖、迁移及侵袭能力 |

续表

| 博士学位授予单位 | 姓名 | 性别 | 出生年月 | 获学位年月 | 所授学位专业 | 指导教师 | 毕业论文题目 |
|---|---|---|---|---|---|---|---|
| | 张　荻 | 女 | 1988.06 | 2017.07 | 口腔临床医学 | 艾红军 | Rab5a 在头颈鳞癌中过表达并通过 ERK/MMP 通路促进侵袭 |
| | 耿奉雪 | 女 | 1989.01 | 2017.07 | 口腔临床医学 | 潘亚萍 | 牙龈卟啉单胞菌促进人口腔上皮细胞肿瘤样转化的模型构建及机制研究 |
| 吉林大学 | | | | | | | |
| | 秦　洁 | 女 | 1986.06 | 2016.06 | 口腔临床医学 | 周延民 | CGF 对雪旺细胞生物学行为及神经再生影响的研究 |
| | 刘　敏 | 女 | 1973.12 | 2016.06 | 口腔临床医学 | 周延民 | 一维功能化羟基磷灰石纳米材料的制备及其在生物医学领域应用的基础研究 |
| | 赵　亮 | 男 | 1987.05 | 2016.06 | 口腔临床医学 | 孙宏晨 | 壳聚糖及其衍生物作为药物载体促骨再生作用的研究 |
| | 史　册 | 女 | 1984.01 | 2016.06 | 口腔临床医学 | 孙宏晨 | Ⅰ型 BMP 受体介导的 BMP 信号在骨重塑中的作用及机理研究 |
| | 朱　镇 | 男 | 1975.12 | 2016.06 | 口腔临床医学 | 王景云 | 外源性骨矿化蛋白 1 转染人胎盘源间充质干细胞及其蛋白质组研究 |
| | 王恩辉 | 男 | 1964.04 | 2016.12 | 口腔临床医学 | 孙新华 | PDLA-PLLA 立体复合水凝胶促进骨再生修复的研究 |
| 哈尔滨医科大学 | | | | | | | |
| | 宋红权 | 男 | 1980.03 | 2017.06 | 口腔临床医学 | 焦晓辉 | CDH1 和 GREM1 单核苷酸多态性与非综合征唇腭裂关联研究 |
| | 何丽娜 | 女 | 1987.06 | 2017.06 | 口腔临床医学 | 牛玉梅 | SATB2 在人牙髓干细胞成牙本质向分化过程中的作用研究 |
| 哈尔滨医科大学附四院 | | | | | | | |
| | 代佳音 | 女 | 1984.03 | 2017.11 | 肿瘤学 | 毕良佳 | 整合素 b6 基因突变对实验性小鼠牙周牙周炎的影响 |
| 同济大学 | | | | | | | |
| | 李　琳 | 女 | 1981.10 | 2017.04 | 口腔临床医学 | 王佐林 | PDGF-BB 联合 NGF 及BDNF 在大鼠牙髓再生中成血管及成神经作用的实验研究 |
| | 王　方 | 女 | 1972.03 | 2017.04 | 口腔临床医学 | 王佐林 | 浓缩生长因子在犬上颌窦底提升术中成骨作用的实验研究 |

续表

| 博士学位授予单位 | 姓名 | 性别 | 出生年月 | 获学位年月 | 所授学位专业 | 指导教师 | 毕业论文题目 |
|---|---|---|---|---|---|---|---|
| | 陈丹莹 | 女 | 1987.08 | 2017.04 | 口腔临床医学 | 王佐林 | 肾上腺素与生长分化因子5对成骨影响的实验研究 |
| | 武金峰 | 男 | 1981.12 | 2017.04 | 口腔临床医学 | 王佐林 | 骨桥蛋白在大鼠皮肤创伤愈合过程中的表达及其干扰质粒的构建 |
| | 金振宇 | 男 | 1984.11 | 2017.04 | 口腔医学 | 刘宏伟 | 牙周膜细胞在原位种植中的分化行为研究 |
| | 刘　艺 | 女 | 1986.07 | 2017.07 | 口腔临床医学 | 张　旗 | 骨保护素在牙根吸收过程中保护作用机制的研究 |
| | 许舒宇 | 女 | 1988.08 | 2017.07 | 口腔临床医学 | 王佐林 | 骨髓间充质干细胞来源外泌体对牙槽骨吸收影响的实验研究 |
| | 李晓静 | 女 | 1987.03 | 2017.07 | 口腔临床医学 | 王佐林 | 还原型石墨烯修饰3D打印种植体对其骨结合/骨感知影响的研究 |
| | 王晓宇 | 女 | 1987.06 | 2017.07 | 口腔医学 | 刘宏伟 | 细胞球培养与可注射葡聚糖水凝胶在软骨组织工程中的研究 |
| | 李远远 | 女 | 1989.09 | 2017.10 | 口腔医学 | 刘月华 | 植物雌激素衍生物对低氧小鼠颏舌肌功能影响的实验研究 |
| | 俞　芳 | 女 | 1973.05 | 2017.10 | 口腔临床医学 | 赵守亮 | 多生牙发生的分子机制及其牙髓干细胞的初步研究 |
| 南京大学 | | | | | | | |
| | 陈畅行 | 男 | 1988.12 | 2017.06 | 临床医学 | 闫福华 | 慢病毒载体介导的RNA干扰PHD2基因促进骨髓间充质干细胞修复SD大鼠牙周组织缺损的研究 |
| | 杨卫东 | 男 | 1972.12 | 暂未获 | 口腔科学 | 胡勤刚 | LPS诱导下大鼠根尖周炎牙槽骨蛋白组学分析Hexokinase功能初探 |
| | 蒲玉梅 | 女 | 1981.08 | 暂未获 | 口腔科学 | 胡勤刚 | 切缘状态、浸润方式和肿瘤相关中性粒细胞的关系及其对口腔鳞癌预后的影响 |
| 南京医科大学 | | | | | | | |
| | 徐　敏 | 女 | 1988.11 | 2017.06 | 口腔正畸学 | 王　林 | microRNA合成通路基因和MSX1基因多态性与非综合征型唇腭裂易感性的研究 |

续表

| 博士学位授予单位 | 姓名 | 性别 | 出生年月 | 获学位年月 | 所授学位专业 | 指导教师 | 毕业论文题目 |
|---|---|---|---|---|---|---|---|
| | 王羽立 | 男 | 1989.06 | 2017.06 | 口腔颌面外科学 | 陈　宁 | 羊膜间充质干细胞在骨缺损再生中促进骨新生的作用及机制研究 |
| | 周芷萱 | 女 | 1987.12 | 2017.06 | 口腔颌面外科学 | 陈　宁 | CBX7 在小鼠牙齿和下颌骨发育、衰老以及拔牙创愈合中的作用及机制研究 |
| 浙江大学 | | | | | | | |
| | 周　颖 | 女 | 1990.01 | 2017.06 | 口腔临床医学 | 王慧明 | 间充质干细胞的干性在多级细胞调控中的作用及机制研究 |
| | 王　媛 | 女 | 1986.02 | 2017.06 | 口腔临床医学 | 陈　晖 | 基于宏基因组测序的龋病儿童口腔微生态和功能基因分析 |
| | 吴志芳 | 女 | 1980.05 | 2017.06 | 口腔临床医学 | 傅柏平 | 自酸蚀粘接剂作为 ACP 纳米前驱体的载体提供仿生再矿化的研究 |
| | 姜治伟 | 男 | 1989.09 | 2017.06 | 口腔临床医学 | 王慧明 | LRP5 修饰的 BMSC 膜片在种植体骨结合中的作用及种植体失败率临床研究 |
| | 余孟流 | 女 | 1989.06 | 2017.06 | 口腔临床医学 | 王慧明 | 以纳米银/聚乳酸-羟基乙酸作为表面涂层的金属材料成骨机制及成骨性能的研究 |
| 福建医科大学 | | | | | | | |
| | 简小冲 | 男 | 1981.05 | 2017.07 | 口腔临床医学 | 陈　江 | 微沟槽和纤维黏结蛋白(FN)运用于种植体软组织部分的基础研究 |
| | 潘　宇 | 女 | 1988.12 | 2017.07 | 口腔临床医学 | 程　辉 | 牙科合金去除前后对外周静脉血及肝肾组织影响的研究 |
| 山东大学 | | | | | | | |
| | 冯　伟 | 男 | 1984.10 | 2017.06 | 口腔基础医学 | 李敏启 | IL-6 和 sIL-6R 对不同浓度 RANKL 诱导的破骨细胞分化和活性的差异性调节及其机制研究 |
| | 梁　晋 | 男 | 1979.12 | 2017.06 | 口腔临床医学 | 徐　欣 | MicroRNA-137 对舌鳞状细胞癌增殖、迁移和侵袭的影响及其分子调控机制的初步研究 |
| | 王丽美 | 女 | 1989.02 | 2017.06 | 口腔临床医学 | 杨丕山 | ephrinB2-EphB4 正向信号介导的 TNF-α 调控成骨细胞分化过程中的作用研究 |
| | 周　琦 | 女 | 1989.03 | 2017.06 | 口腔临床医学 | 杨丕山 | 3D 生物支架材料对干细胞细胞活性及成骨分化的影响和相关通路研究 |

续表

| 博士学位授予单位 | 姓名 | 性别 | 出生年月 | 获学位年月 | 所授学位专业 | 指导教师 | 毕业论文题目 |
|---|---|---|---|---|---|---|---|
| | 温　洁 | 女 | 1989.11 | 2017.06 | 口腔临床医学 | 徐　欣 | 人类皮肤再生效率的提高及模型应用的探讨 |
| | 江　浩 | 男 | 1967.11 | 2017.12 | 口腔临床医学 | 姜广水 | 双启动子 DNA 防龋疫苗研究 |
| 郑州大学 | | | | | | | |
| | 王树斌 | 男 | 1980.09 | 2017.06 | 医学 | 曹选平 | 基因组水平对参与涎腺腺样囊性癌转移机制的 mRNA 和 microRNA 表达研究 |
| 华中科技大学 | | | | | | | |
| | 马　博 | 女 | 1988.03 | 2017.07 | 外科学 | 毛　靖 | 基因工程肽 EHABP 引导胶原纤维内矿化的研究 |
| 中南大学 | | | | | | | |
| | 邓智元 | 男 | 1988.06 | 2017.06 | 口腔整形美容学 | 唐瞻贵 | ly2409881 和 mln4924 抗口腔鳞癌作用的研究 |
| | 潘　灏 | 男 | 1989.12 | 2017.06 | 口腔整形美容学 | 唐瞻贵 | 口腔鳞癌中 miR-145 及其靶基因调控机制及临床意义 |
| | 李晓妮 | 女 | 1988.01 | 2017.06 | 口腔整形美容学 | 徐　普 | 纳米珍珠粉与 C-HA 复合支架及其成骨机制的初步研究 |
| | 邓智元 | 男 | 1988.06 | 2017.06 | 口腔整形美容学 | 唐瞻贵 | ly2409881 和 mln4924 抗口腔鳞癌作用的研究 |
| 中山大学 | | | | | | | |
| | 王　肖 | 女 | 1988.12 | 2017.06 | 口腔临床医学 | 凌均棨 | LuxS/AI-2 密度感应系统介导口腔双菌种生物膜细菌相互作用的机制研究 |
| | 洪　弘 | 女 | 1990.01 | 2017.06 | 口腔临床医学 | 韦　曦 | 长链非编码 RNA 介导 Oct4A 转录调控人牙髓细胞增殖与分化的机制研究 |
| | 董诗怡 | 女 | 1986.12 | 2017.06 | 口腔临床医学 | 黄洪章 | RBP4 在 atRA 诱导 C57BL/6J 小鼠腭裂中的作用机制 |
| | 欧阳黛峤 | 女 | 1988.07 | 2017.06 | 口腔临床医学 | 廖贵清 | PI3K/mTOR 抑制剂 NVP-BEZ235 对唾液腺腺样囊性癌细胞化疗敏感性的影响及其机制 |
| | 朱王勇 | 男 | 1989.02 | 2017.06 | 口腔临床医学 | 陶　谦 | 基于流场的非机械性阻塞性腮腺炎的病因分析 |
| | 江方方 | 女 | 1986.06 | 2017.06 | 口腔临床医学 | 余东升 | miR-221/222 对口腔鳞状细胞癌放射敏感性的影响及其机制研究 |
| | 姚　宇 | 男 | 1987.11 | 2017.12 | 口腔临床医学 | 张志光 | IL-1β 介导的长链非编码 RNA-NKILA 在人颞下颌关节滑液间充质干细胞成软骨分化中作用 |

续表

| 博士学位授予单位 | 姓名 | 性别 | 出生年月 | 获学位年月 | 所授学位专业 | 指导教师 | 毕业论文题目 |
|---|---|---|---|---|---|---|---|
| | 林　韩 | 男 | 1987.12 | 2017.06 | 口腔临床医学 | 张志光 | 关节匹配度和细胞因子优化组合在颞下颌关节骨关节病早期诊断中的应用 |
| | 邱绮虹 | 女 | 1988.09 | 2017.12 | 口腔临床医学 | 梁　敏 | 整合素 β1 介导的牙龈蛋白酶诱导成骨细胞凋亡的机制 |
| | 刘姗姗 | 女 | 1990.01 | 2017.06 | 口腔临床医学 | 林焕彩 | 不同压力诱导下变异链球菌 sRNAs 的分析 |
| | 陈玲玲 | 女 | 1988.09 | 2017.06 | 口腔临床医学 | 林正梅 | 人牙髓细胞成牙本质向分化中 lncRNA 的表达谱分析及 DANCR 的调控作用 |
| | 贺　玲 | 女 | 1989.10 | 2017.06 | 口腔临床医学 | 凌均棨 | 同源盒基因 Alx3 在牙发育及牙髓/牙本质复合体再生过程中的功能研究 |
| | 陶一帆 | 男 | 1989.05 | 2017.06 | 口腔临床医学 | 凌均棨 | 基于单细胞拉曼光谱和重水同位素标记技术的口腔微生物药物敏感性评价方法研究 |
| | 黄丽佳 | 女 | 1989.01 | 2017.06 | 口腔临床医学 | 凌均棨 | 慢性根尖周炎根尖区分离菌株与小鼠成骨细胞 MC3T3E1 体外作用研究 |
| | 黄　琪 | 女 | 1988.01 | 2017.06 | 口腔临床医学 | 凌均棨 | 侧方开口根管冲洗针尖流体动力学因素分析及根管解剖结构缓冲能力研究 |
| | 蔡艳玲 | 女 | 1988.08 | 2017.12 | 口腔临床医学 | 韦　曦 | 寡发酵链球菌调控唾液微生态及新型化合物 relacin 对粪肠球菌生物膜的作用研究 |
| | 庄泽航 | 男 | 1988.06 | 2017.06 | 口腔临床医学 | 黄洪章 | ΔNp63 促进口腔鳞状细胞癌生长转移及干细胞样表型的机制研究 |
| | 张亚东 | 男 | 1988.01 | 2017.06 | 口腔临床医学 | 黄洪章 | Notch 信号通路在 atRA 诱导 C57BL/6N 胎鼠腭裂中的机制研究 |
| | 吴夏怡 | 女 | 1985.08 | 2017.06 | 口腔临床医学 | 陈卓凡 | 氟化猪骨源性羟基磷灰石在骨再生血管生成的功能及机制研究 |
| | 陈　珊 | 女 | 1983.04 | 2017.06 | 口腔医学 | 冯崇锦 | HSP90B1、SUGT1 及 NIT2 在舌鳞癌组织中的表达及其与临床病理参数的关系 |
| | 王　伟 | 男 | 1986.08 | 2017.06 | 口腔医学 | 王安训 | 高糖状态下糖酵解酶 HK2/PKM2 调控舌鳞癌侵袭转移的研究 |
| | 潘云萍 | 女 | 1989.08 | 2017.06 | 口腔医学 | 冯崇锦 | AEG-1 诱导 EMT 促进舌癌细胞侵袭转移的机制研究 |

续表

| 博士学位授予单位 | 姓名 | 性别 | 出生年月 | 获学位年月 | 所授学位专业 | 指导教师 | 毕业论文题目 |
|---|---|---|---|---|---|---|---|
| | 周　斌 | 男 | 1988.08 | 2017.06 | 口腔医学 | 陈伟良 | TNFα 激活癌相关成纤维细胞并通过分泌 SDF1 促进舌鳞癌细胞侵袭迁移的实验研究 |
| | 张大明 | 男 | 1983.08 | 2017.06 | 口腔医学 | 陈伟良 | 长非编码 RNA H19 结合 EZH2 促进舌鳞癌转移的分子机制研究 |
| | 梁衍灿 | 男 | 1984.02 | 2017.06 | 口腔医学 | 张　彬 | miR-125a-5p 通过靶向 P38/c-JNK/ERK 通路调控涎腺腺样囊性癌转移的研究 |
| | 张汉卿 | 男 | 1989.09 | 暂未获 | 口腔临床医学 | 李劲松 | 以牙种植为导向的虚拟手术辅助颌骨功能性重建研究 |
| 南方医科大学 | | | | | | | |
| | 黄　馨 | 女 | 1988.10 | 2017.06 | 外科学 | 章锦才 | NLRP3 信号通路在不同炎症状态下对牙周炎发生发展的作用研究 |
| | 吴靖漪 | 女 | 1989.11 | 2017.06 | 外科学 | 周　磊 | 紫外光处理对纳米化钛表面理化及生物学活动影响的机制探究 |
| | 张　琪 | 男 | 1986.02 | 2017.06 | 外科学 | 周　磊 | 聚乙二醇-聚乳酸-20 (S) 羟基胆固醇纳米胶束成骨性能的体内外研究 |
| | 陈　沛 | 女 | 1987.06 | 2017.11 | 临床医学 | 章锦才 | 牙周炎对肥胖小鼠肾脏病变的影响及其机制探讨 |
| | 吴斯媛 | 女 | 1986.11 | 2017.06 | 临床医学 | 周　磊 | MiR-590-3p 在人间充质干细胞成骨向分化过程中的作用及机制研究 |
| | 牛　茂 | 男 | 1982.03 | 2017.06 | 临床医学 | 周　磊 | 载辛伐他汀纳米胶束促进人成骨样细胞成骨分化作用的机制研究 |
| | 吴王喜 | 男 | 1980.04 | 2017.11 | 临床医学 | 周　磊 | 猴上颌窦黏膜成骨潜能影像与组织学研究 |
| | 钟素兰 | 女 | 1982.10 | 2017.11 | 临床医学 | 章锦才 | 实验性牙周炎及非手术牙周治疗对肥胖大鼠血清炎症因子和胰岛素抵抗影响的研究 |
| | 柴巧学 | 女 | 1978.01 | 2017.11 | 临床医学 | 周　磊 | 实验性牙周炎和牙周基础治疗对肥胖大鼠胰岛素抵抗影响的初探 |
| | 黄　馨 | 女 | 1988.10 | 2017.06 | 外科学 | 章锦才 | NLRP3 信号通路在不同炎症状态下对牙周炎发生发展的作用研究 |

续表

| 博士学位授予单位 | 姓名 | 性别 | 出生年月 | 获学位年月 | 所授学位专业 | 指导教师 | 毕业论文题目 |
|---|---|---|---|---|---|---|---|
| 广西医科大学 | | | | | | | |
| | 陈　洪 | 女 | 1979.02 | 2017.06 | 临床口腔医学 | 周　诺 | miRNA 与 lncRNA 调控牵张成骨快速成骨机制及其表达差异性分析研究 |
| | 林　曦 | 男 | 1986.11 | 暂未获 | 暂未获 | 周　诺 | 犬下颌骨牵张成骨与胚胎成骨 RNA 表达谱关联性分析 |
| 重庆医科大学 | | | | | | | |
| | 周　洁 | 女 | 1983.06 | 2017.07 | 口腔医学 | 宋锦璘 | 核酸内切酶 dicer1 在成骨分化中的作用及其上游转录调控机制研究 |
| | 王　茜 | 女 | 1981.05 | 2017.11 | 口腔医学 | 季　平 | 载生物活性因子的多级微纳复合体系对骨缺损修复的研究 |
| | 蒋　琳 | 女 | 1983.07 | 2017.07 | 口腔医学 | 宋锦璘 | 蛋白酶体抑制剂通过抑制 NF-κB 和 MAPKs 信号通路防治牙周病的实验研究 |
| | 童　徐 | 女 | 1984.07 | 2017.07 | 口腔医学 | 宋锦璘 | 柚皮苷对共存的成骨细胞和破骨细胞综合反应的机制研究 |
| | 谭迎赟 | 男 | 1985.07 | 2017.07 | 口腔医学 | 宋锦璘 | 基于拉曼谱技术的口腔鳞癌患者血清诊断模型研究 |
| | 罗　俊 | 男 | 1979.06 | 2017.07 | 口腔医学 | 宋锦璘 | 炎症微环境下低强度脉冲超声辐照对人牙周膜细胞炎症因子表达及成骨分化能力影响的初步研究 |
| | 黄　弘 | 女 | 1982.10 | 2017.07 | 口腔医学 | 宋锦璘 | 利用成骨细胞特异性敲除小鼠研究 c/ebpa 在骨发育中的作用 |
| | 李建霞 | 女 | 1977.07 | 2017.07 | 口腔医学 | 宋锦璘 | RGD 共价结合氧化石墨烯生物活性界面的构建及其生物性能研究 |
| 第三军医大学 | | | | | | | |
| | 李　刚 | 男 | 1985.10 | 2017.12 | 生物医学工程 | 刘鲁川 | P75 激活 Wnt 通路促进外胚间充质干细胞矿化的调控机制研究 |
| 西安交通大学 | | | | | | | |
| | 汪　鹏 | 男 | 1982.12 | 2017.06 | 外科学 | 阮建平 | 回氟仕钛保护牙釉质效用和相关机制的研究及防龋涂膜剂的研发 |
| | 李钰丹 | 女 | 1987.02 | 2017.06 | 外科学 | 阮建平 | Foxol 在氟导致的细胞凋亡和 KLK4 表达改变过程中的作用机制 |
| | 董　宁 | 男 | 1981.11 | 2017.06 | 外科学 | 阮建平 | Lin28 在牙胚发育中蛋白表达模式及其对牙髓细胞增殖与分化的实验研究 |

表 12 2017 年度中国口腔医学 8 年制毕业生一览表

| 博士学位授予单位 | 姓名 | 性别 | 出生年月 | 获学位年月 | 所授学位专业 | 指导教师 | 毕业论文题目 |
|---|---|---|---|---|---|---|---|
| 四川大学 | | | | | | | |
| | 何新宇 | 男 | 1991.07 | 2017.06 | 口腔医学 | 周学东 | MicroRNA-17-5p 修复根尖周骨缺损的研究 |
| | 任笑春 | 男 | 1991.02 | 2017.06 | 口腔医学 | 祝颂松 | 颞下颌关节骨关节炎状态下 SD 大鼠髁突软骨干细胞性状的初步探究 |
| | 王　怡 | 男 | 1991.05 | 2017.06 | 口腔医学 | 刘　磊 | 兔脐带间充质干细胞用于组织工程的研究 |
| | 冯　博 | 男 | 1991.09 | 2017.06 | 口腔医学 | 叶　玲 | Wnt7B 在骨发育和颅颌面骨修复中的作用机制初探 |
| | 孙天语 | 男 | 1990.11 | 2017.06 | 口腔医学 | 吴亚菲 | 牙囊细胞在牙周炎症微环境中对 T 细胞免疫调控的影响 |
| | 吴松涛 | 男 | 1991.01 | 2017.06 | 口腔医学 | 周学东 | 唾液的生化分析和临床应用的研究 |
| | 陆跃智 | 男 | 1991.09 | 2017.06 | 口腔医学 | 于海洋 | 低幅高频振动对骨髓间充质干细胞成骨分化的影响及其机制研究 |
| | 陈俊宇 | 男 | 1990.02 | 2017.06 | 口腔医学 | 万乾炳 | 金属-有机骨架材料改性多孔纯钛植体的制备及其生物活性研究 |
| | 康　迪 | 男 | 1990.08 | 2017.06 | 口腔医学 | 周学东 | 基于 pureI-gfp 菌斑原位 pH 指示系统的构建 |
| | 易俭如 | 男 | 1991.07 | 2017.06 | 口腔医学 | 赵志河 | 甲状旁腺激素间断或持续应用对大鼠腭中缝扩大的作用研究 |
| | 陈博然 | 女 | 1990.10 | 2017.06 | 口腔医学 | 周红梅 | 生物反馈法对灼口综合征的辅助疗效及对患者脑电波的影响研究 |
| | 肖诗梦 | 女 | 1990.08 | 2017.06 | 口腔医学 | 吴亚菲 | 生物活性多功能复合体充填材料对根面龋的基础研究 |
| | 杨　熙 | 女 | 1991.04 | 2017.06 | 口腔医学 | 李继遥 | 厚朴酚/和厚朴酚-P (-COOH) 缓释剂的制备及其抗菌性能研究 |
| | 廖　茜 | 女 | 1989.04 | 2017.06 | 口腔医学 | 黄定明 | 手术切口对牙龈组织瓣血供及形态恢复的影响 |
| | 周进茹 | 女 | 1990.02 | 2017.06 | 口腔医学 | 朱智敏 | IPS e.max CAD 高嵌体及全冠修复下颌磨牙的实验对比研究 |

续表

| 博士学位授予单位 | 姓名 | 性别 | 出生年月 | 获学位年月 | 所授学位专业 | 指导教师 | 毕业论文题目 |
|---|---|---|---|---|---|---|---|
| | 刘晓琳 | 女 | 1990.02 | 2017.06 | 口腔医学 | 郑　谦 | 单侧唇腭裂患者外鼻轮廓畸形与鼻中隔偏曲的相关性研究 |
| | 程　烨 | 女 | 1990.08 | 2017.06 | 口腔医学 | 邹淑娟 | 乳铁蛋白对大鼠上颌扩弓及复发过程中骨改建的影响及机制研究 |
| | 顾智玉 | 女 | 1990.02 | 2017.06 | 口腔医学 | 李龙江 | 早期口腔鳞状细胞癌原发灶扩大切除术预后及相关因素研究 |
| | 王沪宁 | 女 | 1991.04 | 2017.06 | 口腔医学 | 胡　涛 | Oct4 在牙髓干细胞迁移过程中干性维持与分化的作用研究 |
| | 董昱靓 | 女 | 1990.12 | 2017.06 | 口腔医学 | 宫　苹 | 含银明胶海绵促进大鼠感染性骨缺损愈合的研究 |
| | 牛爱迪 | 女 | 1991.04 | 2017.06 | 口腔医学 | 梁　星 | 应用 CRISPR 建立大鼠模型研究骨钙素在骨组织代谢的作用 |
| | 马诞骅 | 女 | 1990.12 | 2017.06 | 口腔医学 | 陈谦明 | 外周血变应原检测应用于辅助口腔黏膜病诊断规范的初步探究 |
| | 陈　逸 | 女 | 1990.10 | 2017.06 | 口腔医学 | 王　军 | 利用 Cre/loxP 系统揭示关节软骨细胞来源及 DDR2 对 OA 作用的初步研究 |
| | 易潇潇 | 女 | 1991.01 | 2017.06 | 口腔医学 | 赵志河 | 人脂肪干细胞成骨分化 lncRNA/mRNA 的表达谱变化和生物信息学分析 |
| | 张莛蔚 | 女 | 1991.07 | 2017.06 | 口腔医学 | 王　敏 | Smad6 精氨酸甲基化介导牙周炎中 TGF-β 对 NFκB 信号通路的抑制作用 |
| | 黄稔欢 | 女 | 1991.01 | 2017.06 | 口腔医学 | 赖文莉 | 牙周膜注射神经生长因子抗体对控制大鼠正畸牙移动疼痛的作用 |
| | 汪　敏 | 女 | 1990.10 | 2017.06 | 口腔医学 | 王　航 | 掺银锌二氧化硅改性 PMMA 树脂制备及其性能研究 |
| | 徐　黎 | 女 | 1990.08 | 2017.06 | 口腔医学 | 白　丁 | 牙周膜肌成纤维细胞通过 Periostin 调节成骨细胞功能的研究 |
| | 杨　博 | 女 | 1991.09 | 2017.06 | 口腔医学 | 宫　苹 | 低强度脉冲超声调控下牙槽神经损伤后轴突再髓鞘化机制初探 |
| 北京大学 | | | | | | | |
| | 贾鹏程 | 男 | 1989.06 | 2017.06 | 口腔医学 | 胡文杰 | 锥形束 CT 测量单根牙牙根表面积的方法及应用初步研究 |

续表

| 博士学位授予单位 | 姓名 | 性别 | 出生年月 | 获学位年月 | 所授学位专业 | 指导教师 | 毕业论文题目 |
|---|---|---|---|---|---|---|---|
| | 徐　偲 | 女 | 1992.12 | 2017.06 | 口腔医学 | 刘宏伟 | P16 甲基化与无创检查对口腔癌早期诊断的研究 |
| | 陆　丞 | 男 | 1989.10 | 2017.06 | 口腔医学 | 谭建国 | 牙本质瓷计算机配色程序的研发与临床应用 |
| | 田　畅 | 女 | 1989.03 | 2017.06 | 口腔医学 | 郑树国 | 重度低龄儿童龋复发的口腔生物标记物的初步研究 |
| | 朱晔丹 | 女 | 1989.03 | 2017.06 | 口腔医学 | 徐　韬 | 含氟涂料预防正畸治疗中釉质脱矿的临床观察 |
| | 唐　琳 | 女 | 1990.10 | 2017.06 | 口腔医学 | 周永胜 | 碳二亚胺交联作用对牙本质粘接性能的影响 |
| | 陈秋雯 | 女 | 1990.10 | 2017.06 | 口腔医学 | 冯海兰 | 无牙颌种植覆盖义齿的口腔卫生维护研究 |
| | 姜蔚然 | 女 | 1990.10 | 2017.06 | 口腔医学 | 周永胜 | 磷酸钙缓释系统与人脂肪间充质干细胞构建新型组织工程化骨 |
| | 李静文 | 女 | 1990.10 | 2017.06 | 口腔医学 | 栾庆先 | 不同代次及组织来源诱导多能干细胞增殖及牙周定向分化的能力 |
| | 邓少纯 | 男 | 1990.11 | 2017.06 | 口腔医学 | 李　刚 | 安氏 I 类和安氏 II 类女性青少年髁突体积的锥形束 CT 测量研究 |
| | 王林川 | 男 | 1990.12 | 2017.06 | 口腔医学 | 周彦恒 | 数字化间接粘接系统托槽定位准确性的初步研究 |
| | 黄秀玲 | 女 | 1990.12 | 2017.06 | 口腔医学 | 张　益 | 成人髁突矢状骨折的临床分析及术后颞下颌关节功能的定量评价研究 |
| | 李米雪子 | 女 | 1990.12 | 2017.06 | 口腔医学 | 岳　林 | 糖尿病与慢性根尖周炎关系的 meta 分析 |
| | 李　莎 | 女 | 1990.12 | 2017.06 | 口腔医学 | 林　野 | 广泛型侵袭性牙周炎患者单颌即刻种植修复的前瞻性研究 |
| | 崔圣洁 | 女 | 1990.12 | 2017.06 | 口腔医学 | 周彦恒 | 慢性炎症对大鼠颞下颌关节盘性能影响的研究 |
| | 于　鹏 | 男 | 1990.04 | 2017.06 | 口腔医学 | 王晓燕 | 复合树脂折射率和透明度的研究 |
| | 李　芳 | 女 | 1990.05 | 2017.06 | 口腔医学 | 冯海兰 | 遗传性牙本质发育异常的突变检测和组织学观察 |
| | 高展翼 | 女 | 1990.06 | 2017.06 | 口腔医学 | 孟焕新 | 牙周结缔组织细胞中维生素 D 通路的初步研究 |

续表

| 博士学位授予单位 | 姓名 | 性别 | 出生年月 | 获学位年月 | 所授学位专业 | 指导教师 | 毕业论文题目 |
|---|---|---|---|---|---|---|---|
| | 辛天艺 | 女 | 1990.07 | 2017.06 | 口腔医学 | 周彦恒 | 侵袭性牙周炎患者正畸治疗前后牙周指标变化的研究 |
| | 沈　潇 | 女 | 1991.10 | 2017.06 | 口腔医学 | 徐　莉 | 牙周–正畸联合治疗侵袭性牙周炎患者的长期疗效观察 |
| | 田诗雨 | 女 | 1991.11 | 2017.06 | 口腔医学 | 梁宇红 | 根管机械预备尺寸对牙根抗折强度的影响 |
| | 周　凤 | 女 | 1991.01 | 2017.06 | 口腔医学 | 夏　斌 | 全身麻醉与保护性固定下儿童牙齿治疗的对比研究 |
| | 张芳菲 | 女 | 1991.03 | 2017.06 | 口腔医学 | 刘　鹤 | 儿童牙齿外源性黑色素沉着的菌斑微生物及成分的研究 |
| | 吴　灵 | 女 | 1991.04 | 2017.06 | 口腔医学 | 王　兴 | 数字化正颌外科终末咬合的确立及其精度研究 |
| | 曹思聪 | 女 | 1991.05 | 2017.06 | 口腔医学 | 张　益 | 利用 CT 三维重建技术研究唇腭裂患者鼻腔畸形 |
| | 赵　丹 | 女 | 1991.05 | 2017.06 | 口腔医学 | 张建国 | 125I 粒子在儿童头颈部软组织肉瘤中的临床应用 |
| | 柳玉树 | 男 | 1991.05 | 2017.06 | 口腔医学 | 周永胜 | 三种数字加工熔模及其铸造金属全冠内部适合性的定量评价 |
| | 陈子圆 | 女 | 1991.09 | 2017.06 | 口腔医学 | 欧阳翔英 | T–CAST 治疗 Miller I 度连续多牙牙龈退缩的随机对照研究 |
| | 张严妍 | 女 | 1991.09 | 2017.06 | 口腔医学 | 俞光岩 | IgG4 相关唾液腺炎诊断的研究 |
| | 汪晓彤 | 女 | 1991.09 | 2017.06 | 口腔医学 | 葛立宏 | 乳牙牙髓干细胞 CD146+/– 细胞亚群生物学特性的比较 |
| | 田杰华 | 男 | 1991.09 | 2017.06 | 口腔医学 | 林　野 | 单牙即刻种植即刻修复椅旁数字化与传统方法比较研究 |
| | 李雨舟 | 男 | 1991.09 | 2017.06 | 口腔医学 | 谢秋菲 | 经典型三叉神经痛患者感觉功能的定量评价 |
| | 冯婷婷 | 女 | 1992.04 | 2017.06 | 口腔医学 | 许天民 | 支抗磨牙生理性移动规律的研究 |
| | 龙赟子 | 女 | 1992.04 | 2017.06 | 口腔医学 | 董艳梅 | 新型生物活性玻璃盖髓剂直接盖髓效果的研究 |
| | 王梦晨 | 女 | 1992.02 | 2017.06 | 口腔医学 | 秦　满 | ENAM，LTF 和 TNF-α 基因多态性与儿童龋病相关性的研究 |
| | 裴晓庆 | 女 | 1992.02 | 2017.06 | 口腔医学 | 郭传瑸 | 专科及综合医院口腔疾病患者拔牙原因抽样调查分析 |

续表

| 博士学位授予单位 | 姓名 | 性别 | 出生年月 | 获学位年月 | 所授学位专业 | 指导教师 | 毕业论文题目 |
|---|---|---|---|---|---|---|---|
| 空军军医大学 | | | | | | | |
| | 汪璐璐 | 女 | 1991.11 | 2017.06 | 口腔医学 | 王小竞 | 生理性根吸收过程中乳牙牙髓干细胞通过 α7 nAChR 调节破骨细胞分化的研究 |
| | 谭乃文 | 男 | 1991.01 | 2017.06 | 口腔医学 | 宋应亮 | DLMS 种植体在 DM 小型猪模型中骨结合作用的研究 |
| | 余昊翰 | 男 | 1990.12 | 2017.06 | 口腔医学 | 陈吉华 | 表没食子儿茶素没食子酸酯及其 3-甲基修饰物对根管牙本质粘接稳定性的作用研究 |
| | 石梦琪 | 男 | 1990.03 | 2017.06 | 口腔医学 | 张玉梅 | UPR 在微纳米形貌诱导的 rBMMSCs 成骨分化中的作用机制研究 |
| | 李治冶 | 男 | 1990.01 | 2017.06 | 口腔医学 | 赵铱民 | 脂肪干细胞促进“软骨细胞砖移植体”形成异位软骨并调节其血管化的实验研究 |
| | 赵　泽 | 男 | 1990.07 | 2017.06 | 口腔医学 | 余　擎 | KSL 抗菌肽对口腔细菌抗菌效果的研究 |
| | 李　仲 | 男 | 1991.03 | 2017.06 | 口腔医学 | 丁　寅 | 中国汉族成人颏部三维位置及颏唇角对美观影响的临床研究 |
| | 何晓天 | 男 | 1991.03 | 2017.06 | 口腔医学 | 金作林 | 基于年龄变化不同错殆类型未治疗患者颅颌面部生长发育特点及差异的分析 |
| | 郑孟杰 | 男 | 1991.08 | 2017.06 | 口腔医学 | 刘彦普 | 3D 打印生物活性玻璃陶瓷材料修复兔颅骨缺损的实验研究 |
| 武汉大学 | | | | | | | |
| | 黄叶全 | 男 | 1990.07 | 2017.06 | 口腔医学 | 边　专 | Ku70 在牙髓干细胞增殖与凋亡中作用机制的研究 & 病例报告 |
| | 张　巧 | 女 | 1990.06 | 2017.06 | 口腔医学 | 张玉峰 | 骨质疏松状态下骨修复材料成骨性能的研究 & 病例报告 |
| | 匡文颖 | 女 | 1990.12 | 2017.06 | 口腔医学 | 贺　红 | 完全性唇腭裂患者气道及颅面形态三维研究 & 病例报告 |
| | 程　雪 | 女 | 1989.02 | 2017.06 | 口腔医学 | 彭　彬 | 三氧化矿物聚合体通过自噬途径抑制破骨及其机制 & 临床病例报告 |
| | 高忆雪 | 女 | 1991.08 | 2017.06 | 口腔医学 | 蒋　滔 | 磷酸钙骨水泥和钙硅介孔纳米材料用于牙本质表面再矿化的研究 & 临床病例报告 |

续表

| 博士学位授予单位 | 姓名 | 性别 | 出生年月 | 获学位年月 | 所授学位专业 | 指导教师 | 毕业论文题目 |
|---|---|---|---|---|---|---|---|
| | 陈靓雯 | 女 | 1991.09 | 2017.06 | 口腔医学 | 施　斌 | 淫羊藿苷–甲硝唑/磷酸钙骨水泥缓释体系的促成骨及抗菌能力研究及病例报告 |
| | 岳嘉曦 | 女 | 1990.11 | 2017.06 | 口腔医学 | 黄　翠 | 柚皮素/槲皮素抑制变形链球菌生物膜的实验研究 & 临床病例报告 |
| | 何琼琼 | 女 | 1990.09 | 2017.06 | 口腔医学 | 樊明文 | 炎性牙髓组织中模式识别受体与自噬的共定位表达 & 临床病例报告 |
| | 曹佩琳 | 女 | 1990.07 | 2017.06 | 口腔医学 | 陈　智 | 不同类型的自酸蚀粘接剂对流动树脂充填边缘密封性的影响 |
| | 彭梦东 | 女 | 1993.01 | 2017.06 | 口腔医学 | 王贻宁 | 低温时效处理后氧化锆与饰面瓷界面性能变化 & 临床病例研究报告 |
| 南京大学 | | | | | | | |
| | 张　瑞 | 女 | 1990.12 | 2017.06 | 临床医学 | 孙卫斌 | 黄连素对骨髓间充质干细胞成骨分化作用的初步研究 |
| | 卞添颖 | 女 | 1990.09 | 2017.06 | 临床医学 | 闫福华 | 人 β–防御素 3 在炎症刺激下 ApoE–/–小鼠血管壁损伤中的作用研究 |

（本文编辑　吴婷）

# 科学研究

## 国务院关于 2017 年度国家科学技术奖励的决定

国发［2018］2 号

各省、自治区、直辖市人民政府，国务院各部委、各直属机构：

为全面贯彻党的十九大精神，深入贯彻落实习近平新时代中国特色社会主义思想，坚定实施科教兴国战略、人才强国战略和创新驱动发展战略，国务院决定，对为我国科学技术进步、经济社会发展、国防现代化建设作出突出贡献的科学技术人员和组织给予奖励。

根据《国家科学技术奖励条例》的规定，经国家科学技术奖励评审委员会评审、国家科学技术奖励委员会审定和科技部审核，国务院批准并报请国家主席习近平签署，授予王泽山院士、侯云德院士国家最高科学技术奖；国务院批准，授予“水稻高产优质性状形成的分子机理及品种设计”等 2 项成果国家自然科学奖一等奖，授予“华北克拉通破坏”等 33 项成果国家自然科学奖二等奖，授予“燃煤机组超低排放关键技术研发及应用”等 4 项成果国家技术发明奖一等奖，授予“水稻精量穴直播技术与机具”等 62 项成果国家技术发明奖二等奖，授予“特高压±800kV 直流输电工程”等 3 项成果国家科学技术进步奖特等奖，授予“涪陵大型海相页岩气田高效勘探开发”等 21 项成果国家科学技术进步奖一等奖，授予“多抗广适高产稳产小麦新品种山农 20 及其选育技术”等 146 项成果国家科学技术进步奖二等奖，授予厄尔·沃德·普拉默教授等 7 名外国专家中华人民共和国国际科学技术合作奖。

全国科学技术工作者要向王泽山院士、侯云德院士及全体获奖者学习，不忘初心、牢记使命，继续发扬求真务实、勇于创新的科学精神和服务国家、造福人民的优良传统，主动担当起建设世界科技强国的历史重任，深入实施创新驱动发展战略，坚定不移走中国特色自主创新道路，加快建设创新型国家，为决胜全面建成小康社会、夺取新时代中国特色社会主义伟大胜利、实现“两个一百年”奋斗目标和中华民族伟大复兴的中国梦作出新的更大贡献。

中华人民共和国国务院

二〇一八年一月一日

**表 1 2017 年度国家科技进步奖（专用项目）——二等奖**

| 编号 | 项目名称 | 主要完成人 | 主要完成单位 |
|---|---|---|---|
| 2017-J-31016-2-02 | 战创伤所致牙颌缺损与缺失的种植修复与重建研究 | 刘洪臣 胡 敏 张海钟 温 宁 贺慧霞 刘华松 王东胜 鄂玲玲 刘 宇 周继林 | 解放军总医院 |

# 教育部关于 2017 年度高等学校科学研究优秀成果奖（科学技术）奖励的决定

教技[2018]2 号

为全面贯彻党的十九大精神，大力实施科教兴国战略、人才强国战略和创新驱动发展战略，促进高等学校科技创新，根据《高等学校科学研究优秀成果奖(科学技术)奖励办法》，我部组织开展了 2017 年度高等学校科学研究优秀成果奖(科学技术)评审工作。经评审委员会评审、奖励委员会审定和教育部批准，决定授予“拓扑绝缘体与量子反常霍尔效应的实验研究”1 项成果高等学校科学研究优秀成果奖自然科学奖特等奖，“高维数据统计推断方法”等 53 项成果高等学校科学研究优秀成果奖自然科学奖一等奖，授予“界面限域反应法制备准一维光电功能材料的研究”等 76 项成果高等学校科学研究优秀成果奖自然科学奖二等奖；授予“高超声速飞行器高温结构主动冷却热防护与热测量技术” 等 21 项成果高等学校科学研究优秀成果奖技术发明奖一等奖，授予“高精度低压温度适应型主动光学反射镜技术”等 16 项成果高等学校科学研究优秀成果奖技术发明奖二等奖；授予“建筑策划理论、方法及重要工程应用”等 43 项成果高等学校科学研究优秀成果奖科学技术进步奖一等奖，授予“面向农田生态过程的定量遥感监测关键技术创新与应用”等 92 项成果高等学校科学研究优秀成果奖科学技术进步奖二等奖；授予“北方玉米机械化保护性耕作关键技术及配套装备研制与推广”1 项成果高等学校科学研究优秀成果奖科学技术进步奖(推广类)一等奖；授予“口腔颌面创伤救治及继发畸形整复的基础和临床研究” 等 7 项成果高等学校科学研究优秀成果奖科学技术进步奖(推广类)二等奖；授予“《檀岛花事：夏威夷植物日记》”1 项成果高等学校科学研究优秀成果奖科学技术进步奖(科普类)二等奖；授予关启安等 8 人高等学校科学研究优秀成果奖青年科学奖。

全国高校科学技术工作者要向全体获奖者学习，不忘初心，牢记使命，继续发扬求真务实、勇于创新的科学精神，不畏艰险、勇攀高峰的探索精神，团结协作、淡泊名利的团队精神，报效祖国、服务社会的奉献精神，深入实施创新驱动发展战略，坚定不移走中国特色自主创新道路，为加快建设创新型国家、夺取新时代中国特色社会主义伟大胜利作出新的更大贡献。

附件：2017 年度高等学校科学研究优秀成果奖(科学技术)授奖项目

中华人民共和国教育部

二〇一八年二月七日

附件略。

**表 2 2017 年度高等学校科学研究优秀成果奖（科学技术）授奖项目——口腔医学 ***

| 证书编号 | 奖种 | 获奖等级 | 项目名称/获奖人 | 主要完成人 | 主要完成单位/工作单位 |
|---|---|---|---|---|---|
| 2017-11 | 自然科学奖 | 2 | 常见牙颌面发育缺陷的遗传易感性以及修复再生研究 | 王　林　潘永初　张卫兵　江宏兵　马　兰　张光东　王美林　李丹丹　杜一飞　王　华　钱雅婧 | 南京医科大学 |

续表

| 证书编号 | 奖种 | 获奖等级 | 项目名称/获奖人 | 主要完成人 | 主要完成单位/工作单位 |
|---|---|---|---|---|---|
| 2017-304 | 科技进步奖-推广类 | 2 | 口腔颌面创伤救治及继发畸形整复的基础和临床研究 | 张　益　李祖兵　安金刚<br>贺　洋　肖　锷　李　智<br>陈　硕　何冬梅　张智勇<br>邹立东　张　杰　何临海<br>巩　玺　陈　晨　严颖彬<br>段登辉 | 北京大学<br>武汉大学 |

注：*摘自教育部教技[2018]2 号文件之附件。

# 国家口腔疾病临床医学研究中心成立

2017 年 7 月 22 日，国家临床医学研究中心建设工作推进会在北京召开。科技部党组书记王志刚、科技部副部长徐南平、卫计委副主任曾益新等部委领导、32 家国家临床医学研究中心代表、国家临床医学研究中心专家咨询委员专家、地方科技管理部门、地方卫生计生管理部门和中央国家机关代表出席了推进会。国家首批口腔疾病临床医学中心有四川大学、北京大学、上海交通大学和空军军区大学。

在推进会上，各位领导为 32 个国家临床医学研究中心进行了“国家临床医学研究中心”和“全国科普教育基地”的授牌。

32 家国家临床医学研究中心联合了全国约 260 个地级市的 2100 余家的各级医疗机构，已经打造形成了 9 大疾病领域的高水平临床研究平台和协同创新网络，一些重要的基础性工作、战略性资源得以体系化、建制化的推进，我国重大疾病临床研究的“国家队”正在逐步形成。依托国家临床医学研究中心布局了一批面向疾病防控的重大研究项目，面向临床应用的重大产出有了质的提升，我国临床研究循证产出严重不足的状况有了较大改善。

科技部党组书记、副部长王志刚强调，卫生健康是与广大人民群众息息相关的重要民生领域，是今后一个时期科技创新的重要着力点和落脚点，解决临床医学与生命科学、生物技术研究脱节，科学研究的成果不能很好地转化为临床医学应用，先进诊疗技术不能快速向基层医疗机构推广普及百姓健康等难题，是建设国家临床医学研究中心的重要目的。在卫生与健康领域深入实施创新驱动发展战略，全面部署加强国家临床医学研究中心建设工作，要坚持以应用为导向、以重大疾病防控为目的、以成果转化为重点、以协同网络为抓手，充分发挥国家临床医学研究中心作为“国家队”的责任和担当，凝心聚力，协同作战，共同做好卫生与健康科技创新工作。

# 国家口腔疾病临床医学研究中心启动（空军军医大学）

2017 年 8 月 17 日，空军军医大学第三附属医院在西安曲江召开了国家口腔疾病临床医学研究中心启动大会。国家科技部社会发展科技司生物技术与医药处张兆丰处长，中央军委后勤保障部卫生局李萍助理，陕西省科技厅杨柳总工程师，陕西省卫生与计划生育委员会陈昭副主任，中国工程院张志愿院士，中华口腔医学会俞光岩会长，空军军医大学苏景宽副校长，原第四军医大学科研部尹维宏部长，口腔医院陈吉华院长、贺建军副院长等领导和专家以及来自军内外 80 余家协同医院的代表出席了启动仪式。

授牌仪式结束后，张兆丰处长、陈吉华院长、张志愿院士和夏结来教授分别进行了精彩的学术报告。张兆丰处长就临床研究中心的建设概况、建设要求和建设任务进行了详细的介绍，为下一步工作做了明确指示。中心主任陈吉华教授向与会领导专家介绍了研究中心的基本构架、总体目标、建设方案等情况。他表示，中心将以三级平台网络为基础，针对口腔重大疾病、遗传性和特发性口腔疾病，开展多中心临床研究，制定规范化综合诊疗方案，并大规模推广应用，努力做到示范西部、引领全军、辐射全国，推动全国范围内口腔疾病综合防治和诊疗水平的整体提升。

## 国家口腔疾病临床医学研究中心启动（上海交通大学）

2017 年 10 月 25 日，国家口腔疾病临床医学研究中心揭牌仪式暨口腔临床研究学术研讨会在上海举行。上海市科委马兴发副主任，上海市卫计委闻大翔副主任，中国生物技术发展中心公共卫生处耿红冉研究员，中国工程院邱蔚六院士、张志愿院士，中华口腔医学会会长俞光岩教授，中华口腔医学会前任会长王兴教授，上海交通大学医学院范先群书记，上海交通大学医学院附属第九人民医院吴皓院长、沈国芳书记、吴正一副院长、王艳副院长，上海市口腔医学研究所陈万涛所长以及来自 11 家分中心和 44 家核心单位的领导代表参加会议。上海交通大学医学院附属第九人民医院吴正一副院长主持中心揭牌仪式。上海市科委马兴发副主任、邱蔚六院士、科技部耿红冉研究员、范先群书记、吴皓院长、沈国芳书记为临床中心揭牌。

“国家口腔疾病临床医学研究中心”由科学技术部、国家卫生和计划生育委员会、中央军委后勤保障部、国家食品药品监督管理总局联合授牌，中心主任为张志愿院士。上海市卫计委闻大翔副主任、中华口腔医学会俞光岩会长、上海交通大学医学院附属第九人民医院吴皓院长分别代表上级主管单位、专业行业协会和依托单位讲话，对临床中心正式挂牌表示祝贺，并寄语以此为契机，努力创建口腔疾病诊疗的“上海高度”。国家口腔疾病临床医学研究中心主任张志愿院士在讲话中表示，非常荣幸能够牵头构建“国家口腔疾病临床医学研究中心”，深感肩上的重任，一定真抓实干，落实四部委要求，不辜负广大医生和人民群众对“临床中心”的希望。随后，马兴发副主任、耿红冉研究员、邱蔚六院士、张志愿院士、俞光岩会长、王兴会长、范先群书记、吴皓院长、沈国芳书记共同为“国家口腔疾病临床医学研究中心”揭牌，并为 11 家分中心和 44 家核心单位代表授牌。邱蔚六院士寄语，华东六省一市分中心与核心单位的承建，是团结的体现，50 多家单位应互帮互助，共同推动华东地区乃至全国口腔医学疾病诊疗水平的提高和科学研究的发展。揭牌仪式结束后，举行了口腔临床研究学术研讨会。“国家口腔疾病临床医学研究中心”的建立，将进一步加强口腔医学科技创新体系的建设，也将完善区域性科研协作网络和跨地域的医联体，助推互联网的医学教育和远程会诊、科学普及工作，利于医疗流程的规范化、标准化，增强解决疑难杂症的能力，提高华东地区乃至全国口腔疾病的诊疗水平，造福广大百姓。本着互相支持、互相交流、资源共享、合作共赢的原则，经国家科技部同意，在本中心下设若干分中心及核心单位。

# 首届国家创新争先奖

2017 年 5 月 27 日,“庆祝全国科技工作者日暨创新争先表彰大会”在北京举行,四川大学华西口腔医学院周学东教授荣获首届国家创新争先奖状。周学东教授长期从事口腔慢性病——龋病的基础与临床研究，在发病机制、群体防治技术、临床治疗标准建立等方面做出了突出贡献，获得国家科技进步二等奖 1 项、省部级一等奖 5 项,发明专利 6 项,先后获得中国青年科技奖、中国医师奖、国家教学名师奖、卫生部有突出贡献的中青年专家,全国卫生系统先进个人。

全国创新争先奖是经中央批准，由人力资源社会保障部、中国科协、科技部、国务院国资委共同设立。设立全国创新争先奖,是坚持贯彻习近平总书记科技创新思想、团结带领广大科技工作者推动创新驱动发展、向世界科技强国进军的重要举措，是继国家自然科学奖、国家技术发明奖、国家科学技术进步奖之后国家批准设立的又一重大科技奖项，是国家科技奖励体系的重要组成部分和补充。全国创新争先奖每 3 年评选表彰一次，2017 年共评选了 10 个奖牌获奖团队,28 名奖章获得者,254 名奖状获得者。

# 中国高被引学者榜单(口腔医学)

2017 年 2 月 27 日，爱思唯尔(Elsevier)于爱思唯尔科技部中国区网站发布了 2016 年中国高被引学者 (Most Cited Chinese Researchers)榜单,共收录一千七百余名最具世界影响力的中国学者。

随着中国在国际科研领域的影响力和地位的不断提高，表彰引领学术进步的杰出学者变得尤为重要。学术出版巨头爱思唯尔基于其旗下 Scopus 数据库，统计了 38 个学科类别具有世界影响力的中国学者。Scopus 是全球最大的同行评议学术论文索引摘要数据库,提供了海量与科研活动有关的文献、作者和研究机构数据，使得对中国学者的世界影响力进行科学的分析和评价成为可能。榜单报告称,入选“高被引科学家”名单,意味着该学者在其所研究领域具有世界级影响力,其科研成果为该领域发展作出了较大贡献。

从各学科入榜人数来看,计算机科学、材料科学、化学三学科继续保持前三位置,入榜人数分别为 152、143、137 人。科研机构方面，中国科学院以 279 人名列榜首，其后依次为清华大学(112 人)、北京大学(90 人)、浙江大学(88 人)和上海交通大学(79 人)。

牙医学

凌均棨,彭彬,谢秋菲,范兵,林焕彩,古丽莎,王美青,程磊,韦曦,杜民权,赖红昌

医学

李铁军,张志愿,胡静,田卫东

# 张志愿院士牵头的中国工程科技“面向 2035 我国口腔卫生保健战略研究”项目启动

经中国工程院、国家自然科学基金委批准，由中国工程院院士、上海交通大学医学院附属第九人民医院张志愿教授牵头的“面向 2035 我国口腔卫生保健战略研究”项目被列入 2016 年度中国工程科技中长期发展战略研究项目。2017 年 4 月 16 日上午，在上海市科协上海院士中心“院士之家”召开了项目启动会，中国工程院院士杨胜利、邱蔚六、陈亚珠、王戚琪、张志愿、中国科学院院士、上海交通大学医学院院长陈国强、国家自然基金委主任董尔丹、中国工程院三局局长李仁涵、上海市科协党组书记杨建荣，以及上海交通大学党委副书记、医学院党委书记范先群、中华口腔医学会会长俞光岩、副会长王林、王松灵、刘洪臣、沈国芳、陈吉华、周诺、郭传瑸、凌均棨、章锦才、路振富、名誉会长赵铱民、秘书长岳林、上海交通大学医学院附属第九人民医院院长吴皓、副院长吴正一、王艳及九院口腔临床科室教授和主任出席会议。会议由吴皓院长主持。

杨胜利院士、杨建荣书记分别代表上海院士中心和上海市科协致辞，表示高度重视并支持好战略研究项目开展。张志愿院士介绍了战略研究项目的立项背景及拟开展研究方向，俞光岩教授从加强调研全面掌握全国口腔医师人力资源状况阐述了从源头抓口腔医师的整体素质和水平，呼吁政府加大对口腔卫生与健康的投入。四川大学华西口腔医院徐欣副教授、哈尔滨医科大学牛玉梅教授分别专题报告了口腔微生物与全身系统性疾病关系、如何做好口腔卫生保健战略研究。杨胜利、陈国强、陈亚珠、王戚琪院士、赵铱民、王松灵、周诺、范先群、沈国芳教授分别作了交流讨论发言，对如何从制定战略目标与规划角度提出了很好建议。

李仁涵局长从当前形势、研究思路和研究权威方面深刻阐述了如何开展战略决策研究，董尔丹主任也希望抓好口腔医学与临床医学关系，突出口腔特点，围绕医教研管产防主线，通过国际比较，两年后能形成高质量的战略研究范本，供国务院参考。邱蔚六院士总结发言中也希望要紧紧依托中华口腔医学会，围绕国家工程技术战略高点，聚焦口腔专题战略研究。

张志愿院士表示，项目组将很好听取大家的意见与建议，充分利用中华口腔医学会各专委会平台，尽快摸清家底，以问题为导向，提出面向 2035 中国口腔卫生保健的战略目标与规划。

# 第十三届 IADR 中国分会杰出青年学者奖

2017 年 9 月 21 日，中华口腔医学会第 19 次全国口腔医学学术会议（2017 年会）在国家会展中心顺利召开。国际牙科研究协会（International Association for Dental Research，IADR）中国分会第十三届杰出青年学者奖的评比工作也在此期间举行，来自各成员单位的 13 名选手展开了激烈角逐，国内知名专家组评委从科学意义、英语表达及演讲技巧等多方面对选手们的表现进行了严格评选，最终评选出一等奖 2 名，二等奖 6 名，三等奖 5 名。

经过层层筛选和激烈角逐，上海交通大学口腔医学院曹玲燕博士后（导师蒋欣泉教授）凭借关于“促血管发生材料的构建及其成骨血管化应用”的研究工作的精彩展示，得到评委专家组和参赛选手的一致好评，荣获“IADR 中国分会第十三届杰出青年学者奖”一等奖。四川大学华西口腔医学院青年教师王志勇汇报了研究课题“4EBP1 去磷酸化对蛋白翻译的抑制作用及其在口腔鳞癌临床防治中的指导意义”，凭借严谨的科学设计、丰富的研究成果及精彩的英文演讲，取得评委专家的一致好评，荣获比赛一等奖。两们一等奖获得者将代表中国分会参加 2018 年 7 月于伦敦举办的 IADR 年会总决赛。

国际牙科研究协会（International Association for Dental Research，IADR）成立至今已举办了 95 届国际大会，是口腔医学研究领域最具国际影响力、专业水平最高的会议，代表着世界口腔医学研究的方向。蒋欣泉教授的口腔修复再生医学团队一直致力于口腔颌面部组织发育与再生的研究及临床转化工作，培养了一批优秀人才，在 IADR 舞台上也屡获佳绩，增强了国际声誉和影响力，为学科的可持续发展和高水平临床/科研平台的建设增强了信心和动力。

# 中国科协办公厅关于公布中国科协青年人才托举工程第三届（2017—2019 年度）入选者名单的通知

科协办函学字［2018］25 号

各全国学会、协会、研究会，各学会联合体：

根据《中国科协青年人才托举工程管理办法》《中国科协青年人才托举工程实施细则》《中国科协办公厅关于开展青年人才托举工程 2017-2019 年度项目实施工作的通知》要求，经专家推荐、学会遴选、人选公示等程序，确定丁川等 328 名青年科技工作者入选第三届（2017-2019 年度）中国科协青年人才托举工程。现将一般科技领域的 278 名入选者名单予以公布（见附件）。特殊科技领域的 50 名入选者名单另行公布。

希望入选的青年人才潜心研究、深入探索，在“科研黄金期”做出突出业绩，努力成长为德才兼备、勇于创新的国家科技领域高层次领军人才和学科带头人。

附件：中国科协青年人才托举工程第三届（2017-2019 年度）入选者名单

中国科协办公厅

二〇一八年二月五日

附件略。

表 3 中国科协青年人才托举工程入选者名单——口腔医学 *

| 原序号 | 姓名 | 所在单位 | 项目名称 | 时间 |
|---|---|---|---|---|
| 22 | 王志勇 | 四川大学华西口腔医学院 | 靶向阻断 HER3 对肿瘤免疫的促进作用及其在口腔鳞癌治疗中的应用价值研究 | 2017—2019 年度 |
| 59 | 任先越 | 中山大学附属口腔医院 | DNMT3B 调节 ODD 甲基化抑制 p53 转录促进 OSCC 发生发展的机制 | 2017—2019 年度 |
| 63 | 刘　欢 | 武汉大学口腔医院 | 口腔上皮细胞特异性染色体构象的鉴定及其在口腔相关疾病早期诊断中的应用 | 2017—2019 年度 |

续表

| 原序号 | 姓名 | 所在单位 | 项目名称 | 时间 |
|---|---|---|---|---|
| 70 | 刘世宇 | 空军军医大学口腔医院 | 间充质干细胞分泌凋亡小体促进肌肉损伤再生的机制研究 | 2017—2019 年度 |
| 117 | 杨瑞莉 | 北京大学口腔医院 | TET 介导去甲基化调控间充质干细胞的组织再生功能及机制研究 | 2017—2019 年度 |
| 246 | 曹玲燕 | 上海第九人民医院 | 微图形结构仿生骨膜复合 3D 打印支架用于骨修复研究 | 2017—2019 年度 |
| 53 | 刘　锐 | 四川大学华西口腔医学院 | 蛋白去甲基化酶 N066 在调控口腔鳞癌转移中的作用及潜在临床意义 | 2016—2018 年度 |
| 112 | 张文杰 | 上海第九人民医院 | 3D 打印管理/泡沫复合结构含锶硅酸钙基陶瓷支架用于血管化骨再生的研究 | 2016—2018 年度 |
| 115 | 张学慧 | 北京大学口腔医院 | 仿生电学微环境的骨免疫调节作用研究 | 2016—2018 年度 |
| 120 | 陈　刚 | 武汉大学口腔医院 | 细胞源性微囊泡的纳米标记和功能化 | 2016—2018 年度 |

注：*摘自中国科协“青年人才托举工程”相关文件。

# 科研动态

## Nature Medicine 杂志刊发四川大学张敦房博士为第一作者科研成果

2017 年，医学界著名学术杂志 *Nature Medicine*（《自然医学》）刊登由美国国立卫生研究院(NIH)、四川大学口腔疾病研究国家重点实验室、山东大学和南京大学医学院附属鼓楼医院的研究人员共同完成的科研论文。该论文首次揭示出了 D-甘露糖对 T 细胞的调节作用，以及通过饮水补充抑制 I 型糖尿病等自身免疫性疾病的发生和发展。该项研究的通讯作者是 NIH 的陈万军教授，第一作者是来自四川大学口腔疾病研究国家重点实验室、现在还在 NIH 研修学习的张敦房博士，其合作导师为四川大学陈谦明教授。据悉，该研究成果揭示了过去从未发现的 D-甘露糖对 T 细胞的调节机制，其重大的临床意义在于采用非常容易获取的 D-甘露糖为治疗包括 I 型糖尿病在内的“老大难”自身免疫性疾病提供了颠覆性新思路。

## 四川大学华西口腔医学院唇腭裂外科与国家基因库建立战略合作关系

2017 年 4 月 26 日，四川大学华西口腔医学院唇腭裂外科与我国唯一一个由国家四部委联合批复建设的国家基因库(CNGB)建立战略合作关系，双方将围绕唇腭裂的精准医疗、影像基因组学、大数据分析、健康管理等领域，充分发挥各自在资源收集和基因组学技术平台等方向的优势，在平台搭建、特色资源保存、组学研究、数据管理和挖掘、信息及资源共享等方面展开全面合作，从而促进基因组学在唇腭裂精准医疗等方面的前沿探索与产业转化，催生新技术、新产品和新模式，极大地缩短基础科研到科技成果转化应用周期。

四川大学华西口腔医学院唇腭裂外科从2005年起就开始收集并存储临床样本，并建立了华西口腔唇腭裂生物资源信息库，是目前国内外样本量最大、资料最全的唇腭裂样本库。该样本库支持了多项国际合作和国内多中心合作，研究结果已陆续在 *Nature Genetic*，*Nature Communication*，*Hum Genet* 等权威杂志发表。

## 沈国芳教授团队项目成功获批国家重点研发计划

沈国芳教授团队牵头申报的国家重点研发计划增材制造与激光制造专项项目“硬组织病损精准治疗的个性化医疗器械增材制造技术集成和应用示范”获得科技部批准，该项目联合中国人民解放军空军军医大学、北京大学口腔医院、国家食品药品监督管理总局医疗器械技术审评中心等 17 家单位共同申报，获批项目经费 5 394 万元，其中中央财政专项经费 2 234 万元。在 8 月 29 日召开的科技部高技术中心 2017 年度项目组织实施动员会上，科技部高新司及高技术中心增材制造专项办领导向项目负责人沈国芳教授颁发了项目批准通知及任务书。

国家重点研发计划是国家科技计划管理改革后实施的最新科技计划，由原来科技部管理的“973”计划、“863”计划、国家科技支撑计划、国际科技合作与交流专项，发改委、工信部共同管理的产业技术研究与开发资金，农业部、卫计委等 13 个部门管理的公益性行业科研专项等整合而成。该计划主要针对事关国计民生的重大社会公益性研究，以及事关产业核心竞争力、整体自主创新能力和国家安全的重大科学技术问题，突破国民经济和社会发展主要领域的技术瓶颈。

人体硬组织病损是临床常见病、多发病，其解剖形态各异且结构复杂，如何实现个性化精准治疗是临床难点。近年来，增材制造技术在原材料、打印机设计改良、软件设计和制造工艺等方面虽取得一定进展，但仍存在一些关键技术“瓶颈”有待突破。该项目将围绕如何构建国内拥有自主知识产权的个性化医疗器械全链条创新技术体系，赋予其生物功能机械性能，简化开发设计程序，建立相应标准规范等关键问题开展研究。预期将极大提高个性化医疗器械的设计效率，实现植入器械的精准修复及重建，整体提升我国在口腔和骨科领域个性化医疗器械增材制造技术临床应用方面的协同创新能力，促进个性化医疗器械市场的健康发展。

## 口腔再生医学国家地方联合工程实验室顺利完成竣工验收

2017 年 12 月 14 日上午，四川省发展和改革委员会在华西口腔医院组织召开了由四川大学承担的“口腔再生医学国家地方联合工程实验室创新能力建设项目”竣工验收会。四川省发展和改革委员会高技术产业处何枫副处长、陆军军医大学谭颖徽教授、成都军区总医院张建设教授、四川省人民医院费伟教授、四川省技术创新促进会王卫华秘书长、四川脉卫科技有限公司林妍董事长出席了会议。项目承担单位四川大学科学技术发展研究院重大项目与基地管理部副部长胡涛教授,院长叶玲教授、科研部部长蒋琰及实验室科研管理老师、实验室学术骨干、实验室研究生等参加了会议。口腔再生医学国家地方联合工程实验室主任田卫东教授代表实验室介绍了项目实施期间的完成情况，汇报了所取得的成果及下一步的发展规划。专家组认真听取了项目承担单位项目建设情况的汇报，进行了现场核查,查阅了相关资料,并进行质询和讨论，对项目的完成情况予以了高度的肯定,一致认为项目建设达到预期目标,同意通过竣工验收。

# 关于公布中国博士后科学基金第 62 批面上资助获资助人员名单的通知

中博基字[2017]12 号

各有关博士后设站单位：

根据 2017 年度工作计划,中国博士后科学基金对第 62 批面上资助专家评审结果进行了公示。公示期间,有 2 人已退站,取消其资助资格。本批次实际资助博士后研究人员 3 445 人,其中一等资助 502 人,每人 8 万元；二等资助 2 943 人,每人 5 万元。“西部地区博士后人才资助计划”50 人,每人 5 万元。现对北京大学潘水洋等 3 445 名获资助人员名单予以公布（不含军队系统获资助人员名单)。军队系统获资助人员名单另行公布。

附件：

1. 第 62 批面上资助获资助人员名单

2. 第 62 批面上资助“西部地区博士后人才资助计划”获资助人员名单

中国博士后科学基金会

二〇一七年十一月十三日

附件略。

表 4　中国博士后科学基金第 62 批面上资助获资助人员名单 *

| 资助编号 | 省　市 | 姓 名 | 博士后编　号 | 设站单位 | 一级学科 | 资助等级 |
|---|---|---|---|---|---|---|
| 2017M620380 | 广东省 | 洪　霞 | 177597 | 深圳北京大学香港科技大学医学中心 | 口腔医学 | 1 |
| 2017M620417 | 重庆市 | 杨　生 | 195516 | 重庆医科大学 | 口腔医学 | 1 |
| 2017M621178 | 辽宁省 | 曹　彧 | 180296 | 中国医科大学 | 口腔医学 | 2 |
| 2017M621219 | 吉林省 | 史　册 | 185377 | 吉林大学 | 口腔医学 | 2 |
| 2017M621505 | 上海市 | 叶年嵩 | 180167 | 上海交通大学医学院 | 口腔医学 | 2 |
| 2017M621788 | 江苏省 | 胡　克 | 188981 | 南京医科大学 | 口腔医学 | 2 |
| 2017M622145 | 山东省 | 高　岭 | 185284 | 青岛大学 | 口腔医学 | 2 |
| 2017M622220 | 山东省 | 刘红蕊 | 182664 | 山东大学 | 口腔医学 | 2 |
| 2017M622221 | 山东省 | 弭　军 | 179656 | 山东大学 | 口腔医学 | 2 |

续表

| 资助编号 | 省 市 | 姓 名 | 博士后编 号 | 设站单位 | 一级学科 | 资助等级 |
|---|---|---|---|---|---|---|
| 2017M622742 | 广东省 | 孙 挺 | 194327 | 南方医科大学 | 口腔医学 | 2 |
| 2017M622888 | 广东省 | 黄 馨 | 195144 | 中山大学 | 口腔医学 | 2 |
| 2017M622981 | 重庆市 | 陈 陶 | 195514 | 重庆医科大学 | 口腔医学 | 2 |
| 2017M623048 | 四川省 | 王 骏 | 187752 | 四川大学 | 口腔医学 | 2 |
| 2017M623049 | 四川省 | 肖 宇 | 187782 | 四川大学 | 口腔医学 | 2 |

注:* 摘自 2017 年 11 月 13 日中国博士后科学基金第 62 批面上资助名单公布附件，军队系统获资助人员名单略。

**表 5 中国博士后科学基金第 61 批面上资助获资助人员名单 ***

| 资助编号 | 省 市 | 姓 名 | 博士后编 号 | 设站单位 | 一级学科 | 资助等级 |
|---|---|---|---|---|---|---|
| 2017M610264 | 上海市 | 许 可 | 180165 | 上海交通大学医学院 | 口腔医学 | 1 |
| 2017M610432 | 山东省 | 文 勇 | 187533 | 山东大学 | 口腔医学 | 1 |
| 2017M611238 | 辽宁省 | 陈 岗 | 185057 | 大连医科大学 | 口腔医学 | 2 |
| 2017M611332 | 吉林省 | 李道伟 | 171247 | 吉林大学 | 口腔医学 | 2 |
| 2017M611398 | 黑龙江省 | 王德明 | 171559 | 哈尔滨医科大学 | 口腔医学 | 2 |
| 2017M611588 | 上海市 | 王 瑜 | 180175 | 上海交通大学医学院 | 口腔医学 | 2 |
| 2017M612217 | 山东省 | 任文豪 | 185278 | 青岛大学 | 口腔医学 | 2 |
| 2017M612294 | 山东省 | 张东姣 | 166276 | 山东大学 | 口腔医学 | 2 |
| 2017M612826 | 广东省 | 余 培 | 184702 | 中山大学 | 口腔医学 | 2 |
| 2017M612999 | 四川省 | 杜 芹 | 172890 | 中国科学院成都生物研究所 | 口腔医学 | 2 |

注:* 摘自 2017 年 5 月 8 日中国博士后科学基金第 61 批面上资助名单公布附件，军队系统获资助人员名单略。

# 关于公布 2017 年度国家自然科学基金申请项目评审结果的通告

国科金发计[2017]98 号

2017 年 3 月 1 日至 3 月 20 日项目申请集中接收期间，国家自然科学基金委员会(以下简称自然科学基金委）共接收项目申请190 840 项，经初步审查和复审后共受理187 135 项。依据《国家自然科学基金条例》和国家自然科学基金相关管理办法，经专家评审和委务会议审批,决定资助面上项目 18 136 项、重点项目 667 项、重大项目 2 项、重点国际(地区)合作研究项目 107 项、青年科学基金项目 17 523 项、优秀青年科学基金项目 399 项、创新研究群体项目 38 项、海外及港澳学者合作研究基金项目 142 项、地区科学基金项目 3 017 项、部分联合基金项目(NSAF联合基金、天文联合基金、民航联合研究基金和钢铁联合研究基金)151 项、国家重大科研仪器研制项目(自由申请)83 项,合计 40 265 项。其余项目正在评审过程中。

依托单位科学基金管理人员及申请人可于 8 月 17 日以后登录科学基金网络信息系统(https://isisn.nsfc.gov.cn)查询相关申请项目评审结果。自然科学基金委将向相关依托单位寄发纸质批准资助项目通知,并以电子邮件形式向申请人发送申请项目批准资助通知、不予资助通知及专家评审意见。

申请人如对不予资助决定有异议,可向自然科学基金委提出不予资助项目复审申请,相关注意事项详见附件。

欢迎各依托单位和科研人员对国家自然科学基金项目评审工作提出意见和建议。

附件:2017 年度国家自然科学基金不予资助项目复审工作注意事项

国家自然科学基金委员会

二〇一七年八月十六日

附件略。

# 中国高等院校口腔医学院和口腔医院科技成果获奖及获科研基金资助简况

本栏目收录范围主要为中华人民共和国各部委、省(自治区)、直辖市和中国人民解放军军级以上单位授予的口腔医学科技成果奖(表)及资助的科研基金项目(表),市级和校级以及立项无资助的项目均未统计。收录时限为 2017 年。

**表 6　2017 年度中国高等院校口腔医学院（系）和口腔医院科技成果获奖一览表**

| 获奖项目名称 | 主要完成单位 | 获奖人员 | 奖励名称与等级 | 授奖部门 |
|---|---|---|---|---|
| 口腔科感染防控技术体系的研究与应用 | 四川大学 | 周学东　赵佛容<br>徐　欣　胡　涛<br>任　彪　李继遥<br>彭　显　李雨庆<br>曾淑蓉　刘治清 | 四川省科技进步一等奖 | 四川省人民政府 |
| 中国唇腭裂序列治疗模式的建立与推广 | 四川大学 | 石　冰　李精韬<br>李承浩　贾仲林<br>尹　恒　龚彩霞<br>郑　谦　李　扬 | 华夏医学科技三等奖 | 中国医疗保健国际交流促进会 |
| 口腔癌颈部淋巴结转移机制及诊治规范研究 | 北京大学、首都医科大学、中日友好医院 | 郭传瑸　冯芝恩<br>余光岩　彭　歆<br>王衣祥　张　晔<br>浦寅飞　王　琳<br>牛力璇 | 北京医学科技奖三等奖 | 北京医学会 |
| 口腔硬组织的生物再生 | 北京大学 | 周永胜　刘　燕<br>刘云松　周彦恒<br>谢秋菲　姜　婷 | 北京市科学技术三等奖 | 北京市人民政府 |
| 牙周病的致病机制及其再生治疗技术的应用 | 上海交通大学 | 束　蓉　宋忠臣<br>谢玉峰　程　岚<br>林智恺　刘大力<br>葛琳华　宋爱梅 | 华夏医学科技奖三等奖 | 中国医疗保健国际交流促进会 |

续表

| 获奖项目名称 | 主要完成单位 | 获奖人员 | 奖励名称与等级 | 授奖部门 |
|---|---|---|---|---|
| 基于细胞外基质促进组织再生的临床应用研究 | 空军军医大学 | 金 岩 | 陕西省科学技术一等奖 | 陕西省科技厅 |
| 军事应激在口颌系统的负性效应及其防治策略研究 | 空军军医大学 | 陈永进 | 军队科技进步二等奖 | 中央军委后勤保障部 |
| 牙周炎发病的宿主因素及其临床干预的研究 | 武汉大学 | 李成章 | 湖北省科技进步一等奖 | 湖北省人民政府 |
| 战创伤所致牙颌缺损与缺失的种植修复与重建研究 | 解放军总医院 | 刘洪臣 胡 敏 张海钟 温 宁 贺慧霞 刘华松 王东胜 鄂玲玲 刘 宇 周继林 | 国家科学进步二等奖 | 中华人民共和国国务院 |
| 矫治器治疗睡眠呼吸暂停综合征的动物实验及临床应用研究 | 河北医科大学 | 卢海燕 刘春艳 王 雯 马文盛 胡晓颖 | 河北医学科技奖一等奖 | 河北省医学会 |
| 提高骨质疏松状态下骨再生与整合能力的新策略与技术研究 | 华北理工大学 | 戚孟春 | 科学技术进步奖二等奖 | 中华人民共和国教育部 |
| 葛根芩连汤在慢性牙周炎伴动脉粥样硬化动物模型中的研究及应用 | 华北理工大学、唐山市人民医院 | 王 丹 魏润生 高海涛 彭 伟 白宇宏 | 医学科技奖一等奖 | 河北省医学会 |
| 计算机数字化外科技术在正畸正颌联合治疗中的临床应用研究 | 赤峰学院附属医院 | 高小波 | 内蒙古口腔医学会临床科研基金 | 内蒙古口腔医学会 |
| 牙髓卟啉单胞菌脂多糖诱导骨破坏的致病机制 | 中国医科大学 | 仇丽鸿 于雅琼 田宏伟 杨 谛 郭佳杰 曲 柳 吕 游 | 辽宁医学科技奖三等奖 | 辽宁省医学会 |
| PRF 在口腔种植软硬组织修复中的应用与研究 | 吉林大学 | 周延民 李 琦 孙晓琳 赵静辉 李艳秋 孟维艳 李春艳 郑 玲 裴婷婷 王 宇 | 中华口腔医学会科技奖三等奖 | 中华口腔医学会 |
| PRF 在口腔种植软硬组织修复中的应用与研究 | 吉林大学 | 周延民 李 琦 孙晓琳 赵静辉 李艳秋 孟维艳 李春艳 郑 玲 裴婷婷 王 宇 等 | 吉林省科学技术进步奖一等奖 | 吉林省科学技术奖励委员会 |
| 牙齿发育相关调控因子作用机制及临床应用研究 | 吉林大学 | 姜 秋 钟晓辉 李 毅 杨 涛 孙宏晨 曲勃颖 徐高祥 张鲁鲁 | 吉林省科学技术进步奖三等奖 | 吉林省科学技术奖励委员会 |

续表

| 获奖项目名称 | 主要完成单位 | 获奖人员 | 奖励名称与等级 | 授奖部门 |
|---|---|---|---|---|
| 口腔癌诊疗关键技术及其应用 | 南京市口腔医院 | 胡勤刚 杨旭东 王志勇 孙国文 韩 伟 蒲玉梅 泥艳红 孙卫斌 王育新 鲁 勇 等 | 江苏省科学技术二等奖 | 江苏省人民政府 |
| 吸烟抑制口腔局部免疫的机理研究及其在口腔粘膜癌前病变防治中的应用 | 南京市口腔医院、南京大学 | 王文梅 王 翔 叶 沛 韩晓冬 王婷婷 段 宁 朱雅男 | 江苏省科学技术二等奖 | 江苏省人民政府 |
| CBL 为核心的口腔医学专业学位教学创新实践 | 南京大学 | 孙卫斌 雷 浪 谢思静 杨亚萍 吴 丽 | 江苏省研究生教育改革成果一等奖 | 江苏省教育厅 |
| 口腔锥形束 CT 评估阻生牙风险和治疗预后的临床应用 | 南京医科大学 | 严 斌 王东苗 程 杰 | 医学新技术引进奖一等奖 | 江苏省卫计委 |
| 脱落细胞 DNA 定量分析在口腔黏膜潜在恶性病变中的临床应用 | 南京医科大学 | 范 媛 刘来奎 许隽永 | 医学新技术引进奖二等奖 | 江苏省卫计委 |
| 常见牙颌面发育缺陷的遗传易感性以及修复再生研究 | 南京医科大学 | 王 林 潘永初 张卫兵 江宏兵 马 兰 张光东 王美林 李丹丹 杜一飞 王 华 等 | 教育部高等学校科学研究优秀成果奖自然科学奖二等奖 | 中华人民共和国教育部 |
| 化学粘接改善牙齿粘接性能的研究 | 浙江大学 | 傅柏平 张振亮 张 玲 王朝阳 徐婧秋 王小淼 江 琴 余晓芬 余孟流 金晓婷 等 | 浙江省科学技术进步奖三等奖 | 浙江省人民政府 |
| 成纤维细胞对口腔癌增殖转移的影响及其机制研究 | 浙江大学 | 胡济安 李怡宁 李松英 陈学鹏 方进华 陆莉芳 陈思远 付 华 | 浙江省医药卫生科技奖二等奖 | 浙江省卫生计生委 |
| 防治牙周病的特异性卵黄抗体的制备技术的研发及应用 | 安徽医科大学、安徽安科生物工程（集团）股份有限公司 | 徐 燕 李增礼 沈继龙 王晓静 叶兴如 董 瑶 | 安徽省科技进步奖三等奖 | 安徽省人民政府 |

续表

| 获奖项目名称 | 主要完成单位 | 获奖人员 | 奖励名称与等级 | 授奖部门 |
|---|---|---|---|---|
| 涎腺腺样囊性癌的基础和临床应用研究 | 福建医科大学 | 卢友光　郑大利　苏柏华　丁林灿　林李嵩　施　斌　邱　宇 | 福建省科学技术进步奖二等奖 | 福建省人民政府 |
| 数字化技术在口腔种植外科与修复中的应用 | 福建医科大学 | 陈　江　何炳蔚　吴　东　黄文秀　郭晓宁 | 福建医学科技奖三等奖 | 福建省医学会 |
| 遗传性牙本质发育不良临床表型及致病基因研究 | 郑州大学、郑州市金水牙博士口腔门诊部 | 陈　栋　孙　予　李坤阳　邓富义　张会云　刘　玲　高　黎　陆玉平　李晓聪　等 | 科技成果一等奖 | 河南省教育厅 |
| 口腔颌面部肿瘤切除后软组织缺损的精细重建及股前外侧皮瓣的应用 | 中南大学湘雅二医院 | 吴汉江　龚朝建　王　铠　张　胜　朱兆夫　刘金兵　谭宏宇　任振虎　贺智晶 | 湖南医学科技奖二等奖 | 湖南省医学会 |
| 婴幼儿龋（ECC）发病风险因素生命历程应用研究 | 中山大学 | 林焕彩　周　燕　陶　冶　支清惠　邱荣敏　杨军英　廖义东 | 广东省科学技术奖三等奖 | 广东省人民政府 |
| 口腔癌精准诊疗和个性化修复重建的基础与临床应用研究 | 重庆医科大学、中山大学 | 季　平　廖贵清　李　勇　邱丽华　赵洪伟　王　涛　张富贵　庞　谅　刘文钊　朱露颖 | 重庆市科技进步奖二等奖 | 重庆市人民政府 |
| 干细胞在牙髓牙周组织再生中的应用基础研究 | 陆军（第三）军医大学 | 温秀杰　谭颖徽　刘鲁川　聂　鑫　刘　锐　姚乃晖　刘　琪　朱　强　周　霞 | 重庆市科技进步二等奖 | 重庆市科委 |
| 群体遗传多样性及复杂疑难亲缘关系鉴识研究 | 西安交通大学、南方医科大学、陕西师范大学 | 朱波峰　沈春梅　袁国莲　张王党　王红丹　孟昊天　郃发道　郭瑜鑫　杨春华　晋　瑞 | 陕西省科学技术进步一等奖 | 陕西省人民政府 |
| 细胞通讯相关蛋白与口腔鳞状细胞癌的相关性研究 | 西南医科大学 | 聂敏海　等 | 四川省医学进步二等奖 | 四川省口腔医学会 |
| 防龋疫苗的系列研究 | 遵义医学院、四川大学、温州医科大学 | 刘建国　白国辉　陈　筑　管晓燕　吴家媛　田　源　刘天佳 | 贵州医学科技奖一等奖 | 贵州省卫生和计划生育委员会 |

续表

| 获奖项目名称 | 主要完成单位 | 获奖人员 | 奖励名称与等级 | 授奖部门 |
| --- | --- | --- | --- | --- |
| 邻近瓣在口腔颌面部软组织损伤修复中的应用 | 新疆医科大学 | 龚忠诚　陈青立<br>可热木·阿巴司<br>刘　慧　凌　彬<br>邵　博　尹小朋<br>林兆全　王　冰 | 自治区科技进步二等奖 | 自治区科技厅 |
| 新疆维吾尔族非综合征唇腭裂发病相关基因关联研究 | 新疆医科大学 | 阿地力·莫明<br>王　玲　阿不都<br>克力木·买买提<br>居来提·吐尔逊<br>比力克孜·玉素甫<br>买买提吐逊·吐尔地<br>姚志涛 | 自治区科技进步三等奖 | 自治区科技厅 |

# 国家级获奖项目简介

## 刘洪臣教授科研团队项目<br>——战创伤所致牙颌缺损与缺失的种植修复与重建

(国家科技进步二等奖)

现代战争中，战创伤所致牙颌缺损的发生率明显增高，严重影响伤员进食、咀嚼、语言、容貌及身心健康。国内外针对此类缺损，采用常规的可摘义齿、固定义齿、义颌等修复方式均难以达到理想的修复效果。战创伤牙颌缺损的修复是国内外军事口腔医学的难题。科研团队自上世纪 90 年代初针对抗美援朝以来遗留的一些病例，采用设计改良的义齿及义颌修复的基础上，于国内外率先开展战创伤牙颌缺损的人工种植固位修复，经历几代人的努力，在 6 项国家、军队重点及专项基金支持下，结合现代种植修复手段，以战创伤牙颌缺损的人工种植修复及其周围骨缺损重建为突破点，历时 20 年，实现战创伤牙颌缺损修复模式的根本转变。

该成果创建了战创伤牙颌缺损修复的新型人工种植体给药体系，发明了给药人工种植体，首创经人工种植体给药新途径，使战创伤牙颌缺损人工种植修复达到正常骨组织种植修复的成功率，使不易愈合的战创伤牙颌缺损人工种植修复难题得以解决；建立了镍钛记忆合金牵张成骨修复牙颌缺损新策略，解决了战创伤所致重度牙槽嵴高度不足和节段性骨缺损种植修复难题；提出了 4 项战创伤人工种植牙修复新方法，发明嵌抱式人工种植装置，解决了战创伤致牙颌缺损修复支持力和固位力不足的难题；建立了战创伤所致不规则骨缺损修复的研究平台，研制的生物活性可注射骨修复材料，为未来战争难以修复的颌骨缺损重建提供有力的技术储备。研发的具有完全自主知识产权的新型人工种植体获国家医疗器械注册证并投产，与国内外种植系统相比,同等性能价格更低,节省了医疗成本,对提高部队战斗力具有重大意义。

研究成果获国家发明专利 6 项，实用新型专利 4 项；发表论文 230 篇,SCI 收录 41 篇,共被引 1 697 次,他引 1 332 次,单篇最高被引 71 次；举办国际学术会议 6 次,22 次在国际大会发言,特邀在国际、国内修复会议作专题报告;成果收录到相关临床诊疗指南,主参编专著 12 部;该成果先后获军队科技进步一等奖 1 项、二等奖 1 项,军队医疗成果二等奖 1 项;在 103 家军、地医院推广应用,多次参加抗震救灾等非战争军事行动，取得显著军事、经济和社会效益。

# 陈永进教授科研团队项目
## ——军事应激在口颌系统的负性效应及其防治策略研究

(军队科技进步二等奖)

口颌系统疾病是部队常见病,多发病,尤其在高应激状态下发病率显著升高，严重影响部队战斗力。美军一线战斗人员口颌系统疾病发病率比平时增加 2%,其非战斗减员中 17%是由口颌疾病引发的疼痛、张口受限、咀嚼困堆,严重感染所致。随着新时期我军军事任务和领域不断拓展,在航空、航海等高应激兵种和实战演习、野战拉练等高应激军事作业中,口颌系统疾病发生率与平时相比急剧攀升。口腔流调显示,执行军事任务部队,口颌系统疾病发生率可高达 80%，辽宁舰首例急诊后送伤员即为口颌系统疾病所致，开展军事应激条件下口颌系统疾病的致病机理及防治研究，对保障新时期部队战斗力生成具有重要意义。

欧美军队也一直高度重视口腔医学研究，相关疾病被美军列为“战伤救护研究计划”的重点内容之一。近十年来,美军先后投入大量经费用于该研究。然而,由于应激所致的中枢调控机制复杂，口颌系统各组成部分交互影响，导致军事应激特发性口颌系统疾病的致病机理难以阐明，成为此类疾病防治的瓶颈问题，也是因内外军事口腔医学亟待解决的难点。

本项目在军队十一五课题等 6 顶基金资助下,历时 14 年,揭示了军事应激通过中枢神经递质谷氨酸代谢失衡,激活口颌肌-颞颌关节骨/软骨-牙周骨组织损伤的负性效应链条，进而导致出现以口颌面痛、颞颌关节紊乱、牙周病为代表的军事应激特发性口颌面部神经肌骨系统(ONMS)疾病。同时针对负性效应链条上的各个靶点,建立了“中枢保护-肌肉放松-关节减负-牙周抗炎”的 ONMS 疾病序列防治策略，为军事应激特发性口腔疾病防治、保障部队战斗力生成提供了坚实理论支撑和技术支持。

本项目共发表论文 103 篇，其中 SCI/E1 收录 32 篇,总引用 780 次，获专利授权 5 项，出版专著 12 部。提交分析报告 2 份。出版全军第一个《军队口腔保健指南》并配发基层部队。项目成果在 19 家单位推广应用,国外多个权威杂志引用本项目成果并给予高度评价。为全军培养技术骨干 43 人,举办全军牙防学习班 15 次,项目组多人获得学术与人才奖励。

# 省部级获奖项目简介

## 金岩教授科研团队项目
## ——基于细胞外基质促进组织再生的临床应用研究

（陕西省科学技术一等奖）

背景及意义：我国各类组织与器官移植的临床需求量高达数百万，而供体来源却严重短缺。组织工程技术的发展有望解决组织与器官的供体来源问题。构建组织工程组织与器官的关键因素是支架材料的性能。细胞外基质（Extracellular Matrix，ECM）来源于细胞自身分泌，其组织特异性分子及微观结构是诱导组织再生的天然微环境，是最适宜组织器官构建的支架材料。目前，获得 ECM 的策略是通过对天然组织进行去细胞和去抗原处理，或通过细胞自分泌技术获得。然而，完全去除抗原并保持 ECM 结构和组织诱导活性的技术尚未建立，而通过细胞自分泌构建组织特异性 ECM 并应用于再生的技术尚未建立。同时，ECM 发挥再生功能依赖于组织损伤后的局部炎症微环境，但是局部炎症影响 ECM 再生能力的机制仍然不明。针对以上科学问题，本项目历经 20 余年研究，产生了一系列重大研究成果。

项目成果：

1. 首次明确炎症通过影响细胞自分泌 ECM 表达谱抑制局部组织再生，进一步揭示炎症导致的 NF-κB/Wnt 级联通路异常是细胞自分泌功能紊乱的重要原因，建立基于 Wnt 通路重建 ECM 微环境稳态的调控体系；首次阐明炎症通过调控 microRNA/表观遗传偶联通路持久抑制细胞功能、导致 ECM 稳态紊乱的分子机制，并建立通过调节特定 microRNA/表观遗传修饰酶持久恢复细胞功能的技术体系；本项目揭示了炎症微环境抑制组织再生的重要分子机制，并建立通过调控关键靶点促进组织再生的新策略。

2. 国际上首次模拟组织器官发育中细胞的凝聚模式，并建立基于细胞自分泌 ECM 的“细胞聚合体技术”体系；首次利用细胞聚合体技术成功实现软骨组织再生，成功开展国际首个基于细胞聚合体技术的全牙髓再生临床研究，制定相应临床治疗与标准操作规范，实现了以重建再生微环境为基础促进复杂组织再生的临床治疗新突破，为软骨及全牙髓再生提供新的治疗策略。

3. 创建基于负压离子渗透交换的组织特异性脱细胞技术，获得具有高组织诱导活性和精密微观结构的组织特异性 ECM，并建立 ECM 制备标准和安全有效评价体系；成功研制国际首个“生物工程角膜”产品，并制定了临床应用规范和评价标准；开创了角膜移植治疗的新体系，为解决角膜移植供体的严重缺乏提供了重要手段。

应用推广及效益：本项目自主研发的组织工程产品在全国 30 余家医院进行推广应用。其中，世界首例“生物工程角膜”产品有效率达到 94.4%。本团队建立的基于“细胞自分泌 ECM 技术”的牙髓再生体系，实现全牙髓再生，临床有效率达到 95.3%。此外，本项目创建国际首个生物工程角膜移植培训基地、牙髓及牙周再生培训基地,共培训国内外医生 1 000 余名。成功主办 5 次国际及国内知名的再生医学相关会议。团队负责人获得“2015 年全国优秀科技工作者”称号。

本项目发表论文 130 余篇，其中 SCI 论文 62 篇,总 IF 为 310 分,平均 IF>5 分，IF>5 的论文 31 篇,最高 IF 为 17.3。多篇论文发表于 *Cell Metab*、*Cell Death Differ*、*Biomaterials*、*Theranostics* 等相关领域权威杂志,其中 20 篇代表性论文的他引次数达 612 次，具有广泛的学术影响力。

同行评价:针对本项目,多位领域内权威专家在 *Cell Metab* 等杂志发表专文述评高度评价相关工作。本项目所完成的“生物工程角膜”产品研发和应用情况被中央电视台等国内主流媒体广泛报道,并被 *Nature* 杂志报道;入选“2015 年中国医药生物技术十大进展”,被英国广播公司(BBC)评为“中国五大世界领先科技革命”之一。团队负责人获得“2015 中国科学年度新闻人物”称号。

## 周学东教授科研团队项目<br>——口腔科感染防控技术体系的研究与应用

(四川省科技进步奖一等奖)

该项目组经过 17 年的研究和实践,针对口腔科感染防控的关键技术难题，成功构建口腔科感染防控技术体系，取得以下创新性成果:

1. 首次证明牙科手机防回吸技术能有效阻断口腔科感染,证实逆止阀技术能阻断经牙科手机回吸引起的细菌、病毒的传播，极大推动了防回吸牙科手机的研发应用和国产替代。

2. 创建牙科手机“一人一用一灭菌”技术和规范，成治疗前-治疗中-治疗后三个关键环节的技术体系，带动我国口腔医疗机构感染防控能力的整体提升。

3. 创新建立口腔科器材感染防控风险分级标准和技术标准,形成 5 个消毒灭菌流程，4 个行业标准，形成全面-全程-全员的口腔科感染防控体系。

项目发表学术论文 69 篇,主编国家规范教材、学术专著 15 部,授权国家发明专利 3 项,在 200 余家医院推广应用,培养感染控制专职人员 4 000 余人，主办国内外学术会议 15 次、专题讲座 80 余次，科普宣教 30 000 余人次。项目负责人在口腔科感染防控领域做出突出贡献,被授予国际牙医师学院“主席特别奖”。

该项目解决了口腔科感染控制的关键技术难点和相关基础问题,社会效益显著,对推动我国口腔医疗安全起到了重要作用。

## 李成章教授科研团队项目<br>——牙周炎发病的宿主因素及其临床干预的研究

(湖北省科技进步奖一等奖)

牙周炎患病率高达 90%,是成人失牙的首要原因。柳叶刀、新英格兰医学杂志等多个医学顶级杂志均报导:牙周炎与全身很多重大慢病如糖尿病、心脑血管病等互为危险因素,更增加以上疾病及婴儿早产、中风、肺病等疾病的发病率、严重程度和死亡率。细菌是牙周炎的致病因素，但以下事实说明了宿主易感性的重要作用：①从史前至今重度牙周炎不超过牙周炎患者的 20%；②同一患者口内可有相邻牙位轻重牙周炎并存的现象。认识宿主因素并进行相应的临床干预，是提高牙周炎诊治水平的关键。

本项目以牙周组织的直接破坏因子 MMPs 为突破口，结合临床咬合因素对牙周炎的宿主因素进行了基础与临床研究，提出了牙周炎三路径协同的网络调控机制；揭示了该机制中的自身调节环节；发现了中药调节宿主机制的靶点；提出并践行了新的咬合诊疗理念和标准。解释了为何同是细菌感染却可在不同个体或同一个体相邻牙位出现牙周炎轻重不等的的科学问题，解决了咬合诊疗的难题。

开创性成果如下：

1. 发现宿主参与牙周炎组织破坏的三条路径：①EMMPRIN-MMP1/13-牙周炎路径，该路径与重度牙周炎的发生有关。②细胞因子-MMP8-牙周炎路径，该路径与轻度牙周炎的发生有关。③ EMMPRIN-CypA-慢性炎症-牙周炎路径，与以上路径协同作用。其反应特点：在炎症发展过程中存在 MMP-8 向 MMP-1/13 类型的转换，其类型转换是局部反应向机体反应变化的标志。

2. 发现路径内存在基因多态性和蛋白糖基化的自身调节以及 Toll 样受体对外来刺激的调节，提出了以 EMMPRIN-MMPs 为中心的三路径协同的网络调控机制，该机制的自身调节能力影响着牙周炎轻重程度的临床表现。

3. 发现黄芩苷、葛根素等中药可针对上述机制中的 4 个靶点进行有效干预，减轻牙周组织破坏。为中药的防治应用提供了理论依据。

4. 发现咬合问题是同一患者口内相邻牙轻重牙周炎并存的最常见最多见的宿主原因。提出了咬合疾病和咬合创伤症候群的概念及咬合创伤的诊断标准，开展了针对咬合因素的个性化干预，把咬合干预从对牙的调合拓展到对咀嚼肌的干预，解决了临床咬合诊疗的难题。

临床成功治疗四万余例患者。本成果发表论文总计 147 篇，其中 SCI 35 篇，牙周国际权威杂志 J Periodontal Res 13 篇。代表性论文 SCI 18 篇、中华口腔医学杂志 2 篇，他引 213 次。编著《咬合检查与调合调整病例图解》，成果纳入全国高校研究生教材（参编专著共 18 部）。2 次在国际牙科研究协会年发言。在国内外学术会议、国际、中国大陆及港台院校交流及全国性学习班讲授相关成果 58 次。在国内病例比赛中获奖 18 次，成果受到维也纳医科大学牙学院牙周研究中心 Rausch-fan 教授、原日本北海道大学口腔医学院院长咬合专家加藤熙教授、中华口腔医学会会长俞光岩教授等著名国内外专家和同行的认可。成果在国内 24 家单位应用推广，社会效益显著。

**表 7　2017 年度中国高等院校口腔医学院（系）和口腔医院获科研基金资助一览表**

| 项目名称 | 项目负责人 | 单　位 | 基金或资助项目全称 | 批准号或编号 | 资助金额（万元） |
|---|---|---|---|---|---|
| 基于成体/多能干细胞的牙功能组织模块构建及转化研究 | 田卫东 | 四川大学 | 国家重点研发计划 | 2017YFA0104800 | 2 867.00 |
| 超顺磁性/荧光纳米 HA 晶体在内置磁场协同作用下成骨示踪研究 | 李西宇 | 四川大学 | 国家自然科学基金青年科学基金 | 31700828 | 21.00 |
| FAM20B 催化的蛋白聚糖调控牙发育的机制研究 | 田　野 | 四川大学 | 国家自然科学基金青年科学基金 | 81700929 | 20.00 |

续表

| 项目名称 | 项目负责人 | 单　位 | 基金或资助项目全称 | 批准号或编号 | 资助金额（万元） |
|---|---|---|---|---|---|
| 血浆外泌体/miR-27a/sFRP1 轴调控经典 Wnt 通路促颌骨放射性骨损伤修复的研究 | 姚　洋 | 四川大学 | 国家自然科学基金青年科学基金 | 81700941 | 20.00 |
| Cyclic di-AMP 调控变异链球菌致病毒力的分子机制研究 | 彭　显 | 四川大学 | 国家自然科学基金青年科学基金 | 81700963 | 20.00 |
| 白色念珠菌与格氏链球菌共生平衡对机会性致儿童龋病风险的调控作用及机制研究 | 周　媛 | 四川大学 | 国家自然科学基金青年科学基金 | 81700964 | 20.00 |
| 金属蛋白酶 BMP1/TLL1 在牙、牙周组织生长发育中的作用及机制研究 | 王　骏 | 四川大学 | 国家自然科学基金青年科学基金 | 81700980 | 20.00 |
| 伴放线聚集杆菌通过微调过氧化氢促进副血链球菌生物膜形成及毒力的机制研究 | 段丁瑜 | 四川大学 | 国家自然科学基金青年科学基金 | 81700984 | 20.00 |
| S1P 信号通路对牙骨质细胞应力转导的作用机制研究 | 段沛沛 | 四川大学 | 国家自然科学基金青年科学基金 | 81701005 | 20.00 |
| Osteomacs 介导 IL-33 调控牙槽骨重塑的分子机制 | 徐　晖 | 四川大学 | 国家自然科学基金青年科学基金 | 81701006 | 20.00 |
| Hippo 信号通路节点 YAP/TAZ 介导种植体骨结合中免疫响应的作用及机制研究 | 向　琳 | 四川大学 | 国家自然科学基金青年科学基金 | 81701007 | 20.00 |
| CHD7 调控骨改建及种植体骨结合机理的研究 | 康　宁 | 四川大学 | 国家自然科学基金青年科学基金 | 81701009 | 20.00 |
| 实时响应血糖的壳聚糖载药体系应用于颌骨缺损修复研究 | 肖　宇 | 四川大学 | 国家自然科学基金青年科学基金 | 81701027 | 20.00 |
| 硼酸盐生物活性玻璃对双膦酸盐相关性颌骨坏死的修复作用及机制研究 | 袁　鹤 | 四川大学 | 国家自然科学基金青年科学基金 | 81701028 | 21.00 |
| LOX-1 在巨噬细胞介导的头颈鳞癌免疫逃逸的作用与机制研究 | 李太文 | 四川大学 | 国家自然科学基金青年科学基金 | 81702701 | 20.00 |
| 牙种植体骨结合的调控机理 | 袁　泉 | 四川大学 | 国家自然科学基金优秀青年科学基金 | 81722014 | 130.00 |

续表

| 项目名称 | 项目负责人 | 单　位 | 基金或资助项目全称 | 批准号或编号 | 资助金额（万元） |
|---|---|---|---|---|---|
| 口腔扁平苔藓基于免疫调控网络的分子分型与个体化治疗研究 | 陈谦明 | 四川大学 | 国家自然科学基金重点项目 | 81730030 | 297.00 |
| 牙周更替及创伤过程中间充质干细胞的来源及其调控机制研究 | 赵　瑚 | 四川大学 | 国家自然科学基金面上项目 | 81771031 | 58.00 |
| Shh 基因组蛋白二价修饰在牙上皮分化中的作用机制研究 | 郑黎薇 | 四川大学 | 国家自然科学基金面上项目 | 81771033 | 56.00 |
| Runx1 对骨发育与骨病理模型中成骨、软骨细胞分化机制的研究 | 谢　静 | 四川大学 | 国家自然科学基金面上项目 | 81771047 | 56.00 |
| LncRNAs-miRNAs 交互作用调控人脂肪干细胞成骨分化及其机制的研究 | 赵志河 | 四川大学 | 国家自然科学基金面上项目 | 81771048 | 56.00 |
| Circ_HOMER1 及其靶 miRNAs 调控人脐带间充质干细胞成骨分化的机制研究 | 陈文川 | 四川大学 | 国家自然科学基金面上项目 | 81771049 | 60.00 |
| 基于唾液蛋白质组学的仿生防龋功能多肽构建及其应用基础研究 | 张凌琳 | 四川大学 | 国家自然科学基金面上项目 | 81771062 | 51.00 |
| microRNA-155 与 microRNA-335-5p 调控牙根尖周组织炎症及骨代谢的机制 | 黄定明 | 四川大学 | 国家自然科学基金面上项目 | 81771063 | 56.00 |
| Wnt7b 调控破骨细胞分化及骨吸收功能的机制研究 | 叶　玲 | 四川大学 | 国家自然科学基金面上项目 | 81771065 | 56.00 |
| vicR 反义长链非编码 RNA 协同 RNase III 调控变异链球菌生物膜致龋性效果和机制的研究 | 杨英明 | 四川大学 | 国家自然科学基金面上项目 | 81771068 | 56.00 |
| 具核梭杆菌与动脉粥样硬化的关系及机制研究 | 吴亚菲 | 四川大学 | 国家自然科学基金面上项目 | 81771077 | 54.00 |
| OR1A2 在口腔扁平苔藓发生发展中的作用及潜在临床意义 | 曾　昕 | 四川大学 | 国家自然科学基金面上项目 | 81771081 | 56.00 |
| 精准挖掘牙周炎微生物组对糖尿病的免疫调控机制 | 李　燕 | 四川大学 | 国家自然科学基金面上项目 | 81771085 | 56.00 |
| CD8+T 淋巴细胞功能衰竭在口腔白斑病发生与逆转中的作用及机制研究 | 周　瑜 | 四川大学 | 国家自然科学基金面上项目 | 81771086 | 54.00 |
| 下颌髁突软骨干细胞在颞下颌关节骨关节炎中的作用及其调控机制研究 | 祝颂松 | 四川大学 | 国家自然科学基金面上项目 | 81771097 | 56.00 |

续表

| 项目名称 | 项目负责人 | 单　位 | 基金或资助项目全称 | 批准号或编号 | 资助金额（万元） |
|---|---|---|---|---|---|
| 口腔黏膜化学感官细胞维持口腔微生态平衡的作用与分子机制研究 | 徐　欣 | 四川大学 | 国家自然科学基金面上项目 | 81771099 | 62.00 |
| 牙种植体-基台界面微渗漏的产生及防护机理研究 | 于海洋 | 四川大学 | 国家自然科学基金面上项目 | 81771113 | 56.00 |
| Gli1+细胞在 TMJ 骨关节炎修复中的稳态调节作用及机制研究 | 王　军 | 四川大学 | 国家自然科学基金面上项目 | 81771114 | 56.00 |
| 基于 bio-MOF 药物缓释体系的个性化 Onlay 人工骨块的构建及其修复牙槽骨缺损的机理研究 | 王　剑 | 四川大学 | 国家自然科学基金面上项目 | 81771122 | 54.00 |
| 基质硬度（Stiffness）调控血管内皮祖细胞分化及在组织工程血管化中的应用 | 蔡潇潇 | 四川大学 | 国家自然科学基金面上项目 | 81771125 | 56.00 |
| 多组学联合研究口腔鳞状细胞癌发病机制及分子标记物联合检验潜能 | 廖　生 | 四川大学 | 国家自然科学基金面上项目 | 81772275 | 56.00 |
| 原发灶-靶器官氧分压动态变化调控涎腺腺样囊性癌播散肿瘤细胞休眠和远处转移的分子机制 | 汤亚玲 | 四川大学 | 国家自然科学基金面上项目 | 81772891 | 25.00 |
| 糖代谢重编程对口腔癌相关成纤维细胞上皮样转化的驱动机制及其应用研究 | 周红梅 | 四川大学 | 国家自然科学基金面上项目 | 81772898 | 57.00 |
| PPARγ 诱导 M2 巨噬细胞替代激活对利用异种 TDM 构建生物牙根的免疫调控相关研究 | 郭维华 | 四川大学 | 国家自然科学基金面上项目 | 31771062 | 60.00 |
| “万人计划”科技创新领军人才 | 林云锋 | 四川大学 | 科技部万人计划 | 组厅字【2016】37 号 | 90.00 |
| “万人计划”科技创新领军人才 | 陈谦明 | 四川大学 | 科技部万人计划 | 组厅字【2016】37 号 | 90.00 |
| 国际口腔科学杂志（英文版） | 周学东 | 四川大学 | 教育部中国科技期刊国际影响力提升计划 A 类 | 2016BWQT06-PIIJ2-A-5 | 200.00 |
| 骨研究（英文） | 王　晴 | 四川大学 | 教育部中国科技期刊国际影响力提升计划 C 类 | 2016BWQT05-PIIJ2-C-11 | 50.00 |
| 口腔种植体骨修复机理和临床应用四川省青年科技创新研究团队 | 袁　泉 | 四川大学 | 四川省青年科技创新研究团队培育计划 | 2017TD0016 | 30.00 |

续表

| 项目名称 | 项目负责人 | 单　位 | 基金或资助项目全称 | 批准号或编号 | 资助金额（万元） |
|---|---|---|---|---|---|
| 基于生态防治的纳米防龋材料的研究（青年基金） | 程　磊 | 四川大学 | 四川省青年科技基金 | 2017JQ0028 | 40.00 |
| 肿瘤缺氧微环境调控涎腺腺样囊性癌细胞 EMT 和血管生成拟态的分子机制 (重点) | 陈　宇 | 四川大学 | 四川省应用基础研究重点项目 | 2017JY0025 | 30.00 |
| 根管微创治疗的应用基础研究（重点） | 黄定明 | 四川大学 | 四川省应用基础研究重点项目 | 2017JY0069 | 20.00 |
| 牙釉质在冲击-滑动磨损联合作用下的损伤机理研究（面上） | 高姗姗 | 四川大学 | 四川省应用基础研究面上项目 | 2017JY0236 | 10.00 |
| 应力微环境对 MSCs 迁移-成骨分化的调控效应 研究（面上） | 李　娟 | 四川大学 | 四川省应用基础研究面上项目 | 2017JY0229 | 10.00 |
| 诱导修复型免疫细胞活性的骨修复体的实验研究 | 满　毅 | 四川大学 | 四川省应用基础研究面上项目 | 2017JY0337 | 10.00 |
| 多肽-PAMAM 衍生物仿生矿化功能材料及抗牙本质敏感症制剂的研发 | 李继遥 | 四川大学 | 四川省重点研发项目 | 2017SZ0030 | 180.00 |
| 利用具有诱导生物矿化的天然材料进行牙体硬组织缺损修复新技术研究 | 郭维华 | 四川大学 | 四川省重点研发项目 | 2017SZ0031 | 150.00 |
| 基于云平台的牙颌面疾病数字化远程医疗关键技术与服务 | 龙　洁 | 四川大学 | 四川省重点研发项目 | 2017SZ0032 | 150.00 |
| 口腔专业护理技术研发及临床应用推广研究 | 徐庆鸿 | 四川大学 | 四川省重点研发项目 | 2017SZ0155 | 20.00 |
| Notch 信号通路对牙髓干细胞参与淋巴管形成的调控及分子机制研究 | 潘　剑 | 四川大学 | 四川省重点研发项目 | 2017SZ0094 | 20.00 |
| 同轴电纺生物膜控释 EGF/BMP-2 在双磷酸盐骨坏死中的防治用研究 | 刘济远 | 四川大学 | 四川省重点研发项目 | 2017SZ0108 | 20.00 |
| 对 SMAD4 突变型头颈部鳞状细胞癌进行 DNA 损伤--细胞生存双重靶击的作用机制研究 | 周红梅 | 四川大学 | 四川省重点研发项目 | 2017SZ0104 | 20.00 |
| G 蛋白信号调节蛋白 10 在牙周病中作用机制的研究 | 李津乐 | 四川大学 | 四川省重点研发项目 | 2017FZ0049 | 20.00 |
| 稀土掺杂纳米磷灰石生物活性荧光示踪探针研究 | 李西宇 | 四川大学 | 四川省重点研发项目 | 2017GZ0410 | 20.00 |
| 互联网+口腔科普健康教育平台建设 | 毕小琴 | 四川大学 | 四川省科普培训项目 | 2017KZ0022 | 30.00 |

续表

| 项目名称 | 项目负责人 | 单位 | 基金或资助项目全称 | 批准号或编号 | 资助金额（万元） |
|---|---|---|---|---|---|
| 高校素质教育平台对医学本科生科研素养培育作用研究 | 谭静 | 四川大学 | 四川省软科学项目 | 2017ZR0271 | 10.00 |
| 自动化免疫组化定量分析检测仪的研发项目 | 刘洋 | 四川大学 | 四川省科技创新创业苗子工程项目重点项目 | 2017RZ0049 | 10.00 |
| 新型自膨胀组织扩张材料修复唇腭裂的研发与应用研究 | 李精韬 | 四川大学 | 四川省科技创新创业苗子工程项目重点项目 | 2017RZ0036 | 10.00 |
| 纳米生物材料防治口腔菌斑性疾病的合作研究 | 程磊 | 四川大学 | 四川省国际科技合作与交流研发项目 | 2017HH0008 | 50.00 |
| 血糖响应药物控释系统精准调控糖尿病性牙周炎的机理及应用研究 | 王琪 | 四川大学 | 四川省国际科技合作与交流研发项目 | 2017HH0078 | 20.00 |
| 基于 SERS 的牙周炎唾液诊断微芯片研发 | 刘程程 | 四川大学 | 四川省科技创新创业苗子工程项目培育项目 | 17-YCG053-13 | 3.00 |
| 基于变异链球菌毒力蛋白 Gtf 晶体结构的小分子靶向抗龋药物及其运载系统的研究 | 任智 | 四川大学 | 四川省科技创新创业苗子工程项目培育项目 | 17-YCG053-14 | 3.00 |
| 离散支撑固位式牙种植体三维有限元分析及骨整合研究 | 尹星 | 四川大学 | 四川省科技创新创业苗子工程项目培育项目 | 17-YCG053-15 | 2.00 |
| 基于自体 iPS 细胞及 bFGF-KGF 双因子的种植体周围粘膜缺损组织工程化重建研究 | 胡琛 | 四川大学 | 四川省科技创新创业苗子工程项目培育项目 | 17-YCG053-16 | 2.00 |
| Vangl 调控根尖周炎骨质吸收的理论及应用研究 | 杨静 | 四川大学 | 四川省科技创新创业苗子工程项目培育项目 | 17-YCG053-17 | 2.00 |
| 个性化托槽引导粘接技术的研发 | 薛超然 | 四川大学 | 四川省科技创新创业苗子工程项目培育项目 | 17-YCG053-18 | 2.00 |
| $BaTiO_3$/P (VDF-TrFE) /Ni 电-磁-力耦合效应及其成骨性能研究 | 张学慧 | 北京大学 | 国家自然科学基金面上项目 | 51772006 | 60.00 |
| 生物活性复合微球支架材料用于人牙本质再生的探索研究 | 刘亦洪 | 北京大学 | 国家自然科学基金面上项目 | 51772007 | 60.00 |
| 颅面生长发育相关龈沟液蛋白表达谱分析与颌骨生长发育相关性研究 | 谷岩 | 北京大学 | 国家自然科学基金面上项目 | 81771027 | 25.00 |
| 新型镁锂钙合金在颅颌面骨再生中的应用及其促成骨机制的探索 | 刘云松 | 北京大学 | 国家自然科学基金面上项目 | 81771039 | 54.00 |
| microRNA-222 在骨组织工程中促神经化的研究及机制探讨 | 姜婷 | 北京大学 | 国家自然科学基金面上项目 | 81771045 | 56.00 |

续表

| 项目名称 | 项目负责人 | 单　位 | 基金或资助项目全称 | 批准号或编号 | 资助金额（万元） |
|---|---|---|---|---|---|
| 颅骨锁骨发育不全致病基因 RUNX2 通过调控 miR-31 介导的牙槽骨改建过程影响牙齿替换的机制研究 | 郑树国 | 北京大学 | 国家自然科学基金面上项目 | 81771053 | 56.00 |
| LRP6 基因突变及 DNA 甲基化导致先天缺牙表型差异的机制研究 | 冯海兰 | 北京大学 | 国家自然科学基金面上项目 | 81771054 | 65.00 |
| 可注射 VEGF 智能化修饰微孔双网络水凝胶在骨修复中的作用机制研究 | 王晓燕 | 北京大学 | 国家自然科学基金面上项目 | 81771061 | 54.00 |
| 口腔黏膜 MSC 来源外泌体对口腔癌前病变的作用机制研究 | 刘宏伟 | 北京大学 | 国家自然科学基金面上项目 | 81771071 | 56.00 |
| 钙离子/钙调素依赖蛋白激酶激酶 β 在脂联素促进下颌下腺分泌中的作用及机制研究 | 丁　冲 | 北京大学 | 国家自然科学基金面上项目 | 81771088 | 51.00 |
| 唇腺间充质干细胞特征和免疫调节作用及机制研究 | 华　红 | 北京大学 | 国家自然科学基金面上项目 | 81771090 | 25.00 |
| 染料木素拮抗雌激素作用缓解咀嚼肌疼痛的机制研究 | 谢秋菲 | 北京大学 | 国家自然科学基金面上项目 | 81771096 | 56.00 |
| miRNAs-Itgαvβ1/FAK 调控轴在钛种植体表面多级结构促进骨整合中的作用与分子机制 | 邸　萍 | 北京大学 | 国家自然科学基金面上项目 | 81771106 | 54.00 |
| 氧化锆种植体脱氧活化处理及其成骨性能研究 | 韩建民 | 北京大学 | 国家自然科学基金面上项目 | 81771119 | 56.00 |
| 正常组织成纤维细胞通过 miR-205/IL-24/miR-222 通路维持微环境稳态及抑制口腔肿瘤细胞增殖的机制研究 | 王衣祥 | 北京大学 | 国家自然科学基金面上项目 | 81772873 | 58.00 |
| 舌鳞状细胞癌多基因联合预测模型的建立及长链非编码 RNA-MIR31HG 的机制研究 | 贾凌飞 | 北京大学 | 国家自然科学基金面上项目 | 81772876 | 58.00 |
| 自动化可摘局部义齿设计中牙颌三维解剖特征智能识别和处理 | 陈　虎 | 北京大学 | 国家自然科学基金青年科学基金 | 51705006 | 25.00 |
| 血小板因子 4 对骨髓间充质干细胞增殖和骨向分化潜能的负性调控作用和分子机制的研究 | 刘　浩 | 北京大学 | 国家自然科学基金青年科学基金 | 81700935 | 20.00 |
| miR-137 调控人脂肪间充质干细胞成骨向分化的作用和机制研究 | 范　聪 | 北京大学 | 国家自然科学基金青年科学基金 | 81700937 | 22.00 |

续表

| 项目名称 | 项目负责人 | 单　位 | 基金或资助项目全称 | 批准号或编号 | 资助金额（万元） |
|---|---|---|---|---|---|
| 人牙周膜干细胞成骨分化相关环状RNA的表达谱及circFAT1作用和机制的研究 | 郑云飞 | 北京大学 | 国家自然科学基金青年科学基金 | 81700938 | 20.00 |
| SPARC与SHH/PTCH1通路协同调节骨代谢的分子机制研究 | 洪瑛瑛 | 北京大学 | 国家自然科学基金青年科学基金 | 81700945 | 21.00 |
| 基于改性生物活性玻璃富集内源性生长因子靶向诱导牙本质再生的研究 | 王赛楠 | 北京大学 | 国家自然科学基金青年科学基金 | 81700953 | 20.00 |
| 吲哚信号对牙龈卟啉单胞菌抗生素耐受persisters的调控作用及机制研究 | 李　鹏 | 北京大学 | 国家自然科学基金青年科学基金 | 81700975 | 20.00 |
| 补体C1q/肿瘤坏死因子相关蛋白3抑制唾液腺纤维化的作用及机制研究 | 梅　梅 | 北京大学 | 国家自然科学基金青年科学基金 | 81700993 | 20.00 |
| Hedgehog信号通路在颌骨骨纤维异常增殖症发病机制中作用的研究 | 时瑞瑞 | 北京大学 | 国家自然科学基金青年科学基金 | 81700994 | 20.00 |
| 不同浓度RGD肽仿生修饰氧化锆表面对种植体周围软组织附着的影响及机制研究 | 刘明月 | 北京大学 | 国家自然科学基金青年科学基金 | 81701001 | 20.00 |
| 低温等离子用于牙本质胶原纤维改性及“干粘接”的机制研究 | 刘晓强 | 北京大学 | 国家自然科学基金青年科学基金 | 81701003 | 20.00 |
| 仿生电位介导的免疫反应对骨整合的影响 | 韦金奇 | 北京大学 | 国家自然科学基金青年科学基金 | 81701004 | 20.00 |
| 仿生矿化水凝胶调控骨再生的机制研究 | 刘　帅 | 北京大学 | 国家自然科学基金青年科学基金 | 81701022 | 20.00 |
| 牙源性上皮细胞中PTCH1的体内功能研究 | 张　然 | 北京大学 | 国家自然科学基金青年科学基金 | 81702689 | 20.00 |
| 个性化医疗器械精准治疗颅颌面缺损与畸形的临床应用研究 | 张　益 | 北京大学 | 科技部国家重点研发计划 | 2017YFB1104103 | 383.00 |
| 口腔黏膜病变脱落细胞DNA甲基化水平检测早期诊断口腔癌 | 彭　歆 | 北京大学 | 国家卫生计生委员会中央保健课题 | W2017BJ41 | 10.00 |
| 牙源性角化囊性瘤间质细胞中PTCH1/SHH/SPARC的调控研究 | 李铁军 | 北京大学 | 北京市自然科学基金面上项目 | 7172238 | 20.00 |
| 钛（Ti）表面自组装DAL/siMIR31HG涂层及其细胞生物学性能评价 | 李巍然 | 北京大学 | 北京市自然科学基金面上项目 | 7172239 | 20.00 |
| lncRNA H19在DLX3突变导致的TDO综合征骨表征改变中的作用及机制研究 | 王衣祥 | 北京大学 | 北京市自然科学基金面上项目 | 7172240 | 20.00 |
| 自清洁口腔陶瓷矫治器界面材料的设计制备与抗菌机制研究 | 韩　冰 | 北京大学 | 北京市自然科学基金面上项目 | 7172241 | 20.00 |

续表

| 项目名称 | 项目负责人 | 单　位 | 基金或资助项目全称 | 批准号或编号 | 资助金额（万元） |
|---|---|---|---|---|---|
| 大鼠下肢长期抗阻训练对慢性咬肌疼痛影响的中枢机制 | 杨广聚 | 北京大学 | 北京市自然科学基金青年项目 | 7174364 | 10.00 |
| 外泌体介导的新型牙上皮–间充质相互作用机制研究 | 蒋　楠 | 北京大学 | 北京市自然科学基金青年项目 | 7174365 | 9.00 |
| 颅颌面三维形态数据库辅助双侧面中部骨折导航引导手术方法的初步研究 | 贺　洋 | 北京大学 | 北京市自然科学基金海淀原始创新联合基金 | 17L20291 | 28.00 |
| 北京市领军人才 | 周永胜 | 北京大学 | 北京市领军人才 | Z171100001117169 | 60.00 |
| 北京市科技新星计划 | 刘　燕 | 北京大学 | 北京市科技新星计划 | Z171100001117018 | 10.00 |
| 北京市科技新星计划 | 张　萍 | 北京大学 | 北京市科技新星计划 | Z181100001117022 | 35.00 |
| 增加腓骨修复下颌骨缺损后骨高度的临床研究 | 单小峰 | 北京大学 | 北京市科技计划 | Z171100001017129 | 15.00 |
| 垂直向控制在颞下颌关节骨关节病患者正畸治疗的临床应用 | 王雪东 | 北京大学 | 北京市科技计划 | Z171100001017128 | 15.00 |
| 利用 3D 打印诊断义齿获得修复体功能性咬合面形态 | 姜　婷 | 北京大学 | 北京市科技计划 | Z171100001017096 | 16.00 |
| 纳米软瓷齿科复合材料产业化关键技术研究 | 徐明明 | 北京大学 | 北京市科技计划 | Z171100002017009 | 60.00 |
| 胶原–纳米金二元有序组装构建多功能复合支架材料及其在骨再生中的研究 | 刘　燕 | 北京大学 | 北京市科技新星交叉学科合作课题 | – | 25.00 |
| 胎儿第一、二鳃弓局部出血、血肿在半侧颜面发育不全发生中的致畸作用及分子机制研究 | 代杰文 | 上海交通大学 | 国家自然科学基金应急管理项目 | 81741028 | 20.00 |
| 血管瘤干细胞通过外泌体途径调控血管瘤发生、发展的机制研究 | 郑家伟 | 上海交通大学 | 国家自然科学基金面上项目 | 81771087 | 56.00 |
| PI3K/AKT/mTOR 信号通路过度激活导致淋巴管畸形的机制研究 | 张　凌 | 上海交通大学 | 国家自然科学基金面上项目 | 81771127 | 56.00 |
| LncRNA n335494 调控异位生发中心形成在舍格伦综合征中的作用研究 | 俞创奇 | 上海交通大学 | 国家自然科学基金面上项目 | 81771089 | 56.00 |
| 槲皮素调控骨软骨缺损一体化修复及机制研究 | 徐袁瑾 | 上海交通大学 | 国家自然科学基金面上项目 | 81771038 | 56.00 |
| 去整合素金属蛋白酶 10 在口腔癌循环肿瘤细胞“自我种植”过程中的调控作用及相关机制研究 | 徐　骎 | 上海交通大学 | 国家自然科学基金面上项目 | 81772871 | 57.00 |

续表

| 项目名称 | 项目负责人 | 单位 | 基金或资助项目全称 | 批准号或编号 | 资助金额（万元） |
| --- | --- | --- | --- | --- | --- |
| 多尺度微纳结构与锂离子协同调控骨质疏松疾病下颌骨节段性缺损修复及机制研究 | 夏伦果 | 上海交通大学 | 国家自然科学基金面上项目 | 81771115 | 54.00 |
| 头颈鳞癌中甲基转移酶 EZH2 催化 STAT1 蛋白甲基化促进 PD-L1 表达和功能的机制研究 | 王　旭 | 上海交通大学 | 国家自然科学基金面上项目 | 81772886 | 60.00 |
| 时序极化巨噬细胞促进骨组织再生的策略及机制研究 | 孙　坚 | 上海交通大学 | 国家自然科学基金面上项目 | 81771042 | 56.00 |
| FGF9/Msx2 信号轴在创伤性颞下颌关节周围异位骨化中的作用及其机制研究 | 沈国芳 | 上海交通大学 | 国家自然科学基金面上项目 | 81771036 | 51.00 |
| TLR-9 介导口腔黏膜癌变细胞抑制 pDC 免疫监控功能的分子机制研究 | 阮　敏 | 上海交通大学 | 国家自然科学基金面上项目 | 81772870 | 45.00 |
| 抑制骨细胞来源 Sclerostin 蛋白对颌面部 DO 成骨的协同促进作用 | 钱玉芬 | 上海交通大学 | 国家自然科学基金面上项目 | 81771104 | 56.00 |
| 力学刺激对种植体表面破骨相关细胞行为的影响及机理研究 | 赖红昌 | 上海交通大学 | 国家自然科学基金面上项目 | 81771116 | 56.00 |
| T 细胞免疫对种植体周围炎导致的骨缺损再生修复的影响研究 | 黄　慧 | 上海交通大学 | 国家自然科学基金面上项目 | 81771105 | 56.00 |
| 同轴打印多孔管道掺锶陶瓷支架负载干细胞促进大块颌骨再生的作用及其机制研究 | 张文杰 | 上海交通大学 | 国家自然科学基金青年科学基金 | 31700848 | 26.00 |
| Endoglin 与 PP2A 的相互作用促进口腔鳞状细胞癌血管生成拟态的机制研究 | 余婧爽 | 上海交通大学 | 国家自然科学基金青年科学基金 | 81702718 | 20.00 |
| 氧化石墨烯铜纳米颗粒修饰的中空管道支架诱导血管化骨再生的作用及其机制研究 | 徐　玲 | 上海交通大学 | 国家自然科学基金青年科学基金 | 81700934 | 20.00 |
| 基于 LAMB1 调控细胞外基质重塑诠释唾液腺腺样囊性癌转移分子机制研究 | 夏荣辉 | 上海交通大学 | 国家自然科学基金青年科学基金 | 81702694 | 20.00 |
| 原花青素通过 FoxO/Wnt 促进人牙髓干细胞氧化应激修复的研究 | 伍甜甜 | 上海交通大学 | 国家自然科学基金青年科学基金 | 81700949 | 20.00 |
| 光学导航颅颌面外科智能机器人软件系统中数据通信及虚拟手术的关键技术研究及开发应用 | 吴锦阳 | 上海交通大学 | 国家自然科学基金青年科学基金 | 81701034 | 20.00 |

续表

| 项目名称 | 项目负责人 | 单　位 | 基金或资助项目全称 | 批准号或编号 | 资助金额（万元） |
| --- | --- | --- | --- | --- | --- |
| 钛/锌协同注入改性碳纤维增强聚醚醚酮促进种植体周围软/硬组织结合的研究 | 王　笑 | 上海交通大学 | 国家自然科学基金青年科学基金 | 51703127 | 25.00 |
| 外胚层发育不良综合征相关新基因的发现与发病机理的初步研究 | 王　凤 | 上海交通大学 | 国家自然科学基金青年科学基金 | 81700944 | 20.00 |
| 具有微纳米组合结构的羟基磷灰石生物陶瓷对免疫调控成骨的影响及机理研究 | 毛丽霞 | 上海交通大学 | 国家自然科学基金青年科学基金 | 81701020 | 20.00 |
| PTENP1 介导的 ANKRD18B 启动子 DNA 甲基化在头颈鳞癌发生中的作用和机制研究 | 刘剑楠 | 上海交通大学 | 国家自然科学基金青年科学基金 | 81702673 | 20.00 |
| 神经源性生长因子 GDNF 促进头颈鳞癌细胞 PD-L1 表达的作用及机制研究 | 林承重 | 上海交通大学 | 国家自然科学基金青年科学基金 | 81702675 | 20.00 |
| ALCAM 上调 ABCB1 转运体介导肿瘤干细胞耐药的分子机制 | 陈　刚 | 上海交通大学 | 国家自然科学基金青年科学基金 | 81702979 | 20.00 |
| 硬组织病损精准治疗的个性化医疗器械增材制造技术集成和应用示范 | 沈国芳 | 上海交通大学 | 科技部重点研发计划 | SQ2017YFGX070045 | 2 234.00 |
| 核受体与代谢和心血管疾病 | 段胜仲 | 上海交通大学 | 国家杰出青年科学基金 | 81725003 | 350.00 |
| 头颈部恶性肿瘤个性化药物评价及临床转化体系建立 | 孙树洋 | 上海交通大学 | 科技部重点研发计划 | SQ2017YFSF090107 | 1 432.00 |
| Stathmin 指导口腔鳞癌 TPF 诱导化疗的Ⅱ期临床试验 | 钟来平 | 上海交通大学 | 上海申康医院发展中心临床研究培育项目 | SHDC12017X02 | 30.00 |
| 颅颌关节联合假体的研发和临床初步应用 | 张善勇 | 上海交通大学 | 上海申康医院发展中心专科疾病临床“五新”转化项目 | 16CR3104B | 30.00 |
| 牙种植牵引器（DID）关键技术研发与临床试验研究 | 徐立群 | 上海交通大学 | 上海申康医院发展中心专科疾病临床“五新”转化项目 | 16CR3060A | 30.00 |
| 个性化正颌外科内固定系统的优化设计及精确性临床试验 | 王旭东 | 上海交通大学 | 上海申康医院发展中心专科疾病临床“五新”转化项目 | 16CR3019A | 50.00 |
| 新型牙种植体系统临床初步应用研究 | 赖红昌 | 上海交通大学 | 上海申康医院发展中心专科疾病临床“五新”转化项目 | 16CR3033A | 50.00 |

续表

| 项目名称 | 项目负责人 | 单　位 | 基金或资助项目全称 | 批准号或编号 | 资助金额（万元） |
|---|---|---|---|---|---|
| 国产化标准型人工颞下颌关节的临床研究 | 何冬梅 | 上海交通大学 | 上海申康医院发展中心专科疾病临床“五新”转化项目 | 16CR3045A | 50.00 |
| 正畸个性化托槽三维打印系统的研发及临床研究 | 房　兵 | 上海交通大学 | 上海申康医院发展中心专科疾病临床“五新”转化项目 | 16CR3046A | 50.00 |
| 关节–咬合联合治疗青少年错殆畸形伴盘移位的多中心随机对照临床试验 | 杨　驰 | 上海交通大学 | 上海申康医院发展中心新型前沿技术联合攻关项目 | SHDC12017101 | 180.00 |
| 手术联合质子重离子放疗及化疗治疗头颈部软组织肉瘤的多中心前瞻性临床研究 | 季　彤 | 上海交通大学 | 上海申康医院发展中心新型前沿技术联合攻关项目 | SHDC22017101 | 50.00 |
| 局部晚期口腔鳞癌 TPF 诱导化疗的多中心前瞻性临床研究 | 张陈平 | 上海交通大学 | 上海申康医院发展中心疑难疾病精准诊治攻关项目 | 16CR2004A | 80.00 |
| 精准筛查技术引导下光动力疗法治疗口腔白斑的评价者盲、随机对照研究 | 唐国瑶 | 上海交通大学 | 上海申康医院发展中心疑难疾病精准诊治攻关项目 | 16CR2006A | 80.00 |
| 0–1 期放射线颌骨坏死临床治疗前瞻性随机对照研究 | 何　悦 | 上海交通大学 | 上海申康医院发展中心疑难疾病精准诊治攻关项目 | 16CR2038B | 60.00 |
| 采用随机对照试验进行颌面部创伤畸形精准医疗的有效性评估 | 沈国芳 | 上海交通大学 | 上海申康医院发展中心重大疾病临床技能提升项目 | 16CR1030B | 150.00 |
| Stathmin 指导口腔鳞癌 TPF 诱导化疗中的转化研究 | 钟来平 | 上海交通大学 | 上海市教育委员会曙光计划项目 | 17SG18 | 15.00 |
| 牙髓、根尖周感染后牙髓再生动物模型及评价系统的建立 | 马　瑞 | 上海交通大学 | 上海市科学技术委员会动物专项 | 17140903500 | 40.00 |
| 腓骨重建颌骨专用手术机器人及数字化平台研发与应用 | 季　彤 | 上海交通大学 | 上海市科学技术委员会高新领域项目 | 17511110300 | 80.00 |
| 基于牙龈组织生物密封和骨整合的牙种植体研制 | 赵　君 | 上海交通大学 | 上海市科学技术委员会科技支撑项目 | 17441902000 | 40.00 |
| 基于颞下颌关节运动模拟的标准型人工关节假体研发 | 何冬梅 | 上海交通大学 | 上海市科学技术委员会科技支撑项目 | 17441900300 | 40.00 |
| “幸福生活从‘齿’开始”系列口腔健康科普内容的制作及应用 | 陈　曦 | 上海交通大学 | 上海市科学技术委员会科普项目 | 17dz2311600 | 15.00 |

续表

| 项目名称 | 项目负责人 | 单　位 | 基金或资助项目全称 | 批准号或编号 | 资助金额（万元） |
|---|---|---|---|---|---|
| PLAG1-IGF2 轴介导的细胞自噬作用对促进多形性腺瘤恶性化转化的机制研究 | 王　洋 | 上海交通大学 | 上海市科学技术委员会上海市自然科学基金 | 17ZR1416300 | 20.00 |
| 半侧颜面发育不足牵引成骨围术期正畸序列治疗的研究 | 朱　敏 | 上海交通大学 | 上海市科学技术委员会医学引导项目 | 17411964100 | 20.00 |
| 颌面部多间隙感染致下行性坏死性纵隔炎预警因素的筛选 | 蔡协艺 | 上海交通大学 | 上海市科学技术委员会医学引导项目 | 17411963900 | 20.00 |
| 掺锶-锌黄长石用于犬种植体周围炎骨缺损修复并预防复发的作用研究 | 张文杰 | 上海交通大学 | 上海市科学技术委员会扬帆计划 | 17YF1410800 | 20.00 |
| TCP/PCL 支架材料激光微纳加工及血管化研究 | 沈国芳 | 上海交通大学 | 上海市科学技术委员会政府间国际合作项目 | 17410710500 | 50.00 |
| 中晚期口腔鳞癌优化治疗方案的示范应用 | 张陈平 | 上海交通大学 | 上海市科学技术委员会中央引导地方专项 | YDZX20173100004422 | 150.00 |
| 上海市卫生系统优秀人才培养计划 | 夏伦果 | 上海交通大学 | 上海市卫生和计划生育委员会优秀青年人才 | 2017YQ058 | 30.00 |
| 上海市卫生系统优秀人才培养计划 | 何　悦 | 上海交通大学 | 上海市卫生和计划生育委员会优秀学科带头人 | 2017BR019 | 45.00 |
| 隐形正畸结合“手术优先”矫治骨性 III 类错𬌗畸形的临床研究 | 毛丽霞 | 上海交通大学 | 上海市卫生和计划生育委员会面上项目 | M20170233 | 10.00 |
| 可降解金属网在 GBR 引导再生术中的开发及应用研究 | 刘秀明 | 上海交通大学 | 上海市卫生和计划生育委员会面上项目 | M20170232 | 10.00 |
| 微创手术联合水激光治疗牙周骨下缺损的临床疗效研究 | 林智恺 | 上海交通大学 | 上海市卫生和计划生育委员会青年项目 | Y20170017 | 5.00 |
| 沙利度胺防治轻型中度复发性阿弗他溃疡的方案优选和随机对照试验 | 邓一文 | 上海交通大学 | 上海市卫生和计划生育委员会青年项目 | Y20170199 | 5.00 |
| 口腔癌细胞源性外泌体-miRNAs 调控 NK 细胞免疫活性的机制 | 张建军 | 上海交通大学 | 国家自然科学基金面上项目 | 81772933 | - |
| 3D 打印管道/泡沫复合结构含锶硅酸钙基陶瓷支架用于血管化骨再生的研究 | 张文杰 | 上海交通大学 | 中国科学技术学会青年人才托举工程 | - | 45.00 |
| 基于纤维外脱矿与牙本质反应性粘接剂构建新型粘接体系的研究 | 陈吉华 | 空军军医大学 | 国家自然科学基金重点国际合作项目 | 81720108011 | 245.00 |
| 仿生矿化与硬组织再生修复 | 牛丽娜 | 空军军医大学 | 国家自然科学基金优秀青年科学基金 | 81722015 | 130.00 |

续表

| 项目名称 | 项目负责人 | 单　位 | 基金或资助项目全称 | 批准号或编号 | 资助金额（万元） |
|---|---|---|---|---|---|
| 细胞砖构建“软骨发育模板”再生血管化下颌骨及其体内重塑的机理研究 | 吴　炜 | 空军军医大学 | 国家自然科学基金面上项目 | 81771040 | 56.00 |
| ClC-3 参与氟斑牙发生的分子机制研究 | 段小红 | 空军军医大学 | 国家自然科学基金面上项目 | 81771052 | 83.00 |
| 压力环境下双调蛋白在人牙髓干细胞定向分化中的作用及其信号转导机制的研究 | 何文喜 | 空军军医大学 | 国家自然科学基金面上项目 | 81771060 | 56.00 |
| 牙周炎症微环境中牙周膜干细胞来源的外泌体对巨噬细胞功能的影响 | 王勤涛 | 空军军医大学 | 国家自然科学基金面上项目 | 81771069 | 56.00 |
| miR -34a/SIRT1/mGluR5/NF -κB 信号通路在急性牙髓炎疼痛中枢调控过程中的功能及机制研究 | 吴礼安 | 空军军医大学 | 国家自然科学基金面上项目 | 81771095 | 54.00 |
| CRISPR-Cas9 系统介导的脂肪干细胞 Sema3a 表观遗传修饰用于促进 2 型糖尿病种植体骨结合的研究 | 宋应亮 | 空军军医大学 | 国家自然科学基金面上项目 | 81771107 | 56.00 |
| 釉基质衍生物和牙周膜干细胞膜片技术的联合应用在牙周再生中的作用及机制研究 | 王忠山 | 空军军医大学 | 国家自然科学基金青年项目 | 81700930 | 20.00 |
| 缺氧微环境下 miR-22/HIF-1α/NLRP3 信号通路参与牙髓炎发生发展的功能和机制研究 | 蒋文凯 | 空军军医大学 | 国家自然科学基金青年项目 | 81700951 | 22.00 |
| 自噬对牙周炎微环境中牙周膜干细胞凋亡的调控及机制研究 | 安　莹 | 空军军医大学 | 国家自然科学基金青年项目 | 81700971 | 21.00 |
| 软骨细胞来源外泌体在 TMJ OA 退变软骨异常钙化中的作用和机制研究 | 张　勉 | 空军军医大学 | 国家自然科学基金青年项目 | 81700995 | 20.00 |
| LncRNA 调控牙周病微环境来源 PDLSCs 对牵张力反应的机制研究 | 刘　佳 | 空军军医大学 | 国家自然科学基金青年项目 | 81701002 | 20.00 |
| 三烯烃腰果酸联合 DB-TOSU 改性窝沟封闭剂的研制及其性能评价研究 | 班晶浩 | 空军军医大学 | 国家自然科学基金青年项目 | 81701030 | 19.00 |
| RT-QuIC-SPR 超敏检测用于阿尔茨海默病早期诊断及预警模型的建立研究 | 余　抒 | 空军军医大学 | 国家自然科学基金青年项目 | 81702096 | 19.00 |
| 关节腔内注射 PTH 防治下颌发育过度的机制研究 | 刘　琦 | 武汉大学 | 湖北省卫计委面上项目 | WJ2017M046 | 2.00 |
| 基于计算机手术导航的颧骨颧弓骨折精准化治疗研究 | 李　智 | 武汉大学 | 湖北省卫计委面上项目 | WJ2017M047 | 2.00 |

续表

| 项目名称 | 项目负责人 | 单　位 | 基金或资助项目全称 | 批准号或编号 | 资助金额（万元） |
| --- | --- | --- | --- | --- | --- |
| 口腔专科医院与社区联合开展智慧口腔健康管理服务的方法研究 | 马博懿 | 武汉大学 | 湖北省卫计委面上项目 | WJ2017M048 | 2.00 |
| 基于互联网的数字化口腔医学技术的研发 | 边　专 | 武汉大学 | 湖北省卫计委（创新团队项目） | WJ2017C0001 | 30.00 |
| FSH/FSHR-UCP1 调控白色脂肪米色化的作用及机制研究 | 季耀庭 | 武汉大学 | 国家自然科学基金青年基金 | 81700772 | 19.00 |
| NF-κB 信号通路介导 Tcf4 调控牙骨质再生的作用机制研究 | 戴　婧 | 武汉大学 | 国家自然科学基金青年基金 | 81700931 | 20.00 |
| microRNA-203 抑制型 B 细胞增强防龋 DNA 疫苗免疫效应及其机制研究 | 杨　颖 | 武汉大学 | 国家自然科学基金青年基金 | 81700965 | 20.00 |
| PINK1/Parkin 介导的线粒体自噬调控破骨细胞与根尖周骨破坏 | 张　洁 | 武汉大学 | 国家自然科学基金青年基金 | 81700966 | 20.00 |
| 介孔钛锆转运前驱体仿生再矿化牙本质胶原的机制研究 | 杨宏业 | 武汉大学 | 国家自然科学基金青年基金 | 81701012 | 21.00 |
| Irisin 基于 Rsk2-Gli2 信号轴维持正畸牙骨质动态平衡的作用机制研究 | 王云龙 | 武汉大学 | 国家自然科学基金青年基金 | 81701013 | 20.00 |
| 癌细胞源外泌体 LncARSR 调控髓源性抑制细胞在口腔鳞癌免疫逃逸中的作用机制 | 卜琳琳 | 武汉大学 | 国家自然科学基金青年基金 | 81702703 | 20.00 |
| HEVs 在 CCL21/CCR7 介导口腔鳞癌颈淋巴结定向转移中的作用及机制 | 刘　克 | 武汉大学 | 国家自然科学基金青年基金 | 81702704 | 19.00 |
| Lin28 在 MDSCs 促进口腔鳞癌细胞干性特性获取中的作用 | 吴添福 | 武汉大学 | 国家自然科学基金青年基金 | 81702705 | 20.00 |
| 甲基化转移酶 EZH1 在巨噬细胞调控骨缺损修复过程中的机制研究 | 张玉峰 | 武汉大学 | 国家自然科学基金面上项目 | 81771050 | 56.00 |
| 外泌体 miRNAs 介导的成骨-软骨细胞通讯调控骨折愈合的机制研究 | 李祖兵 | 武汉大学 | 国家自然科学基金面上项目 | 81771051 | 56.00 |
| 人口腔上皮细胞染色体开放区域在唇腭裂发病机制研究中的应用 | 刘　欢 | 武汉大学 | 国家自然科学基金面上项目 | 81771057 | 54.00 |
| 外泌体调控成牙本质细胞炎性损伤修复的分子机制 | 张　露 | 武汉大学 | 国家自然科学基金面上项目 | 81771064 | 62.00 |

续表

| 项目名称 | 项目负责人 | 单　位 | 基金或资助项目全称 | 批准号或编号 | 资助金额（万元） |
|---|---|---|---|---|---|
| 增强子调控成牙本质细胞分化的研究 | 陈　智 | 武汉大学 | 国家自然科学基金面上项目 | 81771066 | 56.00 |
| 根尖双分叉和 Delta 的形态特征及其感染控制 | 范　兵 | 武汉大学 | 国家自然科学基金面上项目 | 81771067 | 56.00 |
| Exosome 介导的 T 细胞信息传递在口腔扁平苔藓免疫炎性反应中的作用及机制研究 | 周　刚 | 武汉大学 | 国家自然科学基金面上项目 | 81771080 | 56.00 |
| 基于宏基因组学的 HIV 感染者口腔微生态与血液免疫因子的相关性研究 | 杜民权 | 武汉大学 | 国家自然科学基金面上项目 | 81771084 | 56.00 |
| 破骨细胞与酸敏感离子通道在颞下颌关节骨关节炎疼痛中的作用 | 龙　星 | 武汉大学 | 国家自然科学基金面上项目 | 81771100 | 56.00 |
| 牙周膜细胞外泌体在招募骨髓基质细胞参与应力介导骨改建中的作用及机制研究 | 韩光丽 | 武汉大学 | 国家自然科学基金面上项目 | 81771111 | 51.00 |
| GTF 响应型控释体系的构建及其修复牙体硬组织缺损的机制研究 | 黄　翠 | 武汉大学 | 国家自然科学基金面上项目 | 81771112 | 56.00 |
| Ephrin-As 信号介导上皮-间质转化调节口腔鳞癌转移的实验研究 | 邵　喆 | 武汉大学 | 国家自然科学基金面上项目 | 81772897 | 45.00 |
| 血管瘤干细胞源性外泌体miRNAs介导的肿瘤-间质对话机制在血管瘤发生发展中作用的研究 | 蔡　育 | 武汉大学 | 国家自然科学基金应急管理项目 | 81741082 | 20.00 |
| Osteogain 促进牙周再生的机理及应用研究 | 张玉峰 | 武汉大学 | 湖北省自然科学基金创新群体 | 2017CFA025 | 20.00 |
| 免疫检查点分子 TIM-3 介导口腔鳞状细胞癌中免疫逃逸的分子机制研究 | 孙志军 | 武汉大学 | 湖北省自然科学基金杰青项目 | 2017CFA062 | 20.00 |
| 钛表面有序控释系统的构建及其性能研究 | 蔡新杰 | 武汉大学 | 湖北省自然科学基金青年项目 | 2017CFB183 | 5.00 |
| 以 MSX1 为中心的蛋白质相互作用网络构建 | 梁　佳 | 武汉大学 | 湖北省自然科学基金青年项目 | 2017CFB212 | 5.00 |
| 基于口腔上皮细胞染色体开放区域机器学习在唇腭裂遗传疾病诊断的应用 | 刘　欢 | 武汉大学 | 湖北省自然科学基金一般面上项目 | 2017CFB515 | 3.00 |
| 种植体周微流体力学环境对骨结合影响的多尺度研究 | 李　清 | 武汉大学 | 湖北省自然科学基金一般面上项目 | 2017CFB646 | 3.00 |

续表

| 项目名称 | 项目负责人 | 单　位 | 基金或资助项目全称 | 批准号或编号 | 资助金额（万元） |
|---|---|---|---|---|---|
| 精准数字化口腔医学设计及制造关键技术的研究 | 边　专 | 武汉大学 | 湖北省技术创新专项重大项目 | CXZD2017000359 | 100.00 |
| 适配体介导的骨质疏松靶向治疗的基础及应用研究 | 张玉峰 | 武汉大学 | 湖北省技术创新专项（对外科技合作类） | 2017AHBO46 | 20.00 |
| 青年人才托举工程 | 陈　刚 | 武汉大学 | 中国科学技术协会 | 2016QNRC001 | 45.00 |
| KLF4 在口腔鳞癌细胞中双向调控作用及和 PI3K/AKT/MMP-9 信号通路相关关系研究 | 张辛燕 | 首都医科大学 | 国家自然科学基金面上项目 | 81772868 | 45.00 |
| 细胞自噬在正畸牵张力诱导间充质干细胞成骨向分化过程中的作用研究 | 杨　凯 | 首都医科大学 | 国家自然科学基金面上项目 | 81771103 | 51.00 |
| 咬合支持丧失通过胶质细胞网促进认知神经元退变的作用机制研究 | 江青松 | 首都医科大学 | 国家自然科学基金面上项目 | 81771094 | 58.00 |
| IGF2 在低氧下对牙源性干细胞功能及在牙髓血运重建术中的作用及机制研究 | 杨东梅 | 首都医科大学 | 国家自然科学基金面上项目 | 81771025 | 25.00 |
| 载锶纳米管钛种植体通过影响细胞内质网应激水平促进早期骨结合 | 韩天啸 | 首都医科大学 | 国家自然科学基金青年科学基金 | 81701017 | 20.00 |
| 正畸牙根吸收和牙釉质脱矿的超精细结构研究 | 方东煜 | 首都医科大学 | 国家自然科学基金青年科学基金 | 81701000 | 20.00 |
| MnSOD/ROS 在雷帕霉素预防唾液腺放射损伤中的机制研究 | 朱　钊 | 首都医科大学 | 国家自然科学基金青年科学基金 | 81700991 | 20.00 |
| TGFβ/BMP 信号通路在 PAI-1 诱导牙骨质分化过程中的作用机制研究 | 金赫秀 | 首都医科大学 | 国家自然科学基金青年科学基金 | 81700926 | 19.00 |
| 高海拔地区低氧低气压环境对巨噬细胞表型转化的影响及机制研究 | 周　建 | 首都医科大学 | 应急管理项目 | 81741106 | 20.00 |
| 隐形矫治器材料 | 白玉兴 | 首都医科大学 | 国家重点研发计划子课题 | 2017YFC1104304 | 105.60 |
| 异体间充质干细胞再生牙周组织的效果的机制研究 | 胡景超 | 首都医科大学 | 北京市优秀人才培养专项青年骨干个人 | 2017000021469G234 | 4.00 |
| 研究 PAI-1 诱导牙骨质向分化的调控机理 | 金赫秀 | 首都医科大学 | 北京市优秀人才培养专项青年骨干个人 | 2017000021469G233 | 4.00 |

续表

| 项目名称 | 项目负责人 | 单　位 | 基金或资助项目全称 | 批准号或编号 | 资助金额（万元） |
|---|---|---|---|---|---|
| 创建护齿训练营系列活动 | 刘　敏 | 首都医科大学 | 北京市科委科学技术普及专项 | Z171100003317035 | 30.00 |
| 基于 CAD/CAM 数字化技术的牙体缺损三类全瓷修复的比较研究 | 江青松 | 首都医科大学 | 北京市科委科技计划项目首都市民健康项目培育项目 | Z171100000417034 | 15.00 |
| 骨质疏松条件下硝酸盐对牙周炎防治的作用及机制研究 | 靳路远 | 首都医科大学 | 中国科协“青年人才托举工程” | 2016QNRC001 | 45.00 |
| 下颌后退对上气道三维形态影响的探索性研究 | 杨　凯 | 首都医科大学 | 北京市自然科学基金预探索项目 | 7173260 | 6.00 |
| 咬合支持功能对伴有慢性脑缺血认知障碍早期阶段影响的实验研究 | 庞　倩 | 首都医科大学 | 北京市自然科学基金青年科学基金 | 7174309 | 10.00 |
| 酸性鞘磷脂酶在小型猪鼻咽癌动物模型放射治疗中对涎腺的防护作用研究 | 单兆臣 | 首都医科大学 | 北京市自然科学基金面上项目 | 7172090 | 20.00 |
| 细胞因子 IGFBP5 对牙周组织再生及牙周炎治疗的作用及调控机制研究 | 范志朋 | 首都医科大学 | 北京市自然科学基金面上项目 | 7172089 | 20.00 |
| 缓释 BMP-2 的多级结构 PLLA 仿生纳米纤维微球应用于上颌窦提升的实验研究 | 马　攀 | 首都医科大学 | 北京市自然科学基金面上项目 | 7172088 | 20.00 |
| 阿司匹林对巨噬细胞 M1/M2 型转换的影响及机制研究 | 刘　怡 | 首都医科大学 | 北京市自然科学基金面上项目 | 7172087 | 20.00 |
| IGF-1 对大鼠正畸牙根吸收的作用及机制研究 | 李　钒 | 首都医科大学 | 北京市自然科学基金面上项目 | 7172086 | 20.00 |
| IL22-IL-22R1-STAT3 信号通路在舌癌浸润与转移中的作用与机制研究 | 黄　欣 | 首都医科大学 | 北京市教委科技发展计划项目一般项目 | KM201710025020 | 15.00 |
| 双丝直丝弓个性化矫治器的临床研究 | 郭宏铭 | 首都医科大学 | 北京市科委科技计划项目首都临床特色应用研究项目特色项目 | Z171100001017046 | 15.00 |
| 常见耳症合并颞下颌关节病患者的临床治疗与病因研究 | 车晓霞 | 首都医科大学 | 北京市科委科技计划项目首都临床特色应用研究项目特色项目 | Z171100001017045 | 15.00 |
| 口腔扁平苔藓癌变中应用组织微阵列芯片联合目标炎症介质筛查的诊断预防价值研究 | 王　辉 | 首都医科大学 | 北京市科委科技计划项目首都临床特色应用研究项目特色项目 | Z171100001017072 | 16.00 |
| 糖尿病性骨质疏松症颌骨骨髓间充质干细胞再生及骨结合能力的调控机制研究 | 刘洪臣 | 解放军总医院 | 国家自然科学基金面上项目 | 81771102 | 62.00 |

续表

| 项目名称 | 项目负责人 | 单　位 | 基金或资助项目全称 | 批准号或编号 | 资助金额（万元） |
|---|---|---|---|---|---|
| 高糖环境下硅酸盐生物活性陶瓷对骨髓间充质干细胞增殖及成骨分化影响的研究 | 曹均凯 | 解放军总医院 | 国家自然科学基金面上项目 | 3177050105 | 25.00 |
| 牙周炎条件下 MORF-PERK 相互作用导致 PDLSCs 持久功能缺陷的机制研究 | 薛　芃 | 解放军总医院 | 国家自然科学基金青年科学基金 | 81700968 | 21.00 |
| 牙髓干细胞增强上气道扩张肌抗疲劳性的生物学研究 | 刘月华 | 复旦大学 | 国家自然科学基金面上项目 | 81771109 | 56.00 |
| 自噬及 MicroRNA 调控在过量氟致成釉细胞损伤中的作用及机制研究 | 张　颖 | 复旦大学 | 国家自然科学基金面上项目 | 81773369 | 55.00 |
| 仿生微环境调控的单细胞关键蛋白质分析新方法 | 刘宝红 | 复旦大学 | 国家自然科学基金面上项目 | 21775028 | 65.00 |
| 高糖微环境下 TLR4/NF-κB/miR-31 信号轴调控牙周膜干细胞成骨分化的机制研究 | 甄　蕾 | 复旦大学 | 国家自然科学基金青年项目 | 81700981 | 20.00 |
| 牙周膜干细胞来源的外泌体在牙周组织再生中的作用及机制研究 | 赵丙姣 | 复旦大学 | 国家自然科学基金青年项目 | 81701011 | 20.00 |
| 无支架血管化牙周膜干细胞球生物学性能的研究 | 陈　静 | 复旦大学 | 上海市青年科技英才扬帆计划 | 17YF1416500 | 20.00 |
| 在咬合力刺激下神经肽调控延迟再植牙牙周微循环的机制研究 | 叶　翠 | 复旦大学 | 上海市自然科学基金青年项目 | 17ZR1424900 | 20.00 |
| 重组融合肽促进钛种植体-软组织生物学封闭及其机制的研究 | 马士卿 | 天津医科大学 | 国家自然科学基金青年项目 | 81701019 | 20.00 |
| 异质性微环境通过 SAC 蛋白及细胞凋亡通路调控人牙囊干细胞染色体异常的研究 | 孟昭松 | 天津医科大学 | 国家自然科学基金青年项目 | 81700927 | 20.00 |
| miRNA-126 在牙周炎和糖尿病双向关系中的作用及机制 | 邓嘉胤 | 天津医科大学 | 天津市自然科学基金一般项目 | 17JCYBJC26300 | 10.00 |
| 以中青年为中心的阻生齿危害性教育和自我健康管理 | 李小囡 | 天津医科大学 | 天津市科学技术普及活动项目 | 17KPHDSF00280 | 6.00 |
| 矫治器治疗阻塞性睡眠呼吸暂停低通气综合征对颏舌肌的影响 | 刘春艳 | 河北医科大学 | 国家自然基金青年科学基金 | 81701010 | 20.00 |
| 硫酸乙酰肝素蛋白多糖在唾液腺腺样囊性癌嗜神经生长过程中的作用 | 张艳宁 | 河北医科大学 | 河北省自然科学基金 | H2017206234 | 4.00 |

续表

| 项目名称 | 项目负责人 | 单　位 | 基金或资助项目全称 | 批准号或编号 | 资助金额（万元） |
|---|---|---|---|---|---|
| 下颌前移矫治器治疗睡眠呼吸暂停低通气综合征对心脏影响的研究 | 卢海燕 | 河北医科大学 | 河北省自然科学基金 | H2017206343 | 6.00 |
| 牙周治疗新技术在老年患者中的应用 | 李淑娟 | 河北医科大学 | 河北省财政厅老年病防治科研项目 | 361029 | 8.00 |
| 下颌前移矫治器治疗 OSAHS 预防老年心血管疾病的临床研究 | 卢海燕 | 河北医科大学 | 河北省财政厅老年病防治科研项目 | 361029 | 7.00 |
| 下颌前移矫治器治疗睡眠呼吸暂停综合征对脑神经影响的动物实验研究 | 卢海燕 | 河北医科大学 | 河北省教育厅科学研究重点项目 | ZD2017243 | 5.00 |
| 矫治器治疗阻塞性睡眠呼吸暂停低通气综合征对颏舌肌影响的动物实验研究 | 刘春艳 | 河北医科大学 | 河北省教育厅科学研究青年基金 | QN2017109 | 2.50 |
| Wnt3a 转染的牙周膜干细胞的成骨与破骨活性及其对正畸牙齿移动影响的研究 | 马文盛 | 河北医科大学 | 河北省教育厅高等学校科学研究计划 | ZD2017054 | 5.00 |
| 全可调式殆架在牙列缺失修复中应用的临床研究 | 赵　琛 | 河北医科大学 | 河北省科技厅科技支撑计划项目 | – | 5.00 |
| polycystin-1、polycystin-2 与 Akt/mTOR 通路相关蛋白在成釉细胞瘤、牙源性角化囊性瘤及口腔鳞状细胞癌中的作用及临床病理分析 | 李向军 | 河北医科大学 | 河北省科技厅科技支撑计划项目 | – | 5.00 |
| 先天缺牙突变基因致病机制研究及临床修复评价 | 沈文静 | 河北医科大学 | 河北省科技厅科技支撑计划项目 | – | 5.00 |
| 拔牙后种植位点保存的研究 | 石培凯 | 河北医科大学 | 河北省政府资助临床医学优秀人才培养和基础课题研究项目 | – | 7.00 |
| 辅助性 T 细胞亚群在牙周炎不同临床阶段的动态分布 | 许丽华 | 河北医科大学 | 河北省政府资助临床医学优秀人才培养和基础课题研究项目 | – | 7.00 |
| 锥结束 CT 在口腔临床的应用研究 | 于美清 | 河北医科大学 | 河北省政府资助临床医学优秀人才培养和基础课题研究项目 | – | 6.00 |
| 牙周疾病和心脑血管疾病关系的研究 | 马　哲 | 河北医科大学 | 河北省政府资助临床医学优秀人才培养和基础课题研究项目 | – | 20.00 |
| 吸烟对牙周组织和牙周病治疗效果的影响及治疗方法探讨 | 杨冬茹 | 河北医科大学 | 河北省政府资助临床医学优秀人才培养和基础课题研究项目 | – | 20.00 |

续表

| 项目名称 | 项目负责人 | 单　位 | 基金或资助项目全称 | 批准号或编号 | 资助金额（万元） |
|---|---|---|---|---|---|
| FGF2 和 Wnt3a 协同增强低剂量 BMP2/7 异二聚体诱导细胞成骨分化的研究 | 毕文娟 | 华北理工大学 | 河北省自然科学基金 | H2017209238 | 4.00 |
| 双膦酸盐通过腺苷酸活化蛋白激酶（AMPK）相关通路影响糖尿病性骨质疏松条件下种植体的骨结合 | 董　伟 | 华北理工大学 | 河北省自然科学基金 | H2017209114 | 4.00 |
| 炎性因子对力学刺激诱导成骨细胞功能的影响 | 姚　蔚 | 山西医科大学 | 山西省自然科学基金面上项目 | 201701D121144 | 2.00 |
| ADPN-Notch 信号通路对糖尿病状态下巨噬细胞表型转化的调控及其对糖尿病大鼠种植体愈合的影响 | 王　兴 | 山西医科大学 | 山西省自然科学基金青年项目 | 201701D221160 | 3.00 |
| 用于引导性骨再生技术的具有不同二级结构的丝素/氧化石墨烯复合膜的研究 | 王　璐 | 山西医科大学 | 山西省自然科学基金青年项目 | 201701D221065 | 3.00 |
| 扫描电镜下不同荡洗工作尖对根管内玷污层取出能力对比 | 葛学军 | 山西医科大学 | 山西省卫计委项目 | 2017117 | 5.00 |
| 种植修复咬合特性分析及临床应用 | 孟小睿 | 山西医科大学 | 山西省卫计委项目 | 2017118 | 3.00 |
| 数字化导板辅助下手术拔除上颌骨内多生牙 | 卢旭光 | 山西医科大学 | 山西省卫计委项目 | 2017119 | 3.00 |
| Toll 样受体在 IgG4 相关性唾液腺炎发病中的作用及其机制研究 | 李　巍 | 赤峰学院 | 国家自然科学基金地区项目 | 81760200 | 33.00 |
| 蒙汉不同人群上下颌骨种植相关数据的对比研究 | 高小波 | 赤峰学院 | 中华口腔医学会项目 | CSA-w2017-05 | 5.00 |
| 基于 UDMA/丙烯酸衍生物基质的新型口腔粘接剂的初步研究 | 宝力道 | 赤峰学院 | 内蒙古自然科学基金面面上项目 | 2017MS0519 | 3.00 |
| 大鼠泪腺、颌下腺和胰腺中 CD103+CD4+/-树突状细胞分布和形态学观察对比研究 | 李　巍 | 赤峰学院 | 内蒙古自然科学基金面上项目 | 2017MS0326 | 3.00 |
| 牙周炎与老年血管性痴呆的关系研究 | 乌玉红 | 赤峰学院 | 内蒙古自治区卫生和计划生育委员会科研计划项目 A 类二等 | 201702161 | 1.00 |
| 计算机引导技术在“以修复为导向”的全口种植固定修复中的应用 | 韩小梅 | 赤峰学院 | 内蒙古口腔医学会项目 | INSA-2017-C4 | 0.20 |
| 数字化联合三维打印技术在显微根管外科中的临床应用研究 | 高小波 | 赤峰学院 | 内蒙古口腔医学会项目 | INSA-2017-C6 | 0.20 |

续表

| 项目名称 | 项目负责人 | 单　位 | 基金或资助项目全称 | 批准号或编号 | 资助金额（万元） |
|---|---|---|---|---|---|
| 美学区单颗种植即刻修复与延期修复的短期美学效果评价 | 田　媛 | 赤峰学院 | 内蒙古口腔医学会项目 | INSA-2017-C10 | 0.10 |
| SCAP 外泌体通过 Tet2 调控 Treg 细胞功能介导牙髓再生的分子机制 | 陈　旭 | 中国医科大学 | 国家自然科学基金面上项目 | 81771059 | 51.00 |
| Foxp3 + 调节性 T 细胞调控 RANK-RANKL 在牙周骨免疫中的作用机制 | 林晓萍 | 中国医科大学 | 国家自然科学基金面上项目 | 81570988 | 57.00 |
| LincRNA-Cox2 调控牙龈卟啉单胞菌感染呼吸道上皮细胞炎症因子表达的研究 | 谭丽思 | 中国医科大学 | 国家自然科学基金青年基金 | 81700970 | 20.00 |
| 组织蛋白酶 S 介导的牙龈卟啉单胞菌脂多糖诱导血管反应在慢性牙周炎发生发展中的作用及机制研究 | 阎　旭 | 中国医科大学 | 国家自然科学基金青年基金 | 81700977 | 19.00 |
| 纤粘连蛋白-成骨生长肽复合涂层材料通过 Ephb4-Ephrinb2 信号通路调控糖尿病牙槽骨稳态的分子机制研究 | 刘　帆 | 中国医科大学 | 国家自然科学基金青年基金 | 81701033 | 20.00 |
| 唾液腺肿瘤发病风险相关基因 tagSNP 筛选与机制研究 | 刘维贤 | 中国医科大学 | 高等学校博士点基金 | 20132104110012 | 12.00 |
| 类风湿性骨病伴牙周炎患者发病机制及诊疗策略的研究 | 林晓萍 | 中国医科大学 | 中华口腔医学会科技研究部 | CSA-Z2015-07 | 30.00 |
| 数字化口腔医疗技术的研发及应用推广 | 卢　利 | 中国医科大学 | 辽宁省科技厅中央引导地方科技发展专项资金项目 | 2017108001 | 50.00 |
| PRP 联合 MSCs 关节腔内注射对颞下颌关节骨关节炎的作用机制及其协同作用的研究 | 张　丹 | 中国医科大学 | 辽宁省自然科学基金 | 20170541010 | 5.00 |
| SIRT1 调控雄激素受体介导的基因转录及其在口腔鳞癌中作用的研究 | 康媛媛 | 中国医科大学 | 辽宁省自然科学基金 | 20170541012 | 5.00 |
| Wnt 家族基因多态性与东北汉族人群非综合征型唇腭裂的相关性研究 | 冯翠娟 | 中国医科大学 | 辽宁省自然科学基金 | 20170541013 | 5.00 |
| 牙龈卟啉单胞菌感染肺上皮细胞刺激 IL- 8，TNF- a 表达的机制研究 | 谭丽思 | 中国医科大学 | 辽宁省自然科学基金 | 20170541049 | 5.00 |
| 组织蛋白酶 B 在种植体周围炎发生发展中的作用及其分子机理的研究 | 赵宝红 | 中国医科大学 | 辽宁省自然科学基金 | 20170541059 | 5.00 |
| 周细胞在皮肤创面愈合过程中的作用及机制研究 | 方利君 | 中国医科大学 | 辽宁省自然科学基金 | 2013021064 | 5.00 |

续表

| 项目名称 | 项目负责人 | 单　位 | 基金或资助项目全称 | 批准号或编号 | 资助金额（万元） |
| --- | --- | --- | --- | --- | --- |
| 唾液腺黏液表皮样癌中 CLIC3 低甲基化的作用及机制 | 王智明 | 中国医科大学 | 辽宁省自然科学基金 | 20170541042 | 5.00 |
| Twist1 相关信号通路对口腔潜在恶性疾患的影响及其机制研究 | 刘东娟 | 中国医科大学 | 辽宁省博士启动项目 | 20170520058 | 5.00 |
| PES1 调控雌激素受体介导的基因转录在 SS 发病机制中的研究 | 张　英 | 中国医科大学 | 辽宁省高等学校基本科研项目-服务地方项目自然科学类 | LFWK201716 | 5.00 |
| 3D 多孔 CNTs/PLA/CHI 骨组织工程支架材料的研发 | 王　蔚 | 中国医科大学 | 辽宁省高等学校基本科研项目-服务地方项目自然科学类 | LFWK201717 | 5.00 |
| hAECs 外泌体促进炎症微环境下 JMJD3 对牙周膜干细胞的修复 | 仇丽鸿 | 中国医科大学 | 辽宁省高等学校基本科研项目服务地方项目自然科学类 | LFWK201718 | 5.00 |
| 白藜芦醇调控牙髓卟啉单胞菌脂多糖影响人牙乳头干细胞向成牙本质细胞分化和矿化作用的机制研究 | 于雅琼 | 中国医科大学 | 辽宁省高等学校基本科研项目青年项目自然科学类 | LQNK201721 | 5.00 |
| 低强度脉冲超声作用下 mmu-miR-574-5p 调控 ALPL 表达促进多孔材料内成骨细胞分化的机制研究 | 刘笑涵 | 中国医科大学 | 辽宁省高等学校基本科研项目青年项目自然科学类 | LQNK201722 | 5.00 |
| 自噬在细菌脂多糖对根尖牙乳头干细胞增殖分化影响的作用机制研究 | 雷　双 | 中国医科大学 | 辽宁省高等学校基本科研项目青年项目自然科学类 | LQNK201723 | 5.00 |
| 具核梭杆菌通过 TLR4 诱导肺上皮细胞程序性坏死加重铜绿假单胞菌肺炎的机制研究 | 李　倩 | 中国医科大学 | 辽宁省高等学校基本科研项目青年项目自然科学类 | LQNK201724 | 5.00 |
| Sp1/miR-92b 信号轴在 CCR7 调节头颈鳞癌淋巴结转移中的作用机制研究 | 戚忠政 | 中国医科大学 | 辽宁省高等学校基本科研项目青年项目自然科学类 | LQNK201725 | 5.00 |
| 自体牙骨粉移植解决正畸牙齿移动过程中牙槽骨量不足的研究 | 赵震锦 | 中国医科大学 | 辽宁省科学事业公益研究基金 | 20170031 | 5.00 |
| 口腔生物材料关键技术研发研究生联合培养基地 | 刘　奕 | 中国医科大学 | 辽宁省高校联合培养研究生项目 | 115-3110617005 | 5.00 |
| 新型金属生物材料在口腔抗菌及再生的应用 | 潘亚萍 | 中国医科大学 | 辽宁省重点研发计划中心平台建设项目 | 2017225017 | 50.00 |
| Has-let-7e-5p 通过靶向结合 CCR7 调节头颈鳞癌淋巴结转移的研究 | 孙长伏 | 中国医科大学 | 辽宁省重点研发计划攻关项目 | 2017225037 | 10.00 |
| 新型颌面软硬组织修复材料生物学业评价及临床前研究 | 孙宏晨 | 吉林大学 | 国家重点研发项目 | 2016YFC1102804 | 133.20 |

续表

| 项目名称 | 项目负责人 | 单位 | 基金或资助项目全称 | 批准号或编号 | 资助金额（万元） |
|---|---|---|---|---|---|
| 牙体修复中聚氨酯弹性层的构建 | 朱松 | 吉林大学 | 国家自然科学基金面上项目 | 81671033 | 58.00 |
| BMP Ⅰ型受体 ACVR1 介导的 BMP 信号与 WNT 信号交互对牙本质形成作用的机理研究 | 李道伟 | 吉林大学 | 国家自然科学基金青年基金 | 81600823 | 18.00 |
| Ⅰ型 BMP 受体 BMPR1B 介导的 BMP 信号与 WNT 信号交叉对话在骨重塑中的作用机理研究 | 史册 | 吉林大学 | 国家自然科学基金青年基金 | 81600843 | 17.00 |
| 可注射温敏型水凝胶缓释 Aspirin 碳点和 EPO 促牙周组织再生的研究 | 徐晓薇 | 吉林大学 | 国家自然科学基金青年基金 | 81600879 | 17.00 |
| 牙本质涎磷蛋白对下颌骨髁突软骨作用的机理研究 | 刘麒麟 | 吉林大学 | 国家自然科学基金青年基金 | 81600890 | 17.00 |
| PTP-oc 抑制剂-熊果酸对正畸牙根吸收影响的机制研究 | 姜欢 | 吉林大学 | 国家自然科学基金青年基金 | 81600898 | 17.00 |
| IL-18 影响舌鳞状细胞癌侵袭转移作用的机制研究 | 刘炜炜 | 吉林大学 | 国家自然科学基金青年基金 | 81602377 | 17.00 |
| 面神经解剖腮腺浅叶及肿物切除术治疗腮腺混合瘤的临床应用推广 | 胡腾龙 | 哈尔滨医科大学 | 黑龙江省应用技术研究与开发计划项目 | GA14C101-10 | 10.00 |
| 无水乙醇栓塞 AVMs 诱发肺动脉高压作用机制的实验研究 | 王德明 | 哈尔滨医科大学 | 中国博士后科学基金面上项目 | 2017 年第 61 批 | 5.00 |
| FAM20C 在小鼠颞下颌关节髁突发育中的作用机制研究 | 刘培红 | 哈尔滨医科大学 | 黑龙江省科技厅面上项目 | H2017030 | 6.00 |
| 甲苯胺蓝微球对龈上病原菌群灭活效果的研究 | 齐峰 | 哈尔滨医科大学 | 黑龙江省青年科学基金 | QC2017096 | 5.00 |
| 富血小板纤维蛋白（PRF）促进脱位再植牙牙周膜愈合的动物实验研究 | 王得利 | 牡丹江医学院 | 黑龙江省省属高等学校基本科研业务费科研项目 | 2017KYY-WFMY-0686 | 1.00 |
| SDSSD 多肽靶向促进成骨细胞分化在颌骨缺损修复中的作用及机制研究 | 孙瑶 | 同济大学 | 国家自然科学基金面上项目 | 81771043 | 56.00 |
| 炎症微环境下 miR-511 调控 TLR4 促进人牙周膜干细胞成骨分化的机制研究 | 于博涵 | 同济大学 | 国家自然科学基金青年科学基金 | 81700974 | 19.00 |
| VEGF-B 通过募集骨髓基质细胞并调控牙周炎症微环境影响牙槽骨再生的作用机制研究 | 杨晓娟 | 同济大学 | 国家自然科学基金青年科学基金 | 81700976 | 20.00 |
| 生物活性硅酸钙复合壳聚糖水凝胶改善炎症微环境促进牙周组织再生的研究 | 闫香珍 | 同济大学 | 国家自然科学基金青年科学基金 | 81700978 | 20.00 |

续表

| 项目名称 | 项目负责人 | 单　位 | 基金或资助项目全称 | 批准号或编号 | 资助金额（万元） |
|---|---|---|---|---|---|
| 微种植体辅助前方牵引矫治骨性 III 类错 |殆的矫治器设计和应用研究 | 张京剧 | 同济大学 | 上海市卫生和计划生育委员会科研课题面上项目 | 201740135 | 10.00 |
| 水凝胶复合氯化锂诱导修复性牙本质再生的动物实验研究 | 蒋备战 | 同济大学 | 上海市卫生和计划生育委员会科研课题面上项目 | 201740223 | 10.00 |
| 牙龈卟啉单胞菌调节 2 型溶酶体整合膜蛋白表达的分子机制研究 | 罗礼君 | 同济大学 | 上海市卫生和计划生育委员会科研课题面上项目 | 201740232 | 10.00 |
| 阿奇霉素辅助治疗侵袭性牙周炎的临床疗效及对唾液微生物群落的影响 | 薛中秀 | 同济大学 | 上海市卫生和计划生育委员会科研课题青年项目 | 20174Y0132 | 5.00 |
| 复合 NGF-cDNA 涂层钛片对骨质疏松症大鼠成血管、成骨交互作用及通路调控网络的体外研究 | 叶　俊 | 同济大学 | 上海市卫生和计划生育委员会科研课题青年项目 | 20174Y0167 | 5.00 |
| 上海市卫生系统优秀人才培养计划 | 孙　瑶 | 同济大学 | 上海市卫生系统优秀人才培养计划 | 2017BR009 | 45.00 |
| 掺锶纳米结构羟基磷灰石生物陶瓷负载万古霉素调控慢性骨髓炎的治疗及机理研究 | 林开利 | 同济大学 | 高性能陶瓷和超微结构国家重点实验室开放课题 | SKL201610SIC | 8.00 |
| 基于 3D 打印的个性化生物活性牙种植体研制 | 林开利 | 同济大学 | 上海市科委 2017 年度“科技创新行动计划”政府间国际科技合作重点项目 | 17510710800 | 50.00 |
| H2S 对 CSE 基因敲除小鼠牙根吸收模型作用的研究 | 华咏梅 | 同济大学 | 上海市科委 2017 年度“科技创新行动计划”动物模型专项 | 17140903700 | 30.00 |
| 构建 lincRNA-EPS 基因敲除的 LPS 诱导性牙周炎动物模型 | 苏俭生 | 同济大学 | 上海市科委 2017 年度“科技创新行动计划”动物模型专项 | 17140903600 | 40.00 |
| 巴氏刷牙法的新型教具的制作 | 李生娇 | 同济大学 | 上海市科委 2017 年度“科技创新行动计划”科普项目 | 17dz2313700 | 15.00 |
| VEGF-B 调控新生血管微结构的作用机制研究 | 杨晓娟 | 同济大学 | 上海市科委 2017 年度“浦江人才”项目 | 17PJ1409700 | 20.00 |
| 受限舌系带切除和舌肌功能训练对颌面部发育的影响 | 周　敏 | 同济大学 | 上海市科委 2017 年度“创新行动计划”医学引导科技支撑项目 | 17411972600 | 20.00 |
| 整合面部扫描的三维虚拟牙科病人的建立及结合 CAD/CAM 技术在牙科美学修复中的临床应用研究 | 刘伟才 | 同济大学 | 上海市科委 2017 年度“创新行动计划”医学引导科技支撑项目 | 17411972500 | 20.00 |

续表

| 项目名称 | 项目负责人 | 单　位 | 基金或资助项目全称 | 批准号或编号 | 资助金额（万元） |
|---|---|---|---|---|---|
| 内源性脂肪干细胞转分化促进牙周膜组织再生的基础研究 | 周　敏 | 同济大学 | 上海市科学技术委员会，上海自然科学基金 | 17ZR1432800 | 20.00 |
| FLT-1 对成体干细胞骨向分化能力的影响及其作用机制 | 杨晓娟 | 同济大学 | 上海市科学技术委员会，上海自然科学基金 | 17ZR1432700 | 20.00 |
| 2016 上海青年医师培养资助计划 | 叶　颖 | 同济大学 | 上海市卫计委青年医师培养计划 | - | 5.00 |
| BET 蛋白对超负荷压力诱导的大鼠颞下颌关节骨关节炎样病变的表观遗传调控 | 李　煌 | 南京大学 | 国家自然科学基金面上项目 | 81670960 | 57.00 |
| TLR-RIP1/3-MLKL 介导的死亡通路在牙周炎发病过程中的免疫调节作用 | 李厚轩 | 南京大学 | 国家自然科学基金面上项目 | 81670996 | 51.00 |
| 夜磨牙的神经电生理机制及低频重复经颅磁刺激方法治疗夜磨牙的临床应用研究 | 张　红 | 南京大学 | 江苏省卫生计生委医学科研课题 | H201649 | 4.00 |
| 表观遗传调控蛋白 BET 调控压应力作用下大鼠髁突炎症反应及骨吸收的作用机制研究 | 李　煌 | 南京大学 | 江苏省自然科学基金面上项目 | BK20171123 | 10.00 |
| CDK9 介导的基因转录调控在牙龈卟啉单胞菌致牙周炎过程中的作用 | 雷　浪 | 南京大学 | 江苏省自然科学基金面上项目 | BK20171122 | 10.00 |
| 牙龈卟啉单胞菌通过 AhR-IDO 信号轴调节 Th17/Treg 平衡在动脉粥样硬化中的作用 | 杨　洁 | 南京大学 | 江苏省自然科学基金青年基金 | BK20170143 | 20.00 |
| Pg 上调肝微粒体酶 FMO3 表达促发动脉粥样硬化形成的作用及机制研究 | 谢思静 | 南京大学 | 江苏省自然科学基金青年基金 | BK20170144 | 20.00 |
| miR-155 调节牙槽骨代谢作用机制及应用基础研究 | 邓润智 | 南京大学 | 江苏省第十四批“六大人才高峰”C 类 | WSW-082 | 4.00 |
| 上颌磨牙根管形态的三维可视化研究及细菌的分子生物学分析 | 杨卫东 | 南京大学 | 江苏省第十四批“六大人才高峰”C 类 | WSW-086 | 4.00 |
| miR-24 通过调控 GNAI3 影响成骨分化的机制研究 | 张　阳 | 南京医科大学 | 国家自然科学基金青年科学基金 | 81700942 | 20.00 |
| Anti-CD26Fab-miR-29b-金纳米复合物抑制皮肤创口愈合过程中胶原合成的实验研究 | 朱玉敏 | 南京医科大学 | 国家自然科学基金青年科学基金 | 81700947 | 20.00 |
| 磷酸化蛋白质仿生类似物诱导的矿化胶原支架对人牙髓干细胞成牙本质向分化作用的研究 | 王天达 | 南京医科大学 | 国家自然科学基金青年科学基金 | 81701023 | 20.00 |

续表

| 项目名称 | 项目负责人 | 单　位 | 基金或资助项目全称 | 批准号或编号 | 资助金额（万元） |
|---|---|---|---|---|---|
| 高强纤维牙科复合树脂的界面增强增韧及其长效机制研究 | 刘　梅 | 南京医科大学 | 国家自然科学基金青年科学基金 | 81701025 | 20.00 |
| 口腔鳞癌易感区域 5p15.33 的精细作图及其机制研究 | 朱龙彪 | 南京医科大学 | 国家自然科学基金青年科学基金 | 81702686 | 20.00 |
| Trio 调控神经嵴细胞迁徙进而影响颌面部发育的机制研究 | 马俊青 | 南京医科大学 | 国家自然科学基金面上项目 | 81771029 | 56.00 |
| SPIO 介导 BMP2 基因转染牙髓干细胞与 SPIO-CPC 构建组织工程骨的成骨能力及 MRI 监测 | 夏　阳 | 南京医科大学 | 国家自然科学基金面上项目 | 81771044 | 25.00 |
| A20 基于细胞自噬调控牙周炎骨破坏的相关机制研究 | 徐　艳 | 南京医科大学 | 国家自然科学基金面上项目 | 81771074 | 72.00 |
| 牙龈卟啉单胞菌诱导的耐受对巨噬细胞免疫炎症反应的影响和机制研究 | 孙　颖 | 南京医科大学 | 国家自然科学基金面上项目 | 81771075 | 51.00 |
| 巨噬细胞自噬与极化异常促使双膦酸盐性颌骨坏死的机制研究 | 江宏兵 | 南京医科大学 | 国家自然科学基金面上项目 | 81771092 | 56.00 |
| NOTCH1 (C1133Y) 突变通过调控 FBXW7 在口腔癌发生、发展中的作用 | 宋晓萌 | 南京医科大学 | 国家自然科学基金面上项目 | 81772887 | 48.00 |
| 新型牙髓再生术的基础与临床研究 | 于金华 | 南京医科大学 | 江苏省重点研发计划社会发展项目 | BE2017731 | 40.00 |
| 牙支持式牵张成骨矫治唇腭裂颌骨畸形的研究 | 江宏兵 | 南京医科大学 | 江苏省重点研发计划社会发展项目 | BE2017732 | 40.00 |
| CAFs 重塑基质微环境激活 SDF1/CXCR4 信号调控巨噬细胞分化与口腔癌侵袭转移机制研究 | 刘来奎 | 南京医科大学 | 江苏省自然科学基金面上项目 | BK20171483 | 10.00 |
| NOTCH1 (C1133Y) 突变促进口腔癌侵袭的机制研究 | 宋晓萌 | 南京医科大学 | 江苏省自然科学基金面上项目 | BK20171488 | 10.00 |
| miR-27a 通过下调 Osterix 基因促进骨质疏松的机制研究 | 张　玮 | 南京医科大学 | 江苏省自然科学基金青年科学基金 | BK20172057 | 20.00 |
| HIF-α/Notch 信号在缺氧微环境下牙周炎骨破坏中的作用机制研究 | 李　璐 | 南京医科大学 | 江苏省自然科学基金青年科学基金 | BK20172058 | 20.00 |
| 聚合物稳定和诱导固态前驱相的仿生矿化机理研究 | 傅柏平 | 浙江大学 | 国家自然科学基金面上项目 | 81771120 | 56.00 |

续表

| 项目名称 | 项目负责人 | 单　位 | 基金或资助项目全称 | 批准号或编号 | 资助金额（万元） |
|---|---|---|---|---|---|
| Nell-1 调控 BMSCs 外泌体中成骨相关 miRNAs 在种植体骨结合中的作用及机制研究 | 谢志坚 | 浙江大学 | 国家自然科学基金面上项目 | 81771118 | 51.00 |
| 骨髓来源的抑制性细胞在牙龈卟啉单胞菌介导的慢性感染中的作用 | 宿凌恺 | 浙江大学 | 国家自然科学青年基金 | 81700972 | 20.00 |
| 整合素 α6β4/α3β1 介导 laminin α3 基因涂层在种植体-牙龈生物学封闭形成中的作用及机制研究 | 张　晶 | 浙江大学 | 国家自然科学青年基金 | 81701021 | 19.00 |
| 高端介入、植入产品和微创手术器械研发-个性化仿生牙种植体的研发 | 王慧明 | 浙江大学 | 浙江省重点研发计划 | 2018C03062 | 150.00 |
| 黄芩苷对巨噬细胞吞噬凋亡中性粒细胞的调控作用及相关信号通路研究 | 蔡　霞 | 浙江大学 | 浙江省自然科学基金一般项目 | LY17H140003 | 8.00 |
| 基于 FXR/AMPK 信号通路的牙周致病菌内毒素促进非酒精性脂肪性肝病分子机制研究 | 邓淑丽 | 浙江大学 | 浙江省自然科学基金一般项目 | LY17H140004 | 8.00 |
| 羟丙基甲基纤维素负载 ACP 的仿生矿化机理研究 | 傅柏平 | 浙江大学 | 浙江省自然科学基金一般项目 | LY17H140005 | 8.00 |
| 单核-巨噬细胞系来源细胞在种植体周骨整合中作用的初步研究 | 赵　鹃 | 浙江大学 | 浙江省自然科学基金一般项目 | LY17H140006 | 9.00 |
| 基于云计算的浙江省儿童口腔大数据分析及健康管理系统研发队 | 朱赴东 | 浙江大学 | 科技厅公益技术应用研究计划 | 2017C33017 | 10.00 |
| 生物三维打印组织修复技术研究与临床应用-面向全层血管化皮肤的生物三维打印组织修复技术研究与临床应用 | 俞梦飞 | 浙江大学 | 浙江省重点研发计划合作项目 | 2017C01054 | 40.00 |
| 牙科综合治疗椅气路管道污染控制及微生物学评价 | 俞雪芬 | 浙江大学 | 浙江省医药卫生科技计划临床研究项目 | 2017ZD006 | 5.00 |
| PRF-MSN-DMOG 可塑缓释生物膜用于血管化骨再生作用的研究 | 王柏翔 | 浙江大学 | 浙江省医药卫生科技计划青年人才项目 | 2017RC009 | 3.00 |
| LAMA3 基因修饰种植体颈部的制备及生物学评价 | 张　晶 | 浙江大学 | 浙江省医药卫生科技计划一般项目 A 类 | 2017KY105 | 3.00 |
| 颞下颚关节结构紊乱病的咬合诊断与多学科联合治疗 | 施洁珺 | 浙江大学 | 浙大医学院第一批疑难杂症资助项目 | 5021702 | 10.00 |
| 变异链球菌生物膜离散分子的研究 | 章可可 | 温州医科大学 | 国家自然科学基金青年基金 | 81700960 | 20.00 |

续表

| 项目名称 | 项目负责人 | 单　位 | 基金或资助项目全称 | 批准号或编号 | 资助金额（万元） |
|---|---|---|---|---|---|
| 基于抗钛-骨界面氧化应激效应的糖尿病人工种植体表面设计及骨整合研究 | 邓振南 | 温州医科大学 | 国家自然科学基金青年基金 | 81701016 | 20.00 |
| 关于纳米缓慢控释系统在治疗牙周炎及牙槽骨再生中的应用研究 | 贺　燕 | 温州医科大学 | 国家自然科学基金青年基金 | 81701032 | 19.00 |
| 局部注射壳聚糖-Sema4D-siRNA纳米粒抑制正畸复发的机制和应用研究 | 胡荣党 | 温州医科大学 | 浙江省基础公益研究计划项目 | LGF18H140007 | 15.00 |
| miR-210 双重调控 BMSCs 构建血管化组织工程骨复合体修复 CSD 及靶基因调控机制的研究 | 何家才 | 安徽医科大学 | 国家自然科学基金面上项目 | 81771117 | 56.00 |
| 基于仿 ECM 纳米纤维结构中空壳聚糖微球的软骨组织工程技术修复重建关节软骨缺损的动物实验研究 | 周　咏 | 安徽医科大学 | 国家自然科学基金青年科学基金 | 31700849 | 24.00 |
| 口腔健康促进对脑卒中肺炎并发症作用的研究 | 戴若曦 | 安徽医科大学 | 国家自然科学基金青年科学基金 | 81701036 | 19.00 |
| 特异性卵黄抗体纳米缓释系统在牙周炎被动免疫治疗中的研发和临床应用 | 徐　燕 | 安徽医科大学 | 安徽高校自然科学研究项目重大项目 | KJ2017ZD17 | 20.00 |
| iRoot BP 通过 JAK/STAT 信号通路诱导 SCAPs 成骨/成牙作用机制研究 | 张红艳 | 安徽医科大学 | 安徽高校自然科学研究项目重点项目 | KJ2017A166 | 6.00 |
| 仿 ECM 结构中空微球构建骨组织工程复合体及 miR-30 靶基因调控机制的研究 | 周　咏 | 安徽医科大学 | 安徽省自然科学基金青年基金 | 1708085QH184 | 8.00 |
| DMP1-C 基因修饰 BMSCs 对犬上颌窦底提升术成骨效果的影响研究 | 刘　鑫 | 安徽医科大学 | 安徽省自然科学基金面上项目 | 1708085MH194 | 8.00 |
| 仿生矿化诱导牙体组织自愈性再生修复牙科新型制剂的临床转化 | 李全利 | 安徽医科大学 | 合肥市自主创新政策“借转补”资金立项项目 | YW201710120001 | 100.00 |
| 钛表面硅烷化修饰 GL13K 对巨噬细胞极化状态的影响研究 | 陈　江 | 福建医科大学 | 国家自然科学基金面上项目 | 81771126 | 58.00 |
| Notch1 在舌癌侵袭转移中作用及机制的研究 | 卢友光 | 福建医科大学 | 福建省自然科学基金 | 2017J01520 | 9.00 |
| 慢性根尖周炎不同刺激强度对高脂血症大鼠氧化应激水平和肝脏的影响 | 黄晓晶 | 福建医科大学 | 福建省自然科学基金 | 2017J01521 | 9.00 |
| 炎症微环境下成牙骨质蛋白 1 基因修饰骨髓基质细胞对牙周组织再生的作用研究 | 骆　凯 | 福建医科大学 | 福建省自然科学基金 | 2017J01522 | 9.00 |

续表

| 项目名称 | 项目负责人 | 单　位 | 基金或资助项目全称 | 批准号或编号 | 资助金额（万元） |
| --- | --- | --- | --- | --- | --- |
| 3D 打印超薄钛网–胶原复合膜在口腔骨再生中的实验研究 | 钟　泉 | 福建医科大学 | 福建省自然科学基金 | 2017J01805 | 7.00 |
| 高度浓缩生长因子的血纤维白（CGF）在兔上颌窦提升术中成骨效果的研究 | 杨　进 | 福建医科大学 | 福建省自然科学基金 | 2017J01806 | 7.00 |
| 加力后大鼠成骨细胞的钟基因表达及钟控基因的筛选鉴定 | 白宇明 | 福建医科大学 | 福建省自然科学基金 | 2017J01807 | 7.00 |
| 舌侧矫治中前牙转矩控制方法的定量等效生物力学机制研究 | 苏杰华 | 福建医科大学 | 福建省自然科学基金 | 2017J01808 | 7.00 |
| 牙周炎手术治疗前后牙周组织中瘦素及其受体的表达检测 | 刘崇武 | 福建医科大学 | 福建省自然科学基金 | 2017J01809 | 7.00 |
| 功能性糖应用到儿童龋病预防的研究 | 姚　军 | 福建医科大学 | 福建省卫生计生委医学创新课题 | 2017–CX–33 | 12.00 |
| 基于数字化技术分析骨性 III 类错殆治疗中牙性代偿机制 | 许潾于 | 福建医科大学 | 福建省卫生计生委医学创新课题 | 2017–CX–34 | 12.00 |
| 根尖乳头干细胞复合 PGA 在牙周再生中作用的体内外研究 | 林敏魁 | 福建医科大学 | 福建省卫生计生委中青年骨干人才培养项目 | 2017–ZQN–54 | 10.00 |
| CBCT 与激光扫描联合建立牙颌三维数字化模型及其临床应用 | 石　勰 | 福建医科大学 | 福建省卫生计生委中青年骨干人才培养项目 | 2017–ZQN–55 | 10.00 |
| 苍耳子、地肤子粗提物对变异链球菌的体外作用研究 | 卢友光 | 福建医科大学 | 福建省中医药科研项目 | 2017FJZYZY205 | 4.50 |
| 不同高嵌体材料修复磨牙 I 类洞的三维有限元应力研究 | 郑　岚 | 福建医科大学 | 福建省卫生计生委青年基金 | 2017–1–61 | 3.00 |
| 基于溶解模型的龈沟液 pH 值与楔状缺损的相关性研究 | 黄晓宇 | 福建医科大学 | 福建省卫生计生委青年基金 | 2017–1–62 | 3.00 |
| 基于 CBCT 及计算机辅助的无牙殆患者下颌舌管的三维重建和研究 | 鄢明东 | 福建医科大学 | 福建省卫生计生委青年基金 | 2017–2–34 | 2.40 |
| 不同厚度膜片的隐形矫治器对兔下颌中切牙移动效果的影响 | 李光辉 | 福建医科大学 | 福建省卫生计生委青年基金 | 2017–2–35 | 2.40 |
| 人类牙列放射线防护模具材料及其防护性能的初步研究 | 梁　雪 | 福建医科大学 | 福建省卫生计生委青年基金 | 2017–2–36 | 2.40 |

续表

| 项目名称 | 项目负责人 | 单　位 | 基金或资助项目全称 | 批准号或编号 | 资助金额（万元） |
|---|---|---|---|---|---|
| 钛表面抗菌肽涂层对巨噬细胞炎症因子分泌的影响研究 | 周　麟 | 福建医科大学 | 福建省卫生计生委青年基金 | 2017-2-37 | 2.40 |
| 黄氏多糖对人舌鳞癌细胞中miRNA-21及其靶蛋白表达的影响研究 | 丁佳敏 | 福建医科大学 | 福建省卫生计生委青年基金 | 2017-2-38 | 2.40 |
| ICDAS 评估两种氟化物在乳牙防龋中的作用 | 张冰洁 | 福建医科大学 | 福建省卫生计生委青年基金 | 2017-2-39 | 2.40 |
| 不同树脂粘结剂对铸瓷高嵌体粘结性能的研究 | 贾泠卉 | 福建医科大学 | 福建省卫生计生委青年基金 | 2017-2-40 | 2.40 |
| 口腔扁平苔藓（OLP）与黏膜菌群失调的关联性研究 | 郑　晖 | 福建医科大学 | 福建省卫生计生委青年基金 | 2017-2-41 | 2.40 |
| 窝沟封闭预防龋齿 | 林　挺 | 福建医科大学 | 福建省卫生计生面向农村和城市社区推广适宜技术项目 | 2017021 | 2.00 |
| 富自体浓缩生长因子对根尖牙乳头干细胞增殖和分化的影响研究 | 陈跃敏 | 福建医科大学 | 福建省教育厅资助高校专项科研项目 | JAT170252 | 1.00 |
| 虚拟现实（VR）技术在口腔种植教学中的应用 | 周　勇 | 福建医科大学 | 福建省教育厅资助高校专项科研项目 | JAT170253 | 1.00 |
| 不同浓度 CGF 对牙髓干细胞/内皮细胞共培养体外成牙本质分化的影响 | 周荣汇 | 福建医科大学 | 福建省教育厅资助高校专项科研项目 | JAT170254 | 1.00 |
| 负载 Nano-ACP 介孔硅材料的PH 响应性再矿化的研究 | 吴春芳 | 福建医科大学 | 福建省教育厅资助高校专项科研项目 | JAT170255 | 1.00 |
| 不同能量密度 ErCr:YSGG 激光消融牙体组织的应用研究 | 林　琪 | 福建医科大学 | 福建省教育厅资助高校专项科研项目 | JAT170256 | 1.00 |
| 基于二代测序技术的乳牙龋高毒力菌株筛选及功能分析 | 冯　岩 | 福建医科大学 | 福建省教育厅资助高校专项科研项目 | JAT170257 | 1.00 |
| 根管导板技术辅助根管治疗的精确度研究 | 林　捷 | 福建医科大学 | 福建省教育厅资助高校专项科研项目 | JAT170258 | 1.00 |
| 儿茶酚氧位甲基转移酶在牙移动疼痛中的作用机制研究 | 廖正宇 | 南昌大学 | 国家自然科学基金地区科学基金 | 81760203 | 33.00 |
| 金属铸造夹板式 Herbst 矫治器治疗恒牙期下颌后缩及相关技术的应用推广 | 伍　军 | 南昌大学 | 江西省科技厅科技成果转化类项目 | 20171BEI90008 | 20.00 |

续表

| 项目名称 | 项目负责人 | 单　位 | 基金或资助项目全称 | 批准号或编号 | 资助金额（万元） |
|---|---|---|---|---|---|
| 稀土锆基色料掺杂牙科用釉制备牙色外染釉及其性能研究 | 石连水 | 南昌大学 | 江西省科技厅基础研究计划自然科学基金重点项目 | 20171BAB205052 | 6.00 |
| 年轻恒牙牙髓坏死自体乳牙牙髓移植前后对比研究 | 黄　彦 | 南昌大学 | 江西省科技厅：重点研发计划一般项目 | 20071BBG70042 | 20.00 |
| 同源盒基因 SATB1 对糖尿病颌骨骨髓间充质干细胞成骨分化的影响及分子机制研究 | 郭　菁 | 南昌大学 | 江西省科技厅：重点研发计划一般项目 | 20071BBH80012 | 20.00 |
| 建立口腔门诊单病种质量管理信息系统的研究 | 蔡　鉴 | 南昌大学 | 江西省卫生计生委科技计划 | 20181098 | 0.40 |
| 改良拉钩增润方式用于口内入路手术患者口角保护的研究 | 刘　洁 | 南昌大学 | 江西省卫生计生委科技计划 | 20181099 | 0.40 |
| LncRNA Gm12896 靶向作用 Hey1 调控纳米银颗粒/PLGA 共涂层条件下种植体骨整合的机制研究 | 刘　毅 | 山东大学 | 国家自然科学基金青年项目 | 81701008 | 20.00 |
| 氧浓度对髁突软骨细胞生物学功能的影响及作用机制研究 | 陈　磊 | 山东大学 | 国家自然科学基金面上项目 | 61771290 | 68.00 |
| ATF3 在皮肤创伤愈合中促进真皮组织重塑和减少疤痕形成的作用研究 | 吴训伟 | 山东大学 | 国家自然科学基金面上项目 | 81772093 | 56.00 |
| CircPRKD3 调控机械力下牙周膜干细胞成骨分化及牙周组织改建的研究 | 魏福兰 | 山东大学 | 国家自然科学基金面上项目 | 81771030 | 56.00 |
| 在改善糖尿病大鼠牙齿正畸效果过程中 miR-222 参与二甲双胍调控骨细胞的相关机制研究 | 郭　杰 | 山东大学 | 国家自然科学基金面上项目 | 81771108 | 54.00 |
| PGRN 促进炎性环境下牙周膜干细胞成骨分化和牙周再生的研究 | 杨丕山 | 山东大学 | 国家自然科学基金面上项目 | 81771076 | 56.00 |
| Wnt/β-Catenin 与 Hippo-YAP 信号通路对牙周膜干细胞增殖及成骨分化的交叉调控机制 | 文　勇 | 山东大学 | 山东省重点研发计划 | 2017GSF18117 | 14.00 |
| 骨组织再生中 Satb2 通过 NGF 介导的神经再生的调控作用 | 颜世果 | 山东大学 | 山东省重点研发计划 | 2017GSF218063 | 10.00 |
| 靶向 PH 敏感型纳米光敏剂载药系统结合靶向个体 | 张风河 | 山东大学 | 山东省重点研发计划 | 2017GSF218064 | 10.00 |
| 非编码 RNA 参与二甲双胍改善糖尿病患者牙齿正畸治疗效果的机制研究 | 郭　杰 | 山东大学 | 山东省重点研发计划 | 2017GSF218017 | 10.00 |

续表

| 项目名称 | 项目负责人 | 单　位 | 基金或资助项目全称 | 批准号或编号 | 资助金额（万元） |
|---|---|---|---|---|---|
| ZHX2 在根尖乳头干细胞成牙本质向分化中的作用及机制研究 | 王　燕 | 山东大学 | 山东省自然科学基金面上项目 | ZR2017MH104 | 13.00 |
| 具核梭杆菌对不同类型口腔源性细胞炎症调控影响及作用机制研究 | 冯　强 | 山东大学 | 山东省自然科学基金面上项目 | ZR2017MH026 | 15.00 |
| Hippo-YAP/TAZ 信号通路在机械力刺激牙齿移动过程中的调控机制研究 | 徐　欣 | 山东大学 | 山东省自然科学基金面上项目 | ZR2017MH031 | 15.00 |
| 调节性 T 细胞对慢性牙周炎发病进程的调控及治疗 | 刘红蕊 | 山东大学 | 山东省自然科学基金博士基金 | ZR201702180 - 144 | 9.00 |
| 二氧化钛纳米管颗粒通过 PI3K/Akt/mTOR 通路诱导成骨细胞自噬及其毒性作用机制研究 | 孙圣军 | 山东大学 | 山东省自然科学基金博士基金 | ZR2017BH030 | 9.00 |
| MMP-9 调控 MMP-2 在小鼠根尖周炎骨质破坏中的研究 | 万春燕 | 青岛大学 | 国家自然科学基金青年科学基金 | 817004021 | 20.00 |
| IL-6/YAP 信号通路促进成釉细胞瘤侵袭生长的作用及机制研究 | 姜春苗 | 青岛大学 | 国家自然科学基金青年科学基金 | 81700992 | 20.00 |
| IP3R-GRP75-VDAC 复合体介导的线粒体内质网结合膜 (MAM) 在应力刺激诱导成肌细胞凋亡中的作用及机制 | 任大鹏 | 青岛大学 | 国家自然科学基金青年科学基金 | 11702154 | 23.00 |
| 基质填料协同增强牙科光固化复合树脂性能的多尺度研究 | 付　静 | 青岛大学 | 国家自然科学基金青年科学基金 | 51703106 | 23.00 |
| MMP-9 调控 MMP-2 在小鼠牙周炎骨质破坏中作用的研究 | 万春燕 | 青岛大学 | 山东省自然科学基金 | ZR2017BH075 | 8.00 |
| NLRP3/caspase-1/IL-1β 介导正畸炎性牙根吸收的作用及机制研究 | 姜春苗 | 青岛大学 | 山东省自然科学基金 | 2R201702170 - 246 | 8.00 |
| 瘦素在肥胖小鼠牙周组织破坏中的作用和机制研究 | 李　玮 | 青岛大学 | 山东省自然科学基金 | ZR2017BH085 | 8.00 |
| PRRX1 动态调控肿瘤细胞自噬影响涎腺腺样囊性癌细胞脂肪酸代谢重编程的机制研究 | 姜雅萍 | 青岛大学 | 山东省科技厅项目 | ZR2017BH089 | 8.00 |
| 硝酸盐-亚硝酸盐-NO 通路对舍格伦综合征口腔微生态平衡的影响 | 庞宝兴 | 青岛大学 | 山东省科技厅项目 | ZR2017BH034 | 9.00 |
| 腺病毒介导的 IFN-λ 基因对人舌鳞癌细胞作用的实验研究 | 宋　冰 | 滨州医学院 | 山东省自然科学基金 | ZR2017LH045 | 5.00 |

续表

| 项目名称 | 项目负责人 | 单　位 | 基金或资助项目全称 | 批准号或编号 | 资助金额（万元） |
|---|---|---|---|---|---|
| 核转录因子 NF-κB 参与正畸力介导的骨改建机制的研究 | 乔义强 | 郑州大学 | 国家自然科学基金 | U1704187 | 50.00 |
| 聚乳酸可吸收乳牙根管桩在比格犬中的应用研究 | 高　黎 | 郑州大学 | 河南省教育厅项目 | 17A320008 | 5.00 |
| 牙髓干细胞库的建设 | 赵红宇 | 郑州大学 | 河南省教育厅项目 | 17A320012 | 5.00 |
| 光固化型窝沟封闭剂的性能和临床效果研究 | 吉雅丽 | 郑州大学 | 河南省教育厅项目 | 17A320049 | 3.00 |
| 遗传性牙本质发育不全Ⅱ型致病基因及超微结构的研究 | 陈　栋 | 郑州大学 | 河南省教育厅项目 | 17A320058 | 3.00 |
| 颞下颌关节盘前移位的保守和关节镜手术的比较研究 | 乔永明 | 郑州大学 | 河南省教育厅项目 | 17A320054 | 3.00 |
| 上皮下结缔组织移植联合隧道技术治疗 MillerⅠ、Ⅱ度牙龈退缩 | 秦红霞 | 郑州大学 | 河南省卫生厅出国研修项目 | 2017013 | 6.45 |
| 数字化技术在口腔医学中的应用 | 张秋霞 | 郑州大学 | 河南省卫生厅出国研修项目 | 2017004 | 2.81 |
| 负热膨胀材料制备可控膨胀系数牙科氧化锆陶瓷的研究 | 程　涛 | 郑州大学 | 中国博士后科学基金 | 2017T100805 | 15.00 |
| everStick 芬力复合树脂纤维在牙周治疗中的应用 | 秦红霞 | 郑州大学 | 河南省卫生厅项目 | 201702051 | 1.00 |
| 下颌第一磨牙颊合缺损不同修复形式的三维有限元分析 | 王　桃 | 郑州大学 | 河南省卫生厅项目 | 201702059 | 1.00 |
| 二极管激光疗法治疗复发性阿弗他溃疡的疗效研究 | 郭　嘉 | 郑州大学 | 河南省卫生厅项目 | 201702022 | 1.00 |
| 数字导航技术辅助的血管化髂骨肌瓣行下颌骨精确重建的研究 | 郑　廉 | 郑州大学 | 河南省卫生厅项目 | 201702036 | 1.00 |
| MB-PDT 对粪肠球菌生物膜形成影响的实验研究 | 朱娟芳 | 郑州大学 | 河南省卫生厅项目 | 201702042 | 1.00 |
| 生物改良型酸蚀剂提高牙本质粘接耐久性的应用及其机制研究 | 龚士强 | 华中科技大学 | 国家自然科学基金面上项目 | 81771121 | 56.00 |
| 大气压常温等离子体对人牙周膜干细胞成骨分化调控机制的研究 | 石　琦 | 华中科技大学 | 国家自然科学基金青年项目 | 81701035 | 20.00 |
| 非病毒载体 PEI-LA 介导 BMP-2 基因直接投递治疗种植体周围炎性骨缺损的实验研究 | 徐恋祎 | 华中科技大学 | 国家自然科学基金青年项目 | 81700940 | 20.00 |
| 加载抗菌肽的磁导向纳米微粒复合物根管内消毒应用及其抗菌机理初探 | 杨　焰 | 华中科技大学 | 国家自然科学基金青年项目 | 81700961 | 20.00 |

续表

| 项目名称 | 项目负责人 | 单　位 | 基金或资助项目全称 | 批准号或编号 | 资助金额（万元） |
| --- | --- | --- | --- | --- | --- |
| 脂多糖诱导的 IRE1α 剪切 miR-125b 调控 TNF-α 合成的分子机制 | 陈黄琴 | 湖北科技学院 | 湖北省教育厅科学研究重点项目 | D20172801 | 4.00 |
| TGF-β1 在 OSF 中通过自分泌信号 EGFR 调控 CXCR3 活性控制 MFB 迁移的机制研究 | 李　宁 | 中南大学 | 国家自然科学基金面上项目 | 81771083 | 56.00 |
| LncRNA LINC00472 通过调节细胞自噬和凋亡抑制鼻咽癌细胞增殖的机制研究 | 龚朝建 | 中南大学 | 国家自然科学基金面上项目 | 81772901 | 50.00 |
| 麻风杆菌及 NOD2 通过铁调素致麻风患者牙槽骨吸收机制研究 | 冯云枝 | 中南大学 | 国家自然科学基金面上项目 | 81773339 | 50.00 |
| 口腔黏膜下纤维化发生中基膜聚糖调控血管炎症的作用及潜在临床意义 | 冯　慧 | 中南大学 | 国家自然科学基金青年科学基金 | 81700988 | 20.00 |
| 含氟和氯的新型生物活性玻璃在抗敏修复牙膏应用的研究 | 陈晓婧 | 中南大学 | 国家自然科学基金青年科学基金 | 8170101519 | 19.00 |
| 靶向谷氨酸消旋酶对变异链球菌 HSP100/ClpATPase 的调控作用及机制研究 | 张剑英 | 中南大学 | 国家自然科学基金青年科学基金 | 8170096720 | 20.00 |
| PFKFB3 诱导血管拟态在 VEGF 靶向治疗口腔鳞癌中的机制研究 | 高　兴 | 中南大学 | 国家自然科学基金青年科学基金 | 81703069 | 20.00 |
| Ptprz1 脱磷酸激活 p120/β-catenin 通路在口腔黏膜下纤维性变恶性转化中的作用研究 | 马立为 | 中南大学 | 国家自然科学基金青年科学基金 | 81700989 | 19.00 |
| HIF-1α/Sirtuin1 对话参与侵袭伪足形成在口腔鳞癌侵袭转移中的作用及其机制 | 汪伟明 | 中南大学 | 国家自然科学基金青年科学基金 | 81702708 | 10.00 |
| 个性化钛板弯制机器人的研发与临床应用 | 蒋灿华 | 中南大学 | 湖南省科技厅计划项目重点项目 | 2017sk2161 | 30.00 |
| 基于深度学习的目标钛板形态的数字化模型设计及机器人系统的临床应用 | 梁　烨 | 中南大学 | 湖南省科技厅计划项目重点项目 | 2017SK2161 | 8.00 |
| 借助 3D 打印研发钽合金牙种植体的关键技术 | 黄俊辉 | 中南大学 | 湖南省科技厅重点研发项目 | 2017GK2260 | 50.00 |
| miR-2861 对牙槽嵴裂隙来源骨髓间充质干细胞成骨分化的机理研究及早期临床诊疗 | 周玥颖 | 中南大学 | 湖南省科技厅重点研发项目 | 2017SK2064 | 20.00 |
| 基于 3D 打印的多孔金属钽生物功能材料研发的核心技术 | 黄俊辉 | 中南大学 | 湖南省科技厅重点项目 | 2015SK20172 | 10.00 |

续表

| 项目名称 | 项目负责人 | 单　位 | 基金或资助项目全称 | 批准号或编号 | 资助金额（万元） |
|---|---|---|---|---|---|
| 牙髓干细胞复合激光 3D 打印改良镁合金支架修复颌骨骨质缺损 | 闵安杰 | 中南大学 | 湖南省自然科学基金面上项目 | 2017JJ2392 | 5.00 |
| EDA/WNT10A 基因在先天性缺牙患者中的作用及致病机制 | 高清平 | 中南大学 | 湖南省自然科学基金面上项目 | 2017JJ2377 | 5.00 |
| Notch 信号通路在机械力诱导成骨细胞分化过程中的作用及其机制 | 钟孝欢 | 中南大学 | 湖南省自然科学基金面上项目 | 2017JJ2382 | 5.00 |
| miR-146a 介导免疫微环境改变对 OSF 差异预后影响机制的研究 | 王月红 | 中南大学 | 湖南省自然科学基金面上项目 | 2017JJ2335 | 5.00 |
| 炎症微环境下 Breg/IL-10 对牙周组织缺损再生和修复的作用及机制研究 | 刘欧胜 | 中南大学 | 湖南省自然科学基金面上项目 | 2017JJ2341 | 5.00 |
| 双重抑制代谢及血管生成对口腔鳞癌生长的影响及其机制 | 高　兴 | 中南大学 | 湖南省自然科学基金青年基金 | 2017JJ3493 | 5.00 |
| dexA 基因调控变异链球菌生物膜致龋微环境的分子机制研究 | 阳　燕 | 中南大学 | 湖南省自然科学基金青年基金 | 2017JJ3403 | 5.00 |
| FGF-2 和 BMP-2 的协同在修复犬牙槽嵴裂中的应用及机制研究 | 雷　蕾 | 中南大学 | 湖南省自然科学基金青年基金 | 2017JJ3421 | 5.00 |
| AMPK/FoxO3A 信号通路在 Adiponectin 调控高糖环境下骨细胞凋亡的机制研究 | 姚倩倩 | 中南大学 | 湖南省自然科学基金 | 2017JJ3418 | 5.00 |
| β-防御素-3 在口腔黏膜下纤维性变及其癌变组织中的表达和意义 | 杜永秀 | 中南大学 | 海南省自然科学基金-面上项目 | 817381 | 10.00 |
| 常山酮对口腔黏膜下纤维性变的抑制作用及其分子机制研究 | 高义军 | 中南大学 | 湖南省财政厅项目 | 湘财教指 [2017] 37 号 | 5.00 |
| 健康口腔，微笑少年--走进东方 | 柳志文 | 中南大学 | 湖南省财政厅项目 | 湘财教指 [2017] 37 号 | 6.00 |
| 牙髓干细胞复合激光 3D 打印改良镁合金支架修复颌骨骨质缺损 | 闵安杰 | 中南大学 | 湖南省卫生厅项目 | B20180054 | 1.20 |
| 3D 打印与多孔金属生物功能响应材料研发的核心技术 | 黄俊辉 | 中南大学 | 湖南省卫生厅项目 | B2015-142 | 1.00 |
| 高性能材料研究及应用合作专项 | 冯云枝 | 中南大学 | 湖南省教育厅项目 | 2017WK2041 | 50.00 |
| 牙髓干细胞复合激光 3D 打印改良镁合金支架修复颌骨骨质缺损 | 闵安杰 | 中南大学 | 长沙市科技局科研项目一般项目 | kq1706072 | 5.00 |
| 扶正活血解毒法调控 wnt/β-catenin 通路介导口腔 OSF 癌前病变的预警机制研究 | 谭　劲 | 湖南中医药大学 | 湖南省中医药科研计划重点项目 | 201808 | 8.00 |
| 通过同位素技术对母体食谱与子代龋病易感性相关性的研究 | 陈世娟 | 湖南中医药大学 | 湖南省教育厅科学研究项目 | 16C1225 | 1.00 |

续表

| 项目名称 | 项目负责人 | 单　位 | 基金或资助项目全称 | 批准号或编号 | 资助金额（万元） |
|---|---|---|---|---|---|
| 粪肠球菌定植牙本质的特异性和非特异性黏附力机制研究 | 胡晓莉 | 中山大学 | 国家自然科学基金 | 11772361 | 64.00 |
| JHDM1d 调控 ERK 信号通路在牙髓干细胞成骨分化及骨修复过程中的作用研究 | 马　兰 | 中山大学 | 国家自然科学基金 | 81700928 | 20.00 |
| MagT1 激活 Hspa12a/MAPK 信号通路诱导 BMMSCs 成牙本质向分化的作用机制研究 | 郑健茂 | 中山大学 | 国家自然科学基金 | 81700950 | 20.00 |
| Calnexin 和 DRP1 协同下 FUNDC1 调控缺氧诱导人牙髓细胞线粒体自噬的作用研究 | 黄奕华 | 中山大学 | 国家自然科学基金 | 81700957 | 20.00 |
| LncRNA MEG3 介导 BCL-2 调控牙髓细胞防御修复的作用机制研究 | 黄舒恒 | 中山大学 | 国家自然科学基金 | 81700959 | 20.00 |
| HIF-1α/VEGF 和内质网应激 PERK 通路在慢性牙周炎低氧损伤中的交互作用及其机制研究 | 李希庭 | 中山大学 | 国家自然科学基金 | 81700973 | 20.00 |
| IL-1β 介导程序性坏死信号通路促进口腔黏膜恶性转化的机制研究 | 陈小冰 | 中山大学 | 国家自然科学基金 | 81700979 | 19.00 |
| 牙龈卟啉单胞菌巯基蛋白酶及其突变体重组纯化与酶活性机制研究 | 霍永标 | 中山大学 | 国家自然科学基金 | 81700983 | 19.00 |
| 屏障胶原膜的骨免疫调节作用及应用微量营养元素对其调控研究 | 陈泽涛 | 中山大学 | 国家自然科学基金 | 81701024 | 20.00 |
| miR-375 调节 B10 细胞活性及其在口腔鳞癌发生发展中的作用机制研究 | 余　培 | 中山大学 | 国家自然科学基金 | 81702699 | 19.00 |
| 甲基化调控 OSR1 在口腔癌发生发展中的作用及机制 | 任先越 | 中山大学 | 国家自然科学基金 | 81702700 | 20.00 |
| mTORC1 和 eIF2α 信号通路参与 cohesin 基因突变导致的颅颌面部成骨缺陷的发生 | 许宝山 | 中山大学 | 国家自然科学基金 | 81771056 | 54.00 |
| DNA 甲基化对 LPS 诱导牙髓细胞炎症反应的影响及调控机制 | 徐　琼 | 中山大学 | 国家自然科学基金 | 81771058 | 56.00 |
| ASCT2 介导的谷氨酰胺代谢在 OPMD 癌变中的作用研究 | 陶小安 | 中山大学 | 国家自然科学基金 | 81771070 | 48.00 |
| NO 介导颈上交感神经节卫星胶质细胞 p38 MAPK 信号通路参与口腔颌面部疼痛作用机制 | 范文国 | 中山大学 | 国家自然科学基金 | 81771098 | 56.00 |

续表

| 项目名称 | 项目负责人 | 单　位 | 基金或资助项目全称 | 批准号或编号 | 资助金额（万元） |
|---|---|---|---|---|---|
| 具有梯度弹性模量特性新型瓷修复体的力学性能及强韧化机制研究 | 赵　克 | 中山大学 | 国家自然科学基金 | 81771110 | 56.00 |
| 基于大数据挖掘的颞下颌关节动态匹配参数模型的建立及致病机制研究 | 许　跃 | 中山大学 | 国家自然科学基金 | 81771124 | 54.00 |
| 超级增强子介导 TINCR 及主转录因子调控舌鳞癌细胞分化的机制 | 刘习强 | 中山大学 | 国家自然科学基金 | 81772889 | 52.00 |
| 舌鳞癌细胞通过程序性坏死相关炎症动态调控 CTC 转移模式的作用机制 | 梁玉洁 | 中山大学 | 国家自然科学基金 | 81772894 | 55.00 |
| 免疫检查点新分子 PI3K 相互作用蛋白 1 行肿瘤免疫治疗的机制和潜能探究 | 王　智 | 中山大学 | 国家自然科学基金 | 81772896 | 56.00 |
| HDAC/NF-κB p65 介导肥胖机体牙周炎诱发动脉粥样硬化 | 黄　馨 | 中山大学 | 人社部中国博士后科学基金 | 2017M622888 | 5.00 |
| 广东省口腔医学重点实验室开放运行（2017 年度考评合格） | 凌均棨 | 中山大学 | 广东省科技计划项目 | 2017B030314 - 077 | 100.00 |
| 广东省口腔医学重点实验室建设 | 凌均棨 | 中山大学 | 广东省财政厅中央引导地方科技发展专项资金 | 粤财教【2017】245 号文 | 70.00 |
| 新型诊间智能化口腔种植 3D 打印关键技术研究及其行业示范应用 | 邓飞龙 | 中山大学 | 广东省科技计划项目 | 2017B090912 - 004 | 300.00 |
| miR-375 靶向 TLR4 介导 B10 细胞调控舌鳞癌发生发展 | 余　培 | 中山大学 | 人社部中国博士后科学基金 | 2017M612826 | 5.00 |
| 广东省口腔医学重点实验室验收补贴资金 | 凌均棨 | 中山大学 | 广州市科技计划项目 | 20160511150 - 4211 | 100.00 |
| 弃用屏障膜行牙槽嵴保存术的随机对照研究 | 赵　克 | 中山大学 | 高校基本科研业务费 | 2017012 | 100.00 |
| JAK-STAT 信号通路对正畸牙移动疼痛中枢传导调控的机制研究 | 曹　阳 | 中山大学 | 广东省自然科学基金 | 2017A030313 - 529 | 10.00 |
| 肌切蛋白 Adseverin 对小鼠成牙本质细胞分化及基质小泡矿化能力影响的实验研究 | 蒋宏伟 | 中山大学 | 广东省自然科学基金 | 2017A030313 - 713 | 10.00 |
| 次氯酸钠亚抑菌效应诱导粪肠球菌应激态参与 caspase-3 介导成骨细胞凋亡的研究 | 童忠春 | 中山大学 | 广东省自然科学基金 | 2017A030313 - 654 | 10.00 |
| Fra-1 调控 miR-21 和 Slug 促进舌鳞癌恶性进展的机制研究 | 王　成 | 中山大学 | 广东省自然科学基金 | 2017A030313 - 515 | 10.00 |

续表

| 项目名称 | 项目负责人 | 单　位 | 基金或资助项目全称 | 批准号或编号 | 资助金额（万元） |
|---|---|---|---|---|---|
| miR-320a-SUZ12-PRC2 反馈环调控舌鳞癌 tumor budding 侵袭转移的分子机制 | 谢　楠 | 中山大学 | 广东省自然科学基金 | 2017A030313-558 | 10.00 |
| 小鼠诱导性多潜能干细胞向牙源性上皮细胞的诱导分化 | 杨　凌 | 中山大学 | 广东省自然科学基金 | 2017A030313-863 | 10.00 |
| 放射诱导衰老相关分泌表型在口腔黏膜恶性转化中的作用与机制研究 | 程　斌 | 中山大学 | 广东省自然科学基金 | 2017A030311-033 | 50.00 |
| 牙髓干细胞免疫调控损伤牙髓命运转换的机制研究 | 韦　曦 | 中山大学 | 广东省自然科学基金 | 2017A030308-011 | 100.00 |
| 基于 Runx2 基因突变大鼠的骨改建生物力学模拟及分子调控机制研究 | 朱　萍 | 中山大学 | 广东省自然科学基金 | 2017A030310-240 | 10.00 |
| 果糖 1,6-二磷酸酶-1 在口腔鳞癌发生发展中的作用及机制研究 | 王　娟 | 中山大学 | 广东省自然科学基金 | 2017A030310-508 | 11.00 |
| 纳米羟基磷灰石三维溶解体系的建立及机制研究 | 刘　泉 | 中山大学 | 广东省自然科学基金 | 2017A030310-207 | 12.00 |
| miR-155 调控人根尖牙乳头细胞成牙本质向分化作用的研究 | 曾　琪 | 中山大学 | 广东省自然科学基金 | 2017A030310-187 | 13.00 |
| 基于 3D 打印的 SDF-1/ MEG3 双载药体系实现生物性牙周治疗的产品研发 | 谭家莉 | 中山大学 | 广东省科技计划项目 | 2017A050501-013 | 50.00 |
| 生长因子纳米胶囊诱导周细胞修复腭裂骨缺损的研究 | 张　弘 | 中山大学 | 广东省科技计划项目 | 2017A020215-040 | 10.00 |
| 多菌种生物膜细菌-真菌跨界共生的研究初探 | 周　燕 | 中山大学 | 广东省科技计划项目 | 2017A020215-064 | 10.00 |
| 基于流场分析的非机械性阻塞性腮腺炎病因探索 | 陶　谦 | 中山大学 | 广东省科技计划项目 | 2017A020211-025 | 30.00 |
| 广东特支计划百千万人才工程青年拔尖人才 | 王　智 | 中山大学 | 广东特支计划项目 | 2017B090901-039 | 10.00 |
| 基于 RUNX2 基因敲除大鼠的颞下颌关节生物力学和代谢组学研究 | 朱　萍 | 中山大学 | 广东省医学科研基金 | A2017088 | 1.00 |
| ChM-1 基因增强型 BMSCs 促进软骨再生的潜能和机制研究 | 张旭芳 | 中山大学 | 广东省医学科研基金 | A2017057 | 1.00 |

续表

| 项目名称 | 项目负责人 | 单　位 | 基金或资助项目全称 | 批准号或编号 | 资助金额（万元） |
|---|---|---|---|---|---|
| 虫草素对牙周组织成纤维细胞和血管内皮细胞交互作用的影响和机制研究 | 李希庭 | 中山大学 | 广东省医学科研基金 | A2017498 | 0.50 |
| 自噬调控人牙髓干细胞促血管生成潜能的研究 | 刘　伟 | 中山大学 | 广东省医学科研基金 | A2017525 | 0.50 |
| MCT1 在口腔鳞癌代谢重编程中的作用研究 | 王　娟 | 中山大学 | 广东省医学科研基金 | A2017521 | 0.50 |
| 3D 打印纯钛骨小梁种植体表面微-纳米复合结构的构建及其骨结合研究 | 陈建宇 | 中山大学 | 广东省医学科研基金 | A2017217 | 0.50 |
| 富血小板凝胶促进经嵴顶方形开窗上颌窦提升术成骨效果的实验研究 | 吴少伟 | 中山大学 | 广东省医学科研基金 | A2017511 | 0.50 |
| 钛种植体表面 β-TCP 温敏水凝胶 /BMP-2 缓释复合涂层的实验研究 | 张　辉 | 中山大学 | 广东省医学科研基金 | C2017059 | 2.00 |
| 虫草素调控血管改建对牙周组织相关细胞生物学特性的影响及机制探讨 | 李希庭 | 中山大学 | 广东省中医药局项目 | 20171061 | 1.00 |
| Lhx8 和 Suv39h1 相互作用调控牙发育及成牙本质细胞定向分化的研究 | 周　晨 | 中山大学 | 中国科学技术协会“青年人才托举工程” | - | 15.00 |
| KLF4 介导的 MDSCs 募集与分化调控皮肤屏障形成的机制研究 | 欧玲伶 | 暨南大学 | 国家自然科学基金青年科学基金 | 81703120 | 20.00 |
| 可注射水凝胶组织工程复合体系制备及其修复颌骨缺损的动物实验研究 | 张　武 | 暨南大学 | 广东省卫生计生委/广东省医学科研基金 | A2017260 | 0.50 |
| 激酶抑制剂重编程诱导人成骨细胞 | 袁　洁 | 暨南大学 | 广东省卫生计生委/广东省医学科研基金 | A2017558 | 0.50 |
| 轻压力作用下成骨细胞的骨改建调控作用研究 | 徐平平 | 南方医科大学 | 广东省省级科技计划项目 | 2017A020215-050 | 10.00 |
| 3D 打印丝素蛋白-壳聚糖支架负载双重生长因子 BMP-2 和 IGF-1 缓释微球的成骨实验研究 | 曾曙光 | 南方医科大学 | 广州市科技计划项目一般项目 | 201707010193 | 20.00 |
| 西瓜霜在牙髓血运重建术治疗年轻恒牙根尖周病中的探讨 | 方静娴 | 南方医科大学 | 广东省中医药局科研项目 | 20171035 | 1.00 |
| 口腔扁平苔藓中 α-SMA 的表达和意义 | 王亚敏 | 南方医科大学 | 广东省医学科研基金 | A2017074 | 1.00 |

续表

| 项目名称 | 项目负责人 | 单　位 | 基金或资助项目全称 | 批准号或编号 | 资助金额（万元） |
|---|---|---|---|---|---|
| 米勒综合征疾病模型研究 | 方静娴 | 南方医科大学 | 广东省医学科研基金 | A2017508 | 0.50 |
| 羟基磷灰石的粒径和形貌对其堵塞牙本质小管、早期釉质龋再矿化及吸附重金属离子的作用研究 | 杨剑珍 | 南方医科大学 | 广东省医学科研基金 | A2017540 | 0.50 |
| 富血小板血浆促进牙髓干细胞增殖及成骨分化的机制研究 | 文　军 | 南方医科大学 | 广东省医学科研基金 | A2017572 | 0.50 |
| 唾液中防龋成分对复合弓丝性能的影响 | 张　超 | 南方医科大学 | 广东省医学科研基金 | A2017270 | 0.50 |
| 蛋白酶体阻断剂 bortezomib 促进牙周炎骨再生的动物实验研究 | 谢成婕 | 南方医科大学 | 广东省医学科研基金 | A2017244 | 0.50 |
| 一种新型的引导牙槽骨再生膜钉系统的研究 | 方　炜 | 南方医科大学 | 广东省医学科研基金 | A2017547 | 0.50 |
| miRNA-155 调控 Th17/Treg 平衡在口腔慢性移植物抗宿主病中的作用及机制研究 | 陶人川 | 广西医科大学 | 国家自然科学基金面上项目 | 81773254 | 56.00 |
| PD-1 纳米抗体增强肿瘤特异性 CTL 抗癌效应及机制研究 | 卢小玲 | 广西医科大学 | 国家自然科学基金面上项目 | 81773254 | 59.00 |
| LPS 刺激人牙髓干细胞产生的外泌体在牙髓再生中的作用 | 陈文霞 | 广西医科大学 | 国家自然科学基金地区基金 | 81760195 | 34.00 |
| PAMAM -COOH 和 PAMAM -PO3H2 联合构建新型的牙本质基质蛋白-1 仿生体系诱导胶原纤维内仿生矿化的机制探索 | 谢方方 | 广西医科大学 | 国家自然科学基金地区基金 | 81760204 | 33.00 |
| 广西纳米抗体国际联合研究中心 | 卢小玲 | 广西医科大学 | 广西科技基地和人才专项 | 93 | 144.00 |
| 基于 CRISPR-Cas 9 技术研究 Hedgehog 信号启动子 Shh 和 Ihh 在 DO 中的成骨调控机制 | 郭　鹏 | 广西医科大学 | 广西科学基金青年基金 | 2017GXNSF-BA198171 | 10.00 |
| Notch 信号通路对槟榔碱诱导的口腔黏膜下纤维性变机制研究 | 郑根建 | 海南医学院 | 国家自然科学基金 | 81760196 | 32.00 |
| 低强度脉冲超声联合载二甲双胍超声微泡诱导自噬促进牙周炎组织修复的作用机制研究 | 宋锦璘 | 重庆医科大学 | 国家自然科学基金面上项目 | 81771082 | 54.00 |
| 二甲双胍缓释 tHA/PCL 引导组织再生膜的制备及其促牙周组织再生作用机制的研究 | 高　翔 | 重庆医科大学 | 国家自然科学基金青年科学基金 | 31700850 | 25.00 |
| l-CaD 在牙周膜细胞成牙本质分化过程中的功能和机制研究 | 李　杰 | 重庆医科大学 | 国家自然科学基金青年科学基金 | 81700932 | 21.00 |

续表

| 项目名称 | 项目负责人 | 单　位 | 基金或资助项目全称 | 批准号或编号 | 资助金额（万元） |
|---|---|---|---|---|---|
| PAMAM 在增强树脂牙本质粘接长效性中的双重作用及其机制研究 | 陈　亮 | 重庆医科大学 | 国家自然科学基金青年科学基金 | 81700958 | 16.00 |
| 低氧上调 lncRNA-01126/HIF-1α/MAPK 通路促进牙周炎发生发展的机制研究 | 张晓南 | 重庆医科大学 | 国家自然科学基金青年科学基金 | 81700982 | 19.00 |
| 血糖响应型、自律性靶向释药种植体改善 2 型糖尿病大鼠骨结合的研究 | 陈　陶 | 重庆医科大学 | 国家自然科学基金青年科学基金 | 81701031 | 20.00 |
| 载二甲双胍超声微泡诱导自噬促进牙周炎组织修复的作用机制研究 | 宋锦璘 | 重庆医科大学 | 重庆市科委基础科学与前沿技术研究重点项目 | cstc2017jcyjBX0019 | 20.00 |
| 前扣带回皮质在阿片药物致痛觉过敏形成中的作用与机制 | 郁　葱 | 重庆医科大学 | 重庆市科委基础科学与前沿技术研究一般项目 | cstc2017jcyjAX0093 | 5.00 |
| BMP9 在炎症微环境下诱导根尖牙乳头干细胞成骨分化作用研究 | 张红梅 | 重庆医科大学 | 重庆市科委基础科学与前沿技术研究一般项目 | cstc2017jcyjAX0020 | 5.00 |
| 生物功能化靶向释药植体的构建及其改善糖尿病种植体骨结合的研究 | 陈　陶 | 重庆医科大学 | 重庆市科委基础科学与前沿技术研究一般项目 | cstc2017jcyjAX0376 | 5.00 |
| SCL7A5 联合 SLC1A5 对绒癌糖代谢及谷氨酰胺代谢的调节及机制研究 | 罗文萍 | 重庆医科大学 | 重庆市科委基础科学与前沿技术研究一般项目 | cstc2017jcyjAX0434 | 5.00 |
| 米诺环素纳米纤维支架修复牙周炎骨缺损的研究 | 吴小红 | 重庆医科大学 | 重庆市科委基础科学与前沿技术研究一般项目 | cstc2017jcyjAX0215 | 2.50 |
| 处理牙本质微环境调控牙周膜细胞成牙本质分化的机制研究 | 李　杰 | 重庆医科大学 | 重庆市科委基础科学与前沿技术研究一般项目 | cstc2017jcyjAX0454 | 2.50 |
| 树枝状分子构建仿生水凝胶在骨缺损修复中的生物学作用 | 杨　生 | 重庆医科大学 | 中国博士后科学基金第 62 批面上资助 | 2017M620417 | 8.00 |
| 生物响应型控释牙种植体改善糖尿病种植体骨结合的研究 | 陈　陶 | 重庆医科大学 | 中国博士后科学基金第 62 批面上资助 | 2017M622981 | 5.00 |
| 预弯操作对不同机用镍钛器械抗疲劳强度和预备效果的影响 | 陈　亮 | 重庆医科大学 | 中华口腔医学会项目 | CSA-W2017-03 | 5.00 |
| LIPUS 辅助治疗中重度慢性牙周炎的临床应用研究 | 叶　国 | 重庆医科大学 | 卫生计生委重点项目 | 2017ZDXM016 | 10.00 |

续表

| 项目名称 | 项目负责人 | 单位 | 基金或资助项目全称 | 批准号或编号 | 资助金额（万元） |
|---|---|---|---|---|---|
| 单一麻醉药物暴露对幼儿神经功能发育的远期影响 | 郁葱 | 重庆医科大学 | 卫生计生委重点项目 | 2017ZDXM017 | 10.00 |
| 重庆市 6、12 岁儿童龋病风险评估及早期干预的研究 | 周智 | 重庆医科大学 | 卫生计生委重点项目 | 2017ZDXM018 | 10.00 |
| 基于口腔颌面部鳞癌生物样本库的精准治疗研究 | 李勇 | 重庆医科大学 | 卫生计生委重点项目 | 2017ZDXM019 | 10.00 |
| 面向咬合功能重建的下颌骨缺损 3D 打印个性化修复的关键技术研究 | 王超 | 重庆医科大学 | 卫生计生委面上项目 | 2017MSXM073 | 2.00 |
| 数字化外科辅助下腓骨肌皮瓣精准修复颌骨缺损同期种植牙修复的临床研究 | 邹四海 | 重庆医科大学 | 卫生计生委面上项目 | 2017MSXM074 | 2.00 |
| 探讨 miR-144 在口腔鳞状细胞癌发病中的作用及机制 | 李显 | 重庆医科大学 | 卫生计生委面上项目 | 2017MSXM075 | 2.00 |
| TTLL12 通过 Wnt/β-catenin 信号通路促进头颈鳞癌生长及转移的机制研究 | 李雅冬 | 重庆医科大学 | 重庆市卫计委医学高端后备人才培养项目 | 2017HBRC004 | 7.00 |
| 低分子量钙调蛋白结合蛋白在牙囊细胞成骨分化过程中的作用研究 | 李杰 | 重庆医科大学 | 重庆市教委一般项目 | KJ1702019 | 3.00 |
| 两种材料根尖封闭效果的体外实验研究 | 努尔比亚木·麦麦提依明 | 新疆医科大学 | 自治区自然科学基金青年基金 | 2017D01C336 | 5.00 |
| 维药石榴皮中多酚类物质影响白色念珠菌形态及毒性的分子机制研究 | 李泽慧 | 新疆医科大学 | 新疆地产中药民族药新药研发培育项目 | 2017-2-6 | 5.00 |
| 全唾液法分析糖尿病伴牙周炎牙列缺损行种植义齿修复的临床效果 | 葛菲 | 新疆医科大学 | 中华口腔医学会西部行口腔医学临床科研基金 | CSA-W2017-10 | 5.00 |
| 口腔毛滴虫与口腔内菌群组成的关联性研究 | 程鲁晋 | 新疆医科大学 | 自治区自然科学基金 | 2017D01C335 | 5.00 |
| 不同量的丝胶粉的添加对义齿基托树脂表面亲水性及力学特性的研究 | 迪丽努尔·买买提沙吾提 | 新疆医科大学 | 自治区自然科学基金 | 2017D01C338 | 5.00 |
| CBCT 与 T-scan 联合引导维吾尔族安氏Ⅱ类错殆颞下颌关节形态及动态咬合相关性分析 | 潘旭 | 新疆医科大学 | 自治区自然科学青年基金 | 2017D01C337 | 5.00 |

续表

| 项目名称 | 项目负责人 | 单　位 | 基金或资助项目全称 | 批准号或编号 | 资助金额（万元） |
|---|---|---|---|---|---|
| 牙囊干细胞来源外泌体调控牙周膜干细胞促进牙周组织再生的相关研究 | 杨禾丰 | 昆明医科大学 | 国家自然科学基金地区科学基金 | 81760197 | 34.00 |
| 上颌前牙牙槽嵴宽度不足患者标准临床程序的研究 | 谢亮焜 | 昆明医科大学 | 中华口腔医学会西部行口腔医学临床科研基金 | CSA-W2017-09 | 5.00 |
| 宏基因组学技术探究云南少数民族儿童口腔微生物组 | 黄国宾 | 昆明医科大学 | 云南省口腔医学研究所内设机构科研基金 | 2017NS266 | 12.00 |
| 高原侵袭性牙周炎主要致病微生物基因芯片检测方法探索 | 徐　杰 | 昆明医科大学 | 云南省口腔医学研究所项目 | 2017NS267 | 12.00 |
| 生物改性种植体对骨质疏松骨结合影响的研究 | 徐　倩 | 昆明医科大学 | 云南省口腔医学研究所项目 | 2017NS268 | 12.00 |
| 稀有人参皂苷影响牙髓干细胞成牙本质向分化的实验研究 | 杨　帆 | 昆明医科大学 | 云南省口腔医学研究所项目 | 2017NS269 | 12.00 |
| 牙囊细胞 exosomes 修复牙周骨缺损的实验研究 | 杨禾丰 | 昆明医科大学 | 云南省口腔医学研究所项目 | 2017NS270 | 12.00 |
| 低位咬合患者牙㰅重建序列治疗研究 | 安　虹 | 西安交通大学 | 陕西省科技厅一般项目 | 2017SF-090 | 6.00 |
| 基于个性化光学建模及动态咬合三维仿真方法研究 | 王　方 | 西安交通大学 | 陕西省科技厅一般项目 | 2017SF-106 | 6.00 |
| 上颌埋伏中切牙的三维分类及不同种类上颌埋伏中切牙正畸力下的三维有限元研究 | 张建国 | 西安交通大学 | 陕西省科技厅一般项目 | 2017SF-235 | 6.00 |
| 牙种植体与周围骨的结合界面的热能损伤研究 | 常晓峰 | 西安交通大学 | 陕西省科技厅一般项目 | 2017SF-148 | 6.00 |
| 口腔颌面数字化诊疗技术研究与应用示范 | 屠军波 | 西安交通大学 | 陕西省科技厅一般项目 | 2017ZDXM-SF-108 | 30.00 |
| 高糖通过组蛋白赖氨酸甲基转移酶 SET7 在促进 P.g 致病过程中的作用研究 | 苗　棣 | 西安交通大学 | 国家自然科学基金青年科学基金项目 | 81700986 | 19.00 |
| 孤束核 HSD2 神经元在围产期体钠失衡程控子代咸味感受功能中的作用研究 | 胡　波 | 西安交通大学 | 国家自然科学基金青年科学基金项目 | 81700996 | 20.00 |
| Runx2 在颞下颌关节骨关节炎软骨细胞分化和基质降解中的作用研究 | 廖立凡 | 西安交通大学 | 国家自然科学基金青年科学基金项目 | 81700997 | 19.00 |

续表

| 项目名称 | 项目负责人 | 单　位 | 基金或资助项目全称 | 批准号或编号 | 资助金额（万元） |
| --- | --- | --- | --- | --- | --- |
| 外泌体介导的人脱落乳牙牙髓干细胞“对话”小胶质细胞治疗创伤性脑损伤的机制研究 | 李　晔 | 西安交通大学 | 国家自然科学基金青年科学基金项目 | 81701037 | 20.00 |
| 利用牙齿/骨骼 MRI 及深度学习网络构建西北汉族青少年年龄评价体系的研究 | 郭昱成 | 西安交通大学 | 国家自然科学基金青年科学基金项目 | 81701869 | 20.00 |
| 盐酸小檗碱通过 EGFR 介导的 ERK 通路促进牙周膜细胞成骨转化及牙周骨组织再生机制的研究 | 刘　瑾 | 西安交通大学 | 国家自然科学基金青年科学基金项目 | 81704128 | 20.00 |
| 健康口腔微笑少年规范化口腔健康教育推广项目 | 黄瑞哲 | 西安交通大学 | 中华口腔医学会项目 | – | 11.40 |
| 活化亚型弥漫大 B 淋巴瘤的发病机制研究 | 谷习文 | 西安交通大学 | 陕西省留学人员科技活动择优资助项目 | 2017040 | 3.00 |
| NTAPP 处理对牙本质粘接界面的稳定性及相关机制研究 | 王丹杨 | 西安医学院 | 国家自然科学基金青年科学基金 | 81701014 | 20.00 |
| NTAPP 改善全酸蚀粘接系统—牙本质粘接界面稳定性的基础研究 | 王丹杨 | 西安医学院 | 陕西省自然科学基础研究计划面上项目 | 2017JM8038 | 4.00 |
| 羟基磷灰石–柚皮苷复合材料的研制及其对挤压后种植窝松质骨愈合过程影响的实验研究 | 左艳萍 | 西安医学院 | 2017 陕西重点研发计划一般项目社会发展领域 | 2017SF–111 | 6.00 |
| 吴茱萸碱通过调控 ZMIZ1 基因影响 Notch 信号通路抑制舌鳞状细胞癌转移的研究 | 王　静 | 兰州大学 | 国家自然科学基金面上项目 | 81773942 | 55.00 |
| HIF–1α 对预血管化细胞膜片成骨–成血管耦联反应的体内外实验研究 | 任利玲 | 兰州大学 | 甘肃省科技计划项目 | 17JR5RA202 | 4.00 |
| NF–κB 在永生化人口腔上皮细胞系建立中的作用 | 何祥一 | 兰州大学 | 甘肃省科技计划项目 | 17JR5RA217 | 4.00 |
| 吴茱萸碱联合吉西他滨对人舌鳞状细胞癌的凋亡的影响 | 王　静 | 兰州大学 | 甘肃省科技计划项目 | 17YF1WA165 | 40.00 |
| 2017 年中央补助重大公共卫生服务项目儿童口腔疾病综合干预项目 | 李志革 | 兰州大学 | 甘肃省卫生计生委员会项目 | 甘卫办财务函【2017】254 号 | 13.00 |
| 新型钛锆合金种植体基础与临床应用研究 | 殷丽华 | 兰州大学 | 其他省、市、自治区科技项目 | 12304 | 4.00 |

续表

| 项目名称 | 项目负责人 | 单 位 | 基金或资助项目全称 | 批准号或编号 | 资助金额（万元） |
|---|---|---|---|---|---|
| 口腔微生物与口腔常见疾病的关系研究 | 李志强 | 西北民族大学 | 甘肃省科技计划项目 | 17JR5RA274 | 50.00 |
| 甘肃特有少数民族儿童口腔微生物群体感应与龋病的相互关系研究 | 李志强 | 西北民族大学 | 国家自然科学基金 | 31760159/C0309 | 45.00 |
| 不同类型的辐照对头颈部肿瘤细胞的增殖和转移能力的影响及其相关细胞骨架特性的探讨 | 郑 茜 | 西北民族大学 | 甘肃省科技计划项目 | 17JR5RA275 | 3.00 |
| 哈萨克族肥胖儿童口腔与肠道微生物群落相关性研究 | 赵 今 | 新疆医科大学 | 国家自然科学基金 | 81760194 | 34.00 |
| Aspirin 联合牙周膜干细胞再生全脱位牙牙周组织机制研究 | 王 璇 | 新疆医科大学 | 国家自然科学基金 | 81760191 | 32.00 |
| 生物功能性外基质 3D 打印支架与共培养修复髁突软骨缺损及机制的研究 | 龚忠诚 | 新疆医科大学 | 国家自然科学基金 | 81760191 | 33.00 |
| 3D 打印构建个性化组织工程颌骨体内可降解支架模型及其成骨机制的研究 | 何惠宇 | 新疆医科大学 | 国家自然科学基金 | 81660177 | 39.00 |
| 新疆地区口腔颌面创伤流行病学调查和数据库的研制 | 阿地力·莫明 | 新疆医科大学 | 国家自然科学基金 | 81660190 | 36.00 |
| 两种材料根尖封闭效果的体外实验研究 | 努尔比亚木·麦麦提依明 | 新疆医科大学 | 自治区自然科学基金青年基金 | 2017D01C336 | 5.00 |
| 维药石榴皮中多酚类物质影响白色念珠菌形态及毒性的分子机制研究 | 李泽慧 | 新疆医科大学 | 新疆地产中药民族药新药研发培育项目 | 2017-2-6 | 5.00 |
| 全唾液法分析糖尿病伴牙周炎牙列缺损行种植义齿修复的临床效果 | 葛 菲 | 新疆医科大学 | 中华口腔医学会西部行口腔医学临床科研基金 | CSA-W2017-10 | 5.00 |
| 口腔毛滴虫与口腔内菌群组成的关联性研究 | 程鲁晋 | 新疆医科大学 | 自治区自然科学基金 | 2017D01C335 | 5.00 |
| 不同量的丝胶粉的添加对义齿基托树脂表面亲水性及力学特性的研究 | 迪丽努尔·买买提沙吾提 | 新疆医科大学 | 自治区自然科学基金 | 2017D01C338 | 5.00 |
| CBCT 与 T-scan 联合引导维吾尔族安氏Ⅱ类错𬌗颞下颌关节形态及动态咬合相关性分析 | 潘 旭 | 新疆医科大学 | 自治区自然科学青年基金 | 2017D01C337 | 5.00 |

（本文编辑 吴婷）

# 2017 年出版发行的口腔医学图书

[本栏目收录的图书目录为我国内地口腔医学或相关学科教师、医师所编(著、译)并公开出版发行的口腔医学专业图书,时限自 2017 年 1 月至 12 月。按各类图书书名的首字汉语拼音字母顺序排序]

## 著作与教材

**唇鼻裂畸形整复石冰 2017 观点 (精)**(中国医学临床百家)

著　　者　石冰　李承浩
出　　版　科学技术文献出版社
出版日期　2017 年 7 月
开　　本　16 开
字　　数　171 千字
页　　数　266 页
定　　价　108.00 元

**唇腭裂与面裂就医指南**(丛书名：口腔疾病就医指南)

主　　编　郑谦
丛书总主编　石冰
出　　版　科学出版社
出版日期　2017 年 7 月
开　　本　B5
字　　数　174 千字
页　　数　160 页
定　　价　49.00 元

**儿童口腔科临床操作教程　一步一步教你做临床**

主　　编　秦满
副 主 编　赵玉鸣
顾　　问　葛立宏
出　　版　人民卫生出版社
出版日期　2017 年 5 月
开　　本　16 开
字　　数　219 千字
页　　数　132 页
定　　价　78.00 元

**儿童口腔科临床技术手册　精装**

主　　编　(美)简·A.索克斯曼
　　　　　(Jane A.Soxman)
主　　译　葛立宏　赵玉鸣
出　　版　辽宁科学技术出版社
出版日期　2017 年 5 月
开　　本　16 开
页　　数　182 页
定　　价　158.00 元

**儿童牙体牙髓病学–乳牙与牙牙髓治疗的新进展**

原　　著　[以]安娜.弗克斯(Anna,B.Fuks)
　　　　　Benjamin,Peretz
主　　译　郭青玉
出　　版　世界图书出版公司
出版日期　2017 年 9 月
开　　本　32 开
字　　数　155 千字
页　　数　144 页
定　　价　110.00 元

**耳鼻咽喉–头颈外科学及口腔科学见习指导**(第 2 版)(丛书名：全国医学院校临床课程见习指导丛书)

主　　编　石大志　张先锋　唐西清
主　　审　罗志强
出　　版　科学出版社
出版日期　2017 年 3 月
开　　本　32 开
字　　数　112 千字
页　　数　196 页

定　　价　23.80 元

**哥伦布桥治疗方案:即刻负载桥**

原　　著　(意)提香(Tiziano)
马科思(Marco Bevilacqua)
(Paolo Pera)
主　　译　王敏　罗云　霍静怡
副 主 译　牟雁东 郝亮 陈悦
出　　版　人民军医出版社
出版日期　2017 年 1 月
开　　本　16 开
字　　数　345 千字
页　　数　357 页
定　　价　350.00 元

**即刻负重—口腔种植学的新纪元 精装**

主　　编　(意) 蒂齐亚诺·腾托里
(Tiziano Testori)
(意) 法比奥·加利(Fabio Galli)
(意)马西莫·戴尔·法布罗
(Massimo Del Fabbro)
译　　者　王大为　李增健
出　　版　辽宁科学技术出版社
出版日期　2017 年 3 月
开　　本　16 开
字　　数　700 千字
页　　数　549 页
定　　价　668.00 元

**就业指导**(全国医学高等专科教育“十三五”规划教材 供临床医学、护理、口腔医学、医学检验、药学、影像等相关专业)

主　　编　袁金勇　周文一
出　　版　化学工业出版社
出版日期　2017 年 9 月
开　　本　16 开
字　　数　261 千字
页　　数　181 页
定　　价　35.00 元

**可摘局部义齿工艺技术**(全国卫生职业教育实验实训“十三五”规划教材 供口腔医学口腔医学技术口腔护理专业使用)

主　　编　方会英　黄呈森
出　　版　北京科学技术出版社
出版日期　2017 年 8 月
开　　本　32 开
字　　数　179 千字
页　　数　115 页
定　　价　68.00 元

**口腔固定修复工艺技术**(全国卫生职业教育实验实训“十三五”规划教材 供口腔医学、口腔医学技术、口腔护理专业使用)

主　　编　蒋菁　孙曜
出　　版　北京科学技术出版社
出版日期　2017 年 8 月
开　　本　32 开
字　　数　350 千字
页　　数　170 页
定　　价　68.00 元

**口腔颌面创伤**(第 4 版) 精装

主　　编　雷蒙德·J.丰塞卡
(Raymond J.Fonseca)
Robert V.Walker
H.Dexter Barber
Michael P.Powers
David E.Frost
主　　译　安金刚
主　　审　张益　孙勇刚
出　　版　人民卫生出版社
出版日期　2017 年 2 月
开　　本　大 16 开
字　　数　1 684 千字
页　　数　812 页
定　　价　399.00 元

**口腔颌面外科学**(全国卫生职业教育实验实训“十三五” 规划教材 供口腔医学口腔医学技术口腔护理专业使用)

主　　编　刘浩
出　　版　北京科学技术出版社
出版日期　2017 年 8 月
开　　本　32 开

字　　数　206 千字
页　　数　138 页
定　　价　68.00 元

**口腔护理技术**(全国卫生职业教育实验实训“十三五”规划教材 供口腔医学口腔医学技术口腔护理专业使用)
主　　编　戴艳梅　刘巧玲
出　　版　北京科学技术出版社
出版日期　2017 年 8 月
开　　本　16 开
页　　数　293 页
定　　价　68.00 元

**口腔解剖生理学**(全国卫生职业教育实验实训“十三五”规划教材)(供口腔医学、口腔医学技术、口腔护理专业使用)
主　　编　葛秋云　王菲
出　　版　北京科学技术出版社
出版日期　2017 年 8 月
开　　本　16 开
字　　数　195 千字
页　　数　131 页
定　　价　68.00 元

**口腔科疾病临床诊疗技术**(丛书名：医学临床诊疗技术丛书)
主　　编　李巧影　陈晶　刘攀
出　　版　中国医药科技出版社
出版日期　2017 年 6 月
开　　本　32 开
字　　数　259 千字
页　　数　373 页
定　　价　36.00 元

**口腔内科学**(全国卫生职业教育实验实训“十三五”规划教材 供口腔医学口腔医学技术口腔护理专业使用)
主　　编　邹慧儒 熊均平
出　　版　北京科学技术出版社
出版日期　2017 年 8 月
开　　本　16 开
字　　数　398 千字
页　　数　276 页
定　　价　88.00 元

**口腔修复学**(全国卫生职业教育实验实训“十三五”规划教材 供口腔医学口腔医学技术口腔护理专业使用)
主　　编　樊洪
出　　版　北京科学技术出版社
出版日期　2017 年 8 月
开　　本　16 开
字　　数　200 千字
页　　数　130 页
定　　价　68.00 元

**口腔医学口腔正畸科分册**(丛书名：国家卫生和计划生育委员会住院医师规范化培训规划教材)
主　　编　王林　沈刚
出　　版　人民卫生出版社
出版日期　2017 年 5 月
开　　本　大 16 开
字　　数　688 千字
页　　数　370 页
定　　价　118.00 元

**口腔医学解剖图谱**
主　　编　(美)埃里克.贝克(Eric W.Baker)
编　　者　Michael Schuenke　Erik Schulte
　　　　　Udo Schumacher
插 画 师　Markus Voll　Karl Wesker
主　　译　郑家伟 (译者)
副 主 译　蔡志刚　赵华强
出　　版　上海科学技术出版社
出版日期　2017 年 1 月
开　　本　16 开
字　　数　850 千字
页　　数　525 页
定　　价　398.00 元

**口腔预防医学** (全国卫生职业教育实验实训“十三五”规划教材 供口腔医学、口腔医学技术、口腔护理专业使用)
主　　编　冯昭飞
出　　版　北京科学技术出版社
出版日期　2017 年 8 月
开　　本　16 开

字　　数　170 千字
页　　数　121 页
定　　价　68.00 元

**口腔诊所经营 88 法则**（“十三五”国家重点出版物出版规划项目）
著　　者　（日）西尾秀俊
译　　者　柳小花
出　　版　东方出版社
出版日期　2017 年 11 月
开　　本　32 开
字　　数　90 千字
页　　数　213 页
定　　价　45.00 元

**口腔正畸学**（全国卫生职业教育实验实训“十三五”规划教材 供口腔医学口腔医学技术口腔护理专业使用）
主　　编　张锡忠　张淋坤
出　　版　北京科学技术出版社
出版日期　2017 年 8 月
开　　本　16 开
字　　数　202 千字
页　　数　135 页
定　　价　68.00 元

**口腔种植生物学和硬件并发症**（第 8 卷）精装（丛书名：国际口腔种植学会口腔种植临床指南）
丛书主编　（荷）丹尼尔·维斯梅耶（D.Wismeijer）
　　　　　（瑞士）丹尼尔·布瑟（D.Buser）
　　　　　（澳）斯蒂芬·陈（S.Chen）
主　　编　（瑞士）布拉格（U.Bragger）
　　　　　（澳）海茨梅菲尔德（L. J. A.Heitz-Mayfield）
主　　译　宿玉成
译　　者　戈怡　刘倩　张玺　蒋瑞芳
出　　版　辽宁科学技术出版社
出版日期　2017 年 9 月
开　　本　A4
字　　数　450 千字
页　　数　216 页
定　　价　298.00 元

**口腔种植外科彩色图谱**（原著第 4 版）精装
原著（美）布洛克（Michael S. Block）
主　　审　宫苹
主　　译　谭震　王航
出　　版　世界图书出版西安有限公司
出版日期　2017 年 3 月
开　　本　大 16 开
字　　数　510 千字
页　　数　464 页
定　　价　280.00 元

**口腔种植位点处理全集**
主　　编　（美）迈克尔·索尼克（Michael Sonick）
　　　　　（美）黛比·黄（Debby Hwang）
主　　译　黄懽
出　　版　辽宁科学技术出版社
出版日期　2017 年 1 月
开　　本　16 开
字　　数　550 千字
页　　数　428 页
定　　价　498.00 元

**口腔种植自体骨移植基础与要点**
著　　者　（日）堀内克启（Katsuhiro Horiuchi）
译　　者　张健　吴松涛
出　　版　辽宁科学技术出版社
出版日期　2017 年 10 月
开　　本　16 开
字　　数　200 千字
页　　数　160 页
定　　价　268.00 元

**口腔综合技能训练**（全国卫生职业教育实验实训“十三五”规划教材 供口腔医学口腔医学技术口腔护理专业使用）
主　　编　郝立辉　李涛
出　　版　北京科学技术出版社
出版日期　2017 年 8 月
开　　本　32 开
字　　数　330 千字

页　　数　214 页
定　　价　68.00 元

**口腔综合审美治疗精要 精装**
主　　编　(罗)费罗林.拉扎雷斯库
　　　　　(Florin Lazarescu)
主　　译　刘峰　许桐楷
出　　版　辽宁科学技术出版社
出版日期　2017 年 3 月 1 日
开　　本　16 开
字　　数　500 千字
页　　数　337 页
定　　价　458.00 元

**口腔组织病理学**(全国卫生职业教育实验实训“十三五”规划教材 供口腔医学口腔医学技术口腔护理专业使用)
主　　编　陈瑞扬
出　　版　北京科学技术出版社
出版日期　2017 年 8 月
开　　本　16 开
字　　数　246 千字
页　　数　165 页
定　　价　48.00 元

**临床疾病概要**(全国卫生职业教育实验实训“十三五”规划教材 供口腔医学口腔医学技术口腔护理专业使用)
主　　编　马菲菲　许有华
出　　版　北京科学技术出版社
出版日期　2017 年 8 月
开　　本　16 开
字　　数　1 068 千字
页　　数　666 页
定　　价　88.00 元

**临床牙周病学：伴糖尿病患者牙周炎的治疗专辑**
主　　编　(意)马里奇奥·托尼提
　　　　　(Maurizio Tonetti)
主　　译　章锦才
出　　版　辽宁科学技术出版社
出版日期　2017 年 1 月
开　　本　大 16 开
字　　数　100 千字
页　　数　42 页
定　　价　50.00 元

**临床牙周病学：伴心血管疾病牙周炎的治疗专辑**
主　　编　(意)马里奇奥·托尼提
　　　　　(Maurizio Tonetti)
主　　译　章锦才
出　　版　辽宁科学技术出版社
出版日期　2017 年 4 月
开　　本　16 开
字　　数　100 千字
页　　数　46 页
定　　价　50.00 元

**临床牙周病学：药物性牙龈增生的治疗专辑**
主　　编　(意)马里奇奥·托尼提
　　　　　(Maurizio Tonetti)
译　　者　章锦才
出　　版　辽宁科学技术出版社
出版日期　2017 年 10 月
开　　本　16 开
字　　数　100 千字
页　　数　37 页
定　　价　50.00 元

**临床牙周病学：孕妇牙周炎的治疗专辑**(中文版)
编　　者　(意)马里奇奥·托尼提
　　　　　(Maurizio Tonetti)
译　　者　章锦才
出　　版　辽宁科学技术出版社
出版日期　2017 年 7 月
开　　本　16 开
字　　数　100 千字
页　　数　46 页
定　　价　50.00 元

**内科学见习指导**(第 2 版)(供临床、预防、基础、口腔、麻醉、影像、护理、法医等专业学生使用)
主　　编　雷长城　王正根
总 主 编　何振华　张秀峰
出 版 社　科学出版社

出版日期　2017 年 3 月
开　　本　32 开
字　　数　284 千字
页　　数　408 页
定　　价　48.00 元

**年轻恒牙根尖周病凌均棨 2016 观点**(丛书名：中国医学临床百家)
著　　者　凌均棨
出　　版　科学技术文献出版社
出版日期　2017 年 2 月
开　　本　32 开
页　　数　141 页
定　　价　78.00 元

**镍钛根管预备和热牙胶根管充填技术图解**(口腔住院医师专科技术图解丛书)
主　　编　江千舟　杨雪
出　　版　人民卫生出版社
出　　版　2017 年 2 月
开　　本　16 开
字　　数　165 千字
页　　数　98 页
定　　价　52.00 元

**全口义齿工艺技术** (全国卫生职业教育实验实训“十三五”规划教材 供口腔医学口腔医学技术口腔护理专业使用)
主　　编　黄呈森　林欣
出　　版　北京科学技术出版社
出版日期　2017 年 8 月
开　　本　16 开
字　　数　173 千字
页　　数　111 页
定　　价　68.00 元

**神经病学**(第 3 版)(普通高等教育“十一五”国家级规划教材·全国高等学校医学规划教材：供临床、基础、预防、护理、检验、口腔、药学等专业用)
主　　编　周东
出　　版　高等教育出版社
出版日期　2017 年 2 月
开　　本　16 开
字　　数　100 千字
页　　数　333 页
定　　价　69.60 元

**神经科学基础**(第 3 版)("十二五"普通高等教育本科国家级规划教材·全国高等学校"十三五"医学规划教材·全国高等医药院校规划教材：供临床·基础·预防·口腔·药学·检验·护理·影像等专业用)
主　　编　李云庆
出　　版　高等教育出版社
出版日期　2017 年 2 月
开　　本　16 开
字　　数　680 千字
页　　数　348 页
定　　价　53.00 元

**生物化学与分子生物学**(案例版)(中国科学院教材建设专家委员会规划教材·全国高等医药院校规划教材:供药学类、预防、基础、口腔、护理、检验等专业用)
主　　编　何凤田　李荷
出　　版　科学出版社
出版日期　2017 年 1 月
开　　本　16 开
字　　数　991 千字
页　　数　480 页
定　　价　75.00 元

**生物化学与分子生物学实验教程**(第 2版)(全国高等院校实验教学规划教材:适用临床、基础、预防、口腔、检验、麻醉、药学、影像、法医等专业)
主　　编　刘戟　曾凡才
出　　版　科学出版社
出版日期　2017 年 1 月
开　　本　16 开
字　　数　222 千字
页　　数　152 页
定　　价　29.80 元

**生物化学与分子生物学实验教程** (国家级实验教学示范中心配套教材:适用临床、基础、预防、口腔、检验、麻醉、药学、影像、法医等专业)
主　　编　刘戟　曾凡才

出　　版　科学出版社
出版日期　2017 年 1 月
开　　本　16 开
字　　数　278 千字
页　　数　188 页
定　　价　35.00 元

**实用口腔科感染控制**(原著第 3 版)(丛书名:口腔精萃系列)

主　　编　(美)J.A.莫利纳里(J.A.Molinari)
　　　　　J.A.哈特(J.A.Harte)
主　　译　高永波　章小缓
主　　审　程斌
出　　版　化学工业出版社
出版日期　2017 年 5 月
开　　本　16 开
字　　数　604 千字
页　　数　326 页
定　　价　198.00 元
语种:简体中文

**实用口腔临床病例精粹**(第 1 卷) 精装

主　　审　张志愿
主　　编　章锦才　王仁飞
出　　版　辽宁科学技术出版社
出版日期　2017 年 9 月
开　　本　大 16 开
字　　数　600 千字
页　　数　452 页
定　　价　398.00 元

**实用磨牙近中平移技术图谱** 精装

主　　编　武广增
副 主 编　洪宝　唐建华　卢嘉静
出　　版　辽宁科学技术出版社
出版日期　2017 年 8 月
开　　本　16 开
字　　数　300 千字
页　　数　203 页
定　　价　198.00 元

**数字化美学修复实操手册**(丛书名:数字化口腔临床技术图解丛书)

主　　编　吴哲
副 主 编　吴江
总 主 编　樊明文　葛林虎　杨雪超
出　　版　人民卫生出版社
出版日期　2017 年 9 月
开　　本　16 开
字　　数　250 千字
页　　数　236 页
定　　价　68.00 元

**数字化托槽间接粘接图解**(丛书名:数字化口腔临床技术图解丛书)

主　　编　刘畅
总 主 编　樊明文　葛林虎　杨雪超
出　　版　人民卫生出版社
出版日期　2017 年 9 月
开　　本　16 开
字　　数　213 千字
页　　数　127 页
定　　价　72.00 元

**数字化椅旁 CAD/CAM 快速修复技术图解**(丛书名:数字化口腔临床技术图解丛书)

主　　编　杨雪超 江千舟
副 主 编　樊明文　葛林虎　杨雪超
出　　版　人民卫生出版社
出版日期　2017 年 9 月
开　　本　16 开
字　　数　142 千字
页　　数　81 页
定　　价　68.00 元

**图解牙冠修复高级技巧 精装**

著　　者　土屋贤司
主　　译　黄河
副 主 译　金辰　施璐琪　徐勇　王玲玲
出　　版　辽宁科学技术出版社
出版日期　2017 年 8 月
开　　本　16 开
字　　数　200 千字
页　　数　135 页
定　　价　198.00 元

**唾液与口腔健康**(第4版)
原　　著　(英)迈克尔·埃德加
　　　　　Michael Edgar
　　　　　(加)科林·道斯 Colin Dawes
　　　　　(爱尔兰)丹尼斯 Denis O'Mullane
主　　译　俞光岩
出　　版　北京大学医学出版社
出版日期　2017年9月
开　　本　32开
字　　数　168千字
页　　数　168页
定　　价　55.00元

**系统解剖学**(第2版)(全国高等学校"十三五"医学规划教材 供临床.基础.预防.口腔.药学.检验.护理.影像等专业用)
主　　编　佟晓杰 徐国成
出　　版　高等教育出版社
出版时间　2017年3月
开　　本　16开
字　　数　770千字
页　　数　389页
定　　价　52.6元

**下颌运动系统生物力学理论与实践**(丛书名:口腔生物力学理论探索丛书之五)
著　　者　黄庆杰
出　　版　知识产权出版社
出版日期　2017年3月
开　　本　16开
字　　数　210千字
页　　数　204页
定　　价　45.00元

**小儿口腔科诊疗操作技术**(丛书名:小儿五官科诊疗操作技术丛书)
主　　编　黄敏　李旭东
丛书总主编　赵斯君　彭湘粤
出　　版　世界图书出版公司
出版日期　2017年5月
开　　本　32开
字　　数　180千字
页　　数　189页
定　　价　45.00元

**牙髓病诊疗原理与实践**(第5版) 精装
主　　编　(美)穆罕默德·特拉白哲德
　　　　　(Mahmoud Torabinejad)
　　　　　(美)理查德·华生
　　　　　(Richard E.Walton)
　　　　　(美)阿什拉夫·浮阿德
　　　　　(Ashraf F.Fouad)
主　　译　高原　薛晶
主　　审　周学东
出　　版　辽宁科学技术出版社
出版日期　2017年5月
开　　本　16开
字　　数　650千字
页　　数　472页
定　　价　298.00元

**牙体形态与雕刻技术**(口腔修复工艺专业用)
北京市新华书店网上书店 品牌承诺 正版保证 配送及时 服务专业
主　　编　徐德平
出　　版　高等教育出版社
出版日期　2017年3月
开　　本　32开
定　　价　69.00元

**牙医学的痛苦历史:巴比伦时代至矫正器时代的牙科轶事**
著　　者　(美国)詹姆斯·温布兰特
　　　　　(James Wynbrandt)
译　　者　吴凡
出　　版　暨南大学出版社
出版日期　2017年12月
开　　本　16开
字　　数　212千字
页　　数　159页
定　　价　38.00元

**牙种植学 美学与科学**
主　　编　Charles A. Babbush
　　　　　Jack A. Hahn

Jack T. Krauser
Joel L. Rosenlicht
主　　译　马莲
出　　版　人民卫生出版社
出版日期　2017 年 11 月
开　　本　16 开
字　　数　917 千字
页　　数　480 页
定　　价　298.00 元

**牙周病的全身影响:临床指南**
原　　著　(美)克雷格 (Ronald G. Craig)
(美)卡默 (Angela R. Kamer)
主　　译　李昂
出　　版　世界图书出版公司
出版日期　2017 年 7 月
开　　本　16 开
字　　数　130 千字
页　　数　139 页
定　　价　70.00 元

**牙周病与口腔种植临床诊治要点**(第 5版英文原版)
主　　编　(美)丽莎.A.哈本诺
(Lisa A.Harpenau)
Richard T.Kao
William P.Lundergan
Mariano Sanz
主　　译　麻健丰　郑宝玉
出　　版　人民卫生出版社
出版日期　2017 年 10 月
升　　本　大 16 开
字　　数　840 千字
页　　数　398 页
定　　价　360.00 元

**眼耳鼻咽喉口腔科护理学**(第 4 版)(国家卫生和计划生育委员会"十三五"规划教材 全国高等学校教材 供本科护理学类专业用)
主　　编　席淑新　赵佛容
出　　版　人民卫生出版社
出版日期　2017 年 9 月
开　　本　16 开
字　　数　9 41 千字
页　　数　534 页
定　　价　98.00 元

**眼耳鼻咽喉口腔科护理学学习指导及习题集**(国家卫生和计划生育委员会"十三五"规划教材 全国高等学校配套教材 供本科护理学类专业用)
主　　编　赵佛容　席淑新
出　　版　人民卫生出版社
出版日期　2017 年 7 月
开　　本　16 开
字　　数　289 千字
页　　数　150 页
定　　价　120.00 元

**咬合检查与咬合调整病例图解**(丛书名:口腔住院医师专科技术图解丛书)
主　　编　李成章
总 主 编　樊明文　葛立宏　葛林虎
出　　版　人民卫生出版社
出版日期　2017 年 3 月
开　　本　16 开
字　　数　154 千字
页　　数　90 页
定　　价　66.00 元

**咬合与临床实践:循证医学** 精装(丛书名:现代实用口腔医学著译丛书)
主　　编　(澳)艾文·克林伯格
(Iven Klineberg)
(英)罗布·贾格尔 (Rob Jagger)
主　　译　王燕一　李锐
出　　版　清华大学出版社
出版日期　2017 年 1 月
开　　本　16 开
字　　数　213 千字
页　　数　135 页
定　　价　88.00 元

**医学分子生物学**(高等医学院校规划教材:供临床、基础、预防、护理、口腔、药学、检验、影像、卫生法学等专业用) 平装
主　　编　程杉　孔璐

主　　审　丁卫　姜文国
出　　版　高等教育出版社
出版日期　2017 年 3 月
开　　本　16 开
字　　数　310 千字
页　　数　229 页
定　　价　29.80 元

**正畸保持器和活动矫治器 临床设计与应用原则**

主　　编　(英)弗雷迪·路德(Friedy Luther)
　　　　　扎拉那·尼尔森-木恩
　　　　　(Zararna Nelson-Moon)
主　　审　赵志河
主　　译　宋锦璘　戴红卫
出　　版　天津科技翻译出版有限公司
出版日期　2017 年 9 月
开　　本　16 开
字　　数　300 千字
页　　数　152 页
定　　价　98.00 元

**正畸驱动的骨皮质切开术：以增强正畸和多学科治疗为目的的组织工程学**

主　　编　(意)费德瑞科·布鲁纳米
　　　　　(Federico Brugnami)
　　　　　(意)奥方索·卡亚佐
　　　　　(Alfonso Caiazzo)
译　　者　周征
出　　版　江苏凤凰科学技术出版社
出版日期　2017 年 10 月
开　　本　大 16 开
字　　数　300 千字
定　　价　298.00 元

**正畸与儿童口腔病例精粹**(原著第 2 版)

原　　著　(爱尔兰)Declan Millett
　　　　　(英) Richard Welbury
主　　审　金作林
主　　译　武俊杰　吴礼安
出　　版　世界图书出版西安有限公司
出版日期　2017 年 9 月
开　　本　16 开
字　　数　300 千字
页　　数　208 页
定　　价　120.00 元

**口腔护理学**(第 3 版)(普通高等教育“十一五”国家级规划教材)

主　　编　赵佛容
出　　版　复旦大学出版社
出版日期　2017 年 1 月
开　　本　16 开
字　　数　525 千字
页　　数　350 页
定　　价　56.00 元

**口腔美学修复精粹**(第一卷)

主　　编　山崎太郎
主　　译　黄河　金辰
出　　版　辽宁科学技术出版社
出版日期　2017 年 1 月
开　　本　16 开
字　　数　150 千字
页　　数　113 页
定　　价　168.00 元

**口腔数码摄影—从口腔临床摄影到数字化微笑设计**

主　　编　刘峰
副 主 编　李祎　师晓蕊
出　　版　人民卫生出版社
出版日期　2017 年 1 月
开　　本　大 16 开
字　　数　753 千字
定　　价　298.00 元

**口腔专业护理健康教育**

主　　编　林丽婷
出　　版　广东科技出版社
出版日期　2017 年 1 月
开　　本　32 开
字　　数　300 千字
页　　数　307 页

定　　价　38.00 元

**老年口腔保健读本**（丛书名：金色年华读本丛书）

主　　编　周延民

丛书主编　王胜今

出　　版　学习出版社

出版日期　2017 年 1 月

开　　本　16 开

页　　数　287 页

定　　价　44.00 元

**下唇再造术图谱 精装**

著　　者　(德)余健民

绘　　图　(德)余健民

出　　版　辽宁科学技术出版社

出版日期　2017 年 1 月

开　　本　16 开

字　　数　220 千字

页　　数　148 页

定　　价　128.00 元

**瓷贴面修复技术:从标准到微创无预备** 精装

主　　编　刘峰

主　　审　樊聪

出　　版　人民卫生出版社

出版日期　2017 年 2 月

开　　本　大 16 开

字　　数　471 千字

页　　数　286 页

定　　价　218.00 元

**突面畸形的正畸治疗—哲理与策略**

主　　编　沈刚

副 主 编　陈荣敬　赵宁

出　　版　世界图书出版公司

出版日期　2017 年 2 月

开　　本　16 开

字　　数　470 千字

页　　数　287 页

定　　价　450.00 元

**口腔护理学学习指导与习题**(第 3 版)

主　　编　赵佛容

出　　版　复旦大学出版社

出版日期　2017 年 3 月

开　　本　32 开

字　　数　86 千字

页　　数　103 页

定　　价　13.00 元

**口腔科学临床实习指南案例版**（全国高等医药院校临床实习指南系列教材）

主　　编　钟良军

出　　版　科学出版社

出版日期　2017 年 3 月

开　　本　16 开

字　　数　225 千字

页　　数　160 页

定　　价　40.00 元

**口腔修复器材应用技术学**

主　　编　汪大林

出　　版　第二军医大学出版社

出版日期　2017 年 3 月

开　　本　16 开

字　　数　2 385 千字

页　　数　1 220 页

定　　价　400.00 元

**口腔医疗市场拓展**(第 2 版)

编　　著　李刚

出　　版　人民卫生出版社

出版日期　2017 年 3 月

开　　本　16 开

字　　数　324 千字

页　　数　258 页

定　　价　38.00 元

**口腔保健和常见疾病防治**(健康中国2030.健康教育系列丛书)

主　　编　张景慧

出　　版　科学出版社

出版日期　2017 年 4 月

开　　本　32 开

字　　数　21 千字

页　　数　72 页

定　　价　20.00 元

**椅旁数字化修复实战:从入门到精通**

主　　编　刘峰
出　　版　人民卫生出版社
出版日期　2017 年 5 月
开　　本　大 16 开
字　　数　683 千字
页　　数　425 页
定　　价　318.00 元

**唇腭裂序列治疗计划**

主　　编　傅豫川
出　　版　人民卫生出版社
出版日期　2017 年 6 月
开　　本　16 开
字　　数　349 千字
页　　数　239 页
定　　价　198.00 元

**唇腭裂影像学**(丛书名：口腔颌面影像系列)

主　　编　王虎
副 主 编　姜曚
出　　版　人民卫生出版社
出版日期　2017 年 6 月
开　　本　16 开
字　　数　202 千字
页　　数　134 页
定　　价　98.00 元

**口腔常见病临床防治**(全二册)

主　　编　孔春燕
出 版 社　吉林科学技术出版社
出版日期　2017 年 6 月
开　　本　16 开
页　　数　527 页
定　　价　135.00 元

**口腔颌面部肿瘤就医指南**(丛书名：口腔疾病就医指南)

主　　编　李一
丛书主编　石冰
出　　版　科学出版社
出版日期　2017 年 6 月
开　　本　B5
字　　数　115 千字
页　　数　112 页
定　　价　39.00 元

**口腔科医生手册**(全国县级医院系列实用手册)

主　　编　周学东　白玉兴
出　　版　人民卫生出版社
出版日期　2017 年 6 月
开　　本　大 32 开
字　　数　583 千字
页　　数　707 页
定　　价　156.00 元

**现代临床口腔科疾病诊治**(全二册)

主　　编　程维平
出　　版　吉林科学技术出版社
出版日期　2017 年 6 月
开　　本　16 开
定　　价　160.00 元

**牙病就医指南**(丛书名：口腔疾病就医指南)

主　　编　王晴
丛书主编　石冰
出　　版　科学出版社
出版日期　2017 年 6 月
开　　本　16 开
字　　数　152 千字
页　　数　135 页
定　　价　46.00 元

**牙和颌面畸形就医指**南 (丛书名：口腔疾病就医指南)

主　　编　罗恩
丛书主编　石冰
出　　版　科学出版社
出版日期　2017 年 6 月
开　　本　B5
字　　数　270 千字
页　　数　244 页
定　　价　60.00 元

**中华医学百科全书 口腔医学(一)**

主　　编　王松灵

出　　版　中国协和医科大学出版社
出版日期　2017 年 6 月
开　　本　16 开
字　　数　750 千字
页　　数　418 页
定　　价　320.00 元

**口腔内科学学习与实训指导**(配套教材)
主　　编　杜凤芝
出　　版　人民卫生出版社
出版日期　2017 年 8 月
开　　本　16 开
字　　数　200 千字
定　　价　25.00 元

**口腔黏膜下纤维化基础与临床**
主　　编　唐瞻贵　谢晓莉
出　　版　科学技术文献出版社
出版日期　2017 年 7 月
开　　本　16 开
字　　数　194 千字
页　　数　192 页
定　　价　78.00 元

**口腔生物力学**
主　　编　陈新民　赵云凤
出　　版　科学出版社
出版日期　2017 年 7 月
开　　本　16 开
字　　数　645 千字
页　　数　432 页
定　　价　118.00 元

**口腔健康调查基本方法**(第 5 版)
翻　　译　柳键　荣文笙
出　　版　人民卫生出版社
出版日期　2017 年 8 月
开　　本　16 开
字　　数　142 千字
页　　数　85 页
定　　价　45.00 元

**口腔修复工艺学实验教程**(四川大学精品立项教材)
主　　编　岳莉
出　　版　四川大学出版社
出版日期　2017 年 8 月
开　　本　16 开
字　　数　218 千字
页　　数　174 页
定　　价　96.00 元

**标准拔牙手术图谱**(第 2 版)(丛书名:口腔临床操作技术丛书)
主　　编　胡开进
出　　版　人民卫生出版社
出版日期　2017 年 9 月
开　　本　16 开
字　　数　403 千字
页　　数　256 页
定　　价　118.00 元

**标准拔牙助手操作图谱**（丛书名：口腔临床操作技术丛书）
主　　编　胡开进
出　　版　人民卫生出版社
出版日期　2017 年 9 月
开　　本　16 开
字　　数　237 千字
页　　数　147 页
定　　价　89.00 元

**口腔护士实用英语**
主　　编　吴宣　宋清　宫琦玮
出　　版　中国协和医科大学出版社
出版日期　2017 年 9 月
开　　本　32 开
字　　数　30 千字
页　　数　151 页
定　　价　29.00 元

**临床技术操作规范　口腔医学分册**(2017 修订版)
编　　著　中华口腔医学会
出　　版　人民卫生出版社
出版日期　2017 年 9 月
开　　本　16 开
字　　数　526 千字
页　　数　362 页

定　　价　88.00 元

**数字化口腔颌面 X 线设备临床应用图解**

主　　编　王朝俭
出　　版　人民卫生出版社
出版日期　2017 年 9 月
开　　本　16 开
字　　数　213 千字
页　　数　127 页
定　　价　72.00 元

**牙外伤**(第 2 版)

主　　编　龚怡
出　　版　人民卫生出版社
出版日期　2017 年 10 月 1 日
开　　本　16 开
字　　数　462 千字
页　　数　286 页
定　　价　129.00 元

**简明口腔微生物学**

主　　编　孙卫斌
出　　版　东南大学出版社
出版日期　2017 年 11 月
开　　本　16 开
字　　数　210 千字
页　　数　173 页
定　　价　36.00 元

**旋髂浅动脉穿支皮瓣–口腔额面部应用**

编　　著　何悦　阮敏
主　　审　邱蔚六
出　　版　上海交通大学出版社
出版日期　2017 年 11 月
开　　本　32 开
字　　数　60 千字
页　　数　114 页
定　　价　58.00 元

**Burket 口腔医学**(英文原版)(第 12 版)

著　　者　MichaelGlick
出　　版　人民卫生出版社
出版时间　2017 年 12 月
开　　本　16 开
字　　数　1 295 千字
页　　数　716 页
定　　价　605.00 元

**Ingle 牙髓病学**(英文原版)(第 6 版)

著　　者　(美)Ingle Bakland Baumgartner
出　　版　人民卫生出版社
出版日期　2017 年 12 月
开　　本　16 开
字　　数　1 426 千字
页　　数　689 页
定　　价　592.00 元

## 医师考试类

**口腔颌面外科学精选习题集 2018**(全国卫生专业技术资格考试习题集丛书)

主　　编　黄洪章　廖贵清
出　　版　人民卫生出版社
出版日期　2017 年 12 月
开　　本　16 开
字　　数　317 千字
定　　价　49.00 元

**口腔颌面外科学模拟试卷 2018**(全国卫生专业技术资格考试习题集丛书)

主　　编　季平
出　　版　人民卫生出版社
出版日期　2017 年 11 月
开　　本　16 开
字　　数　288 千字
页　　数　120 页
定　　价　48.00 元

**口腔科主治医师资格考试精选题集**（第 3版）(2018 全国卫生专业技术资格考试应试题库)

编　　写　卫生专业职称考试研究专家组
出　　版　中国医药科技出版社
出版日期　2017 年 10 月
开　　本　16 开
字　　数　271 千字
页　　数　183 页
定　　价　64.00 元

**口腔内科学高级教程**（高级卫生专业技术资格考试指导用书）
编　　著　中华医学会
主　　编　凌均棨
出　　版　中华医学电子音像出版社
出版日期　2017 年 1 月
开　　本　16 开
字　　数　1 107 千字
页　　数　594 页
定　　价　240.00 元

**口腔内科学精选习题集 2018**（全国卫生专业技术资格考试习题集丛书）
主　　编　凌均棨　林正梅
出　　版　人民卫生出版社
出版日期　2017 年 12 月
开　　本　16 开
字　　数　340 千字
定　　价　58.00 元

**口腔内科学模拟试卷 2018**（全国卫生专业技术资格考试习题集丛书）(适用专业：口腔内科学中级)
主　　编　葛少华
出　　版　人民卫生出版社
出版日期　2017 年 12 月
开　　本　16 开
字　　数　389 千字
页　　数　198 页
定　　价　63.00 元

**口腔修复学精选习题集 2018**（全国卫生专业技术资格考试习题集丛书）
主　　编　李彦　赵克
出　　版　人民卫生出版社
出版日期　2017 年 12 月
开　　本　16 开
字　　数　346 千字
定　　价　55.00 元

**口腔修复学模拟试卷 2018**（全国卫生专业技术资格考试习题集丛书）
主　　编　吴哲
出　　版　人民卫生出版社
出版日期　2017 年 12 月
开　　本　16 开
字　　数　288 千字
定　　价　47.00 元

**口腔医学 2018(专科)**(全国卫生专业技术资格考试指导)
主　　编　全国卫生专业技术资格考试用书编写专家委员会
出　　版　人民卫生出版社
出版日期　2017 年 12 月
开　　本　16 开
字　　数　1 233 千字
定　　价　169.00 元

**口腔医学 2018**（综合)(全国卫生专业技术资格考试指导）
主　　编　全国卫生专业技术资格考试用书编写专家委员会
出　　版　人民卫生出版社
出版日期　2017 年 11 月
开　　本　16 开
字　　数　735 千字
定　　价　109.00 元

**口腔医学技术**（2018 全国卫生专业技术资格考试指导）
编　　写　全国卫生专业技术资格考试用书编写专家委员会
出　　版　人民卫生出版社
出版日期　2017 年 11 月
开　　本　16 开
字　　数　682 千字
定　　价　100.00 元

**口腔医学技术精选习题集 2018**(全国卫生专业技术资格考试习题集丛书)
主　　编　林雪峰　付强
出　　版　人民卫生出版社
出版日期　2017 年 12 月
开　　本　16 开
字　　数　274 千字
定　　价　48.00 元

**口腔医学综合精选习题集 2018**(全国卫生专业技术资格考试习题集丛书)

主　　编　朱亚琴
出　　版　人民卫生出版社
出版日期　2017 年 12 月
开　　本　16 开
字　　数　374 千字
定　　价　58.00 元

**口腔正畸学精选习题集 2018**（全国卫生专业技术资格考试习题集丛书）

主　　编　王大为　蔡斌
出　　版　人民卫生出版社
出版日期　2017 年 12 月
定　　价　49.00 元

**口腔正畸学模拟试卷 2018**（全国卫生专业技术资格考试习题集丛书）

主　　编　宋锦璘
出　　版　人民卫生出版社
出版日期　2017 年 12 月
开　　本　16 开
字　　数　317 千字
定　　价　53.00 元

**口腔执业(含助理)医师资格考试 2018 实践技能图解**

主　　编　金英杰国家医学考试研究中心
　　　　　赵庆乐
出　　版　北京出版集团公司
　　　　　北京教育出版社
出版日期　2017 年 9 月
开　　本　16 开
字　　数　210 千字
页　　数　210 页
定　　价　128.00 元

**口腔执业(含助理)医师资格考试实践技能高分应试教程**

主　　编　杨帆　王登峰
出　　版　人民卫生出版社
出版日期　2017 年 3 月
开　　本　16 开
字　　数　465 千字
页　　数　232 页
定　　价　80.00 元

**口腔执业医师考前冲刺必做**

主　　编　医师资格考试试题研究专家组
出 版 社　科学出版社
出版日期　2017 年 5 月
开　　本　32 开
字　　数　287 千字
页　　数　196 页
定　　价　39.00 元

**口腔执业医师历年考点精编（2017）医师资格考试**

编　　写　医师资格考试试题研究专家组
出　　版　科学出版社
出版日期　2017 年 4 月
开　　本　16 开
字　　数　960 千字
页　　数　520 页
定　　价　108.00 元

**口腔执业医师模拟试卷(解析)**

主　　编　医师资格考试试题研究专家组
出 版 社　科学出版社
出版日期　2017 年 5 月
开　　本　32 开
字　　数　485 千字
页　　数　332 页
定　　价　59.00 元

**口腔执业医师资格考试冲刺预测试卷**

主　　编　杨帆　王登峰
出　　版　人民卫生出版社
出版日期　2017 年 2 月
开　　本　16 开
字　　数　307 千字
页　　数　182 页
定　　价　49.00 元

**口腔执业医师资格考试考点难点解析**

主　　编　梁铁群　黄亚婵
出　　版　中国医药科技出版社

出版日期　2017 年 3 月
开　　本　16 开
字　　数　497 千字
页　　数　387 页
定　　价　39.00 元

**口腔执业医师资格考试通关必做 3 000题**(第 5 版)
编　　写　国家医师资格考试命题研究专家组
出　　版　中国医药科技出版社
出版日期　2017 年 3 月
开　　本　16 开
字　　数　629 千字
页　　数　286 页
定　　价　49.00 元

**口腔执业医师资格考试易混易错 2000题**
主　　编　邵龙泉　张乐
出　　版　中国医药科技出版社
出版日期　2017 年 2 月
开　　本　16 开
字　　数　448 千字
页　　数　259 页
定　　价　32.00 元

**口腔执业助理医师考前预测卷**
主　　编　医师资格考试试题研究专家组
出 版 社　科学出版社
出版日期　2017 年 5 月
开　　本　32 开
字　　数　120 千字
页　　数　100 页
定　　价　29.00 元

**口腔执业助理医师历年考点精编**
主　　编　医师资格考试试题研究专家组
出　　版　科学出版社
出版日期　2017 年 5 月
开　　本　32 开
字　　数　549 千字
页　　数　308 页
定　　价　59.00 元

**口腔执业助理医师历年考点精编(2017)**
编　　写　医师资格考试试题研究专家组
出　　版　科学出版社
出版日期　2017 年 4 月
开　　本　32 开
定　　价　59.00 元

**口腔执业助理医师资格考试考点难点解析**
主　　编　梁铁群　黄亚婵
出　　版　中国医药科技出版社
出版日期　2017 年 3 月
开　　本　16 开
字　　数　557 千字
页　　数　323 页
定　　价　46.00 元

**口腔执业助理医师资格考试历年考点精析与避错**
主　　编　本书专家组
出　　版　中国协和医科大学出版社
出版日期　2017 年 1 月
开　　本　16 开
字　　数　780 千字
页　　数　382 页
定　　价　62.00 页

**口腔执业助理医师资格考试易混易错 2 000 题**(第 2 版)
主　　编　吴补领
出　　版　中国医药科技出版社
出版日期　2017 年 3 月
开　　本　16 开
页　　数　262 页
字　　数　321 千字
定　　价　38.00 元

## 工具书、科普类和其他

**肚子里有个火车站 牙齿大街的新鲜事** 套装 2 册(丛书名:德国精选科学图画书)
著　　者　(德)安娜 鲁斯曼
译　　者　王从兵
出　　版　北京科学技术出版社
出版日期　2017 年 6 月

开　　本　16 开
定　　价　70.00 元

**儿童健康好帮手**(儿童口腔科疾病分册)

主　　编　朱红　李克义
出　　版　人民卫生出版社
出版日期　2017 年 7 月
开　　本　32 开
字　　数　93 千字
页　　数　173 页
定　　价　26.00 元

**顾好牙齿:让孩子脸型美·肠胃好·更聪明**

主　　编　朱涛
出　　版　江苏凤凰科学技术出版社
出版日期　2017 年 4 月
开　　本　16 开
字　　数　170 千字
页　　数　203 页
定　　价　35.00 元

**如果没有牙齿**

主　　编　陈琪敬
出　　版　吉林出版集团
出版时间　2017 年 3 月
开　　本　20 开
字　　数　10 千字
页　　数　20 页
定　　价　8.00 元

**我的牙很疼**

著　　者　(德)汉娜·金策尔
绘　　者　(德)京特·施米茨
出　　版　北京科学技术出版社
出版日期　2017 年 1 月
开　　本　16 开
页　　数　32 页
定　　价　35.00 元

**小牙医漫谈**

主　　编　许俊卿
出　　版　广东科技出版社
出版日期　2017 年 4 月
开　　本　16 开
字　　数　300 千字
页　　数　148 页
定　　价　40.00 元

**牙齿不是用来咬人的**(美国经典行为养成绘本)

著　　者　(美)伊丽莎白·沃迪克
译　　者　文小山
绘　　画　(美)玛丽卡·海因兰
出　　版　北京科学技术出版社
出版日期　2017 年 1 月
开　　本　24 开
页　　数　48 页
定　　价　19.80 元

(本文作者　吴婷　四川大学华西口腔医学院)

学会工作

# 学会组织机构

## 中华口腔医学会及其口腔医学专业委员会与学组

**第一届口腔激光医学专业委员会成员名单**

主任委员　赵继志

副主任委员　(5 人,按姓氏笔画排序)

丁　一　束　蓉　宋应亮
秦　满　彭　彬

常务委员　(20 人,按姓氏笔画排序)

丁　一　马　跃　王　霄
卢志山　刘　怡　李　倩
束　蓉　吴美娟　佘文珺
邹朝晖　宋应亮　张　英
陈　武　陈　柯　金　涛
赵继志　赵　颖　秦　满
黄晓晶　彭　彬

委　员　(60 人,按姓氏笔画排序)

丁　一　马文斌　马　跃
王成龙　王　丽　王　霄
卢志山　白　铁　尼　娜
邢　莉　仲维剑　刘加荣
刘　怡　闫文娟　孙红英
李　为　李　冰　李迎新
李　倩　杨文东　杨　剑
束　蓉　吴美娟　何文喜
何祥一　佘文珺　邹朝晖
宋应亮　张志清　张　英
张明珠　张晓磊　张　笋
张　磊　陈　武　陈英新
陈　柯　陈新梅　武明轩
武　影　林松杉　罗　洪
金　涛　赵继志　赵　颖
秦　满　班　宇　高蔚虹
容明灯　黄晓峰　黄晓晶
黄旋平　萧智利　龚忠诚
崔　军　彭　彬　谢晓莉
甄　蕾　阙国鹰　蔡　霞

学术秘书　李　倩

工作秘书　郭春岚

顾　问　(5 人,按姓氏笔画排序)

刘洪臣　周国瑜　赵福运
高孟麟　章锦才

**第三届口腔医学设备器材分会成员名单**

名誉主委　孙　正

主任委员　郭传瑸

副主任委员　(8 人,按姓氏笔画排序)

李爱国　李海群　杨继庆
沈颉飞　张金宁　张铁昊
赵心臣　窦　波

常务委员　(50 人,按姓氏笔画排序)

丁大光　马红芳　工　刚
王鸿娟　王维倩　王敬凯
王　鹏　邓静娴　厉　松
田方俊　邝　海　刘　杰
刘　钦　闫卓群　关萧栋
许天民　李　兵　李学俊
李爱国　李海群　李　超
李　强　杨继庆　余　跃
沈颉飞　宋先林　宋　楠
张宇鸣　张志兴　张金宁
张铁昊　张振明　张　琳

陈小华 陈 宁 陈永进
陈 刚 林茂先 罗 奕
周 航 赵心臣 徐步光
郭传瑸 曹新明 盛 英
蒋 通 傅柏平 谢 菲
窦 波 戴红卫

委　　员 (134 人,按姓氏笔画排序)
于大光 于 钢 马红芳
马 敏 王予江 王双卫
王边疆 王 刚 王向东
王宇辉 王 芳 王昕宇
王鸿娟 王维倩 王敬凯
王普武 王 强 王 鹏
邓静娴 邓 薇 厉 松
龙云峰 叶家嗣 田方俊
包屹立 邝 海 冯 骥
司学斌 邢 波 朱卓立
刘 天 刘怀保 刘 杰
刘 钦 刘 雯 闫卓群
关萧栋 许天民 孙国琪
孙 竞 杜丽婷 李华敏
李向东 李旭奎 李 兵
李奉华 李学俊 李洪文
李盈洁 李艳燕 李爱国
李海群 李 超
李强(上海静乐信息科技有限公司)
李强(成都骅光医疗器械有限公司)
李殿华 李 澎 杨 方
杨铁军 杨继庆 杨 耀
吴志家 余 跃 沈颉飞
宋先林 宋 楠 张土火
张文彩 张圣梅 张伟一
张宇鸣 张志兴 张 克
张宏伟 张 昀 张金宁
张春河 张轶昊 张艳丽
张振明 张 彪 张 琳
张朝标 张 雷 陈小华
陈 宁 陈永进 陈 刚
陈乔尔 陈卓辉 武天逾
范宝林 林全红 林茂先
罗 松 罗 奕 季延钢
岳卫荣 金 晔 金镇柏
周庆华 周建学 周 勇
周 航 郑根建 屈志国
赵心臣 胡砚平 南东旭
洪礼琳 洪 哲 费小林
聂红兵 徐步光 徐莉莉
高蓉娜 郭传瑸 郭裕春
郭 瑞 黄汉国 黄智勇
曹国庆 曹新明 盛 英
蒋 通 傅柏平 游 嘉
谢 菲 鄢新章 虞天寅
窦 波 谭 丽 戴红卫
魏庆华

学术秘书 范宝林
工作秘书 李心雅
顾　　问 刘福祥 宋 鹰

**第六届牙周病学专业委员会成员名单**

主任委员 王勤涛
候任主任委员 闫福华
副主任委员 (8 人,按姓氏笔画排序)
丁 一 毕良佳 杨丕山
陈莉丽 欧阳翔英
徐 艳 章锦才 潘亚萍

常务委员 (61 人,按姓氏笔画排序)
丁 一 王左敏 王永兰
王宝彦 王勤涛 付 云
毕良佳 任秀云 向学熔
刘 怡 闫福华 许春姣
孙卫斌 孙伟莲 孙 江
孙钦峰 李成章 李启艳
李 昂 李超伦 杨丕山
束 蓉 轩东英 吴亚菲
宋忠臣 宋 莉 张瑞敏
陈发明 陈 武 陈 栋
陈莉丽 陈 超 武 影
林 莉 林晓萍 林崇韬
尚姝环 欧阳翔英

孟焕新　赵川江　胡文杰
钟良军　钟德钰　徐　艳
徐　莉　徐琛蓉　徐　燕
栾庆先　郭留云　黄　姣
黄　萍　曹正国　章锦才
梁照忠　葛少华　葛　颂
董广英　税艳青　谢玉峰
谢　辉　潘亚萍

委　　员　(193 人,按姓氏笔画排序)

丁　一　丁　芳　于晓潜
万　鹏　马　宁　马志伟
马　肃　王左敏　王冬青
王永兰　王　丽　王宝彦
王晓飞　王惠宁　王勤涛
王新红　王　静　牙祖科
毛小泉　毛　钊　邓　辉
古丽努尔.阿吾提　叶　芳
付　云　宁　杨　吉秋霞
毕良佳　吕　达　朱亚桥
朱光勋　朱丽红　朱丽雷
任秀云　向军波　向学熔
刘大力　刘文钊　刘　怡
刘荣坤　刘树泰　刘　勇
刘晓峰　刘　琪　刘斌杰
闫福华　汤楚华　安　娜
安康康　许春姣　阮　毅
孙卫斌　孙　予　孙伟莲
孙　江　孙昌洲　孙钦峰
孙俊毅　孙晓军　孙　颖
杜　岩　杜　毅　李成章
李芬连　李启艳　李　昂
李厚轩　李艳芬　李晓东
李晓军　李　琛　李超伦
李新月　杨丕山　杨　禾
杨冬茹　束　蓉　轩东英
吴文蕾　吴亚菲　吴刘中
吴安平　吴　坚　吴迎涛
吴　昊　吴燕岷　何权敏
邹　丹　汪　涌　宋忠臣
宋　莉　宋爱梅　张凤秋
张冬梅　张　旭　张志清
张明珠　张迪亚　张　结
张婉丽　张喆焱　张瑞敏
陆卫青　陈发明　陈宏柏
陈　武　陈　栋(上海)
陈　栋(郑州)　陈莉丽
陈晓涛　陈铁楼　陈　悦
陈彩云　陈　超　陈　筠
武明轩　武　影　林　江
林志勇　林　莉　林晓萍
林崇韬　林敏魁　欧阳翔英
尚姝环　易建国　罗礼君
罗志晓　罗建国　和　璐
周　村　周爽英　宗娟娟
孟　姝　孟焕新　赵川江
赵红宇　赵　戬　赵　蕾
胡文杰　胡晓洲　钟良军
钟　泉　钟德钰　段春红
侯建霞　俞　明　姜　蕾
姚文鑫　骆　凯　耿华欧
桂　湧　贾慧梅　倪　佳
徐　艳　徐　莉　徐琛蓉
徐　燕　栾庆先　高秀秋
郭留云　唐志辉　唐昊喆
唐晓琳　陶人川　黄文霞
黄　政　黄　姣　黄　萍
曹正国　曹　筝　康　军
章锦才　商　红　梁花梅
梁　敏　梁照忠　寇育荣
葛少华　葛学军　葛　颂
董广英　董潇潇　蒋少云
蒋春梅　韩　劼　税艳青
谢玉峰　谢　昊　谢　辉
蔡　霞　缪　羽　潘亚萍
魏洪武

青年委员　(30 人,按姓氏笔画排序)

丁佩惠　马千里　王志涛
叶　国　叶畅畅　乔　静

刘 茜 刘 硕 安 莹
许 杰 李希庭 李 璐
邹海啸 宋海潮 张慧慧
周彦玢 周 敏 房付春
郜洪宇 段学静 徐晓薇
郭红梅 郭淑娟 梅盛林
隋 红 程 岚 储 庆
释 栋 雷利红 谭葆春

学术秘书 马志伟
工作秘书 安 莹
前任主任委员 束 蓉

**第四届口腔医学计算机专业委员会成员名单**

主任委员 周 诺
副主任委员 (3 人,按姓氏笔画排序)
王 勇 汤 炜 沈国芳
常务委员 (18 人,按姓氏笔画排序)
王 勇 卢燕勤 白玉兴
白石柱 刘东旭 汤 炜
孙玉春 严 斌 李志华
杨连平 吴 琳 沈国芳
宋锦璘 张诗雷 陈 溯
周 诺 俞 青 高 勃
委 员 (56 人,按姓氏笔画排序)
王剑锋 王 勇 王彬娉
卢燕勤 田 宇 白玉兴
白石柱 白轶昕 吕 晶
刘东旭 刘明丽 刘 怡
刘晓秋 刘筱菁 汤 炜
汤 晔 孙玉春 孙 健
孙 强 麦华明 严 斌
李志华 李 波 杨连平
吴 江 吴 琳 邱 憬
邹 波 沈国芳 宋锦璘
张诗雷 张栋梁 张 磊
陈 溯 武 峰 周 苗
周 诺 屈依丽 赵一姣
赵文艳 赵 鹃 柳忠豪
段培佳 俞 青 洪礼琳
钱 捷 高 勃 高 涛
唐 甜 商洪涛 隋 磊
彭 歆 韩 静 蔡 鸣
韶 波 潘 峰
青年委员 (21 人,按姓氏笔画排序)
马俐丽 王宇光 王 洋
王 超 王 富 孔宁华
叶红强 刘小舟 刘 洪
闫 澍 李文浩 李 岩
杨宏业 杨静远 吴 训
陈 虎 贺 洋 顾晓宇
高姗姗 郭春岚 谢理哲

学术秘书 麦华明
工作秘书 黄素华
顾 问 吕培军

**第四届预防口腔医学专业委员会成员名单**

主任委员 台保军
候任主任委员 林焕彩
副主任委员 (8 人,按姓氏笔画排序)
卢友光 李 刚 张 颖
欧晓艳 荣文笙 黄少宏
黄瑞哲 韩永成
常务委员 (67 人,按姓氏笔画排序)
丁国伟 马金兰 王万春
王月辉 王志周 王志峰
王春晓 王胜朝 王 艳
王翔宇 尹 伟 邓 蔡
卢友光 叶 玮 冯希平
冯昭飞 司 燕 台保军
刘明海 刘 娟 刘 敏
刘 斌 江 汉 许卫星
阮建平 苏柏华 杜民权
李月玲 李 刚 李奉华
李 岩 李 颂 李 强
李 群 肖希娟 汪黎明
沈家平 宋 涛 张向宇
张绍伟 张 娜 张鸿军
张 颖 陈 晖 陈 薇
陈 曦(上海) 林焕彩
欧晓艳 周 智 郑树国

荣文笙　胡闻奇　胡　涛
施　乐　袁　杰　徐晓明
徐　韬　黄少宏　黄瑞哲
曹　斌　蒋备战　韩永成
韩晓兰　粟立平　程　敏
曾晓娟　阙国鹰

委　　员　(200 人,按姓氏笔画排序)

丁林灿　丁国伟　于艳萍
马　壮　马丽霞　马金兰
马　哲　王　力　王万春
王　飞　王月辉　王　冰
王志周　王志峰　王丽琴
王建宁　王春晓　王　珏
王胜朝　王　艳　王雅俐
王翔宇　王道春　王　瑞
王瑞永　王　璇　王毅军
支清惠　尹　伟　巴桑德吉
邓　蔡　古丽努尔·阿吾提
卢友光　叶　玮　田剑刚
冯希平　冯　岩　冯昭飞
冯　娟　冯靳秋　司庆宗
司　燕　台保军　吕　进
朱海华　朱　静　乔黎晓
任重鸿　刘友良　刘　英
刘明海　刘宝盈　刘晓丹
刘　娟　刘菁彧　刘雪楠
刘　敏　刘康民　刘　斌
刘　璐　江　汉　江银华
许卫星　许晓燕　阮建平
孙胜杰　孙　烨　苏红如
苏柏华　杜民权　杜　琴
李月玲　李　刚　李年生
李志强　李奉华　李　岩
李荣华　李艳红　李振英
李　颂　李　雪　李　强
李　群　杨友谊　杨英明
杨清岭　肖希娟　吴海苗
吴颖芳　邱荣敏　何向东
何　翔　汪黎明　沈　红
沈家平　宋治锋　宋　涛
张东林　张伟一　张向宇
张红梅　张宝彧　张绍伟
张　娜　张晏平　张鸿军
张　辉　张　焱　张楚平
张　颖　张　磊　张　馨
张曦木　陆卫青　陆海霞
陈文玉　陈　迅　陈　岩
陈　晖　陈　骊　陈黄琴
陈康照　陈　薇
陈曦(上海)　陈曦(武汉)
范卫华　范红燕　范勇斌
林　彤　林　欣　林居红
林焕彩　欧晓艳　周红慧
周　智　周　燕　郑树国
郑　强　孟令杰　赵丙姣
赵望泓　荣文笙　胡闻奇
胡　晔　胡　涛　胡　静
俞　明　施　乐　施春梅
姜巧玲　姜　威　秦红霞
袁　欢　袁　杰　袁　爽
徐晓明　徐　爽　徐　韬
翁巧风　翁蓓军　高永梅
高银艳　郭　静　唐明娜
陶丹英　黄少宏　黄文霞
黄胜春　黄瑞哲　曹立群
曹红旗　曹　斌　龚　玲
崔丽华　董俊平　蒋备战

**第六届口腔病理学专业委员会成员名单**

主 任 委 员　钟　鸣

候任主任委员　孙宏晨

副 主 任 委 员　(5 人,按姓氏笔画排序)

李　江　陈小华　陈　宇
周　峻　胡济安

常 务 委 员　(19 人,按姓氏笔画排序)

王　洁　吕红兵　刘来奎
齐　红　汤晓飞　孙宏晨
杜启涛　李　江　李铁军
肖　晶　张佳莉　陈小华

陈　宇　陈瑞扬　周　峻
胡济安　钟　鸣　黄晓峰
蒋　勇

委　　员　(57 人,按姓氏笔画排序)
王　丽　王丽珍　王　洁
王新红　田　臻　丘雨蓓
包广洁　吕红兵　朱　锋
向　彬　刘来奎　刘宏侠
刘　源　齐　红　汤亚玲
汤晓飞　祁　兵　孙宏晨
杜启涛　李　江　李宏捷
李铁军　李敏启　李翠英
杨丽芳　杨邵东　肖　晶
吴淑琴　余东升　张　芳
张佳莉　张泽兵　张建成
陈小华　陈乔尔　陈　宇
陈　艳　陈瑞扬　陈蔚华
林　晨　罗海燕　岳阳丽
周　峻　周静萍　赵天宇
胡济安　胡　赟　钟　鸣
施　琳　姚志刚　袁晓红
耿　宁　徐　萌　卿海云
黄晓峰　章　燕　蒋　勇

学术秘书　肖　晶
工作秘书　张建运
顾　　问　高　岩　陈新明
前任主任委员　李铁军

**第三届口腔医疗服务分会成员名单**

主任委员　凌均棨
副主任委员　(5 人,按姓氏笔画排序)
付宏宇　杨　征　吴正一
贺建军　郭传瑸

常务委员　(25 人,按姓氏笔画排序)
王慧明　付宏宇　白玉兴
冯希平　刘　浩　李万冬
杨　征　杨建荣　吴正一
何　平　张　伟　陈小冬
陈文霞　陈　江　林焕彩
季　平　周延民　赵建江
胡勤刚　贺建军　徐　欣
凌均棨　郭传瑸　曹立群
常晓峰

委　　员　(75 人,按姓氏笔画排序)
于艳玲　马　洪　王仁飞
王章正　王慧明　牛卫东
邓　辉　付宏宇　白玉兴
冯希平　朱　林　朱洪水
任贵云　刘　浩　许　彪
孙晋虎　孙　瑛　李万冬
李志革　李志强　李岩涛
李肇元　李德超　杨尚春
杨　征　杨建荣　吴正一
吴世明　吴补领　何　平
何　伟　何家才　何　巍
邹业君　汪振华　沈曙铭
张　伟　张祖燕　张桂荣
张　铭　张　蕾　陈小冬
陈文霞　陈　江　陈　栋
陈黎明　林焕彩　季　平
周中苏　周延民　赵　今
赵建江　赵　彬　胡勤刚
柳忠豪　贺建军　秦明群
聂敏海　莫贞斌　徐　江
徐　欣　凌均棨　高美琴
郭传瑸　黄文霞　黄永清
黄桂林　黄盛兴　曹立群
曹国庆　常晓峰　章小缓
鲍　莉　臧立新　潘新东

学术秘书　林焕彩
工作秘书　章小缓
名誉主任委员　周学东

**第七届口腔正畸专业委员会成员名单**

主任委员　白玉兴
候任主任委员　金作林
副主任委员　(8 人,按姓氏笔画排序)
王　林　卢海平　白　丁
刘月华　李巍然　房　兵
胡　敏　贺　红

常务委员（68人，按姓氏笔画排序）

马文盛　王　军　王红梅
王　林　甘宝霞　艾　虹
卢海平　史建陆　白　丁
白玉兴　兰泽栋　华咏梅
刘月华　刘　琳　刘新强
米丛波　许天民　孙燕楠
严　斌　李志华　李洪发
李　煌　李巍然　杨　凯
吴建勇　沈　刚　宋锦璘
张卫兵　张　佐　张桂荣
张晓蓉　张锡忠　张端强
陈凤山　陈莉莉　邵　玶
武秀萍　金作林　金　钫
周学军　周彦恒　周　洪
房　兵　赵志河　胡荣党
胡　敏　侯玉霞　侯志明
施洁珺　贺　红　袁　晓
莫水学　徐卫华　徐　娟
高美琴　高雪梅　郭　泾
唐国华　曹　阳　曹宝成
曹　猛　崔淑霞　韩光丽
赖文莉　雷勇华　蔡　斌
熊　晖　戴红卫

委员（200人，按姓氏笔画排序）

丁　锐　丁　鹏　于艳玲
马文盛　马永平　马晨麟
王小琴　王以玲　王　争
王　军　王红梅　王　励
王秀婧　王　林　王　峰
王培军　王　爽　王智强
王　毅　王　曦　车锋哲
毛　靖　方志欣　孔卫东
邓邦莲　甘宝霞　艾　虹
古力巴哈·买买提力
厉　松　卢海平　卢海燕
卢燕勤　田玉楼　史建陆
史　真　付善民　白　丁
白玉兴　白明海　冯驭驰
冯剑颖　兰泽栋　达　珍
朱宪春　朱　敏　乔义强
伍　军　华咏梅　刘从华
刘月华　刘东旭　刘　伟
刘伟涛　刘名燕　刘志坚
刘　妍　刘　畅　刘泓虎
刘　奕　刘继辉　刘　琳
刘新强　米丛波　米晓晖
汤腊梅　许天民　许　衍
许潾于　孙燕楠　严　斌
李玉超　李永明　李　宇
李志华　李岩峰　李洪发
李济强　李　强　李　煌
李巍然　杨　凯　杨春江
吴立鹏　吴建勇　吴莉萍
何　丽　余炜伟　谷　岩
汪晓华　沈　刚　宋锦璘
张　燎　张士杰　张卫兵
张云飞　张月兰　张　宁
张军梅　张　佐　张　彤
张　君　张苗苗　张桂荣
张晓蓉　张海萍　张淋坤
张　强　张锡忠　张端强
陈凤山　陈文静　陈　昕
陈荣敬　陈振琦　陈莉莉
陈雪峰　陈　曦　邵　玶
武秀萍　范　红　林典岳
林　珊　林新平　季　骏
金作林　金　钫　周学军
周　珊　周彦恒　周　洪
周嘉洪　庞光明　郑之峻
郑　旭　郑雷蕾　郑　翼
房　兵　赵　颖　赵志河
赵桂芝　胡　炜　胡荣党
胡　敏　钟萍萍　段培佳
侯玉霞　侯志明　施洁珺
姚　源　贺　红　骆　英
秦　朴　秦明群　秦　科
袁　晓　莫水学　钱玉芬

徐卫华　徐宝华　徐　娟
徐璐璐　高美琴　高雪梅
高　辉　郭　杰　郭　泾
郭艳莉　唐国华　黄　兰
黄克强　黄晓峰　黄　跃
曹　阳　曹宝成　曹　猛
戚仁才　常　新　崔淑霞
康　娜　屠莲萍　彭友俭
韩光丽　韩向龙　舒　广
温秀杰　谢　奇　谢贤聚
赖文莉　甄文芳　雷勇华
雍　敏　蔡留意　蔡　斌
谭家莉　谭理军　熊国平
熊　晖　樊永杰　穆锦全
戴红卫

青年委员　(30 人,按姓氏笔画排序)

于　泉　王　华　王雪东
方东煜　邓　琪　龙　虎
卢　云　包幸福　刘　帆
闫伟军　江凌勇　许艳华
苏杰华　时　函　何进安
邹　蕊　张　珂　陈　琳
罗　薇　胡　丽　施　捷
夏大弘　顾泽旭　钱雅婧
阎秀林　韩　冰　舒　睿
雷　浪　廖　文　魏福兰

学术秘书　谢贤聚

工作秘书　张　宁

前任主任委员　周彦恒

**第六届口腔材料专业委员会成员名单**

主任委员　李志安

副主任委员　(5 人,按姓氏笔画排序)

包崇云　朱　松　孙　皎
林　红　傅柏平

常务委员　(17 人,按姓氏笔画排序)

包崇云　朱　松　刘　斌
孙　皎　李长义　李志安
李振春　肖　群　张玉梅
陈亚明　邵龙泉　林　红
赵　克　赵信义　战德松
程　辉　傅柏平

委员　(57 人,按姓氏笔画排序)

王　荃　王　勇　王彬嫦
王　焱　牛光良　古丽莎
田力丽　包崇云　吕晓迎
朱　松　刘亦洪　刘　红
刘　昕　刘　斌　闫卓群
农晓琳　孙玉华　孙　宇
孙国琪　孙　皎　李水根
李长义　李全利　李志安
李振春　李晓东　李　潇
李德超　杨晓红　肖玉鸿
肖　群　吴小红　吴峻岭
何惠宇　何福明　张玉梅
张祖太　陈亚明　陈良建
邵龙泉　林开利　林　红
孟翔峰　赵　克　赵信义
胡晓萍　战德松　俞　青
倪龙兴　郭亚娟　麻健丰
蒋　丽　韩建民　程　辉
傅柏平　温　宁　廖　健

青年委员　(20 人,按姓氏笔画排序)

于　皓　付　静　邝容
刘凤珍　刘劲松　李石保
李　昊　肖　宇　邱　憬
汪　林　张　宁　张　旭
周　益　宝力道　徐　皑
徐永祥　黄雪清　曹　颖
蒋　滔　谢广平

学术秘书　肖　群

工作秘书　蒋　滔

**第三届口腔生物医学专业委员会成员名单**

主任委员　金　岩

候任主任委员　李铁军

副主任委员　(6 人,按姓氏笔画排序)

王佐林　田卫东　边　专
孙宏晨　范志朋　蒋欣泉

常务委员　(37 人,按姓氏笔画排序)

于金华　于维先　王佐林
王松灵　王　福　邓旭亮
叶　玲　田卫东　边　专
刘　怡　闫福华　孙宏晨
李　昂　李铁军　李　蓓
杨丕山　杨德琴　步荣发
肖　晶　张玉峰　张　旗
陈　旭　范志朋　林云锋
金　岩　周永胜　胡　雁
段小红　贾　荣　徐　艳
徐　骎　唐瞻贵　黄正蔚
蒋欣泉　程　斌　谢志坚
魏福兰

委　　员（158 人，按姓氏笔画排序）

丁　刚　于金华　于洪波
于维先　卫　彦　马俊青
王　旭　王衣祥　王　军
王秀梅　王佐林　王宏岩
王　林　王松灵　王海丞
王海锋　王　智　王新文
王　福　王　璇　牛　林
毛学理　文　勇　孔　亮
邓旭亮　邓蔓菁　左金华
叶　玲　田卫东　史　璐
边　专　朱慧勇　刘一涵
刘大勇　刘习强　刘云松
刘文佳　刘世宇　刘　尧
刘来奎　刘劲松　刘欧胜
刘　怡　刘　洁　刘　超
刘慧颖　刘　燕　闫福华
许丽华　农晓琳　孙志军
孙宏晨　孙　瑶　牟永斌
苏　彤　杜　娟　李　乐
李志民　李　昂　李　波
李　莹　李铁军　李　涛
李敏启　李　蓓　杨丕山
杨　生　杨国利　杨雪超
杨德琴　来庆国　轩　昆
步荣发　肖　晶　吴　烨
吴梦婕　吴婷婷　吴燕珉
何永文　何　淼　邹慧儒
张玉峰　张　旭　张好建
张红梅　张辛燕　张彦定
张　琛　张　旗　张　蕾
陈　旭　陈良建　陈泽涛
陈美玲　陈　峰　陈　曦
范志朋　林开利　林云锋
林敏魁　季耀庭　金幼虹
金武龙　金　岩　金　钫
金　磊　周永胜　周传香
周　建　周　薇　郑　颖
郑黎薇　房　维　孟　震
赵尔杨　赵　刚　胡　丽
胡雪峰　胡　雁　段小红
段胜仲　侯玉霞　侯　晋
姜莉铖　姚　睿　贺慧霞
秦海燕　袁　华　袁荣涛
袁　泉　贾　荣　夏德林
徐　艳　徐　骎　殷丽华
高润涛　郭维华　唐瞻贵
黄正蔚　黄恩毅　曹　钰
鄂玲玲　梁学萍　梁　敏
寇育荣　屠军波　葛　颂
董　蕊　蒋欣泉　韩　伟
程　斌　程　磊　谢志坚
谢　明　谢　静　裴丹丹
潘乙怀　魏福兰

青 年 委 员（30 人，按姓氏笔画排序）

马　丽　王　成　叶　颖
代杰文　丛　蔚　冯　强
吕凯歌　刘　欢　刘　娜
刘瑞瑞　孙　雯　李　岩
李道伟　杨晓娟　吴晓珊
张学慧　张　萍　陈　刚
季　骏　金　鑫　赵　行
俞梦飞　姜力铭　徐骏疾
郭庆圆　唐健霞　焦　凯
靳路远　樊　怡　潘永初

学术秘书 李蓓 曹钰

工作秘书 刘文婷

**第五届颞下颌关节病学及 学专业委员会成员名单**

主任委员 龙星

候任主任委员 杨驰

副主任委员 (5 人,按姓氏笔画排序)

谷志远 郑有华 胡敏
祝颂松 傅开元

常务委员 (27 人,按姓氏笔画排序)

王美青 王燕一 邓末宏
甘业华 龙星 刘维贤
江青松 李志勇 李煌
杨驰 杨建军 谷志远
张月兰 张志光 张善勇
张静露 陈永进 周青
郑有华 胡敏 柳新华
姜华 祝颂松 阎英
程勇 傅开元 谢秋菲

委员 (100 人,按姓氏笔画排序)

习伟宏 王世伟 王军
王美青 王晓暄 王爽
王燕一 牛玉明 毛明
邓末宏 甘业华 龙星
白晓峰 匡世军 吕东升
朱耀旻 乔永明 向国林
刘加强 刘昌奎 刘俊杰
刘洋 刘晓东 刘维贤
刘慧 江青松 江凌勇
汲平 许彪 许跃
孙健 李运峰 李志勇
李克义 李新 李煌
杨驰 杨建军 杨春
杨晓江 吴国民 何冬梅
余波 谷志远 邹廷前
张月兰 张红 张志光
张旻 张晓 张娟
张雪洋 张清彬 张善勇
张新海 张静露 张豪
陈永进 陈军 陈国新
陈建荣 陈莉 陈敏洁
陈嵩 周青 周洁
冼淡 郑有华 孟庆功
孟娟红 赵彬 胡延佳
胡志刚 胡常红 胡敏
柳新华 施洁珺 姜华
祝颂松 秦力铮 贾静
夏春鹏 徐凌 高莺
黄芳 曹均凯 曹利
龚忠诚 阎英 梁旭东
蒋一 程勇 傅开元
鲁勇 曾剑玉 谢秋菲
满城 蔡恒星 蔡斌
潘永初

青年委员 (30 人,按姓氏笔画排序)

于世宾 马志贵 马攀
王雪东 王婧 王慱
毕瑞野 乔彬 刘华蔚
许凯 孙志鹏 麦理想
李强 杨彬 吴淑仪
何一青 况进 张倩
林小臻 罗淑芳 周薇娜
房维 胡志强 柯金
徐纯 凌彬 曹烨
韩燕 雷杰 詹静

学术秘书 邓末宏

工作秘书 何一青 柯金

前任主任委员 张志光

顾问 张震康 马绪臣 刘洪臣

**第二届唇腭裂诊治联盟成员名单**

主任委员 石冰

候任主任委员 尹宁北

副主任委员 (3 人,按姓氏笔画排序)

马莲 王国民 陈仁吉

常务委员 (25 人,按姓氏笔画排序)

马洪 马莲 王如
王国民 王洪涛 尹宁北
尹恒 石冰 邝海

朱洪平　任战平　江宏兵
李永生　李巍然　沈卫民
张浚睿　阿地力·莫明
陈仁吉　周　炼　贺　红
钱玉芬　唐世杰　黄永清
傅豫川　鲍　爽

委　　员　(61 人,按姓氏笔画排序)

万林忠　马　洪　马　莲
王予江　王　如　王伯钧
王国民　王洪涛　王　涛
王家盛　尹宁北　尹　恒
石　冰　邝　海　冯红超
朴正国　朱洪平　乔永明
任战平　刘　强　江宏兵
孙　健　李万山　李永生
李　军　李巍然　杨育生
杨学财　肖文林　余晓晴
邹永巍　沈卫民　宋庆高
张　凯　张浚睿　阿地力·莫明
陈仁吉　陈振琦　陈　涌
金辉喜　周　炼　庞雪晶
赵世俊　郝福良　侯劲松
贺　红　袁文钧　贾绮林
钱玉芬　高　慧　郭雪松
唐世杰　黄永清　黄　群
龚彩霞　崔颖秋　梁志刚
傅豫川　焦晓辉　鲍　爽
蔡　鸣

青年委员　(30 人,按姓氏笔画排序)

于国霞　万　腾　马东洋
马　坚　马　利　马思维
王　玲　刘人恺　刘登峰
汤晓雨　祁恩春　巫国辉
李承浩　李　健　李　盛
李精韬　杨中锐　吴忆来
宋晓彬　宋　涛　张　凯
陈伟辉　周　侠　周治波
钦传奇　段晓峰　黄长波
黄谢山　董　瑞　鲁　勇

学术秘书　朱洪平
工作秘书　李精韬
前任主任委员　傅豫川

**第六届牙体牙髓病学专业委员会成员名单**

主任委员　边　专
候任主任委员　余　擎
前任主任委员　凌均棨
副主任委员　(6 人,按姓氏笔画排序)

余　擎　岳林　周学东
侯本祥　凌均棨　梁景平

常务委员　(59 人,按姓氏笔画排序)

于金华　马净植　王成坤
王捍国　王晓燕　韦　曦
牛卫东　牛忠英　仇丽鸿
方厂云　邓　婧　卢兆杰
叶　玲　田　宇　边　专
刘国勤　刘学军　刘建国
江千舟　孙　喆　杜　毅
李　颂　李继遥　杨　健
杨德琴　何文喜　余　擎
张　琳　张　琛　张　敬
张　旗　陈文霞　陈　阵
陈　晖　陈　智　陈黎明
范　兵　林正梅　岳　林
周学东　赵　今　赵守亮
赵望泓　侯本祥　侯铁舟
夏文薇　徐　琼　凌均棨
黄正蔚　黄定明　梁宇红
梁景平　彭　彬　葛久禹
董艳梅　谢晓莉　雷雅燕
熊世江　潘乙怀

委　　员　(184 人,按姓氏笔画排序)

于金华　马旭东　马净植
马晟利　王成坤　王　青
王祖华　王捍国　王晓春
王晓燕　王梦秀　王跃岩
王　静　王　燕　亓庆国
韦　曦　牛卫东　牛玉梅
牛忠英　仇丽鸿　方厂云

邓淑丽　邓　婧　邓蔓菁
卢兆杰　卢志山　叶　玲
申　静　田　宇　田宏伟
田萍兰　田福聪　史　璐
白建文　包旭东　包　博
尼　娜　边　专　吕海鹏
朱庆林　朱海华　庄　姮
刘加荣　刘青梅　刘国勤
刘治慧　刘学军　刘建国
刘　敏　次仁卡卓　次仁德吉
闫文娟　关为群　米方林
江千舟　许庆安　孙书昱
孙海龙　孙　喆　孙慧斌
孙德刚　麦　穗　苏　葵
杜　毅　李　红　李志强
李春年　李　颂　李继遥
李　霞　杨卫东　杨　芳
杨　俊　杨晓峰　杨　健
杨德琴　肖　燕　吴友农
吴补领　邱　伟　邱雪冰
何文喜　何向东　何　俐
余　擎　邹晓英　辛蔚妮
汪国华　宋卫健　宋亚玲
张光东　张伟一　张志民
张志勇　张凌琳　张　敏
张　琳　张　琛　张　敬
张　旗　张　蕾　张　露
陈文霞　陈　阵　陈丽春
陈晓玲　陈　晖　陈　智
陈　筑　陈　筠　陈黎明
苗雷英　范　兵　林正梅
林　晨　尚　英　岳　林
周　延　周学东　庞　巍
郑玉琪　郑幼洋　郑雨燕
郑治国　郑　颖　郑新宇
孟柳燕　赵　今　赵守亮
赵　莉　赵望泓　钟晓波
侯本祥　侯铁舟　姜　葳
姜　醒　姚莉莉　袁　理
格根塔娜　夏文薇　夏凌云
顾永春　顾红政　徐　欣
徐　琼　凌均棨　高　杰
高　鹏　高蔚虹　郭冬梅
郭　涛　郭　斌　唐子圣
黄正蔚　黄定明　符起亚
梁宇红　梁景平　梁　燕
彭　彬　葛久禹　葛剑平
董艳梅　蒋月桂　蒋宏伟
蒋备战　程莉莉　程　磊
曾雄群　谢方方　谢晓莉
雷丽珊　雷雅燕　詹福良
阙克华　蔡志斌　漆　梅
熊世江　滕海英　潘乙怀
潘克清　潘　爽　薛　明
戴丽霞

青 年 委 员　(29 人,按姓氏笔画排序)

王丽娜　王　玮　王　俊
王　莉　王　娟　古丽莎
田　华　刘红艳　刘　斌
汤旭娜　孙玉亮　孙静华
李文静　李男男　李贤玉
李艳萍　杨　谛　张　瑜
陈　卓　陈　亮　陈　婷
苗　莉　郑黎薇　赵　媛
顾申生　高　原　曹立群
满都拉　霍丽珺

学 术 秘 书　孟柳燕

工 作 秘 书　尹　伟

**第六届儿童口腔医学专业委员会成员名单**

主 任 委 员　秦　满

候任主任委员　邹　静

副 主 任 委 员　(6 人,按姓氏笔画排序)

刘英群　宋　光　汪　俊
赵　玮　赵玉梅　黄　洋

常 务 委 员　(51 人,按姓氏笔画排序)

丁桂聪　马　兰　王小竞
王志峰　邢向辉　任重鸿
刘英群　刘　波　刘奕杉

刘　鹤　池政兵　阮文华
李小兵　李　姮　李爽英
李　锐　轩　昆　时　清
吴礼安　何　淼　邹　静
汪　俊　汪　隼　宋光泰
张英华　张　笋　陈　旭
邵林琴　林居红　尚佳健
赵玉鸣　赵玉梅　赵　玮
俞　芳　姚　军　姚　睿
秦　满　袁国华　聂　彬
夏　斌　钱　虹　高　黎
郭青玉　郭维华　黄　华
黄　芳　黄　彦　黄　洋
梅予锋　梁　勤　缪　羽

委　员（170 人，按姓氏笔画排序）

丁桂聪　于国霞　马文利
马　兰　马江敏　马　林
马缨卫　王小洁　王小竞
王丹凤　王　冰　王志峰
王金华　王艳芳　王　锐
王　璇　毛峻武　方　军
尹晓敏　邓凤坤　邓转云
邓　炜　邓蔓菁　平雅坤
卢明智　白玉娣　冯冬菲
冯　娟　冯靳秋　冯　燕
邢向辉　毕迎春　吕长海
朱万春　朱　林　朱俊霞
朱剑东　任　飞　任重鸿
刘人恺　刘　尧　刘　芸
刘英群　刘　波　刘奕杉
刘海英　刘　娟　刘惠萍
刘颖萍　刘　鹤　池政兵
安无恙　许世梃　许雪静
阮文华　孙玉荣　苏吉梅
杜　芹　李万山　李小兵
李成皓　李奉华　李　威
李　姮　李振英　李　萍
李爽英　李　锐　李路平
李睿敏　李　毅　杨东梅
杨湘晖　轩　昆　时　清
吴礼安　邱荣敏　何　辉
何　淼　余奕波　邹　红
邹　静　汪　俊　汪　隼
宋光泰　张月云　张凤琴
张向宇　张红梅　张英华
张岱尊　张　荃　张　洁
张晓旻　张晓敏　张　笋
张　敏　张　琼　张筠英
陈　伟　陈　旭　陈　柯
陈　晖　陈　瑶　邵林琴
武　洁　林居红　林家成
尚佳健　岳阳丽　金星爱
周宇翔　周瑞庆　庞雪晶
郑雪飞　赵玉鸣　赵玉梅
赵东方　赵西珍　赵　玮
赵爱民　胡晓燕　胡　璇
胡　赟　钟雯怡　俞　芳
施春梅　姚　宁　姚　军
姚　睿　秦　晗　秦　满
袁国华　聂　彬　聂德周
夏玉婷　夏　斌　钱　虹
徐建民　徐树森　徐　勇
高玉光　高　黎　郭大红
郭青玉　郭维华　唐明娜
黄　华　黄　芳　黄　彦
黄　洋　黄新文　梅予锋
梅丽琴　曹小竺　曹剑菊
崔　春　梁　勤　隋　文
彭秀芹　董　岩　曾素娟
谢妮娜　雷志云　缪　羽
黎淑芳　滕　琦　潘景光
薛　欣　魏海东

青年委员（30 人，按姓氏笔画排序）

卫光曦　马　兰　王娅婷
王　艳　王媛媛　石　磊
曲兴民　吕学超　邬礼政
刘　佳　纪　莹　杨　杰
杨静文　杨颜菁　吴志芳

汪璐璐 张石楠 张 娜
张 钰 张 倩 周志斐
赵佳佳 郝文婧 姜力铭
高碧云 葛 鑫 蒋 旸
赖光云 颜燕宏 戴 婧

学 术 秘 书 赵玉鸣
工 作 秘 书 夏 斌
前任主任委员 王小竞
顾 问 葛立宏

# 学术会议和展览会

## 在中国召开的国际性学术会议

**北京—首尔唾液腺研究联合研讨会**

时间:2017 年 1 月 7 日

地点:北京市

主办单位:北京大学口腔医学院、韩国首尔国立大学牙医学院主办

内容提要:来自北京大学口腔医学院、北京大学医学部、韩国首尔国立大学牙医学院、中国医科大学、大连医科大学以及北大深圳医院的近 110 名代表参加了会议。唾液腺疾病研究中心和唾液研究中心俞光岩主任致开幕词,充分肯定了 2016 年两个中心在唾液腺疾病和唾液研究方面取得的成绩, 强调了唾液和唾液腺疾病研究的重要性, 高度评价了近些年来北京大学和韩国首尔国立大学之间的国际合作与交流对于唾液腺疾病研究的促进作用。北京大学口腔医学院邓旭亮副院长和口腔颌面外科张益主任分别致辞。本次会议主题围绕“唾液腺炎症性疾病”展开,形式包括专题发言和青年医师论文竞赛两部分。在专题发言部分, 来自中国医科大学的周青教授、韩国首尔国立大学的 Kyungpyo Park 教授以及北京大学口腔医学院俞光岩教授分别做了题为 “唾液腺手术中的内镜辅助技术”、“P2X7 受体及 NALP3 炎性体在口腔癌细胞中的激活”以及“小唾液腺分泌功能的测定及其临床应用”的报告;其他专家分别就舍格伦综合征、唾液腺放射性损伤、IgG4 相关性唾液腺炎等主题做了报告。在青年医师论文竞赛中,来自各家单位的 24 名青年医师进行了口头发言并得到与会专家们的精彩点评和指导,最终评选出了 6 篇优秀论文。

**国际口腔颌面外科高峰论坛**

时间:2017 年 3 月 29 日

地点:广东省深圳市

主办单位:北京大学深圳医院、北京大学口腔医院主办

内容提要: 2017 International Symposium on Oral and Maxillofacial Surgery 在召开,此次论坛邀请了国内外众多口腔颌面外科专家进行了精彩的演讲。包括首都医科大学副校长王松灵教授,美国密西根大学牙学院 Stephen E. Feinberg 教授,美国德克萨斯大学 MD Anderson 肿瘤研究中心 Stephen Y.Lai 副教授,英国伦敦大学学院附属医院 Mark McGurk 教授,意大利前口腔颌面外科主席,托斯卡纳口腔学院院长 Ugo Covani 教授, 韩国口腔颌面外科医师协会会长、首尔大学口腔颌面外科临床研究中心口腔癌中心主任 Jong-Ho Lee 教授,上海口腔医学研究所所长、上海交通大学医学院附属第九人民医院陈万涛教授,北京大学口腔医院张益教授、彭歆教授,北京大学深圳医院口腔颌面外科主任杨宏宇教授等。

论坛上大家分享并讨论了目前口腔肿瘤

的细胞生物学研究成果及临床医学转化，组织工程技术在口腔颌面外科领域的应用，内窥镜阻塞性唾液腺疾病的诊断治疗中的应用及现状，干细胞治疗应用于临床上治疗舍格伦综合征的研究进展，数字化技术引导下的口腔颌面部软组织及上下颌骨缺损修复和重建，下牙槽神经损伤的外科修复，放射性骨坏死和唾液腺肿瘤的影像学诊断等等与当前基础医学和临床前沿密切相关的研究成果。

**第 23 届国际口腔颌面外科学术会议**

时间：2017 年 3 月 31 日至 4 月 3 日

地点：中国香港

承办单位：香港口腔颌面外科医师协会

内容提要：第 23 届国际口腔颌面外科学术会议（23rd International Conference on Oral and Maxillofacial Surgery，ICOMS）召开，大会主题为"从创新到优异的诊疗"。来自世界 77 个国家和地区的共计 1 500 余名代表参会。中华口腔医学会口腔颌面外科专业委员会派出强大阵容参加，由名誉会长王兴教授、会长俞光岩教授带队，内地各院校共 150 余名代表参加会议。ICOMS 会议是国际口腔颌面外科医师协会（IAOMS）每两年主办一次的本领域最高水平盛会，已成为世界各地口腔颌面外科专业人员交流沟通的平台。大会云集了国际口腔颌面外科领域的顶级专家，就头颈肿瘤、修复重建外科、颅颌面外科、正颌外科、创伤、牙槽外科、颞下颌关节、牙种植、唇腭裂、新技术、病理以及护理等方面做了深入探讨，带给国际同行最为先进的学术理念、研究成果和诊疗技术。本次会议采用大会及专题发言、E-poster 展示和讨论相结合的形式，互动效果良好。另外，AOCMF 及 SORG 等教育机构同期举办了内容丰富的操作培训班。据悉，下届国际口腔颌面外科会议将在 2019 年于巴西里约热内卢举办。

**国际牙医师学院中国区第九届学术年会暨 2017 年院士授予大会**

时间：2017 年 4 月 21 日

地点：四川省成都市

主办单位：国际牙医师学院中国区秘书处、四川大学华西口腔医院

内容提要：国际牙医师学院中国区（International College of Dentists Section XIII-China，ICD China Section）第九届学术年会暨 2017 年院士授予大会在成都新会展中心举行。ICD 全球主席 Dr.Rajesh Chandna（印度），ICD 院士、美国内华达大学牙学院院长 Prof. Karen West（美国）、中华口腔医学会会长俞光岩教授、ICD 中国区主席周学东教授、ICD 秘书长陈谦明教授、中国区院士等 100 余人出席了会议。

第九届 ICD 中国区学术年会的主题是口腔医师的标准化培训。主讲人 Prof. Karen West 曾任美国牙科认证委员会（CODA）主席，她从牙科认证的角度介绍了美国的基本情况。随后，来自四川大学的华成舸教授做了题为"口腔住院医师的规范化培训"的精彩讲演，介绍了规范化培训在中国的发展历程和现状。在会议中，主讲嘉宾与参会代表展开了讨论，并回答了观众提问。

在下午的授予大会上，ICD 全球主席 Dr. Rajesh Chandna 向来自全国各地的37 名新当选院士介绍了 ICD 的基本情况和发展使命。随后，Rajesh Chandna 主席、俞光岩教授和周学东教授分别代表 ICD 总部、中华口腔医学会和 ICD 中国区向新院士发表讲演，并为每位当选的 ICD 新院士颁发证书、ICD 金钥匙和金别针。ICD 中国区主席周学东教授、秘书长陈谦明教授、行政助理蒋琰部长和洪潇副教授因在工作中的突出表现，在大会上被 ICD 国际主席授予特别贡献奖。

**中美加儿童口腔健康管理国际学术研讨会**

时间：2017 年 4 月 26 日

地点：四川省成都市

主办单位：华西口腔医学院国家临床重点专科——儿童口腔科

内容提要：作为华西口腔 110 周年院庆学

术献礼,“中美加儿童口腔健康管理” 国际学术研讨会及“一带一路”儿童口腔健康管理论坛召开。本次研讨会不仅吸引了来自中国医科大学、第四军医大学、上海交通大学等院校儿童口腔同仁们的关注和参与，还吸引了大量来自全国各地基层医院的同仁们。会议邀请到了美国加州大学洛杉矶分校牙学院口腔生物学系主任施文元教授，美国加州大学洛杉矶分校牙学院口腔临床医学教授 Clarice S. Law 教授，加拿大维多利亚总医院儿童口腔专科医师 Yale Rao 教授,他们分别就“儿童龋病的微生态防治策略”、“儿童错𬌗畸形早期矫治及儿童牙科行为管理”、“全麻下儿童牙病治疗的风险控制” 相关主题进行了精彩演讲。作为国际著名微生物学家、国家千人计划人才的施文元教授，不仅从口腔整体微生态及菌落调控的全新角度诠释了维护儿童口腔健康的新方法及其有效性，并对华西儿童口腔科以及中国儿童口腔医学的发展前景给予了高度的肯定。

在 “一带一路” 儿童口腔健康管理论坛上，华西口腔医学院国家临床重点专科—儿童口腔科负责人邹静教授向来自全国各地的口腔医师们介绍了华西口腔医学院儿童口腔科在西部乃至全国儿童口腔医学的发展中做出的努力和贡献，以及近年来国内儿童口腔健康管理的发展现状和现阶段存在的问题。随后华西口腔医学院儿童口腔科的李小兵教授、昆明医科大学口腔医学院副院长刘娟教授、广西医科大学附属口腔医院黄华教授以及重庆医科大学附属口腔医院林居红教授分别就“儿童咬合发育管理与口腔健康”、“西部儿童口腔健康状况与早期防龋”、“东盟国家儿童口腔医学现状与思索”、“个性化儿童口腔健康管理策略”等各方面进行了专题报告。

**2017 年丝绸之路正畸高峰论坛暨全国研究生暑期公开课**

时间:2017 年 8 月 17—19 日

地点:陕西省西安市

主办单位:第四军医大学口腔医学院正畸科

内容提要:第二届丝绸之路国际口腔医学论坛峰会上,“2017 年丝绸之路正畸高峰论坛暨全国研究生暑期公开课”召开,推动了中西部地区口腔医学发展，加强了丝绸之路沿线地区和国家口腔医学交流合作。作为论坛的重要组成部分，口腔正畸高峰论坛倍受国内同行的支持和关注。在去年首次举办的基础上,认真听取反馈,精心筹划准备,确定以“正畸精准诊疗”为今年论坛的主题。活动受到了全国各地多位著名正畸专家的倾力支持,为前来参会的 400 余位正畸同道传道授业解惑,林久祥、陈扬熙、段银钟、周彦恒、赵志河、白玉兴等教授专家为大家分享了 15 场专题演讲,涉及数字化正畸、正畸与多学科诊疗协作、正畸科室管理与发展等主题。期间还举办了“正畸美学”病例比赛全国 10 强汇报,第四军医大学口腔医学院正畸科李菲菲医生、王佳帅医生(金作林教授指导)、宋宝龙医生(顾泽旭教授指导)经过初赛盲审,脱颖而出,进入 10 强,病例由段银钟教授、周洪教授、金作林教授等 10 余位国内知名院校专家逐一做出深刻的分析点评。此次丝绸之路正畸高峰论坛暨全国研究生暑期公开课，为与会代表搭建了倾听大师真知灼见，和同行交流共享的优质平台，尤其对于加强丝绸之路沿线地区口腔正畸学的交流合作起到了很好的推动作用。

**第四届中美口腔麻醉与镇静镇痛论坛暨第八届口腔镇静镇痛技术学习班**

时间:2017 年 8 月 18—21 日

地点:陕西省西安市

主办和承办单位:丝绸之路国际口腔医学论坛组委会主办,第四军医大学口腔医学院麻醉科承办

内容提要:美国口腔麻醉与镇静促进会主席 Dominic P. Lu 教授、执行秘书长 David Crystal 教授、第四军医大学口腔医学院院长陈吉华教授、麻醉科主任兼中美培训中心主

任张惠教授等中美口腔镇静镇痛领域的专家及来自全国各地的 150 余名学员出席开幕式。本次论坛大咖云集,“笑气”之父、《笑气和氧气镇静手册》作者 Morris S. Clark 就如何进行笑气镇静做了最权威、专业的阐述;美国口腔麻醉与镇静镇痛促进会主席 Dominic P. Lu 教授将在非药物镇静领域多年的研究成果与学员分享，执行秘书长 David Crystal 教授带来了美国口腔诊所品牌建立的经验，北京协和医院万阔教授、重庆医科大学口腔医院郁葱教授、北京大学口腔医院杨旭东教授、第四军医大学口腔医院张惠教授、张国良教授传授了各自在口腔麻醉与镇静镇痛领域的临床实践。北京口腔医学会民营分会主委程铮、南京妇幼保健院吴永正教授、新疆乌鲁木齐市口腔医院吴俊教授则分享了如何将学习班学到的知识运用到科室镇静镇痛业务的开展。

为了让会议的内容更丰富，本次论坛设置了理论课、交叉论坛、心肺复苏培训、笑气体验、临床视频转播等板块。特别值得一提的是,8 月 18 日下午,“面对不同人群的口腔镇静镇痛策略”交叉论坛将会议的气氛推向高潮。本次授课的中美口腔镇静镇痛领域的专家,齐聚一堂,就该领域的热点、难点问题进行了精彩的讨论。各位专家建言献策、不吝分享,为大家呈现了一场知识盛宴,并对中国口腔舒适化未来发展之路达成共识。此次论坛的成功举办不仅源于往届论坛的影响，更得益于第二届丝绸之路国际口腔医学论坛的品牌效应。作为第二届丝绸之路国际口腔医学论坛的重要分论坛之一，本次中美口腔麻醉与镇静镇痛论坛无论在规模、参会人数、内容设置等方面都迈向了新的台阶。

**中国—马来西亚口腔颌面外科学术年会**

时间:2017 年 8 月 19 日

地点:广东省深圳市

主办单位:北京大学口腔医院口腔颌面外科

内容提要:来自马来西亚的 51 名代表,在口腔颌面外科学习的智利、泰国、缅甸及尼泊尔 4 名医师,首都医科大学附属口腔医院、同仁医院、解放军总医院以及北京大学口腔医院总计 150 余名代表参加了本次学术会议。中华口腔医学会会长俞光岩教授、北京大学口腔医学院院长郭传瑸教授出席本次会议,并做会议致辞及学术演讲。中马双方口腔颌面外科医师就口腔颌面外科领域的最新进展及共同关心的研究方向进行了充分的交流与讨论。

本次学术研讨会得到了中华口腔医学会的关心与支持,会议也进一步商讨在“一带一路”及“健康丝绸之路”口腔卫生合作平台下进一步加强双方的交流与合作。本次学术研讨会的顺利举行进一步展示了北大口腔的国际声誉与地位，口腔颌面外科将在世界一流大学和一流学科建设中奋勇前进。

**2017 年度第九届亚洲首席牙医官会议**

时间:2017 年 9 月 17 日

地点:北京市

主办和承办单位:世界卫生组织口腔预防医学科研与培训合作中心（中国)主办,北京大学口腔医学院、中国牙病防治基金会承办

内容提要:本次会议为亚洲首席牙医官协会 2017 年度学术会议。来自亚洲 13 个不同国家的代表以及来自美国的受邀参会者代表各自国家，对于本国口腔卫生、口腔流行病学、口腔疾病负担及相关领域研究的发展状况和首席牙医官在此过程中发挥的积极关键作用做出了总结汇报。会议还组织了关于慢性疾病预防控制、特殊群体的口腔预防措施的讲座,并针对热点问题组织了相关讨论。会议举办过程中，组织来宾参观了北京市口腔公共卫生的三级预防体系，各被参观单位均对各自单位的整体状况和承担口腔公共卫生任务的情况做出了详实的汇报。通过听取各国代表的报告,及相互间的沟通和讨论,奠定了未来亚洲口腔卫生领域的发展方向，进一步明确了首席牙医官在此过程中发挥的重要

作用；也为世界卫生组织口腔预防医学科研与培训合作中心（中国）、中国牙病防治基金会及北京大学口腔医学院在未来中国口腔卫生发展过程中的重要角色和承担的任务指明了方向。

**2017 中国国际正畸大会暨第十六次全国口腔正畸学术会议**

时间：2017 年 9 月 18—21 日

地点：上海市

主办和承办单位：中华口腔医学会口腔正畸专业委员会、中国国际科技交流中心主办，上海市口腔医学会口腔正畸专业委员会、复旦大学附属口腔医院、上海交通大学附属第九人民医院、同济大学附属口腔医院承办

内容提要：大会主题为“魅力魔都，共话正畸”。大会开幕式由复旦大学附属口腔医院刘月华院长主持。会上，美国正畸协会主席 Chun-Hsi Chung，亚太正畸协会主席 Bryce Lee，国际正畸盟主席 Allan R Thom，中华口腔医学会口腔正畸专业委员会主任委员周彦恒等知名学者等国际口腔正畸医学界知名专家以及我国大陆及港澳台地区的正畸学者举办 300 余场学术讲座，近 4 000 名正畸学者参加此次学术交流。会议分为七个会场，内容涵盖了口腔正畸诊断与治疗新技术、口腔正畸临床与基础科研新进展、以及跨学科的临床研讨等。为来自全国各地的医务人员提供了良好的学习机会与平台，使参会人员能接触和了解到国内外正畸学科发展的最新动态、前沿技术和全新理念。

**第九届亚洲研究资源中心网络国际会议暨微生物组国际研讨会**

时间：2017 年 9 月 20—22 日

地点：北京市

主办和承办单位：亚洲生物资源研究中心网络和中国科学院微生物研究所主办，中国科学院微生物研究所微生物资源前期开发国家重点实验室、口腔疾病研究国家重点实验室和海外华人微生物学会共同承办

内容提要：第九届亚洲研究资源中心网络国际会议暨微生物组国际研讨会（Joint Meeting of the 9th ANRRC International Meeting and International Microbiome Workshop）召开。中国科学院微生物研究所刘双江教授和华西口腔医学院“千人计划”、美国哈佛大学福赛斯研究中心施文元教授主持了微生物组学国际研讨会分会场。会议邀请到了美国国家微生物组学计划（NMI）发起者、美国科学院院士 Jeff Miller 教授、传染病预防控制国家重点实验室主任、中国工程院院士徐建国教授，以及来自十几个亚洲国家的生物资源研究单位众多国内外微生物组学研究顶级专家，围绕微生物组学研究前沿科学问题和宏观战略进行了精彩报告。

口腔疾病研究国家重点实验室与中国科学院微生物研究所成功联办本次高水平微生物组学研究国际盛会，彰显了口腔疾病研究国家重点实验室原创性研究达到国际一流水平，搭建起多学科交叉国际交流平台。

**国际生物膜学术会**

时间：2017 年 9 月 29—30 日

地点：北京市

主办和承办单位：宾夕法尼亚大学牙学院与口腔疾病研究国家重点实验室联合主办

内容提要：Biofilms, Microbiomes and Oral Diseases: Challenges and Future Perspectives 国际学术会议召开。宾夕法尼亚大学 Hyun Koo 教授和华西口腔医学院周学东教授担任大会主席。会议邀请到了宾夕法尼亚大学牙学院 Dennis Kinane 教授、Syngcuk Kim 教授、Hyun Koo 教授，以及复旦大学陈力教授、中国科学院青岛生物能源与过程研究所徐健教授、中国科学院微生物研究所微生物资源前期开发国家重点实验室马旅雁教授、中国医科大学口腔医学院潘亚萍教授、北京大学口腔医学院陈峰教授、上海交通大学第九人民医院黄正蔚教授等国内外生物膜研究领域的顶尖专家和青年学者，围绕生物膜国

际前沿研究开展系列学术探讨。

**全国口腔生物医学学术年会**

时间:2017 年 10 月 13—16 日

地点:重庆市

主办和承办单位:中华口腔医学会口腔生物医学专业委员会主办，重庆市口腔医学会承办,重庆医科大学附属口腔医院协办

内容提要:中国科学院孟安明院士、舒红兵院士、IADR 候任主席 Rena D'Souza 教授、美国南加州大学柴洋教授、美国国立卫生研究院(NIH)陈万军教授等国内外著名专家学者莅临大会。来自全国的 600 多名口腔生物医学工作者参加大会,论文投稿 200 多篇。

会议期间共举办 6 场特邀报告、6 场专题报告、11 场大会发言;38 位口腔青年研究者角逐第六届口腔生物优秀青年研究奖;73 位年青学者以壁报展示的形式参与第二届口腔生物医学新锐奖评选。会议期间召开中华口腔医学会口腔生物医学专业委员会全体委员会议，选举产生第三届中华口腔医学会口腔生物医学专业委员会。

**第二届亚太区院长论坛**

时间:2017 年 10 月 13—14 日

地点:北京市

主办单位:中华口腔医学会口腔医学科研管理分会主办,北京大学口腔医学院协办

内容提要:本次大会以 Innovation for Oral Science and Research 为主题，邀请了来自美国、德国、澳大利亚、日本、香港等国家和地区的共 9 所境外知名口腔院校院长出席大会。大会还邀请到了四川大学华西口腔医学院、上海交通大学医学院口腔医学院、空军军医大学口腔医学院、武汉大学口腔医学院等30多所国内知名口腔医学院校的院长参会。中华口腔医学会会长俞光岩、北京大学医学部主任詹启敏院士致辞并与 11 位牙医学院/口腔医学院院长作主题演讲。参会嘉宾们围绕大会主题和演讲内容，对经济全球化大背景下的口腔医学科研与教学的创新和未来存在的挑战纷纷发表观点，并表示加强各口腔院校之间的相互合作才能更好的赢得未来。

**2017 国际正畸大会暨第十六次全国口腔正畸学术会议**

时间:2017 年 9 月 17—21 日

地点:上海市

主办单位:中华口腔医学会口腔正畸专业委员会和中国科学技术协会国际科技交流中心共同主办，上海口腔医学会口腔正畸专业委员会、复旦大学附属口腔医院、上海交通大学附属第九人民医院及同济大学附属口腔医院承办

内容提要:本次大会盛况空前,邀请了国际口腔正畸医学界的知名专家近百人、内地及港澳台地区知名口腔正畸专家近 200 人作专题讲座,另有全国各地近 4 000 位口腔正畸医师开展学术交流。在为期四天的会议中,七个会场共奉献了 300 余场学术讲座，内容精彩纷呈,堪称国内级别最高,规模最大的一次正畸学术会议。

**2017 东亚国际口腔修复会议**

时间:2017 年 10 月 19—21 日

地点:浙江省温州市

主办和承办单位:中华口腔医学会口腔修复专业委员会主办，温州医科大学附属口腔医院承办

内容提要:中华口腔医学会口腔修复学专业委员会主任委员刘洪臣，温州医科大学副校长金胜威，温州医科大学口腔医院院长麻健丰及海内外的 300 多位口腔医学界专家参加此次国际会议。东亚国际口腔修复会议是由中国、日本、韩国口腔修复协会为促进东亚各国口腔修复学发展而设立的国际大会,每两年举办一次。此次会议围绕粘接材料新进展、口腔美学修复前沿、数字化在口腔修复领域的应用、修复导向下的种植创新等多方面主题举办了 17 场专题报告,共收到来自国内外的研究型壁报 95 件,病例报告展示 30 份。授课专家结合大量的临床病例、实验研究和

文献回顾，与大家共同分享了最前沿的口腔修复理念和最先进的口腔修复技术。

**上海国际口腔修复大会**

时间:2017 年 10 月 25—27 日

地点:上海市

主办和承办单位:上海交通大学口腔医院口腔修复科、上海市口腔医学会口腔修复专业委员会主办

内容提要:2017 年上海国际口腔修复大会暨“口腔种植修复新理念与新技术”国家级继续教育学习班召开，来自全国各地的 300 余名医师参加。本次大会由蒋欣泉教授主持，大会邀请国内外多位知名专家授课，包括香港大学口腔医学院 Nikos Matthews 教授,加拿大多伦多大学口腔医学院 Limor Avila-Arber 教授,意大利都灵“SedesSapientae”医院种植科主任 Daniele Cardaropoil 教授,解放军总医院口腔医学中心刘洪臣教授，北京大学口腔医学院周永胜教授，四川大学华西口腔医学院于海洋教授，武汉大学口腔医学院黄翠教授,上海同济大学口腔医学院刘伟才主任,北京大学口腔医院刘峰主任，上海交通大学医学院附属第九人民医院蒋欣泉教授等。

Nikos Matthews 教授通过临床实际病例，逐步制定将种植体植入美学区域时所需的主要临床决策，建立了新型的治疗策略。Limor Avila-Arber 教授探讨了神经生理学因素在咬合重建、种植修复中的重要性,提醒医师们重视这一因素,进而从神经生理学机制考虑,改善种植修复效果。DanieleCardaropoil 教授认为,与骨组织位点保留相似,软组织形态的保留对于种植修复来说一样重要。在种植体植入后行即刻临时冠修复，有利于软组织形态的保留。刘洪臣教授首先明确了何为咬合(occlusion)，接着幽默地讲述了多个病例,使代表们深刻体会到多种因素可导致颌位关系改变，规范化调[犭合]是咬合治疗的重要组成部分。周永胜教授通过精美的固定和种植修复病例展示，体现了数字化应用的精准、个性化、高效率、高患者参与度等显著优点;此外还介绍了关于可摘修复的数字化应用研究。于海洋教授从收集数据、制定计划、临床操作三方面,系统讲述了前牙美学区种植的设计,特别提示了种植体植入的三维位置操作要点,使代表们受益匪浅。黄翠教授在“见微知著，全瓷粘接修复的成功要素” 的演讲中表示，粘接固位方式降低了临床医师牙体预备的难度，是现代美学修复与微创修复的桥梁与基础,包括人、机、料、法、环等 5 因素会影响口腔粘接修复的效果。刘伟才主任探讨了近年来数字化技术在口腔修复中的应用并提出利用面部轮廓、口腔扫描建立的虚拟模型及 CBCT 进行修复体的精确制备。刘峰主任介绍了垂直型牙体预备，并举例说明垂直型牙体预备的适应证及制备方案，为代表们提供了新的备牙方案。

**第十一次全国口腔修复学学术会议**

时间:2017 年 10 月 22—24 日

地点:江苏省南京市

主办和承办单位:中华口腔医学会口腔修复学专业委员会主办，南京市口腔医院暨南京大学医学院附属口腔医院等承办

内容提要:此次会议面向全国各级医疗机构广大口腔修复从业人员。内容包括口腔修复学新进展专题讲座；口腔修复的临床疑难病例展示及专家点评；临床及基础研究的学术论文壁报展示等内容，同期召开第六届中华口腔医学会口腔修复学专业委员会第二次全委会。会议邀请美国著名口腔固定修复专家 *Journal of Prosthetic Dentistry* 主编Stephen F Rosentiel 教授,英国 King's College 牙齿磨损修复专家 Brian Millar 教授;世界著名数字化义齿制作专家 Lee Culp 先生及国内著名口腔修复专家、学者做专题演讲。

**2017 中俄口腔高峰论坛**

时间:2017 年 10 月 30—31 日

地点:黑龙江省哈尔滨市

主办和承办单位:中俄医科大学联盟、哈

尔滨医科大学主办，哈尔滨医科大学口腔医学院承办

内容提要：来自省内外 200 余名口腔专业的相关学者、医生和研究生参加此次会议。会议由口腔医学院院长牛玉梅教授主持，邀请中、俄双方的多位口腔医学顶级专家进行深入交流。中俄医科大学联盟副主席、地病中心主任孙殿军教授，俄罗斯口腔论文委员会主席、俄罗斯口腔医学协会牙髓病学分会主席、莫斯科谢切诺夫第一国立医科大学口腔内科教研室主任 Makeeva Irina 教授，莫斯科谢切诺夫第一国立医科大学附属 Masterdent 口腔诊所所长 MargarianEdita 副教授及中华口腔医学会副会长、中华口腔医学会牙体牙髓病学专业委员会主任委员凌均棨教授，上海交通大学口腔医学院副院长梁景平教授，中华口腔医学会秘书长、北京大学口腔医学院岳林教授，空军军医大学（原第四军医大学）口腔医学院牙体牙髓病科主任余擎教授和中四川大学华西口腔医院牙体牙髓科主任黄定明教授等专家参会。孙殿军主任做了题为“中俄医科大学联盟 2017 年工作进展”的报告。Makeeva Irina 教授和 MargarianEdita 副教授分别为大家介绍了“种植体和牙髓治疗的选择”和“牙科创新技术”，获得与会专家同仁的高度好评。中方专家分别做了“数字化三维打印导板在牙髓根尖周病治疗中的应用”、“牙体牙髓病的诊断和治疗计划的考量”、“热牙胶垂直加压根管充填和冠部修复的考量”、“牙髓根尖周病的治疗设计”和“显微根尖手术诊治牙髓根尖周病疑难病例”的会议报告，充分体现我国口腔医学发展的水平与高度，受到俄方代表的高度赞扬。

31 日，俄方代表团参观了哈尔滨医科大学转化医学中心，与牛玉梅教授科研团队进行了座谈，就口腔基础与临床研究的进一步合作内容、方式等细节进行了深入详尽的探讨，就共同申报两国政府科技合作项目达成了初步合作意向。

**第五届中澳组织工程与再生医学研究论坛**

时间：2017 年 11 月 13—15 日

地点：江苏省南京市

主办和承办单位：澳大利亚昆士兰科技大学主办，南京大学医学院附属口腔医院承办

内容提要：此次大会主席由南京大学医学院附属口腔医院胡勤刚教授与昆士兰科技大学肖殷教授共同担任。昆士兰科技大学校长 Peter Coaldrake 先生、南京大学校长陈骏院士、英国利兹大学牙医学院杨学斌副教授、荷兰阿姆斯特丹大学口腔医学与人工牙医学系刘月莲副教授及四川大学华西口腔医学院叶玲教授、北京大学口腔医学院邓旭亮教授、中山大学光华口腔医学院林正梅教授等中外院校 100 余位专家、学者参加会议。会议期间，南京大学医学院附属口腔医院、昆士兰科技大学健康与生物医学创新研究所共同签署科研合作备忘录。

中澳组织工程与再生医学研究中心（ACCTERM）于 2013 年 6 月成立于澳大利亚布里斯班。该中心由昆士兰科技大学牵头，联合中国多个科研合作单位，包括南京大学、武汉大学、浙江大学、中国科学院硅酸盐研究所等，旨在提供长期研究合作的平台。该中心与南京大学医学院附属口腔医院签署科研合作备忘录，旨在促进双方科研合作交流，发表高水平科研论文，培养科研人才。

**中日口腔科学研讨会**

时间：2017 年 11 月 17—18 日

地点：辽宁省大连市

主办和承办单位：北京大学口腔医学院、日本东北大学齿学部、福建医科大学口腔医学院及大连市口腔医院共同主办，大连市口腔医院承办

内容提要：中日口腔科学研讨会（China-Japan Dental Science Symposium 2017）召开，同期举办了北大口腔-大连市口腔医院学科发展联合体五周年学术活动。本次中日口腔

科学研讨会包括研讨会、青年医师口头汇报和壁报展评三部分。17 日开幕式上，邓旭亮教授首先致辞。18 日，开展青年医师汇报，随后壁报展评环节中，共有来自 4 个院校的 20 幅壁报参评。北京大学口腔医院-大连市口腔医院间学科发展联合体五周年学术活动期间，双方院领导、专家进行了座谈，对过往五年合作的内容、成果进行了总结，并对未来合作提出了方向性的意见。张伟、谭建国、贾绮林、曾艳等四位专家分别做了专题学术报告，并参加相关科室的病例点评。

**Core China 口颌面疼痛—中国口腔高峰论坛**

时间：2017 年 12 月 1—2 日

地点：江苏省南京市

主办单位：南京医科大学附属口腔医院、江苏省口腔医学会、*Journal of Oral Rehabilitation* 编委会联合主办

内容提要：大会邀请了十位国内外著名专家授课，来自全国各地近 150 名口腔医学同仁及口腔医学专业学生参加了此次学术盛会。大会开幕式上，中华口腔医学会副会长、南京医科大学副校长、江苏省口腔医学会会长王林教授，*Journal of Oral Rehabilitation* 杂志主编 Peter Svensson 教授，江苏省口腔医学会副会长兼秘书长、南京医科大学附属口腔医院副院长（主持）杨建荣教授致欢迎辞。南京医科大学附属口腔医院副院长严斌教授主持大会开幕式。丹麦奥尔堡大学口颌面疼痛实验室主任 kelun Wang 教授、南京医科大学附属口腔医院张静露主任先后作了"Core-China"、"中国—丹麦口颌面疼痛及颞下颌关节病研究中心"等介绍。论坛期间，Peter Svensson 教授、kelun Wang 教授、澳大利亚悉尼大学牙医学院院长 Chris Peck 教授、比利时鲁汶大学牙医学院的主席 Antoon Delaat 教授、美国罗格斯大学牙科医学院口颌面疼痛主任 Gary.heir 教授、日本大学牙学院口腔诊断学主席 Yoshiki Imamura 教授等 6 位国际著名专家，以及中华口腔医学会颞下颌关节病与口颌面疼痛专委会现任主任委员龙星教授、前任主任委员张志光教授、副主任委员王美青教授、傅开元教授等 4 位国内著名专家在会场作了精彩的专题报告。从颞下颌关节病、口腔修复、口腔正畸、口腔颌面外科、牙周病学等相关学科角度，专家们全面解读了口颌面疼痛的跨学科临床诊断与治疗。

**IADR 中国分会 2017 年年会**

时间：2017 年 12 月 7—9 日

地点：福建省福州市

主办和承办单位：IADR 中国分会主办，武汉大学口腔医学院、北京大学口腔医学院、福建医科大学附属口腔医院共同承办

内容提要：来自香港大学牙学院、北京大学、山东大学、南京大学、四川大学等高校的众多学者进行参会。大会由武汉大学口腔医学院黄翠教授主持开场仪式，IADR 亚太区主席郭传瑸教授、福建医科大学口腔医院院长陈江教授分别致辞。上午的学术会议由武汉大学口腔学医院杜民权教授和北京大学口腔医学院刘燕副教授主持，多名专家和学者进行了学术报告，武汉大学口腔医学院花放博士作为特邀嘉宾进行了主题演讲。下午的学术会议由武汉大学口腔医学院何淼副主任医师与福建医科大学口腔医学院林敏魁副教授主持，多名专家和学者进行了精彩的报告。

## 中华口腔医学会及其专业委员会会议

**2017 辽宁省口腔医学会第 26 次学术会议**

时间：2017 年 3 月 16—18 日

地点：辽宁省沈阳市

主办和承办单位：辽宁省口腔医学会主办，

中国医科大学口腔医学院承办

内容提要：中国工程院院士、上海交通大学口腔医学院张志愿教授，中华口腔医学会名誉会长、北京大学口腔医学院王兴教授，中华口腔医学会会长、北京大学口腔医学院俞光岩教授应邀莅临，众多兄弟院校的院长、国内多位口腔界知名专家、口腔同仁应邀出席。大会收到会议论文 612 篇，共有省内 300 余名代表参会。学术会议分为专家讲座、杰青专场及学术专题讲座三个部分。会议设有口腔颌面外科学专委会、牙周病学专委会、口腔修复学专委会、口腔材料与修复工艺专委会、儿童口腔医学专委会、口腔种植专委会以及口腔护理专委会七个分会场，内容包括会议分组发言、口腔病例点评、专家专题讲座、继续医学教育、优秀论文交流等多种形式；会议同期还举办了辽宁省口腔医学会牙周病学专委会、口腔修复学专委会、口腔生物学与病理学专委会的相关会议。

本次会议内容丰富，与会代表就口腔医学的研究进展、临床应用及相关专题进行了深入的探讨与交流，对提高辽宁省口腔医疗、学术水平和推动省内口腔医学事业的蓬勃发展起到了积极的促进作用。

**2017 中国整合医学大会整合口腔医学论坛**

时间：2017 年 4 月 29 日

地点：陕西省西安市

主办和承办单位：陕西省口腔医学会主办，第四军医大学口腔医学院、西安交通大学口腔医院、西安医学院协办

内容提要：中国工程院副院长樊代明院士任大会主席。此次大会共邀请 52 名两院院士、150 余名大学校长、672 位医院院长参会，大会共设 45 个分论坛，参会人员达12 000 余人。其中的整合口腔医学分论坛于当天下午召开，近 250 名会议代表参加了论坛。

论坛主席、中华口腔医学会名誉会长、中华口腔医学杂志总编赵铱民教授致辞，他认为整合医学是医学发展的需要和必然，也是口腔医学发展之规律，因此口腔医学也需在此理念的指导下进一步整合、重组，使口腔医学的发展能进入整合医学的高度，进而提升口腔医学的整体水平。陕西省口腔医学会周洪副会长主持论坛开幕式，第四军医大学口腔医学院陈吉华院长和广西医科大学周诺副校长出席并主持论坛。

论坛名誉主席中国工程院院士张志愿教授以《整合医学在口腔医学中的应用》为主题发言，张院士阐述了医学发展从经验医学到循证医学、转化医学、精准医学，再到整合医学的必然趋势，并从牙周疾病与糖尿病和心血管病、口腔健康与妊娠异常、口腔疾病与消化系统疾病、口腔微生态与口腔癌的关系等方面，阐述了整合医学与口腔医学的关系；南京医科大学副校长王林教授从社会学、预防医学、心理学、美学的角度论述了正畸学的发展趋向，并主张将“防患于未然”的概念整合到每个正畸医生的治疗理念中；上海交通大学第九人民医院张陈平教授结合国内外先进经验，介绍了该院多学科合作治疗头颈肿瘤疾病的现状，从而为整合医学在头颈肿瘤外科中的应用提出了发展思路和目标；四川大学华西口腔医学院陈谦明教授从具体病例入手，阐述了整合医学理念在口腔黏膜疾病基础与临床研究中的应用；北京大学口腔医学院栾庆先教授围绕牙周病与糖尿病、高血压、心血管病等疾病的关系，阐述了整合医学视角下的牙周病学研究思路，提出牙周病的治疗要有整体观；第四军医大学口腔医院王美青教授介绍了殆学与口腔修复学、正畸学、牙周病学等学科的相关关系，从而阐述了整合医学理念对殆学研究和咬合治疗的指导意义；武汉大学口腔医院孟柳燕教授介绍了影响牙体牙髓疾病的全身因素和其对全身系统的影响，探讨了整合医学理念在牙体牙髓病学领域的应用。

**西部口腔牙体牙髓国际会议**

时间：2017 年 4 月 25—28 日

地点:四川省成都市

主办单位:四川大学华西口腔医学院国家临床重点专科牙体牙髓科主办

内容提要:第十六届西部口腔展暨口腔医学学术会议在成都国际会议中心举行。期间,国家临床重点专科—华西口腔医学院牙体牙髓科成功举办了"牙体牙髓科论坛"、"牙体牙髓培训班"、"通向根尖,迈向成功"等多场高水平学术会议及操作培训班,来自全国各地的 2 000 多名同行共享学术盛宴。

会议邀请了中山大学光华口腔医学院名誉院长、中华口腔医学会牙体牙髓专委会主任委员凌均棨教授,北京大学口腔医学院牙体牙髓科主任王晓燕教授,遵义医学院附属口腔医院刘建国教授,华西口腔医学院叶玲教授,分别以"复合树脂修复携手椅旁 CAD/CAM 间接修复"、"牙体缺损粘接修复新技术"、"牙体缺损修复时牙体组织质与量的考虑"、"牙髓再生"等相关主题进行了交流与分享,精彩纷呈,深受好评。"牙体牙髓培训班-牙体牙髓疾病的诊治之难与解决之道",针对临床难点,紧贴临床,会议邀请了第四军医大学口腔医学院牙体牙髓科主任余擎教授,与华西口腔医学院多名专家,分别以"原发性牙根纵折的诊断"、"牙体疾病治疗的难点剖析及对策"、"牙颈部缺损修复失败的原因分析及对策"、"疑难牙髓根尖周病的诊断与鉴别诊断"、"根管预备策略与难点聚焦"、"显微根尖外科手术疑难病例的诊治" 等相关主题进行进行了理论课的系统讲解,并开展了显微根管治疗技术实操演练,以及国内首次显微根尖外科手术临床病例的 3D 实时操作转播。

**第二届青少年隐形矫治论坛**

时间:2017 年 5 月 31 日—6 月 1 日

地点:四川省成都市

主办和承办单位:四川大学华西口腔医院儿童口腔科、儿童早期矫治专科主办

内容提要:华西口腔医学院副院长、中华口腔医学会正畸专业委员会前任主任赵志河教授作大会开幕致辞,儿童口腔科副主任李小兵教授致欢迎辞。论坛中,李小兵教授进行了以"中国青少年隐形矫治的机遇与挑战"为主题的演讲,另有国内外 7 位专家做了精彩的专题演讲。来自国内外的正畸专家学者共 600 余位参加了本次论坛,论坛提供了高水平的学术交流与学习平台,得到与会专家高度好评。本次论坛由李小兵教授发起、成立了中国青少年隐形矫治专家组,发布了首个青少年隐形矫治专家共识。通过两届"中国青少年论坛"的成功举办,其已成为推动中国青少年隐形矫治理论与技术发展的重要力量。通过一年的发展,第二届"中国青少年隐形矫治论坛"规模已扩大三倍,影响力逐步扩展到亚太地区,成为大中华区具有较强影响力与学术水平的专业会议。华西口腔儿童口腔科、儿童早期矫治专科致力于中国儿童错殆的预防与阻断矫治,"中国青少年隐形矫治" 论坛的成功举办,进一步提升了华西儿童口腔及早期矫治专科在国内外的影响力。

**中华护理学会全国口腔护理学术交流会议**

时间:2017 年 6 月 1—4 日

地点:四川省成都市

主办和承办单位:中华护理学会主办,四川大学华西口腔医院承办

内容提要:来自全国各地各级医疗机构的口腔护理专业人员共计 500 余名代表参加了会议。此次大会共计收到论文 1 400 余篇,大会交流论文 35 篇。中华护理学会口腔护理专业委员会副主任委员、四川大学华西口腔医院护理部赵佛容主任致大会开幕词,副院长石冰教授代表医院致欢迎辞。大会同期邀请了中华护理学会副理事长张洪君、四川省护理学会理事长温贤秀及华西口腔医院副院长石冰、护理部主任赵佛容等 6 位专家进行了专题讲座。此外,大会还邀请中华护理杂志社王红丽副编审进行了论文点评,并评选出优秀论文奖、优秀组织奖、壁报交流奖等奖项进行表彰。此次会议的圆满召开,对进一步提升我

国各级医院口腔专业护理人员的素质和学术水平、提高专科护理质量、确保护理安全与优质服务具有重要的意义。

### 第十一次全国牙周病学学术会议隆重召开

时间:2017 年 6 月 22—24 日

地点:山西省太原市

主办和承办单位:中华口腔医学会牙周病学专业委员会主办,山西医科大学口腔医院承办

内容提要：本次会议共有 800 余位代表注册参会,创历年会议规模之最,体现了我国牙周病学学科的蓬勃发展状况。中华口腔医学会会长俞光岩教授、山西省卫计委 武晋主任、山西医科大学副校长王宏伟教授出席开幕式并致辞。会议邀请多名国际知名专家,以牙周组织再生、种植体周围病、牙周感染与口腔癌、牙周病诊疗效益为主题进行了精彩演讲。并以牙周临床技术的普及为目标,以分会场形式共开展 7 个项目的牙周临床技术培训课程,受到临床医生的广泛好评。临床研究与基础研究交流以及临床病例交流中，有 230 余篇病例报告以口头和壁报两种形式同与会者进行交流。6 月 21 日晚上召开的中华口腔医学会牙周专业委员会换届选举大会上,第四军医大学口腔医学院牙周科王勤涛教授当选第六届中华口腔医学会牙周专业委员会主任委员。

### 全国颅颌面发育与表观遗传调控机制博士生论坛

时间:2017 年 6 月 27—28 日

地点:湖北省武汉市

主办单位:武汉大学口腔医学院主办

内容提要:为进一步贯彻落实教育部研究生教育创新工程项目,促进博士生学术交流,加强国内各高校博士生之间的沟通和联系,举办了全国颅颌面发育与表观遗传调控机制博士生学术论坛。武汉大学口腔医学院边专院长、陈智副院长出席了开幕式,边专院长致欢迎辞，中国科学院院士舒红兵教授作为开幕式嘉宾作了题为“先天性抗病毒免疫反应的调节”的专题报告。美国杜兰大学 YiPing Chen 教授、首都医科大学王松灵教授、第四军医大学口腔医学院金岩教授慷慨贡献科研思路，向大家展示了他们课题组在各自研究领域取得的丰硕成果及下一步的研究计划。武汉大学口腔医学院边专院长为大家带来了题为“口腔遗传病的研究策略”的专题报告。中科院广州生物院姚红杰研究员，北京大学口腔医学院周永胜教授，上海交通大学口腔医学院蒋欣泉教授为大家汇报了他们在各自领域的最新研究进展。美国德州大学Shuo Chen 教授为大家作了题为“牙发育过程中骨形态发生蛋白的信号通路”的报告。各位杰出学者所展示的渊博的专业学识及敏锐的科研思维使在场各位获益良多。6 月 28 日,来自武汉大学、北京大学、上海交通大学、首都医科大学、四川大学、第四军医大学、中山大学、南京大学、南京医科大学及福建师范大学等 10 所外地著名口腔医学院的 12 名博士研究生参加了此次论坛，展示了各自在颅颌面发育与表观遗传调控学方面的科研果实。Shuo Chen 教授,YiPing Chen 教授,蒋欣泉教授、武汉大学生命科学学院吴旻教授及来自台湾中山医学大学的丁信智教授作为点评专家从多个角度对博士生们的汇报内容进行了点评，肯定了后生们在科研方面取得的突破性成果的同时,又给他们指明前进的方向,提供了新的研究思路。

### 中华口腔医学会“一带一路”工作促进会

时间:2017 年 6 月 29 日

地点:广西壮族自治区南宁市

主办和承办单位:中华口腔医学会主办,广西医科大学口腔医学院承办

内容提要:国家卫生计生委国合司亚太处佘志文主任,中华口腔医学会会长俞光岩教授,中华口腔医学会名誉会长王兴教授，中国工程院张志愿院士,中华口腔医学会代表,广西医科大学口腔医学院代表及 19 家民族企业代表参加此次会议。广西医科大学副校长、口

腔医学院院长、中华口腔医学会副会长周诺教授首先从背景与意义、目标任务和总体思路、具体建设内容和途径以及机制与管理等四个方面做了题为“中华口腔医学会中国东盟口腔医学交流与合作工作思路”的汇报。中华口腔医学会会长俞光岩教授在发言中指出广西医科大学口腔医学院连续十年成功举办五届中国-东盟口腔医学交流与合作论坛,开创了中国与东盟国家在口腔医学领域交流与合作的良好格局。在此基础上,该院与东盟国家在口腔医学教育、人才培养、医疗等方面展开了务实合作,在东盟国家间享有良好的声誉,产生了深远的国际影响力。俞会长表示中华口腔医学会已将“一带一路”工作列入中华口腔医学会五年工作规划,学会将大力支持该院作为牵头单位,进一步开展和巩固中国与东盟国家的交流与合作。

中华口腔医学会名誉会长王兴教授对广西医科大学口腔医学院在中国-东盟口腔医学交流与合作方面开展的工作和取得的成绩给予充分肯定,并希望该院积极组织相关学术活动和展会,推进我国民族企业走出国门。同时也鼓励民族企业充分利用与东盟国家的地域优势,加快民族产业发展的国际化步伐。中国工程院张志愿院士发表重要讲话,希望并呼吁我国的口腔设备民族企业大力支持国家“一带一路”口腔医学协同发展,进一步扩大市场,促进中国民族产业的可持续发展。来自全国 19 家民族企业代表先后分享与东盟国家合作的经验和感受,并纷纷表示愿意为中国-东盟口腔医学交流与合作的进一步发展贡献力量。最后,国家卫生计生委国合司亚太处佘志文主任作总结发言,他代表国家卫生计生委高度肯定了广西医科大学口腔医学院在中国与东盟国家交流与合作方面所做出的成绩,同时,他指出在国家战略背景下,卫生部门将对口腔医学事业发展给予全力支持,积极促进口腔医学“一带一路”协同发展。

**第十五次全国口腔医学计算机应用学术会议**

时间:2017 年 6 月 30 日至 7 月 1 日

地点:广西壮族自治区南宁市

主办和承办单位:中华口腔医学会口腔医学计算机专委会主办,广西医科大学附属口腔医学院承办

内容提要:本次会议以“数字化技术与口腔精准诊疗”为主题,吸引了来自全国各地高校和口腔医学计算机影像、外科、数字种植、修复、正畸等领域的专家学者近 200 人参会。广西壮族自治区政协副主席李康,中华口腔医学会名誉会长王兴教授,会长俞光岩教授,台湾牙医师全联会谢尚廷理事长出席开幕式并致辞,大会由口腔医学计算机专委会新任主任委员周诺教授主持。

此次学术会议特邀北京大学口腔医院、口腔数字化医疗技术和材料国家工程实验室常务副主任吕培军教授,首都医科大学附属北京口腔医院院长白玉兴教授,四川大学华西口腔医院创伤与整形外科主任田卫东教授,广西医科大学副校长、附属口腔医院院长周诺教授,上海交通大学医学院附属第九人民医院党委书记沈国芳教授和北京大学口腔医学院口腔医学数字化研究中心主任王勇教授分别就“关于口腔数字化医疗技术的几点看法”“3D 打印技术在口腔正畸领域中的应用”“数字化外科技术在颌面外科中的应用”“数字化技术在口腔医学的发展与应用”“数字化颅颌面外科”和“数字化口腔医学课程设计与实践教学”作了专题学术报告。专题演讲内容涵盖了口腔医学数字化创新、口腔医学数字化应用、口腔医学数字化资源建设与服务以及口腔医学数字化教育与人才培养等领域,给数字化口腔今后的发展带来了思想上的启迪。此外,还有 31 名来自全国各口腔院校的专家学者围绕会议主题进行了专题汇报及深入交流。此次会议为各位专家学者提供了一个良好的分享临床经验和交流学术成果的平台,进一步推动了数字化技术在我国口腔医学领域的临床与科研应用,对强化口腔

疾病的数字化治疗模式有积极促进作用,将"数字化技术与口腔精准治疗"的理念推向新的高度。

同期，召开中华口腔医学会口腔医学计算机专委会换届大会，选举产生了新一届口腔医学计算机专委会主任委员、副主任委员和常务委员。中华口腔医学会副会长、广西医科大学副校长、口腔医学院院长周诺教授高票当选为第四届口腔医学计算机专委会主任委员，广西医科大学附属口腔医院成为主任委员单位。

**第四届泰山学者口腔医学国际论坛**

时间:2017 年 7 月 28—30 日

地点:山东省烟台市

主办单位:烟台市口腔医院、山东大学口腔医学院、滨州医学院口腔医学院、山东省口腔医学会等共同主办

内容提要:中华口腔医学会名誉会长王兴教授,中华口腔医院会白玉兴、边专、陈吉华、郭传瑸、刘洪臣、卢海平、章锦才副会长,岳林秘书长等出席了本次论坛。140 余名来自奥地利、荷兰、澳大利亚、香港等国家和地区的专家,近千名全国各地口腔工作者,百余家国内外知名口腔器材厂商参与本次论坛。泰山学者海外特聘专家、维也纳医科大学牙学院范晓慧教授,泰山学者、山东大学口腔医学院院长、山东省口腔医学会会长徐欣教授,中华口腔医学会名誉会长王兴教授，烟台市人民政府领导出席开幕式并致辞。大会主题为"国际口腔医学发展综合论坛",同时设第十届环渤海种植研讨会、牙种植与美学修复及口腔医疗机构发展高峰论坛等近 20 个分会场。泰山学者口腔医学国际论坛为烟台市乃至山东省搭建了国际交流与合作的桥梁，有力推动了口腔医学与国际化接轨。

**2017 年全国口腔颌面—头颈肿瘤外科学术会议**

时间:2017 年 8 月 4—6 日

地点:山西省晋中市

主办和承办单位：中华口腔医学会口腔颌面外科专业委员会主办，山西省晋中市第一人民医院承办

内容提要:本次会议特邀中国工程院张志愿院士、空军军医大学(第四军医大学)刘彦普教授、北京大学口腔医院郭传瑸教授等国内知名专家莅临会议并作特邀发言。来自全国 27 个省的近 330 名知名专家、学者齐聚一堂，集中展示交流口腔颌面头颈肿瘤外科的新进展、新理念、新技术、新成果。本次会议内容充实,观点新颖、先进,多数与会代表表示获益匪浅,是口腔颌面头颈肿瘤的一次盛会。

**"一带一路"口腔健康论坛**

时间:2017 年 8 月 6 日

地点:中国香港

主办单位:中华口腔医学会与香港牙医学会共同举办

内容提要:论坛在香港口腔国际学术会议暨口腔展会期间召开。来自 17 个国家和地区的口腔医学会、牙科学院及国际组织代表出席此次论坛，部分代表介绍了各自口腔健康发展状况及远景规划。中华口腔医学会俞光岩会长,岳林秘书长等人出席论坛,俞光岩会长重点讲解了在"一带一路"国家政策的大背景下，学会积极响应并开展一系列口腔健康合作及支持计划,这次论坛将拉开口腔"一带一路"工作的帷幕。

**中华口腔医学会全科口腔医学专业委员会第八次学术会议**

时间:2017 年 8 月 11—12 日

地点:河南省郑州市

主办和承办单位:中华口腔医学会全科口腔医学专业委员会与中国科学技术协会国际科技交流中心共同主办，郑州大学第一附属医院、河南省口腔医学会、郑州大学口腔医学院、中日友好医院联合承办

内容提要:约 900 多位国内外专家学者、全科口腔医师参会。会议邀请了美国哥伦比亚大学、美国宾夕法尼亚大学、美国伊利诺伊

大学芝加哥分校、香港、北京大学口腔医院、中国人民解放军总医院、中日友好医院、北京大学第三医院、广东药学院附属第一医院、华中科技大学附属协和医院、北京大学人民医院、南京医科大学第一附属医院、辽宁省人民医院、郑州大学第一附属医院、第四军医大学口腔医院等国内外口腔医学领域顶尖的专家学者，为大家带来他们的研究成果及丰富的临床经验和病例积累。中华口腔医学会副会长刘洪臣,河南省卫生计生委副主任黄玮,河南省口腔医学会会长曹选平，中华口腔医学会全科口腔医学专业委员会现任主任委员、中日医院口腔医学中心主任徐宝华，郑州大学第一附属医院院长、郑州大学口腔医学院院长刘章锁等出席开幕式。

会议以“口腔疾病多学科联合综合治疗、全科口腔医师发展方向、口腔临床科研研究对口腔临床工作指导甚至颠覆传统方式的变革、全科口腔医师在综合医院的管理模式及全科口腔医师开业生涯能持续发展的金矛银盾”等为主题,从口腔医学研究的热点和重点出发,以临床需求为导向,聚焦临床与基础研究的最新进展,注重多学科交融。既有口腔疾病与全身健康的新发现，也有全科口腔医师发展方向、在综合医院的管理模式及开业指导,更有口腔各个专科领域的临床新技术、新进展,如数字化口腔医疗的新进展、口腔种植修复专场,隐形正畸专场。来自世界各地的著名专家学者将从牙周-正畸-种植-修复、临床口腔医学研究、牙体、科主任管理、全科口腔医生开业等方面探讨分享。多学科、多专业、多种创新性思维的专家们针对不同的主题通过大会发言、讨论与对话进行分享,共同探讨口腔前沿进展与临床实用新技术，旨在联合打造我国全科口腔医学交流的品牌平台,共同推动全科口腔医学事业的发展，把我国全科口腔医学研究领域一年中最重要、最前沿的临床实践知识和年度研究进展呈现给公众。这也是迄今全科口腔医学领域中人数最多、规格最高的一场学术盛宴。

**中华口腔医学会镇静镇痛专业委员会2017年学术年会**

时间:2017 年 8 月 11—12 日

地点:北京市

主办和承办单位:中华口腔医学会镇静镇痛专业委员会主办,北京口腔医学会镇静镇痛专业委员会承办

内容提要:来自全国 30 多个省、市、自治区和直辖市的近 300 名口腔医务人员参会。会议邀请了美国华盛顿大学的 Seminario 教授介绍美国相关技术的开展现状和培训情况；徐礼鲜主任委员和万阔候任主任委员就中国发展现状及焦点问题解析做精彩报告；分会场就口腔舒适化诊疗机构的建立、常用镇静镇痛技术、儿童牙科舒适化诊疗技术等方面进行了发言;此外还有精彩病例汇报。会议共同就口腔镇静镇痛技术和牙科舒适化治疗领域的新技术、新理念、前沿和热点问题展开探讨和交流。中华口腔医学会名誉会长王兴教授和秘书长岳林教授到会祝贺。

**中华口腔医学会第六次省级口腔医学会会长、秘书长联席工作会议**

时间:2017 年 8 月 15 日

地点:辽宁省丹东市

主办和承办单位:中华口腔医学会主办,辽宁省口腔医学会、丹东市口腔医院共同承办

内容提要:来自全国 30 个省、自治区、直辖市口腔医学会会长、秘书长及相关工作人员近 60 人参加会议。丹东市卫生和计划生育委员会王冰副主任应邀到会并致辞。会议由俞光岩会长和岳林秘书长主持，以俞光岩会长关于“中华口腔医学会五年规划和 2017 年工作计划”的报告为指导思想,以促进会员发展、财务管理及信息平台建设为主题,进行了充分交流和探讨。北京口腔医学会刘萍副秘书长和辽宁省口腔医学会周青秘书长分别做亮点工作经验介绍。

**中华口腔医学会口腔激光医学专业委员会第**

**二次学术会议**

时间:2017 年 8 月 17—18 日

地点:陕西省西安市

主办和承办单位:中华口腔医学会口腔激光医学专业委员会主办、中国医学科学院北京协和医院和第四军医大学口腔医院承办

内容提要:会议于丝绸之路国际口腔医学论坛期间召开。15 位国内外专家围绕激光与口腔内科诊疗相关的临床应用、基础研究、规范标准、经验总结等作专题报告,与近 200 名参会者热烈讨论,与会者表示收获良多,必将有力推动和促进国内口腔激光医学的发展和应用的规范。会议围绕激光与口腔内科诊疗相关的基础研究、临床应用、规范技术、经验总结等方面进行了专题研讨。

**中华口腔医学会口腔医学科研管理分会第二次学术年会主办**

时间:2017 年 8 月 24—26 日

地点:北京市

主办单位:中华口腔医学会口腔医学科研管理分会主办

内容提要:四位院士、十余位来自世界各地的国际知名专家和百余位国家自然科学基金青年项目获得者进行大会报告或壁报展示,共同分享知识、交流心得。本次学术年会,内容丰富,近 400 人参会。会议包括院士和国际知名专家的特邀报告、国际口腔医学青年科学家论坛、中国科协青年人才托举工程项目导师指导汇报会、口腔医学科技传媒研讨会和口腔药物及器械临床试验规范管理经验交流会等五个板块。年会不仅包含特邀嘉宾高屋建瓴的专业指引,也有青年学者青春洋溢的新兴报告;有口腔前辈对后背青年才俊的悉心指导,也有青年才俊们的科研成果分享和同台竞技;有科研成果学术载体的管理分析,也有科学研究质量管理等细节的研讨。其中,青年科学家论坛部分还评选出口头发言和壁报奖项,为国家级奖项的推荐储备人才。年会期间还召开了常委会工作会议和全委会会议,一同研讨未来工作计划。

**第十一次全国口腔病理学术会议暨中华口腔医学会口腔病理学专业委员会换届大会**

时间:2017 年 8 月 25—27 日

地点:辽宁省沈阳市

主办和承办单位:中华口腔医学会口腔病理学专业委员会主办,中国医科大学口腔医学院承办

内容提要:150 余名国内外专家齐聚一堂,开幕式由中华口腔医学会口腔病理学专业委员会候任主任委员、中国医科大学口腔医学院口腔病理学教研室主任钟鸣教授主持。中华口腔医学会口腔病理学专业委员会主任委员李铁军教授致欢迎词;辽宁省卫生与计划生育委员会副主任陈金玉,中国医科大学副校长刘莹教授,中华口腔医学会副会长张斌教授,中国医科大学口腔医学院院长、辽宁省口腔医学会会长卢利教授先后致辞。

会议期间,日本广岛大学高田隆教授、岩手大学原田英光教授分别进行了题为“WHO 牙源性肿瘤的最新分类”和“从牙源性上皮细胞独特的特征探讨牙源性肿瘤和囊肿的发病机制”的演讲;上海交通大学第六人民医院蒋智铭教授、北京大学口腔医院李铁军教授分别作题为“颌面部骨肿瘤的病理诊断——不同于其他部位骨的临床病理特征”和“颌骨骨纤维性病损的临床病理进展”的专题讲座;吉林大学口腔医院孙宏晨教授,广东药科大学王丽京教授,中国医科大学曹流教授、单风平教授、富伟能教授和刘洁教授分别进行了精彩讲座。会议同期,召开了辽宁省口腔医学会口腔生物学与病理学专业委员会第一次会议;举行了颌骨肿瘤病理新进展研讨会及口腔组织病理学数字化切片培训班。

会议同期召开的口腔病理学专业委员会换届改选,共选出第六届口腔病理学专委会委员 57 人,其中常委 19 人。选举中国医科大学附属口腔医院钟鸣教授为主任委员,吉林大学口腔医学院孙宏晨教授为候任主委。北

京大学口腔医学院李铁军教授任前任主委。

**口腔医学科技传媒研讨会**

时间:2017 年 8 月 26 日

地点:北京市

内容提要:在中华口腔医学会口腔医学科研管理分会第二次学术年会期间，口腔医学科技传媒研讨会召开,国内 27 家口腔医学科技媒体部门主任和编辑等共 40 余人前来参会。会议聘请了国内知名办刊专家与大家进行广泛交流。会上成立了“口腔医学科技传媒联合体”,该联合体将致力于推动中国口腔医学科技传播事业的发展。会议同期研讨了科技报刊的体制机制创新、政策研究、办刊实践分享、期刊评估、数字出版与运营、提高影响力的策略、报刊宣传推广、传媒的数字化前景、营销模式创新、出版伦理与出版规范等。浙江大学学报(英文版)编辑部主任张月红报告题目为“浅淡编辑视野,文化自信与学术诚信”,华西口腔医学杂志编辑部主任王晴报告题目为“中国口腔医学期刊如何生存发展壮大”,中国口腔颌面外科杂志主编郑家伟报告题目为“中文期刊面临的困境与出路”,中华口腔医学杂志编辑部主任孔繁军报告题目为“关于医学科技期刊办刊模式的探索与实践”,中国医学论坛报——今日口腔龙华报告题目为“专业媒体成长中的变与不变——中国医学论坛报及今日口腔工作体会”。

**中华口腔医学会第四届口腔护理技能展评——口腔种植手术术前准备**

时间:2017 年 9 月 22 日

地点:北京市

主办和承办单位:中华口腔医学会主办，口腔护理专业委员会承办

内容提要:来自全国 64 家医疗机构的选手参加了比赛，中华口腔医学会名誉会长王兴、副会长卢海平,中华口腔医学会口腔医疗服务分会副主任委员、九院副院长吴正一,中华口腔医学会口腔护理专业委员会主任李秀娥，上海市口腔病防治院院长刘月华等出席开幕式。口腔种植是口腔领域备受关注的治疗方法和治疗手段,其护理配合尤显重要。本次展评项目为“口腔种植手术准备”,全国口腔护理人才聚集一堂,激烈角逐。此次口腔护理技能大赛以促进口腔种植术前准备的规范化为导向,贴近临床,结合实际,为口腔种植护理人员提供了一个展现自我的良好平台，推进了口腔种植护理工作向前发展。

**第六次全国口腔药学学术会议**

时间:2017 年 9 月 23 日

地点:上海市

主办和承办单位:中华口腔医学会口腔药学专业委员会主办,上海交通大学医学院附属第九人民医院承办

内容提要:来自全国各地的口腔药学领域的药师、医师等近百人参加了会议。会议共收到征文 43 篇,经专家盲评审,评选出优秀论文 9 篇。会议开幕式由口腔药学专业委员会郑利光主任委员主持。中华口腔医学会俞光岩会长、岳林秘书长、上海九院马延斌副院长莅临会议并致辞。马延斌副院长充分肯定了口腔药学专业委员会举办的学术活动对国内口腔药学学科发展的促进作用，希望参会代表共同推动我国口腔药学事业的进步。本次学术会议主题为“口腔临床合理用药水平的提高”,会议邀请第四军医大学口腔医院陈永进教授、北京大学口腔医院沈曙铭副研究员、江苏淮安雪峰齿科连锁陈雪峰副主任医师、上海九院黄燕主任医师和原永芳主任药师等多位专家进行精彩授课，受到与会者的热烈欢迎。

**中华口腔医学会民营口腔可持续发展高峰论坛**

时间:2017 年 9 月 29 日

地点:上海市

主办单位:中华口腔医学会民营口腔医学会

内容提要:本届论坛由中华口腔医学会副会长、民营口腔医疗分会主任委员卢海平教授设计课题，以大变局中以战略为导向的营

运突破为主题。邀请了从院长转变为连锁机构董事长角色的管理者、开业非常成功的医生,以及从临床医生转变为管理角色的院长。

“启齿论道”是自 2014 年在上海 CDS 上创立的一个开放式论坛,从首届“个人成长与团队发展”为主题开创热门话题外,又逐年围绕民营牙科行业热门话题“民营口腔成长及数字化发展”、“民营口腔价格王道”为主题,自开创以来就受到了很高的关注度。这个栏目是由杭州雅正曹志毅医师发起的,今年的主题是《民营口腔诊所的买卖之道》,收购、转让、合伙、入股、价格都是个至关重要的因素。开业口腔医生的成长需要经历学习修养–升华–再学习修养的过程。由单伟文医生设计的“开业口腔医生的成长”是第一次亮相学术年会,论坛分别从开业口腔人员的素养、能力、培养三个方面探讨如何成为一名成功的开业口腔医生。

**第十二次全国口腔材料学术会暨第五届口腔材料专委会换届会议**

时间:2017 年 10 月 9—11 日

地点:天津市

主办和承办单位:中华口腔医学会口腔材料专业委员会主办,天津医科大学口腔医院承办

内容提要:会议开幕式由天津医科大学口腔医学院院长李长义教授主持,天津医科大学副校长王耀刚教授致欢迎词,中华口腔医学会副会长、首都医科大学副校长王松灵教授代表中华口腔医学会发言,共有来自全国各地 150 余名代表参加了会议,收到投稿71篇。来自日本东北大学、香港大学、第四军医大学、四川大学、武汉大学、上海交通大学、南京医科大学等单位共 26 名专家与学者在学术会议上进行主题发言,内容主要围绕国内外热点问题口腔材料学教学、数字化口腔材料及应用等专题。

会议期间,召开了中华口腔医学会口腔材料专委会换届会议,选举产生中华口腔医学会第六届口腔材料专业委员会委员 57 人,青年委员 20 人,常务委员 17 人,学术秘书 1 人,工作秘书 1 人,李志安当选第六届口腔材料专业委员会主任委员,包崇云、朱松、孙皎、林红、傅柏平当选副主任委员。中华口腔医学会王松灵副会长亲临大会祝贺并讲话,对第五届专委会在学术活动、学科发展所作的工作表示肯定。期望新一届专委会加强交叉学科融合、促进多学科合作。

**中华口腔医学会口腔黏膜病专委会、中西医结合专委会 2017 年学术年会**

时间:2017 年 10 月 13—15 日

地点:天津市

主办和承办单位:中华口腔医学会口腔黏膜病专委会、中西医结合专委会主办,天津市口腔医院承办

内容提要:北京大学口腔医学院刘宏伟教授和华西口腔医学院口腔黏膜病科林梅教授担任大会主席。会议期间举办了“交叉学科著名专家学术报告”、“青年科学家论坛”、“口腔黏膜病诊治病例展评”和“口腔黏膜病健康科普作品创作小咖秀”等别开生面的学术交流活动。共计 300 余位业内专家、学者参会。华西口腔医学院口腔黏膜病科陈谦明教授作了“SCI 离我们有多远”的专题报告,周红梅教授做了“中西医结合治疗难治性口腔扁平苔藓专家共识”的专题报告,但红霞副教授作了“口腔白斑病华西诊疗体系的建立与现状”的报告。

**全国口腔生物医学学术年会**

时间:2017 年 10 月 13—16 日

地点:重庆市

主办和承办单位:中华口腔医学会口腔生物医学专业委员会主办、重庆市口腔医学会承办

内容提要:来自国际国内的 500 余名代表参加会议。会议特邀中国科学院吴祖泽院士、孟安明院士、舒红兵院士;美国医学科学院 BruceBaum 院士;IADR 副主席 Rena D’Souza

教授;美国南加州大学柴洋教授;美国国立卫生研究院(NIH)陈万军教授等国内外著名专家、学者莅临大会,金岩教授主持开幕式并进行专题报告。会议中举行了第六届口腔生物医学优秀青年研究奖及第二届中华口腔医学会口腔生物医学新锐奖展评,为我国致力于口腔生物医学研究的中青年学术骨干提供学术交流、分享科研成果的平台。会议同期举行了中华口腔医学会口腔生物医学专委会换届改选会议,第四军医大学口腔医学院组织工程研发中心主任金岩教授当选为第三届口腔生物医学专委会主任委员。

**第十次全国口腔种植学术大会**

时间:2017 年 10 月 13—15 日

地点:山东省济南市

主办和承办单位:由中华口腔医学会口腔种植专委会主办,山东大学口腔医学院、山东省口腔医学会、山东省医师协会口腔医师分会承办

内容提要:来自全国各地 2 000 余名口腔同仁参会。大会以“口腔种植的当今主流与未来趋势”为主题,中华口腔医学会名誉会长王兴、会长俞光岩、口腔种植专委会主任委员王佐林,山东省卫生计生委副主任仇冰玉、山东大学副校长陈子江等出席开幕式。泰国专家 professor Chatchai Kunavisarut、德国专家 professor Marko Knauf 和美国专家 professor Robert Scheoring 等出席会议。本次全国口腔种植学术大会是我国口腔种植领域水平最高的学术盛会,每两年一次,至今已经召开十次,邀请国内外顶级的口腔种植专家学者进行讲学,设立了病例研讨、名医答疑、壁报展示等活动,同时举办了口腔种植企业展会。会议设立一个主会场及七个分会场,聚焦骨缺损修复、口腔种植美学考量、口腔种植修复设计,无牙颌种植设计、数字化技术、多学科联合治疗、交叉学科等方面,为广大专家学者思想碰撞、学术交流提供了一场场学术盛宴。

**中国儿童口腔医学高端论坛暨儿童口腔预防管理学术研讨会**

时间:2017 年 10 月 18—19 日

地点:辽宁省沈阳市

主办和承办单位:中华口腔医学会口腔病理学专业委员会主办,中国医科大学口腔医学院承办

内容提要:中国医科大学口腔医学院副院长陈旭教授主持开幕式。辽宁省卫生与计划生育委员会副主任陈金玉,中国医科大学副校长于晓松教授,中华口腔医学会副会长路振富教授,中华口腔医学会儿童口腔医学专业委员会现任主任委员、空军军医大学口腔医学院王小竞教授,中国医科大学口腔医学院党委书记李万冬出席开幕式。中华口腔医学会儿童口腔医学专业委员会全体委员、国外口腔医学知名专家学者参会。

大会特别邀请美国南加州大学口腔医学院副院长、颅面分子生物学研究中心主任柴洋教授,美国加州大学旧金山分校儿童及青少年牙齿矫正门诊主任林恒生教授,两位教授分别作了题为“Molecular regulation of stem cells during dental root development”和“生长发育期的错牙合畸形患者早期干预矫治”的精彩演讲。中华口腔医学会儿童口腔医学专业委员会前任主任委员、北京大学口腔医学院葛立宏教授,现任主任委员、空军军医大学口腔医学院王小竞教授,候任主任委员、北京大学口腔医学院秦满教授,中国医科大学口腔医学院陈旭教授,四川大学华西口腔医学院邹静教授等国内 16 位专家,分别围绕儿童牙齿发育异常及并发症的预防与治疗,儿童发育期咬合异常的预防管理,儿童龋病、牙髓病防治新理念与新技术,儿童牙外伤及并发症的预防与治疗等四个主题进行专题演讲和深入探讨。大会还安排了病例点评和研究展示等丰富内容,为广大儿童口腔医学专业青年医生和研究生提供展示自己的机会和交流的平台。

**全国口腔颌面外科护理新技术及精准护理学**

习班

时间:2017 年 10 月 21—22 日

地点:四川省成都市

主办单位:四川大学华西口腔医学院

内容提要:来自南京、深圳、重庆、安徽等全国各地的 100 余名护理同仁参加了本次学习班。华西口腔医学院副院长杨征教授、护理部主任赵佛容教授参加开幕式并致辞，开幕式由护理部副主任毕小琴教授主持。杨征副院长指出,现今医疗数字化技术高速发展,计算机辅助外科涉及临床治疗的各个领域,护理工作应紧随医疗技术发展的趋势，创新护理技术,促进学科建设,惠及病人。此次学习班邀请了成都中医药大学附属医院副院长蒋运兰教授、四川省口腔医疗质控中心业务主任华成舸教授等 9 名专家进行专题讲座,内容涉及数字化颌面外科新技术及护理、颌面外科循证护理、微创精准拔牙术的四手操作护理、伤口护理、心理干预、感染防控、患者安全等。学员们还参观了中国口腔医学博物馆、头颈外科、创伤外科、唇腭裂外科等,感受到华西口腔深厚的文化底蕴和历史传承，亲眼见证了数字化外科护理技术的发展现状。

**全国口腔医学教育学术年会暨全国口腔医学院校青年教师教学技能展示**

时间:2017 年 11 月 2—5 日

地点:湖南省长沙市

主办单位：中华口腔医学会口腔医学教育专业委员会主办、中南大学湘雅口腔医学院承办

内容提要:来自全国各大高校的领导、专家近 500 余人参会。开幕式由北京大学口腔医学院院长郭传瑸教授主持，中华口腔医学会会长俞光岩教授，中华口腔医学会口腔医学教育专业委员会主任委员、武汉大学口腔医学院院长边专教授，中南大学湘雅口腔医(学)院唐瞻贵院长和湖南省口腔医学会会长翦新春教授分别致辞。会议以“口腔医学本科教育中创新思维培养，本科专科教育质量提升与监管,学术型研究生的培养与出路”为主题,全国各大口腔医学院校知名专家、学者进行专题讲座,涉及教学方法与教学模式、实践与教学能力培养、师资队伍建设、研究生与长学制教学、住院医师与继续教育等重大教学课题。

本次会议邀请国内外专家做专题演讲，分别是:中国高等医学教育质量保障体系(首都医科大学口腔医学院王松灵教授),以人为本、创新本科培养模式(武汉大学口腔医学院台保军教授),住院医师规范化培训工作的实施与思考（北京大学口腔医学院李铁军教授),华西口腔人才培养“双创”示范平台的建设与成效（四川大学华西口腔医学院叶玲教授),口腔医学实训平台的建设与管理(上海交通大学口腔医学院郑家伟教授),关于口腔医学教育若干重要环节的思考与实践（第四军医大学口腔医学院贺建军教授),医教研协同发展、全面提升口腔医学人才培养质量(中南大学湘雅口腔医学院唐瞻贵教授)。会议同时设立两个分会场，分会场的学术研讨主题分别是“口腔医学教育信息化与数字化发展”和“口腔医学教育中创新模式的探讨”,由北京大学口腔医学院李铁军教授与第四军医大学口腔医学院贺建军教授担任主持人。

来自全国各地的 80 余名青年教师则进行了授课技能展示初赛及操作技能展示,充分体现了青年教师风采，为青年教师提供了互相学习的优秀平台，共同传承口腔医学特色,开拓创新教学方式。会议同期特别增设分会场学术研讨及青年教师操作技能展示板块,采用微信投票和现场评审两种评分方式,借助网络直播平台向社会同步视频直播技能展示内容，对提升高校师生理论知识水平和临床技能具有重要作用。

**中华医学会第十六次医学科学研究管理学学术会议**

时间:2017 年 11 月 3—5 日

地点:北京市

主办和承办单位:中华医学会、中华医学

会医学科学研究管理学分会主办,北京市卫生和计划生育委员会、北京市医院管理局、首都医科大学协办,首都医科大学宣武医院承办

内容提要:中华医学会第十六次医学科学研究管理学学术会议暨中华医学会医学科学研究管理学分会成立 30 周年大会召开。来自全国各地的医学科研管理专家 300 余人齐参会。国家科技部、国家卫生计生委、国家自然科学基金委、中华医学会、北京市卫生计生委、北京市医院管理局等部门相关领导出席会议并致辞。大会回顾了中华医学会医学科学研究管理学分会成立 30 年来的发展历程和取得的成绩,并结合中国及世界医学科学发展的趋势,对未来的工作进行了展望。大会向刘海林、祁国明、姚树印、文历阳、吴乐山、薛志福 6 位科管分会的奠基人颁发了"终身成就奖"以致敬意;向为学会发展做出贡献的历届主委、常委 21 人颁发了"杰出贡献奖";向从事科研管理工作 20 年的科管干部 16 人颁发了"20 年荣誉奖";向近年来在《中华医学科研管理杂志》发表的 65 篇论文作者颁发了"优秀论文奖"。

华西口腔医学院创伤与整形外科主任田卫东教授获得医学科研管理杰出贡献奖。科技部社会发展科技司吴远彬司长、国家卫生计生委科技教育司秦怀金司长及中华医学会医学科学研究管理学分会主任委员罗长坤教授分别从国家健康科技管理与改革、我国卫生与健康科技创新、大学科技发展战略走向等方面发表了精彩的主旨讲演。12 位高校医学科研管理部门的代表作了大会报告。中华医学会医学科学研究管理学分会候任主任委员田卫东教授对大会进行了总结,充分肯定了科管人多年来的辛勤努力工作所取得的成绩,对医学科研管理学科的发展表示欣慰,并勉励医学科管人员能在今后的工作中进一步开拓创新,为提高我国医药卫生科研管理水平、医药卫生科技创新发展提供支撑、做出贡献。

宣武医院副院长吉训明做大会报告"国家老年疾病临床医学研究中心建设与管理",宣武医院科研处副处长梁阔作为大会优秀征文代表做了题为"医院学科建设中开展国际合作交流的实践与思考"发言。此次大会还邀请到来自全国知名医学院校及医疗机构的科研管理专家围绕学科建设、课题管理、人才培养、绩效评估、转化医学、科研诚信、医学大数据等方面做大会报告,深入浅出地解析了目前国家科技发展的最新趋向,充分交流了医学科研管理的经验和体会。

**第十四次全国颞下颌关节病学及𬌗学研讨会**

时间:2017 年 11 月 10—13 日

地点:湖北省武汉市

主办和承办单位:中华口腔医学会颞下颌关节病学及𬌗学专业委员会主办、武汉大学口腔医学院附属口腔医院承办

内容提要:大会就本领域的热点问题进行专题讨论,如颞下颌关节紊乱病(TMD)基础研究、诊断和治疗新进展,TMD 治疗规范、正畸和修复治疗中颞下颌关节问题的应对策略、临床咬合问题的诊断和治疗、口颌面疼痛的鉴别诊断、种植与颞下颌关节紊乱病、髁突骨折、关节强直、关节肿瘤以及相关的基础研究进展等,并进行相关的病例讨论。会议同期召开第五届颞下颌关节病学及𬌗学专业委员会第一次全体委员会议暨学会级继续教育项目《颞下颌关节病学及𬌗学基础与临床研究新进展》(口继教字 2017-135)学习班。

**第十五次全国口腔颌面医学影像学专题研讨会**

时间:2017 年 11 月 15 日

地点:山东省济南市

主办和承办单位:中华口腔医学会口腔颌面放射专委会主办,山东大学口腔医学院、山东省口腔医学会承办

内容提要:国际口腔颌面放射学会主席Jie Yang、中华口腔医学会口腔颌面放射学专委会顾问马绪臣教授、口腔放射专委会主任委

员程勇教授、山东省口腔医学会会长魏奉才教授、口腔医学院院长徐欣、党委书记赵华强出席开幕式。开幕式由口腔放射专委会副主任委员张祖燕教授主持。本次大会邀请包括professor Jie Yang、professor Ralf Schulze、professor Paul Van der Stelt 等在内的国内外顶级口腔颌面影像专家学者进行讲学，设立了专家讲座、学者发言、病例研讨等活动，同时举办了口腔颌面影像企业展会，包括中华口腔医学会口腔颌面放射学专委会委员、国内各大口腔医学院校有关领导专家、口腔医学院师生医务员工代表在内的专家学者 300 余人参加了大会。大会以“口腔颌面锥形束CT 临床应用新进展及规范化应用”为主题，同期举行口腔颌面医学影像学病例展示及讨论。

**第九次全国口腔修复工艺学学术大会暨第三届中国优秀口腔技师技术展评会**

时间：2017 年 11 月 15—18 日

地点：陕西省西安市

主办和承办单位：中华口腔医学会口腔修复工艺学专业委员会主办，第四军医大学口腔医学院承办

内容提要：中华口腔医学会名誉会长赵铱民、中华口腔医学会副会长陈吉华以及来自全国近 300 名代表参会，邓中荣院长致开幕词。本次大会的主题是“口腔修复工艺的多学科研究与发展”。大会设立了主题演讲、大会发言、CAD/CAM 实操比赛、壁报展示、技术展评等多种交流形式。来自德国、瑞士、美国、比利时和国内的口腔专家和资深技师分别作了口腔临床修复与技师修复工艺病例技术交流与演讲，内容还涉及数字化临床应用与技工室的数字化技术衔接发展趋势，CAD/CAM 与 3D 打印技术的临床与修复工艺技术的广泛应用等。会议同期举行了中华口腔医学会口腔修复工艺学专业委员会换届改选会议，第四军医大学口腔医学院修复工艺科张春宝主任全票当选第六届口腔修复工艺学专业委员会主任委员。

**第十次全国牙体牙髓病学学术大会**

时间：2017 年 11 月 22—24 日

地点：广东省珠海市

主办和承办单位：中华口腔医学会牙体牙髓病学专业委员会主办，中山大学光华口腔医学院·附属口腔医院承办

内容提要：中华口腔医学会会长俞光岩教授、第五届牙体牙髓病学专业委员会主任凌均棨教授、副主任委员周学东教授、边专教授、梁景平教授、岳林教授、余擎教授出席，全国牙体牙髓病学医务代表 900 余名参加。大会历时 3 天，设名师讲坛、国际大师讲坛、中青年专家论坛、青年学者基础研究论坛和疑难病例多学科综合治疗研讨 5 个专题，内容包括牙体牙髓病治疗的现代观念和多学科联合治疗，涉及临床技术和基础研究。会议对我国牙体牙髓病学近年的基础和临床研究进展、学科现状进行回顾，对发展方向作了展望，分享牙体牙髓专科医生的从医体会与思考，解读口腔健康流行病学调查结果，探讨口腔疾病与全身健康的相互关联。

同期第六届中华口腔医学会牙体牙髓病学专委会成立大会召开，新成立的专委会由 184 名委员组成。选出武汉大学口腔医学院边专教授为主任委员，空军军医大学口腔医学院余擎教授为候任主委，选举首都医科大学(北京口腔医院)侯本祥教授、北京大学口腔医院岳林教授、四川大学华西口腔医学院周学东教授、中山大学光华口腔医学院凌均棨教授、上海交通大学九院梁景平教授、空军军医大学余擎教授六位教授为副主委。

**中华口腔医学会口腔美学专业委员会第三次学术年会会议**

时间：2017 年 11 月 30 日至 12 月 2 日

地点：湖北省武汉市

主办和承办单位：中华口腔医学会口腔美学专业委员会、中国科学技术协会国际科技交流中心主办，武汉大学口腔医学院承办

内容提要：此次会议是我国口腔美学界的

最高等级学术会议，见证了中国口腔美学与时俱进的发展历程。会议邀请了国际知名专家和国内知名专家作专题讲演，内容涵盖牙体美学、牙周美学、修复美学、正畸美学、种植美学等口腔美学的各个方面。会议同期举办第三届口腔美学优秀临床病例展评，为全国口腔美学医师提供良好的交流平台。

**第十二次全国老年口腔医学学术年会暨老年口腔疾病的规范化诊疗研讨会在福州召开**

时间:2017 年 12 月 7—9 日

地点:福建省福州市

主办和承办单位:中华口腔医学会老年口腔医学专业委员会主办，福建医科大学附属口腔医学院承办

内容提要:会议邀请了栾文民、刘洪臣等大陆知名专家学者以及台湾大学牙学院林俊彬教授，进行了关于老年口腔疾病诊疗的专题演讲。会议期间召开了常委会及全委会,老年口腔医学专业委员会主任委员范兵教授在会上作了 2017 年度工作报告，并对 2018 年的工作计划作出介绍。与会委员热烈讨论,为老年口腔医学专委会的发展献言献策。同时，此次会议还进行了老年口腔疾病病例展评，武汉大学口腔医学院周毅副教授以“活动修复体用于重度牙列磨耗老年患者的咬合重建”为题进行了精彩的病例汇报,获得大会专家一致好评,并获得 2017 年老年口腔疾病病例展评一等奖。本次会议的圆满成功为老年口腔医学的合作交流和展示学术水平建立了良好的学术平台，对进一步提高我国老年口腔医疗水平将起到积极作用。

**华东地区第九次口腔医学学术会议**

时间:2017 年 12 月 13—15 日

地点:安徽省合肥市

主办和承办单位:安徽省口腔学会主办，安徽医科大学附属口腔医院承办，上海市口腔医学会、山东省口腔医学会、江西省口腔医学会、江苏省口腔医学会、浙江省口腔医学会和福建省口腔医学会协办，安徽医科大学第一附属医院、安徽省立医院、皖南医学院弋矶山医院、蚌埠医学院第一附属医院、合肥市口腔医院协助承办

内容提要:中国工程院院士张志愿教授、安徽医科大学副校长余永强教授到会致辞、华东六省一市口腔医学会负责人、华东地区口腔高等院校、医疗机构的专家学者、青年博士、临床医师和教师等 450 人出席会议。会议内容包括“特邀专题演讲”、“青年教师教学技能比赛”、“青年医师临床病例汇报”、“高校青年博士论坛”和“口腔临床病例展评”。张志愿院士作“面向 2035 我国口腔健康保健战略”的精彩报告,为与会者勾勒出健康口腔、健康中国蓝图。会议的举办,进一步增强华东地区口腔医学学术大会的影响力和凝聚力，加强区域内的学术交流与合作。安徽省科学技术协会、安徽医科大学对学术会议的召开高度重视,并给予了大力支持。

# 地方口腔医学会会议

**黑龙江省第一届口腔牙体牙髓专委会成立大会**

时间:2017 年 1 月 5 日

地点:黑龙江省哈尔滨市

主办和承办单位:黑龙江省口腔牙体牙髓专委会主办,哈尔滨医科大学口腔医院承办

内容提要:会议选举产生黑龙江口腔医学会口腔牙体牙髓专业委员会第一届委员和青年委员,其中主任委员 1 人,副主任委员3 人,常委 7 人,委员 38 人,青年委员 23 人,牛玉梅教授当选主任委员。来自黑龙江省各县市区的一百余位口腔专业的专家及基层骨干参

加了大会。由仪虹秘书长宣读学会批复文件，牛玉梅教授汇报专委会筹备情况和今后工作计划。黑龙江省口腔医学会张斌会长致词，中华口腔医学会牙体牙髓专业委员会主任委员凌均棨教授致词，中华口腔医学会岳林秘书长致词。全体委员及青年委员合影留念。由凌均棨教授做了题为牙体牙髓微创治疗新视野：牙髓再生治疗——牙髓血运重建术的学术讲座。

**湖北省口腔医学会第四届理事会第八次常务理事会议**

时间：2017 年 1 月 13 日

地点：湖北省武汉市

内容提要：学会边专会长、各位副会长及常务理事等 50 余人参加会议，部分市县口腔医学会负责人、各专委会负责人列席了会议。陈智副会长主持会议。会议期间，边专会长对 2016 年学会工作进行了总结，并就 2017 年工作做规划。李四群秘书长介绍了 2017 年将要召开的第五次全省会员代表大会暨第四届理事会届满换届大会筹备情况，部署第五届理事会理事候选人推荐、会员代表大会代表登记等工作。此后，常务理事们听取了新专委会成立申请汇报，审议并表决通过湖北省口腔医学会牙周病学专委会、口腔颞下颌关节病学专委会、口腔颌面放射学专委会、口腔预防医学专委会四个新专委会成立。会上，还就 2017 年 11 月将在武汉国际博览中心举行的 2017 中国中部(武汉)国际口腔设备材料展览会、中国中部(武汉)口腔医学学术会议、中国口腔医学人才招聘大会筹办情况进行通报。

**首届暨大穗华口腔正畸论坛暨固定与隐形精准矫治技术精英研讨会**

时间：2017 年 3 月 17—19 日

地点：广东省广州市

主办和承办单位：暨南大学口腔医学院、澳门口腔医学会主办，暨南大学附属第一医院口腔中心、附属一院穗华口腔医院承办

内容提要：北京大学口腔医学院教授林久祥、四川大学华西口腔医院赵志河、澳门口腔正畸(矫正齿科)学会会长林巍、中山大学附属口腔医院正畸科蔡斌、暨南大学附属第一医院口腔正畸科孔卫东等近 20 位国内正畸专家出席会议并为学员授课。本次研讨会围绕“精准”正畸的主线，汇集各路名师面对面以病例分析的方法讲授精准正畸治疗三步曲：①精确至毫米级的数值化诊断理论；②矫治方案的制定与矫治器选择原则；③牙齿移动的精细控制。本次会议为学员开启科学与艺术的精准正畸之门，让更多正畸医学受益。

**口腔疾病研究国家重点实验室 2017 年度学术委员会**

时间：2017 年 4 月 12 日

地点：四川省成都市

主办单位：四川大学

内容提要：口腔疾病研究国家重点实验室学术委员会委员、实验室主要学术带头人、四川大学和华西口腔医学院相关领导及实验室中青年学术骨干等出席会议。会议由学术委员会主任、上海交通大学口腔医学院名誉院长邱蔚六院士主持，四川大学副校长李光宪教授致辞，实验室常务副主任陈谦明教授汇报了2016 年度实验室的主要工作，以及 2017 年度工作计划和安排，实验室主任周学东教授回答了学术委员会委员们的提问。学术委员会委员按照科技部相关要求对实验室 2016 年度工作进行了考核，并审议通过2016 年度工作报告。委员们一致认为口腔疾病研究国家重点实验室在 2016 年度的工作成绩突出，2017 年度工作计划切实可行，并对国家重点实验室下一步工作思路献计献策，建议实验室进一步瞄准国际前沿，加强高端人才的内培外引，加大基础研究成果的临床转化与应用，力争在引领国内外口腔医学发展方面做出更大贡献。

**第二届腭裂语音研讨会**

时间：2017 年 3 月 28 日

地点：广东省深圳市

主办和承办单位：四川大学华西口腔医院

主办,深圳市第二人民医院承办

内容提要:中华口腔医学会继续教育项目“第二届腭裂语音研讨会”召开。研讨会的主题是“规范和标准”,分为手术与语音切磋、语音学术研讨和实践操作规范 3 大部分。本次研讨会邀请到了中华口腔医学会会长俞光岩教授、石冰教授、傅豫川教授、王国民教授、马莲教授等国内最著名的唇腭裂手术和语音专家,以及来自全国 62 家医院近百位唇腭裂言语治疗师、医师参会,同时还吸引了不少综合医院的康复治疗师,济济一堂,共商腭裂语音治疗的规范与发展。会议对临床腭裂语音治疗的基本问题和概念进行了梳理,明确了腭裂语音评估与治疗中的常用术语、并初步制定了评估与治疗标准流程,为腭裂语音治疗的规范发展。

**陕西省口腔医学会正畸专会第四次学术年会召开**

时间:2017 年 3 月 30 日至 4 月 1 日

地点:陕西省安康市

主办和承办单位:陕西省口腔医学会口腔正畸专业委员会主办,安康市口腔医学会和安康市中心医院承办

内容提要:会议邀请了中华口腔医学会口腔正畸专委会主任委员、北京大学口腔医学院口腔干细胞研究与再生中心主任周彦恒教授,中华口腔医学会口腔科研管理委员会青年委员、南京医科大学口腔医学院潘永初副教授,第四军医大学口腔医院及西安交通大学口腔医院的专家们授课。陕西省口腔医学会副会长兼秘书长、第四军医大学口腔医院综合科主任陈永进教授,陕西省口腔医学会正畸专业委员会主委、西安交通大学口腔医院党委书记周洪教授,第四军医大学口腔医院邵金玲教授以及安康市卫计委杨彬副局长,安康市中心医院王晓春书记、许真副院长,安康市口腔医学会会长、安康市中心医院口腔科主任余波出席会议开幕式。

本次年会共有 100 余位会议代表参加,11 位专家和正畸医师做了精彩的专题演讲及大会发言,6 位获得“优秀病例”的医师在“病例大赛” 专场与大家分享了他们的临床治疗经验。此外,大会还举行了“病例沙龙”,与大师面对面探讨病例,交流理念。会议期间还开展了“口腔护理四手操作专场”,为护理工作者提供了一个很好的交流平台。本次会议时间虽短,但主题鲜明,议程紧凑,内容充实。

**2017 口腔颌面外科华西高峰论坛**

时间:2017 年 4 月 26 日

地点:四川省成都市

主办和承办单位:四川大学华西口腔医院口腔颌面外科

内容提要:在华西口腔 110 年华诞来临之际,四川大学华西口腔医学院国家临床重点专科——口腔颌面外科主办 2017 口腔颌面外科华西高峰论坛。开幕式上,四川大学华西口腔医学院副院长、中华口腔医学会口腔颌面外科专委会侯任主任委员石冰教授致辞。本次高峰论坛邀请到了上海交通大学第九人民医院张志愿院士、中华口腔医学会会长俞光岩教授、上海交通大学第九人民医院沈国芳教授、台湾长庚医院陈国鼎教授、中国医学科学院整形外科医院归来教授、北京 301 医院胡敏教授、武汉大学口腔医院赵吉宏教授等国内著名专家出席论坛,并就整合医学在口腔医学中的应用、下颌下腺的解剖特点及其临床应用、牙颌面畸形患者正颌正畸联合治疗中的美学考量、唇裂整复术进展、颅眶肿瘤的修复重建、3D 打印实现理想的颌骨缺损修复、预防性拔出有阻生倾向的智齿牙胚的临床意义等内容进行了精彩报告。本次论坛交流精彩纷呈,不仅有本领域最先进的治疗理念与方法,也有对口腔颌面外科临床与科研发展思路的启发,还为口腔颌面外科未来发展提供了方向。

**上海市头颈肿瘤综合治疗论坛**

时间:2017 年 5 月 12 日

地点:上海市

主办和承办单位:上海市抗癌协会头颈肿瘤专业委员会、上海市口腔医学会口腔颌面-头颈肿瘤专业委员会主办,上海交通大学医学院附属第九人民医院、复旦大学附属眼耳鼻喉科医院承办

内容提要:中国工程院院士张志愿教授、上海交通大学医学院附属第九人民医院吴正一副院长、复旦大学附属眼耳鼻喉科医院王德辉副院长、美国约翰·霍普金斯大学医学院Hyunseok Kang 教授、美国凯斯医学中心头颈肿瘤放疗主任 Min Yao 教授、中国台湾台中荣总医院放疗科主任林进清教授等诸多嘉宾参加论坛。朱国培主任医师主持论坛。吴正一副院长代表九院对来自 25 家医院的 150 多名与会专家表示热烈欢迎。中国工程院院士张志愿教授在发言中指出,当前我国头颈肿瘤的治疗方法仍以手术为主。而随着放疗、化疗、靶向治疗以及目前新兴的肿瘤免疫疗法的出现和普及,临床医生需要综合利用这些治疗手段,制定切实有效、有针对性的治疗方案。大会主持人、九院口腔颌面-头颈肿瘤科朱国培主任医师在开幕致辞时表示,当前头颈肿瘤的手术、放疗、化疗、靶向治疗、免疫治疗的有效整合,是规范化治疗和提升患者治疗水平的首选治疗模式。寻找合适的分子标志物、制定合理的治疗方案,需要多中心、各医院、各部门的密切合作,需要医生从多学科角度思考。近年来,随着现代综合诊疗技术的发展,头颈肿瘤的诊治水平和疗效获得一定提高,但总体生存率仍然徘徊在 60%左右。本次论坛深入探讨了各亚部位头颈肿瘤诊疗过程中的热点问题,在规范化综合治疗的基础上,以精确治疗和个体化治疗为主题,邀请国内外放疗、化疗、靶向治疗、免疫治疗、病理学、影像学等诸多学科的专家,共同交流各亚部位肿瘤的临床经验、相关基础研究、规范化手术、化疗和放疗等,讨论靶向治疗和免疫治疗及头颈癌综合治疗的最新进展,并探讨未来发展的趋势。

**上海九院爱丁堡正畸学术论坛**

时间:2017 年 5 月 26 日

地点:上海市

主办和单位:口腔颅颌面科正颌-正畸中心和上海口腔医学会正畸专委会联合主办

内容提要:本次论坛吸引了来自全国各地的 230 多名口腔临床医生参会,主题为“听大师讲数字化正畸”。本次论坛借助上海交通大学医学院附属第九人民医院—爱丁堡皇家外科学院正畸专科医师国际考试中心举办第3次国际考试的契机,邀请伦敦国王大学牙科学院正畸科主任 Dirk Bister 教授、香港牙医学会会长 John Lin 教授、北京大学口腔医学院正畸科曾祥龙教授分别就骨性Ⅱ类、Ⅲ类错合的治疗策略,数字化正畸技术等主题引经据典,论道解惑。讲座内容从循证医学和临床病例报道等多个角度,讨论骨性牙颌面畸形从早期矫正的治疗选择到治疗边界的认知等重要的正畸问题。对于是否进行早期矫正的争论,会上提出了正畸医生较容易忽视的治疗疗效外的重要考虑因素,即早期矫正对降低青少年牙外伤,降低错殆畸形导致的青少年社交焦虑十分有意义。在数字化正畸方面,专家着重介绍了个性化定制的三维打印矫正器的临床应用技巧,大量的临床实例令在场听众受益良多。

**陕西省口腔医学会口腔种植专业委员会成立大会**

时间:2017 年 5 月 4 日

地点:陕西省延安市

主办单位:陕西省口腔医学会

内容提要:陕西省口腔医学会会长赵铱民教授、副会长兼秘书长陈永进教授出席了成立大会。经过投票选举,第一届口腔种植专业委员会共产生 40 位委员,第四军医大学口腔医学院口腔种植科主任李德华教授全票当选第一届委员会主任委员。会上,陈永进副会长宣读了陕西省口腔医学会关于成立口腔种植

专业委员会的决议。刘宝林教授代表顾问向专委会成立表示热烈祝贺。赵铱民会长代表陕西省口腔医学会讲话，对专委会工作提出殷切期望。李德华主任委员作本届专委会工作和发展规划报告。

**第二届中国青少年隐形矫治论坛**

时间:2017 年 5 月 31 日至 6 月 1 日

地点:四川省成都市

主办和承办单位:四川大学华西口腔医院儿童口腔科主办

内容提要:第二届青少年隐形矫治论坛作为华西口腔 110 周年院庆献礼而召开。四川大学华西口腔医院副院长、中华口腔医学会正畸专业委员会前任主任赵志河教授作大会开幕致辞，四川大学华西口腔医院儿童口腔科副主任李小兵教授致欢迎辞。论坛中,李小兵教授进行了以“中国青少年隐形矫治的机遇与挑战”为主题的演讲,另有国内外 7 位专家做了精彩的专题演讲。来自国内外的正畸专家学者共600 余位参加了本次论坛,论坛提供了高水平的学术交流与学习平台，得到与会专家高度好评。本次论坛由李小兵教授发起、成立了中国青少年隐形矫治专家组,发布了首个青少年隐形矫治专家共识。通过两届“中国青少年论坛”的成功举办,其已成为推动中国青少年隐形矫治理论与技术发展的重要力量。通过一年的发展,第二届“中国青少年隐形矫治论坛”规模已扩大三倍,影响力逐步扩展到亚太地区，成为大中华区具有较强影响力与学术水平的专业会议。华西口腔医学院儿童口腔科、儿童早期矫治专科致力于中国儿童错𬌗的预防与阻断矫治,“中国青少年隐形矫治”论坛的成功举办,进一步提升了华西儿童口腔及早期矫治专科在国内外的影响力。

**佳木斯大学首届三江口腔医学论坛**

时间:2017 年 7 月 19 日

地点:黑龙江省佳木斯市

主办单位:佳木斯大学口腔医学院

内容提要:本次论坛共分为 9 个主题,由 9 位口腔医学领域的著名专家进行演讲。中国医学科学院整形外科医院院长祁佐良教授讲座主题为“颅面部整形美容外科的技术进步与风险”;同济大学口腔医学院院长王佐林教授讲座主题为“基于咬合关系牙种植方法的选择”;首都医科大学口腔医院主任潘巨利教授讲座主题为“种植外科的骨增量技术”;吉林大学口腔医院副院长孙宏晨教授的讲座主题为“基于微环境调控的促骨再生”;首都医科大学口腔医院主任鲁大鹏教授的讲座主题为“阻生智齿最新临床分类和微创拔牙技术”;中山医科大学光华口腔医院主任林雪峰教授的讲座主题为“修复治疗的设计思考”的学术讲座;哈尔滨医科大学附属第一医院副 6 院长焦晓辉教授的讲座主题为“先天性唇腭裂序列治疗”;北京大学口腔医院放射线科主任李刚教授的讲座题为“口腔颌面部常见硬组织疾病的影像学表现”;北京协和医院口腔种植中心主任首席专家宿玉成教授的讲座主题为“口腔种植:数字化已经起步”的学术演讲，阐述了口腔数字化发展走过的历程及发展前景。

**陕西省口腔医学会口腔颌面外科专委会第四次学术会议**

时间:2017 年 9 月 1—3 日

地点:陕西省宝鸡市

主办和承办单位:陕西省口腔医学会主办，宝鸡市医学会、宝鸡市口腔医学会、中国人民解放军第三医院承办，宝鸡市高新人民医院和宝鸡市口腔医院协办

内容提要:来自陕西省各市、县及地区的 150 余名代表参加会议。第四军医大学口腔医学院胡开进教授、杨耀武教授、田磊副教授分别就牙及牙槽外科发展史、脉管疾病的诊治和放射性骨坏死的国家标准等做主题演讲。会议同期举行了陕西省口腔医学会口腔颌面外科专业委员会换届会议，口腔医院颌面外科胡开进教授任第二届专委会主任委员,陕

西省口腔医学会陈永进副会长为胡开进教授颁发聘书。何黎升教授任名誉主任委员,田磊副教授任副主任委员,商洪涛副教授、魏建华副教授任常务委员,孔亮、吴炜、侯锐三位副教授任委员,丁明超、邓天阁、杨新杰、薛洋四名主治医师任青年委员。其中,孔亮和薛洋还分别担任专委会学术秘书和工作秘书。与此同时,会议还举办了"技艺之颌——口腔颌面创伤与畸形治疗新技术"学习班,刘彦普、何黎升、马秦、赵晋龙、薄斌、张浚睿、田磊、商洪涛、曹猛等专家教授就口腔颌面部创伤与畸形的治疗进行了精彩讲解,为基层医生提供了理论支持和技术指导。

**《口腔多学科新技术在颅颌面畸形与 牙缺损缺失中的应用》学习班**

时间:2017 年 9 月 1—4 日

地点:云南省大理市

主办和承办单位:四川大学华西口腔医学院主办,大理州第二人民医院、云南省口腔医学会、大理白族自治州医药卫生学会口腔科分会承办

内容提要:本次学习班汇集了来自四川大学、第四军医大学、中山大学、武汉大学、首都医科大学、昆明医科大学口腔医学院的儿童口腔医学、口腔颌面外科学、牙体牙髓病学、牙周病学、口腔种植学、口腔正畸学、口腔修复学、口腔急诊医学等领域的 12 位专家对口腔疾病诊疗中多学科交叉联合应用技术的规范化及新技术的普及推广进行了详细讲解与讨论。此次学习班加强了多学科联合诊疗的理念和相互协作,提升了中国西部贫困地区基层医护人员对口腔相关疾病的诊疗技能,推动了口腔分级诊疗与全民健康工程全覆盖的实施。

**四川省口腔颌面外科专委会 2017 年学术年会**

时间:2017 年 10 月 13—15 日

地点:四川省内江市

主办和承办单位:四川省口腔医学会口腔颌面外科专委会与国家重点临床专科—口腔颌面外科主办,内江市第一人民医院口腔科承办

内容提要:会议旨在加强学术交流,进一步促进四川省口腔颌面外科专业发展。来自四川省内的 140 余名代表参加了会议。会议共收到论文 58 篇,与会代表从基础到临床的各个方面,共同探讨所面临的各种口腔颌面外科学疑难和热点问题,并就口腔颌面外科领域最新研究展开交流。14 日上午,由四川省口腔颌面外科专委会副主任委员兼秘书潘剑教授主持开幕式,内江市第一人民医院副院长张晓东、内江市卫计委副主任蒋鸥出席了开幕式并致辞,四川省口腔医学会副会长兼秘书长郭锡久教授、四川省口腔颌面外科专委会主委李龙江教授分别讲话。

开幕式后,四川大学华西口腔医学院头颈肿瘤外科李龙江教授、唇腭裂外科郑谦教授,四川省人民医院口腔颌面外科费伟教授,四川省肿瘤医院头颈外科李超主任先后作了主题报告。疑难病案讨论环节,华西口腔医学院牙槽外科刘显副教授、刘济远讲师,关节与正颌外科李运峰副教授,宜宾市第一人民医院韦存志医师,四川省人民医院口腔科郭骏副主任医师分别作了主题研讨。参会人员就会议主题,与报告人积极互动、交流,并交换了宝贵意见和建议。

下午,四川大学华西口腔医院创伤与整形外科田卫东教授团队就《数字化外科技术在颅颌面部畸形缺损整复中的临床应用》进行了专题讨论,就数字化技术应用于口腔颌面外科的基础与临床研究进展做了详细阐述,展示了大数据与数字化在临床应用的前景和趋势。

**四川大学华西口腔医学院举办"牙周与口腔多学科综合治疗"国家级 继续教育学习班**

时间:2017 年 10 月 21—22 日

地点:四川省成都市

主办单位:四川省口腔医学会牙周病学专业委员会及四川大学华西口腔医院牙周科主办

内容提要:本次学习班全程围绕"健康口腔牙周护航"的主题,强调了牙周与口腔多学科综合治疗思维的重要性, 介绍了专业、系统、与国际接轨的临床理念与诊疗技术,为口腔专科及全科医生治疗口腔疾病打开了诊疗新思路。来自牙周、种植、修复、正畸、牙体牙髓等领域的海内外专家与学员共聚一堂,共同探讨以牙周病学为中心、联合多学科的口腔疾病综合治疗思维及方法。意大利热那亚大学口腔医学院Giovanni Olivi 副教授, 美国"优秀牙医"沐旭升医生,四川大学华西口腔医学院牙周病科主任丁一教授、放射科主任王虎教授、种植科主任满毅副教授、修复学系副主任王剑副教授、牙周病科赵蕾副教授、颞下颌关节科副主任刘洋副教授就口腔激光、针孔手术技术(PST)、修复-牙周综合治疗等多个议题进行讲授讨论。

**湖北省口腔医学会颞下颌关节病学及殆学专业委员会成立大会**

时间:2017 年 11 月 10

地点:湖北省武汉市

主办单位:湖北省口腔医学会

内容提要:大会通过选举成立了湖北省口腔医学会第一届颞下颌关节病学及殆学专业委员会, 委员会由 1 名主任委员、5 名副主任委员、17 名常务委员、59 名委员组成。武汉大学口腔医学院龙星教授全票当选为湖北省口腔医学会第一届颞下颌关节病学及殆学专业委员会主任委员, 武汉大学口腔医学院邓末宏教授当选为副主任委员。大会由邓末宏教授主持, 武汉大学口腔医学院赵怡芳教授作为湖北省口腔医学会领导出席会议, 宣读湖北省口腔医学会颞下颌关节病学及殆学专业委员会成立的决定, 并代表湖北省口腔医学会发表讲话, 肯定了本委员会的成了对推动湖北省相关疾病临床诊疗水平提高的积极意义,并对新当选委员表示祝贺同时颁发聘书。最后,龙星教授发表任职感言,表示将不畏艰难,勇于创新,和委员们一起使全省颞下颌关节病及殆学诊疗水平再上新的台阶。

**湖北省口腔医学会牙周病学专业委员会成立大会**

时间:2017 年 11 月 11 日

地点:湖北省武汉市

主办和承办单位:湖北省口腔医学会

内容提要:大会通过公开选举成立了湖北省口腔医学会第一届牙周病学专业委员会。委员会由 1 名主任委员、5 名副主任委员、18 名常务委员、44 名委员组成。武汉大学口腔医学院牙周科曹正国教授全票当选为第一届湖北省口腔医学会牙周病学专业委员会主任委员、牙周科副主任董维理教授当选为副主任委员。随着医学科学的发展和生活水平的不断提高, 人们对口腔保健知识和口腔医疗服务的需求日益增长。湖北省口腔医学会牙周病学专业委员会的成立, 对于进一步提升湖北省牙周病的防治水平, 促进武汉市口腔医学事业的发展, 满足人民群众健康需求必将产生积极的促进作用。成立大会后,举办了为期两天的国家级继续医学教育项目——规范化牙周基础治疗学习班。学习班包括理论教学和实践操作, 邀请国内多位牙周病学专家进行讲授, 中华口腔医学会牙周病学专业委员会主任委员王勤涛教授, 候任主任委员闫福华教授, 及中部其他四省牙周病学专业委员会主任委员做了深入浅出的演讲。

**湖北省口腔医学会口腔预防专业委员会成立大会**

时间:2017 年 11 月 11 日

地点:湖北省武汉市

主办单位:湖北省口腔医学会

内容提要:大会通过选举成立了湖北省口腔医学会第一届口腔预防医学专业委员会, 委员会由 1 名主任委员、5 名副主任委员、24 名常务委员、44 名委员组成。武汉大学口腔医学院预防科杜民权教授全票当选为第一届湖北省口腔医学会口腔预防医学专业委员会主任委员,江汉教授当选为副主任委员。中华口腔医学会口腔预防专业委员会主任委员台保军教授应邀出席会议，并代表湖北省口腔医学会发表讲话。台保军教授首先肯定了湖北省牙防工作过去 30 年来取得的成绩和进步，强调口腔健康教育工作的重要性，以及专委会成立后对今后湖北省口腔预防工作的推进作用。同时，希望新成立的专委会能够不负众望，树立领跑形象，创造辉煌成绩。最后，杜民权教授发表任职感言，表示将不畏艰难，勇于创新，和委员们一起力争使全省口腔预防事业迈上一个新台阶。

**四川省心理护理专委会成立大会暨第一次学术会议**

时间：2017 年 11 月 13—16 日

地点：四川省成都市

内容提要：来自省内 21 个地、市（州）120 余位临床护理人员及心理护理爱好者参加了此次大会。成立大会由四川省护理学会副秘书长祝玭主持，四川省护理学会理事长、四川省人民医院护理部主任温贤秀，四川省护理学会秘书长周昌华出席了成立大会。四川大学华西口腔医院护理部刘帆副主任应邀出席了本次会议，唇腭裂外科护士长龚彩霞副主任护师当选本届心理护理专委会侯任主任委员。同时，在此次大会上，龚彩霞老师应邀作了"护士的心理健康与调适"专题讲座，并在"心理护理在临床如何开展专题论坛"环节进行了精彩的发言，得到了参会者的广泛认可和一直好评。龚彩霞老师表示，她将努力将自己所学到的心理护理知识和技术运用到今后的工作中，不仅将华西口腔医学院的心理护理成果进一步推广和发扬光大，更要发挥对全川乃至全国心理护理发展的引领作用。

**湖北省口腔医学会第五次全省会员代表大会**

时间：2017 年 11 月 13 日

地点：湖北省武汉市

主办和承办单位：湖北省口腔医学会

内容提要：湖北省口腔医学会第五次全省会员代表大会召开。中华口腔医学会俞光岩会长、湖北省民政厅社团管理局姜健处长、湖北省医学评价与继续教育办公室宋咏堂副主任出席了大会，会议由第四届理事会副会长王汉明主持，通过无记名投票方式，选举产生了湖北省口腔医学会第五届理事会，选举武汉大学口腔医院副院长、湖北省口腔医学会第四届理事会副会长陈智教授担任会长。湖北省口腔医学会第四届理事会边专会长作了第四届理事会工作报告。报告指出湖北省口腔医学会严格按照《学会章程》规定的业务范围及第四届理事会制定的目标和任务，坚持为口腔医学会工作者服务，开拓进取，圆满完成了第四届理事会的各项工作任务。通过"加强党的建设、认真落实反腐倡廉精神""建立健全学会组织机构与规章制度""积极发展会员、建设会员之家""积极开展学术交流活动、促进口腔医学发展""积极开展会企合作，打造中部口腔医学会展览盛会""组织参与社会公益活动，提高人民群众口腔健康水平""积极完成卫计委等上级单位交办的各项任务"七大方面坚持履行学会的责任和义务。大会对第四届理事会财务工作报告，章程修改说明进行了审议，获得代表的一致通过，同时对第五届理事会理事、常务理事、秘书长、副会长、会长选举办法进行了审议，也决定设立第五届理事会监事会，审议通过了监事会选举办法及监事会成员提名。

**西北民族大学口腔医学国家民委重点实验室暨甘肃省口腔疾病研究重点实验室学术委员会会议**

时间：2017 年 11 月 17 日

地点：甘肃省兰州市

主办单位：西北民族大学口腔医学院

内容提要：口腔疾病研究国家重点实验室主任、教育部高等学校口腔医学专业教学指导委员会主任委员、中华口腔医学会副会长、甘肃省口腔疾病研究重点实验室暨口腔医学国家民委重点实验室学术委员会主任委员周学东教授，武汉大学口腔医学院副院长、中华口腔医学会常务理事陈智教授，四川大学口腔疾病研究国家重点实验室副主任于海洋教授，广西医科大学口腔医院副院长陶人川教授，以及兰州大学、甘肃省人民医院、甘肃省中医药大学等单位的口腔专家、学者参会。会议由口腔医学国家民委重点实验室主任、口腔医学院副院长包广洁教授主持。西北民族大学副校长何烨教授代表主办单位致欢迎辞。甘肃省口腔疾病研究重点实验室主任、西北民族大学口腔医学院院长李志强教授汇报了实验室建设情况、取得的成果以及今后实验室的发展规划。参会专家充分肯定了重点实验室一年以来的工作业绩及在学科发展、人才培养方面做出的努力，并且专家结合各自研究方向就各民族口腔医学理论和如何建设实验室特色发展等方面展开了讨论，发表了建设性意见和建议。重点实验室学术委员会主任委员周学东教授发表讲话，对重点实验室近几年的工作给予了充分肯定和高度评价，强调实验室要继续打好民族牌与特色牌"两手牌"，充分利用资源与民大的优势资源相结合，以推动实验室特色发展和在地区发挥科技引领作用。

会议分为工作汇报、专家审议和学术报告三部分。学术委员会会议专场学术报告，分别由周学东教授、陈智教授、于海洋教授、陶人川教授、李应存教授做学术报告。会议带来了口腔医学的新理念、新技术、新方法各省区的学术交流、科研协作、合作共赢搭建了新的平台；在促进西部口腔医学的学术繁荣、人才成长、科技创新成果转化和口腔疾病防治事业的发展中，发挥了重要作用；同时也传播了一带一路的理念，推动了一带一路的人文卫生建设的发展。

**唾液腺疾病诊治新进展和上颌骨肿瘤的诊治继教班**

时间：2017 年 11 月 17—18 日

地点：山西省太原市

主办和承办单位：北京大学口腔医院口腔颌面外科主办，山西省人民医院承办

内容提要：中华口腔医学会会长俞光岩教授为两个学习班的开班致辞，俞教授提到：唾液腺和上颌骨的疾病是口腔颌面部常见疾病。近些年来，这两个领域的临床诊疗技术取得显著进展，新的理论、新的知识、新的技术不断出现；北京大学口腔医学院口腔颌面外科在这两个领域取得了显著成绩，积累了丰富经验。举办这两个学习班，将较为成熟的经验在全国各地推广应用，并与参加学习班的同道就共同关心的问题一起交流和讨论，相信能够推动我国唾液腺和上颌骨疾病诊治的进一步深入发展。来自全国各地的近 50 名学员参加了两个学习班项目，北京大学口腔医院和山西省人民医院的讲师们，分别就唾液腺肿瘤的诊治、唾液腺内镜的应用、IgG4 相关唾液腺炎的诊治、下颌下腺移植治疗重症干眼症技术、移植腺体分泌机制研究；以及上颌骨肿瘤诊断与治疗、上颌骨缺损修复与重建的新理念与新进展、放射性粒子植入、游离组织瓣修复上颌骨缺损、种植修复及数字化技术的应用等，做了全面系统的讲授，受到学员们的一致好评。

**湖北省口腔医学会美学专业委员会成立大会**

时间：2017 年 11 月 30 日至 12 月 2 日

地点：湖北省武汉市

主办和承办单位：中华口腔医学会口腔美学专业委员会主办，武汉大学口腔医学院承办

内容提要：11 月 30 日晚，美学专委会全体委员会议在武汉大学召开。武汉大学口腔医学院陈智副院长主持会议，边专院长致辞并祝贺美学专委会学术年会的召开。随后，美学专委会主任委员作了 2017 年度工作报告，并对 2018 年的工作计划作介绍，与会委员热烈讨论，为口腔美学专委会的发展献言献策。12 月 1 日，美学专委会学术会议正式开幕。首先举行了湖北省口腔医学会美学专业委员会成立仪式，武汉大学口腔医学院颌面外科赵吉宏教授当选为第一届主任委员，

刘思颖为专委会常委及工作秘书。随后的开幕演讲特别邀请到了武汉大学艺术学院刘丹丽教授,她为大会做了“民族歌剧的独特魅力”的专题演讲。12 月 2 日,口腔美学病例展评火热展开。

**北京口腔医学会医院管理分会换届会议暨北京市口腔医疗质控管理工作会议**

时间:2017 年 12 月 15 日

地点:北京市

内容提要:管理分会和口腔质控中心共计 52 名委员参加了会议。会议首先进行了北京口腔医学会医院管理分会换届工作。管理分会第一届主任委员郑东翔做了《第一届管理分会工作总结》。经过选举流程,北京口腔医院副院长厉松当选北京口腔医学会第二届医院管理分会主任委员,46 名口腔专家、监督管理人员当选委员。北京口腔医学会会长孙正对第一届管理分会工作给予了肯定,并希望第二届管理分会继续深入开展医院管理工作。会议的第二部分由口腔质控中心主任、北京口腔医院副院长厉松对 2017 年度的质控工作做了简要回顾,对即将开展的工作进行了简要说明。国家口腔质控中心执行主任、北京大学口腔医院副院长张伟介绍了国家口腔质控工作开展情况以及 2018 年的工作设想。会议的第三部分进行了“北京市口腔医疗质量控制和改进中心基本技能培训基地授牌仪式”。经过申报、现场评估等环节,北京市石景山医院、北京大兴兴业口腔医院和首都医科大学附属北京友谊医院新华医院获得了“北京市口腔医疗质量控制和改进中心基本技能培训基地”称号,口腔质控中心主任厉松为其授牌。会议的第四部分由北京市口腔质控中心办公室主任、北京口腔医院医务处、疾控处处长苏静介绍了“口腔医疗机构医院感染管理专项评价调研工作”,从组织实施、调研问卷结果、现场评价结果、指标监测结果、明年工作重点等方面进行了讲解。最后,北京大学第三医院口腔科主任王霄进行了“综合医院口腔科的学科建设”的演讲,从科室基本情况、口腔学科现状、综合医院口腔科的发展定位及学科发展模式思考等方面分享了心得体会。

**上海市口腔医学会第三届口腔黏膜病专业委员会换届大会暨第一次全体委员会**

时间:2017 年 12 月 17 日

地点:上海市

主办单位:上海市口腔医学会

内容提要:会议由第二届口腔黏膜病专业委员会常委兼工作秘书沈雪敏副主任医师主持,上海市口腔医学会名誉理事长周曾同教授、上海市口腔医学会秘书长黄正蔚主任医师到会祝贺并致辞。第二届口腔黏膜病专业委员会主任委员唐国瑶教授做“上海市口腔医学会第二届口腔黏膜病专业委员会工作报告”。会议选举产生了第三届上海口腔医学会口腔黏膜病专业委员会,唐国瑶教授任主任委员,周曾同教授任名誉主任委员,王小平、孙红英、沈雪敏、胡晔任副主任委员,周永梅等 10 人任常务委员,王丽珍等 29 人任委员,吴岚任专委会学术秘书,施琳俊任专委会工作秘书。新当选的主任委员唐国瑶教授代表新一届专委会作了发言。新一届专委会将从以下 6 个方面推进口腔黏膜病事业发展:①促进临床诊疗规范;②促进专业人才培养;③促进学术交流活动;④促进学科体系建设;⑤促进科学普及工作;⑥促进专委会自身建设。换届改选大会结束后召开了第一次全体委员会议,会议主题是“口腔黏膜与系统性疾病”专家论坛。专委会邀请口腔黏膜病科周曾同教授、血液科主任朱琦教授、风湿免疫科主任赵福涛教授和口腔病理科王丽珍副教授,就“口腔黏膜与系统疾病”作精彩的学术报告。

**首届京津冀口腔正畸学术论坛暨口腔正畸高效矫治学习班**

时间:2017 年 12 月 17 日

地点:北京市

主办和承办单位:北京口腔医学会口腔正

畸专委会、天津口腔正畸专委会、河北医科大学口腔医学院联合主办，首都医科大学附属北京口腔医院正畸科承办

内容提要:论坛云集京津冀三地知名正畸专家。白玉兴教授带领的北京专家团队:厉松教授、李巍然教授、黄晓峰教授、徐娟教授;李洪发教授带领的天津专家团队:郑朝教授、苍松教授;马文盛教授带领的河北专家团队:卢海燕教授、单丽华教授出席论坛。来自北京、天津、河北的百余名正畸医生参会。首先,中华口腔医学会副会长、中华口腔医学会口腔正畸专业委员会主任委员、北京口腔医学会口腔正畸专业委员会主任委员、首都医科大学附属北京口腔医院院长白玉兴教授致辞。白玉兴教授首先对来自北京、天津、河北的正畸界参会代表表示热烈欢迎，随后对三地口腔正畸在国家京津冀协同发展战略大背景下,如何协同发展进行了展望。随后,京津冀三地知名正畸专家围绕新技术、新理念进行了学术演讲。

**陕西省口腔医学会儿牙专委会举办学术年会**

时间:2017 年 12 月 18 日

地点:陕西省西安市

主办和承办单位:陕西省口腔医学会儿童口腔医学专业委员会主办，第四军医大学口腔医学院儿童口腔科承办

内容提要:来自省内的百余名儿童口腔医学工作者参加。中华口腔医学会名誉会长、第四军医大学口腔医学院赵铱民教授应邀莅临并发表开幕词。他肯定了陕西省儿童口腔医学近年来取得的进步，并结合口腔医学发展趋势对陕西省儿牙发展方向提出了希冀和要求。随后,陕西省口腔医学会副会长、西安交通大学口腔医院党委书记周洪教授，中华口腔医学会儿童口腔医学专业委员会主任委员、第四军医大学口腔医学院儿童口腔科主任王小竞教授，南京医科大学附属口腔医院副院长梅予锋教授分别针对儿童青少年错殆畸形早期矫治，儿童牙髓病诊疗和儿童口腔诊疗行为管理这三大热点问题进行了精彩演讲。多名学者也对儿童口腔医学临床前沿进行了汇报和经验分享。会议还同期召开了陕西省口腔医学会儿牙专委会第一届委员会第四次常委会及第三次全委会。

**首届华南口腔医学博士生学术论坛**

时间:2017 年 12 月 21 日

主办和承办单位:中山大学光华口腔医学院

内容提要:四川大学华西口腔医学院陈谦明教授、北京大学口腔医学院周永胜教授、第四军医大学口腔医学院陈发明教授、首都医科大学口腔医学院范志朋教授、中山大学光华口腔医学院程斌教授担任评委，来自北京大学、空军军医大学等国内七所知名高校50余名博士生参加论坛。林正梅副院长主持开幕式。程斌院长致辞,指出光华口腔医学院积极推进中山大学“教育高地”建设,重点实施研究生教育创新工程，希望此次论坛能够为国内博士研究生学术交流搭建良好平台,共同探索科学问题,交换学术想法,分享研究结果,为促进口腔医学学科发展贡献力量。论坛汇报阶段由陈谦明教授主持。13 位博士生依次上台,自信大方、侃侃而谈,通过限时 6 分钟的 PPT 主题讲解，向评委和听众展示了自己在学术领域中所取得的重要成果，充分展现体现了丰富的专业知识和优秀的学术素养。每位博士生演讲完毕后,评委专家针对答辩者的汇报内容进行认真点评和提问，从研究内容、实验设计乃至 PPT 制作提出了指导性意见和建议。

陈谦明教授代表评委组进行总结发言，光华口腔医学院搭建了华南口腔医学博士生学术论坛，为全国口腔博士生提供一个多领域的学术交流平台,有助于促进临床、转化、材料、肿瘤等多学科领域的交叉融合,拓宽博士生的学术视野,加强校际沟通与交流,非常值得感谢和赞叹;专家认真点评指导,展现了对学术真理孜孜以求的精神，向在场听众传递了满满的正能量；各位博士生在参加学术

会议时，切记要认真准备，亲力亲为，有助于充分展现自己扎实的学术功底和研究成果。论坛角逐出“光华优秀论文奖”一等奖 3 名(杨博、胡亮、郭皓)、二等奖 4 名(陈一辰、周鑫、贺小涛、戚朦)、三等奖 6 名(马雁崧、冯丹、朱丽芳、杨文文、俞艳、曾秉辉)。

**北京口腔医学论坛口腔护理管理论坛**

时间：2017 年 12 月 15 日

地点：北京市

主办单位：北京口腔医学会护理专委会

内容提要：北京地区各级口腔医疗机构百余名护理人员参会。会议由护理专委会主任委员王鸣主持，北京口腔医学会会长孙正首先进行大会致辞。论坛以“创新 提高 发展”为主题，邀请北京护理学会秘书长李春燕、美国加州牙医助手培训中心创始人蔡璐女士、中华口腔医学会口腔护理专委会主任委员李秀娥和北京口腔医院护理部主任王鸣演讲授课。专家们从护理专业发展促进护理品质提升讲起，到如何通过护士个人素质的提高从而做好一名专业牙科护士，以及口腔门诊护理质量规范化管理，助疗配合过程中的细节、感控、安全管理等，从不同角度诠释了口腔护理管理及专业发展所面临的问题。与会人员与老师积极互动，共同探讨口腔护理管理的“创新 提高 发展”。

讲座结束后，北京口腔医学会护理专委会召开了全体委员大会，王鸣主任委员总结了专委会 2017 年各项工作，介绍了 2018 年工作设想及计划，提出明年专委会将在口腔护理学术分享、口腔护理操作技能标准培训方面开展活动，希望大家积极参与，发挥北京口腔医学会的平台作用，共同促进口腔护理专业发展。

# 中国医师协会口腔医师分会会议

**中国医师协会口腔医师分会口腔种植医师工作委员会成立会议**

时间：2017 年 4 月 19 日

地点：北京市

主办单位：中国医师协会口腔医师分会口腔种植医师工作委员会

内容提要：中国医师协会杨民常务副会长、口腔医师分会郭传瑸会长出席并做重要讲话。会议由张伟副总干事主持。口腔医师分会郭传瑸会长宣读口腔种植医师工作委员会成立批复，中国医师协会杨民副会长代表医师协会祝贺并讲话，并和郭传瑸教授一起为口腔种植医师工作委员会的主委、副主委和委员颁发了聘书。中国医师协会口腔医师分会副会长、口腔种植医师工作委员会主任委员林野教授做了“口腔种植医师工作委员会工作任务报告”。指出，口腔种植医师工作委员会作为口腔医师分会里的第一个具有临床专业性质的工作委员会，应成为一支推动学科可持续快速发展和提高整个地区与国家种植医师队伍整体水平的专业志愿者团队；委员会的所有成员应成为所在区域引导和积极带动口腔种植诊疗科学化、专业化、规范化、同质化的旗帜与标杆；委员会还应加强口腔种植医师的自律与维权，推动种植医师队伍建设；同时，委员会必须做好自身建设，每年召开一次全体委员的培训会议和述职工作会议。各位委员就发展会员，学术会议、口腔种植专业医师准入等问题进行了讨论。会议还请中国医师协会毕业后医学教育部邢立颖副主任为各位委员做了题为“住院医师规范化培训制度建设进展”的专题报告。

口腔种植医师工作委员会按照《中国医师协会二级机构管理规定》相关要求经口腔医师分会第四届常委会通过及中国医师协会批准成立。经口腔医师分会第四届委员会委员单位推荐，产生口腔种植医师工作委员会候选人共计 45 人,其中主任委员 1 人,由口腔医师分会林野副会长担任，副主任委员 5 人(李德华,施斌,赖红昌,袁泉,张宇)。

**第一届口腔医师高端论坛**

时间:2017 年 6 月 9—10 日

地点:北京市

主办和承办单位:国家卫生计生委国际交流与合作中心主办,中国医师协会口腔医师分会承办

内容提要:200 余名参会者，涵盖口腔医学生、年轻医师、医院管理者、医疗行业组织领导等。口腔医师高端论坛旨在展现口腔医学名师风范,传承口腔医学人文经典,邀请国内口腔医学专业著名专家、名医名师畅谈。

首届论坛邀请中华口腔医学会名誉会长/中国医师协会副会长王兴教授、第四军医大学原校长/军事口腔医学国家重点实验室主任赵铱民教授、四川大学党委副书记/四川大学华西口腔医学院院长周学东教授三位口腔医学界领军人物分别就“临床研究——临床医生成长之路”“引领你的团队”“人文育医——文化是医院持续发展的动力”进行专题讲座。王兴教授通过自身丰富的口腔正颌外科临床研究经历结合国外乡村医师成才的典型事例，从当前口腔医学发展的制约与瓶颈、优秀临床医生的造就与成长、医学研究的反思、口腔医学事业发展的现实需求、开展临床研究的历史机遇等五个方面进行论述,提出医学研究应当立足于临床一线工作，具有高水平临床实践技能的口腔临床医生是当前口腔医学事业发展的稀缺资源。赵铱民教授结合自己作为解放军少将的戎马生涯，通过一个个生动鲜活、引人入胜的故事阐述团队领导应当具备的素质与能力——智力、监督力、自信力、主动、果决、宽容、公正,当讲述国防英雄背后鲜为人知的英勇事迹。担任四川大学华西口腔医学院院长 20 余年的周学东教授，以实例展示华西口腔深厚的历史文化积淀以及蓬勃向上的医院文化建设，提出医院文化是医院核心价值观、服务理念、行为规范、道德准则的集中体现,是医院集体品格和精气神,是医院持续发展的根基。三位专家分别就医师个人成长、医学团队组织、医院人文建设三个层面进行报告，由点及面、深入浅出、发人深省,同时亦饱含着口腔医学大师对于医学人文精神的执著与感悟，对爱国主义精神的深刻理解与践行。

**第十五届口腔医师论坛**

时间:2017 年 6 月 9—10 日

地点:北京市

主办和承办单位:国家卫生计生委国际交流与合作中心主办,中国医师协会口腔医师分会承办

内容提要:本次论坛参会者达 500 人次,来自 24 个省、市、自治区,其中六成以上参会者来自民营医疗机构,多数为中、初级口腔医师,同时有医学生、护理、管理等人员。

本次论坛邀请了北京大学口腔医学院高学军教授、华红教授、上海市口腔医院·复旦大学附属口腔医院刘月华教授，同济大学口腔医学院王佐林教授分别就“风险意识与医患沟通(牙体牙髓病学专业)”“口腔黏膜病临床诊治思路及风险防范”“正畸风险管理”“牙种植术中全身状态的风险监护”进行专题报告，内容涉及以科室资深管理者身份讲解医疗风险认知、充分的医患沟通、尊重患者以及患者的理解与参与是防范医患矛盾的密匙；针对口腔黏膜疾病特点与临床上易漏诊、误诊的现状，通过典型病例介绍口腔黏膜病的基本诊治思路；通过展示大量病例揭示正畸治疗存在的风险,提出诊疗过程中医患沟通、全面诊断、精准施治、重视保持的风险管理措施；以 7 个亲自完成的种植手术为例剖析种植手术安全与患者全身状况的密切关系,说明术中监控患者生命体征变化并做出相应处置是最为关键的环节。专家们从医疗风险与患者安全、口腔疾病规范化诊疗等方面入手，

结合自身临床经验与大量病例进行授课。

**全国口腔器械消毒灭菌技术操作规范培训会**

时间:2017 年 7 月 6—7 日

地点:湖北省武汉市

主办和承办单位:中国医师协会口腔医师分会主办,武汉大学口腔医院、湖北省口腔医学会、湖北省口腔医疗质量控制中心承办

内容提要:本次研修培训由国家卫计委医政医管局医疗质量处樊静处长就"加强院感防控 保障患者安全"做专题报告,从我国医院感染的基本情况、口腔诊疗中的医院感染问题两方面分别进行阐述,针对口腔专业院感防控提出"健全制度、落实标准,强化培训、提高认识,合理设计布局、规范诊疗操作,规范器械清洗消毒灭菌技术操作"等四项要求。国家医院感染质量管理与控制中心付强主任就"中外医院感染管理实践策略比较分析"进行报告,通过国际视域审视中国现实感控问题,借鉴国际经验完善中国感控实践,树立循证、科学的医院感染防控意识,规范执业行为为本,立足本职参与感控实践。

研修班同时邀请来自北京市医院感染质量控制与改进中心、湖北省武汉市疾病预防控制中心、医院评审评价的国家级院感专家就《医院医用织物洗涤消毒技术规范》《医疗机构环境清洁卫生技术与管理规范》、感染管理与质量控制的理论与实践等内容进行授课。针对国家卫生计生委于 2017 年 6 月 1 日在全国范围内正式颁布实施的《口腔器械消毒灭菌技术操作规范》,研修班进行了重点宣讲与培训。由主持课题的北京大学口腔医院及参与课题的首都医科大学附属北京口腔医院、中山大学光华口腔医院、吉林大学口腔医院等口腔业内相关医院感控专家对规范进行详细解读。

参加本次培训的学员共计 157 人,其中,湖北本省 90 人,外省、市 67 人,主办单位武汉大学口腔医院另有 54 人参加培训。学员分别来自 19 个省市自治区的 47 家医疗机构,其中,25 家口腔专科医院 121 人参会,11 家综合医院口腔科 23 人参会,8 家民营口腔医疗机构 11 人参会,1 家社区医疗机构 2 人参会。培训也得到中国医师协会口腔医师分会委员单位的大力支持,共有 25 家委员单位派出 123 人参会。

**2017 年全国住院医师规范化培训高峰论坛**

时间:2017 年 9 月 9 日

地点:北京市

主办单位:中国医师协会

内容提要:来自全国 31 个省(区、市)的住培管理干部、带教老师、住院医师等 6 000 余人出席。会议主题为"落实制度、强化管理、提升质量",国家卫生计生委副主任曾益新出席并致辞。曾益新指出,建设健康中国,基础在教育,关键在人才。培养和储备医学人才是卫生与健康事业可持续发展的重大基础性工程,历来得到党中央、国务院高度重视。今年 7 月,国务院办公厅印发《关于深化医教协同进一步推进医学教育改革与发展的意见》,全面提升医学教育质量正是新一轮医学教育改革的重要内容。曾益新强调,要坚持把医学教育和人才培养摆在卫生与健康事业优先发展的战略地位,加快建立具有中国特色的标准化、规范化医学人才培养体系。要以提高人才培养质量和保障住院医师待遇为重点。各省级卫生计生部门要对本辖区培训基地实行指导监管全覆盖,把住培制度要求落到实处,为健康中国建设提供可靠的人才支撑。

**口腔医师风险防范与权益维护高级研修班**

时间:2017 年 11 月 8—9 日

地点:辽宁省沈阳市

主办和承办单位:中国医师协会口腔医师分会主办,中国医科大学口腔医学院承办

内容提要:来自 24 个省、市、自治区 45 家医疗机构 230 余名代表参会。辽宁省卫计委、中国医科大学有关领导、中国医师协会口腔医师分会会长/北京大学口腔医学院院长郭传瑸教授、中国医科大学口腔医学院卢利

院长出席研修班开幕式并致词。本次研修班邀请了最高人民法院周加海主任、国家卫计委宣传司宋树立副司长、公安部治安局孙海波副处长、北京大学孙东东/王岳教授、中国传媒大学媒介与公共事务研究院郭晓科副院长、中国医师协会法律事务部邓利强主任、中国医科大学口腔医院卢利院长以及北京大学口腔医院沈曙铭副研究员等领导和专家分别就“涉医违法犯罪的法律制裁”“做好新形势下卫生计生宣传工作”“对当前医院安全问题的思考”“医师执业中的有关法律解析”“医师维权与医患关系重构”“医院媒体关系管理与风险沟通”“口腔医师风险防范与权益维护”“中国医科大学附属口腔医院防范医疗风险的经验”等进行了专题报告，主要内容：①有关惩处涉医违法犯罪的法律依据与犯罪行为界定；②在“三会一纲要”历史形势下国家卫计委宣传司的工作任务与保障措施；③医院安全突出问题与伤医、闹医事件的处理措施（附典型案例报告）；④医师执业风险来源与《侵权责任法》要点解析；⑤“患者中心主义”的回归与重构；⑥医疗机构舆情事件引发的公共关系成功管理策略；⑦中国医师执业状况研究与医患关系思考；⑧医疗风险防范经验介绍；⑨中国卫生事业现状与典型医疗风险案例回顾等。研修班同时安排了与口腔医疗及风险管理专家互动交流环节，就参会代表关注的医疗机构日常安全管理措施、医学人文教育培养、风险管理流程控制、民营口腔医师维权等进行了深入探讨。

## 口腔设备器械展览会暨学术研讨会

**第十六届中国（西部）国际口腔设备与材料展览会暨口腔医学学术会议**

时间：2017 年 4 月 25—28 日

地点：四川省成都市

主办和承办单位：中国西部口腔医学协作组、四川省口腔医学会、陕西省口腔医学会、重庆市口腔医学会、四川大学华西口腔医学院、第四军医大学口腔医学院、重庆医科大学口腔医学院。

内容提要：西部国际口腔展是西部地区规模最大、影响力最强的专业口腔展览会。本届展会的展览面积达 36 000 平方米，吸引了来自 17 个国家和地区的 480 家参展企业，数量较上一年增长 11%，国际品牌参展率占27%，展会规模创历史之最。四天的展会吸引了 25 680 名的专业买家及医生前来参观展会。西部国际口腔展已成为西部地区口腔医疗行业学习和采购的一站式最佳贸易平台。此次展览会来自德国、韩国、美国、日本、奥地利、英国、西班牙、荷兰、瑞士、芬兰、中国香港、中国台湾等 17 个国家和地区的国际展商都把先进牙科技术、设备带来展会现场。为期四天的展览，共吸引了 41 627 人次的专业观众到场参观，参加学术会及培训班有 6 958 名口腔医生。今年西部国际口腔展上，共有 8 家来自美国的参展企业。美国驻成都总领事馆商务领事徐稳沛受邀参加展会开幕式。美国驻成都总领事馆商务处首次在展会现场举办主题为“美中牙科商情报告论坛”的交流会，积极推广美国领先的口腔医疗技术和优势。现场还邀请到了 3D Systems 中国区总裁周美芳女士作演讲嘉宾，主讲“3D 打印在口腔医疗领域的应用”。

**丝绸之路国际口腔医学论坛暨丝绸之路国际口腔器材设备药品展览会**

时间：2017 年 8 月 17—19 日

地点：陕西省西安市

主办和承办单位：丝绸之路国际口腔医学论坛组委会；西安迈孚会议展览服务有限公司

内容摘要：口腔医学专家及会议代表共 2 000

余人参会,展会举办了 15 个专科论坛,8 个专科培训班。在陕、甘、宁、青、新、晋、豫、蒙 8 省(自治区)口腔医学会,中国人民解放军口腔医学会和 18 家口腔医(学)院的共同发起主办下,第二届丝绸之路国际口腔医学论坛暨丝绸之路国际口腔器材设备药品展览会启幕。此次论坛邀请了众多位国内外知名专家学者，面向临床技术及研究展开百场丰富多彩的学术交流活动,内容包括数字化口腔论坛、口腔修复论坛、口腔种植论坛等 11 个专题研讨会、继续教育学习班、现场操作演示、优秀病例展评、相关产品的展示、推介、使用培训等项目。同期举办的丝绸之路国际口腔器材设备药品展览会,有来自美国、德国、法国、英国、日本、瑞士、韩国等 200 多家企业,分别展出国际最前沿的新产品和新技术。口腔医学专家及会议代表共 2 000 余人参加会议。

**第二十一届中国国际口腔器材展览会暨学术研讨会**

时间:2017 年 10 月 25—28 日

地点:上海市

主办和协办单位:中国国际科技会议中心、上海交通大学医学院附属第九人民医院和上海博星展览有限公司联合主办，上海市口腔医学会、上海交通大学口腔医学院、上海市口腔医学研究所、同济大学口腔医学院和复旦大学附属口腔医院联合协办

内容提要:本届展会展示面积近 50 000平方米,汇聚了来自 25 个国家和地区的 800 多家展商,吸引了专业观众 98 500 人次前来参观洽谈。展会期间,世界知名口腔企业展示了口腔医疗设备、器械、材料的最新产品、技术与解决方案,包括口腔内科、口腔外科、口腔修复、口腔正畸、口腔种植、义齿加工、口腔保健等各个领域。同期举办的 200 多场课程,邀请了约 200 位演讲者，就行业的热点话题及面临的具体问题展开了深入探讨。大会顾问委员会主席由邱蔚六院士担任，大会联合主席为张志愿院士和俞光岩会长，专家委员会主席为俞光岩会长，组织委员会主席为沈国芳院长,并得到近 200 家全国各省、市口腔医学院、口腔医院的大力支持。

同期活动包括中国国际口腔学术研讨会、中国上海国际口腔修复大会、口腔种植国家级继续教育学习班、实用口腔数字化种植解决方案集锦、儿童错𬌗早期矫治高峰论坛、上海口腔正畸大师论坛、口腔修复工艺实操展示暨医技交流会、经典案例技术分析研讨会、中国民营口腔经营管理高峰论坛、牙医人文修养论坛、展商技术交流会、Workshop 培训班、两岸口腔医疗学术交流论坛和北京开业名医谈口腔诊所经营成功之道等，赢得了与会医生的一致好评。

**中部国际口腔展与口腔医学学术会议**

时间:2017 年 11 月 11—13 日

地点:湖北省武汉市

主办单位:湖北省口腔医学会、安徽省口腔学会、河南省口腔医学会、湖南省口腔医学会、江西省口腔医学会、中英合资湖北好博塔苏斯展览有限公司主办

内容提要:会议吸引了 12 000 名口腔医生、实力买家及市民、学生等参加。开幕式由武汉大学口腔医学院党委副书记台保军主持,武汉大学党委常务副书记黄泰岩，武汉市人民政府会展办公室副主任蔡东霞，武汉市汉阳区政府会展与物流中心副主任牛海彤，中华口腔医学会名誉会长赵铱民,副会长边专、凌均棨、刘洪臣、卢海平,副监事长黄洪章,副秘书长陈铭等出席开幕式，湖北省会展业商会会长、湖北好博塔苏斯展览有限公司董事长王曲径出席开幕式并剪彩。安徽省口腔医学会会长、安徽医科大学口腔医学院院长何家才,河南省口腔医学会会长曹选平,湖南省口腔医学会会长翦新春 ，江西省口腔医学会会长朱洪水,南昌大学口腔医学院院长杨健,中南大学湘雅口腔医学院党委书记黄俊辉,郑州大学口腔医学院院长王庆祝等出席。

展会将口腔医学学术会议、口腔人才招聘大会和口腔展览会三会合一，是国内第一个将三会融合的口腔展会。展览面积 15 000 平方米，参展企业 200 家，展位数达 350 个；招聘单位 103 家，前来应聘学生近 1 000 人；学术会议共设 25 个会场，医学会议场次 178 场，授课嘉宾 200 位，与会注册代表 1 100 人；同时现场还设 7 个培训班，5 大手术实操演示，“互联网+口腔医疗”高峰论坛、“爱牙小课”等也是专业展会一大亮点。

# 其他会议

**国家临床重点专科—正畸科举办 Incognito 专题学术活动**

时间：2017 年 3 月 5 日

地点：四川省成都市

主办和承办单位：四川大学华西口腔医学院口腔正畸国家临床重点专科

内容提要：会议邀请韩国正畸协会前任会长、庆熙大学牙学院（College of Dentistry, Kyung Hee University）正畸系 Young Guk Park 教授进行题为“3M Incognito 舌侧矫治技巧”的专题演讲。四川省、重庆市等西部地区的两百余位同行前来参会。Park 教授围绕 Incognito 舌侧正畸矫治技术，对拔牙病例的转矩控制与精细调整、重度骨性 III 类错𬌗的精准正畸外科联合治疗等内容进行了重点讨论，对数字化固定正畸的发展趋势做了精彩的学术报告。本次学术讲座展示了舌侧矫治技术在隐形正畸中的发展，与会人员通过此次学术讲座进一步深入了解数字化隐形矫治的临床应用。

**全国口腔医院管理工具理论与案例精讲培训班**

时间：2017 年 3 月 22—23 日

地点：重庆市

主办和承办单位：国家卫生计生委医院管理研究所主办，重庆医科大学附属口腔医院承办

内容提要：来自全国 22 个省市区、50 多家医疗机构、220 多位口腔医疗管理界的学员汇聚一堂，互相交流学习科学管理方法，探讨口腔医疗质量安全与服务管理的持续改进。会议得到国家卫生计生委医政医管局和北京大学口腔医院的高度重视和有力指导。国家卫生计生委医政医管局、重庆市卫生计生委相关领导以及北京大学口腔医院郭传瑸院长、重庆医科大学附属口腔医院吴小红书记分别致辞讲话。整个培训由集中理论授课、分组案例学习和分组集中汇报三个部分组成。在理论授课部分，来自国家卫生计生委医院管理研究所、北京协和医院、哈尔滨医科大学第四医院的专家分别就“由经验管理走向科学管理”、“医院 PDCA 循环与质量管理工具应用”、“应用现代管理理念和方法提升医疗安全管理水平”做了专题报告，北京大学口腔医院、重庆医科大学附属口腔医院的院领导分享了各自医院 PDCA 战略管理、管理品质持续改进项目与管理工具应用案例。

**中华护理学会全国口腔护理学术交流会议**

时间：2017 年 6 月 1—4 日

地点：四川省成都市

主办和承办单位：中华护理学会主办，四川大学华西口腔医院承办

内容提要：来自全国各地各级医疗机构的口腔护理专业人员共计 500 余名代表参加了会议。中华护理学会口腔护理专业委员会副主任委员、四川大学华西口腔医院护理部赵佛容主任致大会开幕词，副院长石冰教授代表医院致欢迎辞。此次大会共计收到论文 1 400 余篇，大会交流论文 35 篇。大会同期邀请了中华护理学会副理事长张洪君、四川省护理学会理事长温贤秀及四川大学华西口腔医院副院长石冰、护理部主任赵佛容等 6 位专

家做了专题讲座。此外,大会还邀请中华护理杂志社王红丽副编审进行了论文点评，并评选出优秀论文奖、优秀组织奖、壁报交流奖等奖项进行表彰。

**中国第十届中国模式真菌研讨会**

时间:2017 年 6 月 9—11 日

地点:四川省成都市

主办和承办单位：中国遗传学会主办、生物治疗国家重点实验室和口腔疾病研究国家重点实验室(四川大学)承办

内容提要:中国遗传学会主办、生物治疗国家重点实验室和口腔疾病研究国家重点实验室(四川大学)承办的全国第十届模式真菌研讨会 2017 年 6 月 9—11 日在华西口腔医学院顺利召开。北京大学孔道春教授担任大会主席,四川大学周学东教授、韩俊宏教授等担任副主席。来自北京大学、清华大学、浙江大学、复旦大学、上海交通大学、四川大学、北京生命科学研究所(NIBS)、中国科学院微生物研究所等多家国内单位超过 200 多名会议代表参加了会议。会议围绕模式真菌基因转录调控分子机理、真菌代谢组学研究与致病分子机制等前沿科学问题开展了深入讨论。国家重点实验室青年学者徐欣副教授和任彪副研究员分别作了“Candida albicans and Root Caries”、“Avermectin: an aged anthelminthic as a newly definedrespirationchain inhibitor in Candida albicans”的大会报告。

**第五届口腔微生物译名规范化研讨会**

时间:2017 年 6 月 10 日

地点:四川省成都市

主办单位:口腔疾病研究国家重点实验室(四川大学)

内容提要:周学东教授担任大会主席,来自北京大学、上海交通大学、浙江大学、中国医科大学、哈尔滨医科大学、遵义医学院、四川大学等国内知名口腔医学院校 50 余名专家学者出席了本次会议。四川大学贾文祥教授代表主办方对各位专家学者的到来表示了热烈地欢迎，并简要回顾了前四届会议的主要内容以及历届会议举办以来所取得的成绩。9 位国内口腔微生物学研究专家围绕口腔微生物译名规范化的主题，结合自身研究进展进行了精彩的学术报告。上海交通大学黄正蔚教授、浙江大学陈晖教授、中国医科大学潘亚萍教授、遵义医学院刘建国教授分别做了“口腔微生物命名与译名的演变”、“龋病口腔微生态研究:从结构到功能”、“牙周可疑致病菌的译名演变及其致病机制的研究进展”、“致龋微生物研究进展及对口腔微生物译名规范化使用的建议”的精彩报告;重点实验室李雨庆副研究员、任彪副研究员分别做了“口腔微生物译名规范化的重要性和必要性”、“中国人口腔微生物临床优质资源库建设”的学术报告。最后,参会代表通过现场讨论,就目前口腔微生物译名所存在的问题及解决方案达成一致。

**国际口腔医学本科生操作技能大赛**

时间:2017 年 7 月 13 日

地点:四川省成都市

主办和承办单位:教育部高等学校口腔医学专业教学指导委员会主办，四川大学华西口腔医学院承办

内容提要:来自中国、荷兰、美国、日本、泰国、缅甸等 6 个国家 35 所高等院校的近百名口腔医学本科生参加了大赛。本次技能大赛分四个赛场，共设口腔临床技能相关的六个比赛项目，全方面考察参赛选手的手部技能。来自国内外七所院校的 13 位评审专家分别对比赛进行了点评指导。最终，荷兰 ACTA、四川大学等团队荣获团体一等奖,美国加州大学旧金山分校、川北医学院、香港大学等团队荣获二等奖，西安交通大学、日本东北大学、玛希隆大学等团队荣获三等奖。此外,7 名同学获得了单项奖。国际口腔医学本科生操作技能大赛为各国大学生提供了展现自我风采的平台,各国参赛选手密切团队合作,跨语言切磋交流,同时,通过举办

操作技能竞赛,促进大学生主动提高自身的实践和创新能力,对华西口腔医学院培养具有国际竞争力的一流拔尖创新人才起到重要推动和引领作用。

**"乐微笑"唇腭裂语音及心理康复亲子夏令营**

时间:2017 年 7 月 17— 21 日

地点:湖北省武汉市

主办和承办单位:武汉大学口腔医院唇腭裂中心主办、武汉大学 Smile 服务队协办

内容提要:开幕式上,共青团武汉大学委员会副书记代茜、武汉大学口腔医院党委副书记台保军、副院长程勇、护理部主任徐佑兰、唇腭裂中心主任傅豫川、正畸一科主任贺红等多位领导专家莅临现场做开幕致辞并与现场家庭、志愿者合影。本次夏令营共五天,邀请唇腭裂中心傅豫川主任、金辉喜教授,正畸一科贺红主任、袁文钧副主任医师,唇腭裂中心主治医师房维、钦传奇博士,武汉爱特特殊儿童教育机构创始人胡弘女士、湖北省幼儿师范学院沈卿竹教授、武汉市团市委阳光心理辅导团高级心理咨询师潘兰女士参加,举行多学科会诊并进行唇腭裂序列治疗相关知识专题讲座。语音师陈慧兰和护士长吴玲分别为参加夏令营小朋友进行语音及心理评估和针对性训练指导。武汉大学 Smile 志愿者服务团队对家庭进行一对一的陪伴和课间小朋友的绘画、手工、唱歌、跳舞等娱乐活动指导。参加本次夏令营共有来自全国各地的 20 个家庭,活动内容丰富多彩。语音课堂,孩子们的语音练习增添了技巧趣味性,使孩子们易于接受;家长课堂,让家长们了解唇腭裂序列治疗新进展,配合治疗更有信心。

**第十三届中国科技期刊发展论坛**

时间:2017 年 9 月 20—22 日

地点:重庆市

主办单位:中国科学技术期刊编辑学会

内容提要:中国科学技术期刊编辑学会为鼓励科技期刊编辑奋发进取,成为栋梁之材,促进编辑队伍后继力量的成长,按照编辑的成就和年龄设置了金牛奖、银牛奖和骏马奖,该奖项每 3 年评选一次。本次青年编辑骏马奖从全国上万种期刊近千名的申请者中评选出 124 名青年编辑骏马奖。第十三届中国科技期刊发展论坛在重庆市举行。在此次编辑学年度盛会中,进行了本次中国科技期刊青年编辑骏马奖颁奖仪式。华西口腔医学院编辑部杜冰、张玉楠、王姝、骆筱秋四位编辑作为各自所负责期刊《华西口腔医学杂志》《国际口腔医学杂志》、*International Journal of Oral Science* 的责任编辑,其前沿的论文选题、出色的编校工作以及优秀的个人能力,在此次评比中脱颖而出,荣获中国科技期刊青年编辑骏马奖。

**2017 年全国口腔医学专业医疗质控工作会**

时间:2017 年 12 月 2 日

地点:北京市

内容提要:全国已成立的24 家省级口腔质控中心的负责人参加了此次会议,中心主任、北京大学口腔医院院长郭传瑸,中心执行主任、北京大学口腔医院副院长张伟等领导以及来自广西、内蒙古、黑龙江等拟筹建省级口腔质控中心的医疗机构代表参加了本次会议。

郭传瑸主任致辞并宣读了国家卫生计生委对北京大学口腔医院作为国家口腔医学质控中心的受托单位的正式委托函,并代表国家口腔医学质控中心(简称国家口腔质控中心)对 2017 年度国家医疗质量与安全报告——口腔部分进行详解。张伟执行主任对 2017 年度国家口腔质控中心工作进行全面总结,传达了国家卫计委对质控中心工作的肯定及要求,并指出国家口腔质控中心在制度建设,规划,推进、指导省级质控中心建设等方面取得的进展。江久汇办公室主任进行了 2017 年国家质量安全报告各省上报数据情况分析,并对哨点医院确立工作的开展及单病种质控指标的遴选进行了汇报。各省级质控中心对相关的质控工作进行交流、沟通和研

讨,感受颇多、受益匪浅。本次会议是国家口腔医学质控中心正式成立的第一次工作会议，再一次强调全国口腔质控工作的发展方向和目标。

# 学会工作简讯

## 中华口腔医学会口腔医学设备器材分会换届会

2017 年 2 月 28 日,中华口腔医学会口腔医学设备器材分会在佛山召开了换届改选大会。中华口腔医学会副会长、北京大学口腔医院院长郭传瑸教授当选新一届设备器材分会主任委员。中华口腔医学会口腔医学设备器材分会是一个由医学院校与设备器材厂商组成的平台，旨在促进中国口腔医疗设备器材产、学、研结合的健康发展,做好医疗院校、企业、政府的桥梁,发展教育、促进交流,促进口腔民族工业的发展。中华口腔医学会俞光岩会长、岳林秘书长、许天民副秘书长等学会领导出席会议。换届改选会议由许天民副秘书长主持。首先,岳林秘书长宣读《关于同意口腔医学设备器材分会换届请示的批复》。第三届口腔医学设备器材分会由 134 名委员组成。经过到会委员的选举,最终中华口腔医学会郭传瑸副会长当选第三届主任委员,李爱国、李海群、杨继庆、沈颉飞、张金宁、张轶昊、赵心臣、窦波当选为副主任委员。孙正教授担任名誉主任委员。新当选的郭传瑸主任委员对上一届委员会开展的卓有成效的工作表示感谢,并从“开创地区合作,扩大分会影响”、“助力企业研发,拓展交叉协作”、“举办专业培训，受益口腔医学”、“加强学术交流,扩展国际视野”四个方面对任期工作进行规划。

## 第 95 届国际牙科研究联合会年会(IADR)

2017 年3 月 20—25 日，第 95 届国际牙科研究联合会(IADR)年会在美国旧金山召开。作为国际口腔医学界颇具影响力的盛会,大会吸引了全球七千余人参会。中华口腔医学会各理事单位和会员积极参加本次盛会,通过展示、比赛、大会发言、壁报等多种方式参与交流。大会共收录了来自中国大陆地区投稿 201 份,其中 23 份稿件作者进行大会发言,181 份进行壁报交流。在奖项角逐中,上海交通大学口腔医学院 2015 级博士研究生文晋(导师 蒋欣泉教授),荣获 IADR 口腔修复Authur R. Frechette 奖;各院校也通过会议积极加强国际交流,四川大学华西口腔医学院 *International Journal of Oral Science* (IJOS)杂志在 IADR 旧金山年会期间举办了国际推介活动;中华口腔医学会编辑部和北京大学口腔医学院也通过这一盛会宣传将于 2018 年 8 月在北京举办的“International Symposium of Young Scientists in Oral Health Research”。会议期间,学会与 IADR 常务理事会成员会谈,IADR 主席 Jukka Meurman、执行主席 Christopher Fox 以及理事共 8 人参加了会晤。俞光岩会长强调了学会持续多年保持与 IADR 高层联络的重要性，并表示学会将全力支持、参与 2021 年在中国西安举办 IADR 年会的相关筹备工作。

## 陈永进教授当选中华口腔医学会口腔急诊专业委员会主任委员

2017 年 4 月 7 日，由中华口腔医学会主办的第一届口腔急诊专业委员会成立大会在西安隆重召开。会议选举空军军医大学急诊与综合临床科主任陈永进教授为主任委员。陈永进主委从急诊现状调查、发起成立申请、筹备成立大会三个阶段报告了专委会筹备成立过程,提出口腔急诊全科要求最高、工作强度最大、承担责任最重、最易出现医患纠纷,并从发展会员、学术牵引、横向协作、急救实操、国际交流、制定标准等六方面做了任期规划。中华口腔医学会王兴会长高度赞赏陈永进主委的成立报告和任期规划，希望专委会进一步深化“四个最”的内涵，更好地为老百姓解决各类口腔急症带来的痛苦。中华口腔医学会赵铱民副会长在讲话中强调，专委会一定要注重急诊医学与急救医学的结合，希望通过拓展急救训练让更多的人受益。口腔急诊专委会第一次全国口腔急诊医学学术会议暨陕西省口腔急诊与急救论坛同期举办，相关专家围绕口腔疾病急诊和口腔日常门诊常见全身性急症的主题开展多场学术报告，吸引了近 400 名来自全国各地的口腔医务工作者参会。大会还同时举办口腔门诊突发急症的急救技能培训，内容涵盖基础生命支持、高级生命支持以及团队协作急救演练等科目，会议期间共培训 200 余人次。

**中华口腔医学会受邀出席 2017 首尔国际口腔展暨学术会议(SIDEX 2017)**

2017 年 6 月 2—3 日，俞光岩会长、刘怡部长等一行四人受首尔牙科学会邀请出席了 2017 首尔国际口腔展暨学术会议(SIDEX 2017)。俞会长代表中华口腔医学会参加展会开幕式剪彩及开幕晚宴。双方于 2 日下午进行了高层会见，首尔牙科学会会长 Sang-Bok Lee 教授带领相关人员出席，俞会长对中华口腔医学会的建设及我国目前口腔医学发展状况做了介绍，之后双方人员对学术年会项目进行了交流讨论。

**FDI 主席 Dr.Patrick Hescot 访问中华口腔医学会**

2017 年 6 月 5 日，世界牙科联盟(FDI)主席 Dr. Patrick Hescot 访问中华口腔医学会。俞光岩会长等学会领导参加了会见，并进行座谈。俞光岩会长对 Hescot 主席的来访表示热烈欢迎，他介绍了学会的基本情况和工作成果，积极申办 FDI 2020 年会，落实非洲援助计划，希望今后进一步深入参与 FDI 事务。Hescot 主席对学会的热情接待表示感谢，高度赞扬了中华口腔医学会，在最近几年积极参与 FDI 事务的责任与态度，对学会申办 FDI 2020 年会表示了支持，相信未来 FDI 与学会之间的交流会更加深入。Hescot 主席会后参观访问了北京大学口腔医学院，并在医院进行讲座，向大家介绍了 FDI 的组织架构、工作方式、继续教育，并与师生们进行了交流。

**中华口腔医学会牙周病学专委会换届会**

2017 年 6 月 21 日，中华口腔医学会牙周病学专委会于山西太原召开换届改选大会。第六届牙周病学专委会由 193 名委员组成。到会 154 人选举产生第六届主任委员王勤涛教授，候任主委闫福华教授，副主委 8 人、产生常委 61 人。俞光岩会长提出牙周病学作为口腔医学中的重要学科之一，与各个专业密不可分，做好牙周健康工作是保障全身健康的至关重要的环节，希望新一届继承和发扬专委会优良传统，结合中华口腔医学会学术年会，群策群力，使得牙周病学的发展更上一层台阶。

**中华口腔医学会口腔医学计算机专委会换届会**

2017 年 6 月 29 日，中华口腔医学会口腔医学计算机专委会于广西南宁召开换届改选大会。第四届口腔医学计算机专委会由 56 名委员组成。中华口腔医学会副会长、广西医科大学校长周诺教授当选第四届主任委员，北京大学口腔医学院王勇教授、上海第九人民医院附属口腔医学院沈国芳教授、四川大学华西口腔医学院汤炜教授任副主委。会议选举产生常委 18 人。俞光岩会长在讲话中充分肯定了计算机专委会在吕培军教授、王勇教授的带领下，在推动口腔数字化装备的市场化，加快我国口腔数字化的规范化和推广应用等方面做出的贡献。希望新一届专委会继续加强医工交流与合作，推动核心技术的国产化，实现口腔数字化技术的大众化、普及化。

**中华口腔医学会一带一路工作促进会**

2017 年 6 月 29 日，中华口腔医学会一带一路工作促进会在广西医科大学口腔医院召开。国家卫生计生委国际司亚太处佘志文主任、中华口腔医学会名誉会长王兴教授、张志愿院士、中华口腔医学会会长俞光岩教授参加会议,并作重要讲话。周诺校长介绍了东盟的发展经验,将借此机遇深入合作。王兴名誉会长指出要抓住机遇,促进口腔事业发展,提高国际影响力。张志愿名誉会长希望提高民间外交质量,做到可持续发展。俞光岩会长指出要积极联络一切有发展可能的国家，整合已有资源,扩大合作范围,并着眼非洲,提高国际影响力，今年内争取成立一带一路口腔医学协同发展联盟。佘志文主任最后总结,在国家战略背景下，卫生部门将对口腔医学事业发展给予全力支持。

**中华口腔医学会口腔预防医学专业委员会换届会**

2017 年 7 月 5—7 日,第四届中华口腔医学会口腔预防医学专业委员会换届大会在武汉召开。本次换届大会应到委员 200 人,实到 182 人,武汉大学口腔医学院党委副书记台保军全票当选为第四届中华口腔医学会口腔预防医学专业委员会主任委员。大会选举中山大学附属口腔医学院林焕彩教授为候任主任委员,差额选举产生副主任委员 8 人、常委67人。换届大会由中华口腔医学会学会会员部常朝辉部长主持，武汉大学口腔医学院边专院长、付宏宇书记应邀出席会议。中华口腔医学会路振富副会长代表学会讲话，充分肯定第三届预防专委会所做出的卓越贡献，特别强调“第四次全国口腔健康流行病学调查”和“规范化口腔健康教育研究项目”将载入中国口腔发展史册。

**陕西省口腔医学会儿童口腔医学专业委员会换届会**

2017 年 8 月 19 日,第一届陕西省口腔医学会儿童口腔医学专业委员会换届会议在西安召开。经过 57 名会员投票选举,第四军医大学口腔医学院儿童口腔科王小竞教授连任第二届陕西省口腔医学会儿童口腔医学专业委员会主任委员，陕西省口腔医学会赵铱民会长向王小竞教授颁发了聘书。

**中华口腔医学会口腔病理学专业委员会换届会**

2017 年 8 月 25 日，中华口腔医学会口腔病理学专业委员会第十一次全国口腔病理学术会议于沈阳召开。会议由中华口腔医学会口腔病理学专业委员会主办、中国医科大学附属口腔医学院承办。150 余名国内外专家齐聚一堂。大会特别邀请日本广岛大学高田隆教授及岩手大学原田英光教授分别进行了演讲。同期召开的口腔病理学专业委员会换届改选，共选出第六届口腔病理学专委会委员57 人,其中常委 19 人。选举中国医科大学附属口腔医院钟鸣教授为主任委员，吉林大学口腔医学院孙宏晨教授为候任主委。北京大学口腔医学院李铁军教授任前任主委。张斌副会长代表学会出席会议,对专委会的工作态度表示了肯定。希望新一届专委会团结实干,为专委会各项工作注入新动力。

**中华口腔医学会第五届理事会第二次理事会议**

2017 年 9 月 20 日,中华口腔医学会第五届理事会第二次理事会议在上海召开。俞光岩会长主持了本次会议，孙正监事长做会议出席情况报告。会议审议通过了中华口腔医学会 2017 年度工作报告、中华口腔医学会科学道德与学风建设管理办法(讨论稿)及中华口腔医学会注册资金变更申请。向全体理事报告了中华口腔医学会党委工作、第四次流行病调查项目、国际交流重要工作、会员发展情况及 2017 口腔医疗事业部重点工作。名誉会长王兴教授、张志愿院士、赵铱民教授,应邀出席会议做相关报告或讲话。出席会议的还有第四届理事会名誉会长樊明文教授,顾问王渤女士,名誉理事黄殿春、李文胜、黄骏杰、金力坚、胡昆坪。

**中华口腔医学会 2018—2020 年学术年会**

2017 年 9 月 21 日,由中华口腔医学会主办了 2018—2020 年学术年会，主题为“健康口腔、牙周护航”。中国工程院院士、清华大学孙家广教授、中华医学会副会长兼秘书长饶克勤教授在会上分别做了题为“大数据系统软件支撑口腔医学智能化发展”“健康中国内涵研究”的两场精彩的特别演讲，描绘了未来“健康口腔”的发展蓝图。来自 12 个国家及地区的口腔医学会、牙医协会、工业协会的领导及代表们，学术年会暨设备器材博览会的主承办单位领导，学会老领导应邀出席，与学会理事们共同见证学会年会开幕这一盛大时刻。

**中华口腔医学会口腔医疗服务分会换届会**

2017 年 9 月 22 日，中华口腔医学会口腔医疗服务分会换届会暨第十二次全国口腔医院管理学术会议在上海国家会展中心隆重召开。中华口腔医学会俞光岩会长、岳林秘书长、常朝辉部长及来自全国 70 多家口腔医院及综合医院口腔科的管理专家们参加了本次会议。会上，全体人员通过投票选举了第三届口腔医疗服务分会常务委员 25 名，副主任委员 5 名。凌均棨教授当选主任委员，林焕彩副院长当选常务委员及学术秘书，章小缓科长当选工作秘书。中华口腔医学会医疗服务分会是中华口腔医学会领导下唯一涉及医院管理的社会团体组织，前身为中华口腔医学会医院管理专委会，于 2011 年 9 月更名。第一、第二届主任委员分别为张志愿院士、周学东教授。分会以落实公立医院改革重点任务为目标，积极开展医护质量、医疗安全教育、信息、医院文化、人力资源建设、医院行政管理和绩效管理等方面的各类培训；配合政府主管部门和上级学会(协会)，研究制定有关行业标准，指导全国口腔医院开展管理工作；每年还定期举办管理继续教育学习班、培训班、学术研讨会，传达全国卫生行业管理重要信息，交流口腔医院管理的新经验，促进全国口腔医疗机构管理水平的提高。

**中华口腔医学会口腔医疗服务分会第十二次全国口腔医院管理学术会议暨换届会**

2017 年 9 月 22 日，由中华口腔医学会口腔医疗服务分会主办、四川大学华西口腔医院承办的“第十二次全国口腔医院管理学术会议暨换届会”在上海召开。来自全国 70 多家口腔医院及综合医院口腔科的管理专家们参加了本次会议。四川大学华西口腔医学院周学东教授被聘为第三届口腔医疗服务分会名誉主任委员。换届会后进行了第十二次全国口腔医院管理学术年会，北京大学口腔医院院长郭传瑸教授和四川大学华西口腔医院华成舸教授分别做了题为“全国口腔医疗质量控制中心的工作情况”和“住院医师规范化培训——现实与梦想”的精彩报告。

**中华口腔医学会毕业后医学教育口腔专业委员会换届会**

2017 年 9 月 23 日，毕业后医学教育口腔专业委员会工作会议在上海召开。中华口腔医学会俞光岩会长出席会议。会议由刘宏伟总干事主持。会议首先进行了换届仪式，俞光岩会长出任第二届毕业后医学教育口腔专业委员会主任委员，他向到会的委员们颁发了聘书。随后，与会委员就口腔医学 7 个专业的住院医师规范化培训细则和基地细则的修订工作就行了讨论，并确认了住院医师规范化培训 7 个口腔专业指导教师培训大纲的内容。

**中华口腔医学会口腔材料专业委员会换届会**

2017 年 10 月 9—11 日，中华口腔医学会口腔材料专业委员会“第十二次全国口腔材料学术会暨第五届口腔材料专委会换届会议”在天津召开。会议由中华口腔医学会口腔材料专业委员会主办、天津医科大学口腔医院承办。会议邀请国内外 8 位专家做专题演讲，共 140 人出席会议，收到投稿 71 篇。同期召开的口腔材料专业委员会换届改选，共选出第六届口腔材料专业委员会委员 57 名，其中常委 17 人。选举武汉大学口腔医学院李志安教授为主任委员。中华口腔医学会王松灵副会长亲临大会祝贺并讲话，对第五届专委会在学术活动、学科发展所做的工作表示肯定。期望新一届专委会加强交叉学科融合、促进多学科合作,取得更丰硕的成果。

**中华口腔医学会口腔生物医学专业委员会换届会**

2017 年 10 月 14 日，中华口腔医学会口腔生物医学专委会于重庆换届。第三届专委会委员 158 人,其中常委 37 人。到会委员选举王佐林、田卫东、边专、孙宏晨、范志朋、蒋欣泉等 6 位教授为副主委；选举北京大学口腔医学院李铁军教授为候任主委、空军军医大学口腔医学院金岩教授为主任委员。首都医科大学王松灵教授为前任主任委员。俞光岩会长在讲话中对专委会在基础研究、口腔青年人才培养、多样的学术活动以及积极扎实的组织管理等方面所取得的成绩表示肯定与赞扬。希望新一届专委会不断创新,将口腔基础与口腔临床相结合的转换研究做得更好,起到引领、示范的作用。

**中华口腔医学会颞下颌关节病学及𬌗学专业委员会换届会**

2017 年 11 月 10—13 日，第十四次全国颞下颌关节病学及𬌗学研讨会、中华口腔医学会第五届颞下颌关节病学及𬌗学专业委员会换届大会在武汉召开。该会由中华口腔医学会颞下颌关节病学及𬌗学专业委员会主办、武汉大学口腔医学院附属口腔医院承办。同期,召开第五届颞下颌关节病学及𬌗学专业委员会第一次全体委员会议,暨学会级继续教育项目“颞下颌关节病学及𬌗学基础与临床研究新进展”(口继教字 2017-135)学习班。大会就本领域的热点问题进行专题讨论，如颞下颌关节紊乱病（TMD）基础研究、诊断和治疗新进展,TMD 治疗规范、正畸和修复治疗中颞下颌关节问题的应对策略、临床咬合问题的诊断和治疗、口颌面疼痛的鉴别诊断、种植与颞下颌关节紊乱病、髁突骨折、关节强直、关节肿瘤以及相关的基础研究进展等,并进行相关的病例讨论。

**中华口腔医学会中国唇腭裂诊治联盟换届会**

2017 年 11 月 10—13 日，由中国唇腭裂诊治联盟举办的第 11 届国际唇腭裂学术大会暨第 11 次全国唇腭裂学术大会在武汉国际会议中心举行。会议包括唇腭裂诊治联盟换届和国际学术研讨会两项内容，来自全球 20 多个国家的 400 余名代表赶赴盛会。华西口腔医学院腭裂外科石冰教授率队参加此次大会。换届大会上,华西口腔医学院唇腭裂外科石冰教授全票当选中国唇腭裂诊治联盟主任委员,副主任技师尹恒当选联盟常委,副主任护师龚彩霞当选联盟委员，李精韬当选工作秘书,李承浩、刘人恺当选青年委员。学术讨论会中,四川大学华西口腔医学院 20 名骨干从基础研究、手术操作、语音康复、临床护理和心理支持等方向入手,先后进行 30 余场专题报告，以全方向和高质量的研究成果展示了华西口腔在国内乃至国际唇腭裂领域中最高的学术研究水平，获得全体参会代表的热烈赞叹。

**中华口腔医学会口腔修复工艺学专业委员会换届会**

2017 年 11 月 15 日，中华口腔医学会口腔修复工艺学专业委员会第六届换届会议在西安召开，中华口腔医学会第五届口腔修复工艺学专委会主任委员徐侃教授出席会议并致辞,傅远飞副主任医师当选为副主任委员，何帆当选为委员。会议期间召开第三届中国优秀口腔技师技术展评会”。

**中华口腔医学会牙体牙髓病学专业委员会换届会**

2017 年 11 月 24 日，中华口腔医学会牙体牙髓病学专委会在珠海召开换届改选大会。第六届专委会由 184 名委员组成。到会委员选举武汉大学口腔医学院边专教授为主任委员，选举空军军医大学口腔医学院余擎教授为候任主委,选举岳林、周学东、凌均棨、梁景平、余擎、侯本祥等六位教授为副主委。凌均棨教授为前任主任委员。俞光岩会长出席会议并对牙体牙髓病学专委会一贯的学术作风及学术氛围表示肯定。作为口腔基础学科，希望专委会可以继续创新、开展丰富的学术活动，吸引更多民营医师及综合医院口腔科医师参与其中，提高相关从业人员专业水平，起到引领作用。

**中华口腔医学会儿童口腔医学专业委员会换届会**

2017 年 12 月 7 日，中华口腔医学会第六届儿童口腔医学专业委员会换届大会于西安召开。第六届专委会实行与会员发展相联系的大委员会制，委员共 170 人。会议选举北京大学口腔医学院秦满教授为主任委员，四川大学华西口腔医学院邹静教授为候任主任委员，空军军医大学口腔医学院王小竞教授任前任主任委员，副主委分别为刘英群、宋光泰、汪俊、赵玮、赵玉梅、黄洋等 6 位教授。此外，北京大学口腔医院儿童口腔科的葛立宏教授当选为顾问，夏斌、刘鹤、张笋、赵玉鸣当选为常委，马文利、朱俊霞入选为委员，杨杰、王媛媛入选青年委员；夏斌和赵玉鸣还分别当选为工作秘书和学术秘书。俞光岩给当选新一任主任委员的秦满教授颁发聘书。秦满教授对各位同仁的支持和信任表示感谢，向全体委员介绍了我国儿童口腔医学的发展历程和历史使命，希望各位委员继续为推动儿童口腔医学事业的发展而努力。

**雪域高原口腔医生代表首次参加学术年会**

2017 年 9 月 21 日，8 名西藏基层口腔医生代表在中华口腔医学会的支持下，来到上海参加中华口腔医学会第 19 次全国口腔医学学术会议，这也是来自雪域高原的口腔医生首次参加年会。会议期间，学会领导和代表们亲切会面，就促进西藏口腔医学发展进行研讨。代表们参加了"微博根管治疗病例大家谈"等多场学术活动，并受邀参加第四次西部口腔医学发展论坛，与西部各省基层口腔医生代表一起交流学习，共话西部口腔医学发展之道。

**首届中华口腔医学会住院医师操作技能展评**

中华口腔医学会第 19 次全国口腔医学学术会议在上海召开，首届"住院医师操作技能擂台展评"同期成功举办。活动吸引了来自全国各地不同口腔基地的 34 名攻擂选手齐聚一堂，挑战本年 7 月在北京决出的 15 名擂主。9 月 23 日展评当天，中华口腔医学会会长俞光岩和秘书长岳林到场致辞，口腔医学教育委员会委员刘宏伟致开幕词，期待在场所有规培医生有精彩表现。比赛经过前牙全冠修复牙体预备、牙周龈下刮治和口腔科普宣教演讲三项技能的激烈比拼，最终产生一等奖、二等奖、三等奖，并评选出单项技能前三甲。

**"口腔健康 全身健康"第 29 个"全国爱牙日"主题宣传活动**

2017 年 9 月 24 日，由中华口腔医学会和中国牙病防治基金会共同主办、上海市卫生和计划生育委员会支持、上海市口腔医院承办的第 29 届全国爱牙日主题宣传活动于 9 月 24 日在沪举行。本次主题为"口腔健康 全身健康"。受国家卫生和计划生育委员会疾控局委托，中华口腔医学会会长俞光岩、中国牙病防治基金会副理事长兼秘书长郭传瑸、上海市卫生和计划生育委员会疾控处处长陈昕、上海市口腔医学会名誉会长周曾同、上海市口腔医学会会长张富强、上海市口腔医院院长刘月华、党委书记袁学锋等嘉宾出席了本次活动的开幕式。来自上海各大医院和各区牙防所的近 40 位资深口腔医学专家为市民提供了免费的口腔检查和健康指导。

**中华口腔医学会儿童口腔医学专业委员会受邀出席第 26 届国际儿童口腔医学大会**

2017 年 10 月 4—7 日，第二十六届国际儿童口腔医学大会(IAPD)于在智利圣地亚哥举行，中华口腔医学会儿童口腔医学专业委员会主任委员王小竞、前任主任委员葛立宏、候任主任委员秦满等一行八人参加了大会。国际儿童口腔医学大会是世界上规模最大的儿童口腔医学盛会，来自全球六十多个国家的儿童口腔医学领域的专家参会。王小竞主委作为 IAPD 理事代表中国参加了 2017 IAPD 理事会议并向与会者发出邀请，参加2018 将于北京举办的第十一届亚洲儿童口腔医学大会(PDAA)。

# 院校新闻动态

**杨杰教授当选为第二十二任国际口腔颌面放射学会主席**

2017 年 4 月 25—29 日，第二十一届国际口腔颌面外科放射学在中国台湾召开。大会共有来自全球 30 多个国家和地区的 300 多名专家学者到场参会。第二十一届国际口腔颌面放射学大会期间，*Chin J Dent Res* 杂志编委、北京大学口腔医学院杰出校友杨杰教授成功当选为第二十二任国际口腔颌面放射学会(IADMFR)主席。杨杰教授曾任美国口腔颌面放射学会前任主席，他多年来为推动中美两国口腔医学、特别是口腔颌面放射医学的学术交流做出了很多积极贡献。作为北京大学和南昌大学客座教授，杨杰现任美国口腔颌面放射学会主席，美国牙科协会标准委员会决策成员，美国 Temp 大学终身教授、牙医学院口腔颌面放射学主任和学术委员会主席。

**郭传瑸教授当选 IADR 亚太区主席**

2017 年 3 月 21 日，在旧金山召开的 IADR 亚太区(Asia/Pacific Region，APR)理事会上，北京大学口腔医学院院长郭传瑸教授当选为 APR 主席，任职期限为 2017—2018 年。IADR 亚太区成员包括澳大利亚/新西兰分会、中国分会、印度分会、日本分会、韩国分会、东南亚分会以及巴基斯坦分部、蒙古分部。IADR 亚太区主席的主要工作包括向亚太地区各分会传达和推广 IADR 总部的活动，协助亚太地区各分会(分部)之间的交流及与其他地区间的联系，促进亚太地区牙科研究水平的进一步提高。国际牙科研究联合会(International Association for Dental Research，IADR)是口腔医学领域的国际性专业协会。该协会的宗旨是促进口腔医学及相关科学领域的研究，鼓励改进口腔疾病的预防及治疗方法，通过研究提高人类口腔健康水平。IADR 年会每年组织一次，是口腔医学领域的顶级盛会，为全球口腔医学研究人员提供交流学术研究成果的机会和平台。

**空军军医大学马威当选 2016—2017 年度最具影响力中国青年医生**

2017 年 3 月 16 日，由光明网主办的“2016—2017 年度中国青年医生暨十大妇幼天使”新闻发布会在光明日报社举行。国家卫生计生委中国人口宣传教育中心主任姚宏文、中华慈善总会常务副会长王树峰、中国妇女发展基金会副秘书长张建岷等代表出席。“2016—2017 年度中国青年医生暨十大妇幼天使”征选活动自 2016 年 10 月正式启动以来，经全国各大医院、行业协会、公益慈善组织、媒体、网友等共同提名推荐，活动主办方共征集到来自全国 124 家医院的 1 700 余名医务工作者参与，超过 500 万人次网友通过活动在线参与留言、转发、投票，再经活动组委会专业评委打分，最终产生“中国青年医生”和“中国十大妇幼医生”等名单。空军军医大学口腔医院种植科副主任医师马威因其在 2008 年汶川抗震救灾中的优异表现成功当选 2016—2017 年度最具影响力中国青年医生。

**第四军医大学口腔医学院在 *Progress in Polymer Science* 杂志上发表综述**

2017 年，第四军医大学口腔医学院一篇长篇综述被 *Progress in Polymer Scienc* 接收发表。该综述题为 "Quaternary ammonium-based biomedical materials: State-of-the-art, toxicological aspects and antimicrobial resistance",综合评述了季铵盐类抗菌材料在生物材料领域的研究现状,并展望了该领域未来发展方向。该文是由陈吉华教授研究团队历时一年半时间撰写完成,焦阳博士、牛丽娜副教授为共同第一作者,陈吉华教授与第四军医大学口腔医学院客座教授 Franklin Tay 为共同通讯作者。Progress in Polymer Science 创刊于 1967 年,是生物材料和高分子研究领域的著名学术期刊。目前该期刊影响因子为 27.184,5 年平均影响因子为 33.920。第四军医大学口腔医学院陈发明教授曾于 2015 年在该杂志上发表关于天然生物材料研究现状的综述。

**上海九院-英国爱丁堡皇家外科学院正畸专科医师考试**

2017 年 5 月 15—17 日,上海九院—英国爱丁堡皇家外科学院正畸专科院士考试在上海交通大学口腔医学院举行,来自国内的 15 名考生和 6 名国际考生接受了来自国内外的 14 名考官的严格的面试和操作考试。英国皇家爱丁堡外科学院的正畸专科考试,是欧洲及英联邦国家通用的专科医生资格考试,具有专科医生认证的法律效益。虽然是一个高难度的正畸专科医生考试,但是考试通过者将获得英国皇家爱丁堡外科医学院授予的正畸专科院士证书,是正畸医生的国际身份证,享有国际荣誉。

**徐侃教授当选亚太齿科技工士会联盟副会长**

2017 年 7 月 2 日,第 19 届亚太齿科技工士会联盟会议在中国台北顺利举行,来自中国、日本、韩国、马来西亚、菲律宾及缅甸等 7 个国家的代表团参加会议。中华口腔医学会口腔修复工艺学专业委员会主任委员徐侃教授带领专委会一行 5 人参加会议。徐侃主任当选亚太齿科技工士会联盟副会长。亚太齿科技工士会联盟会议是亚太各国各地区口腔技师协会/专委会之间的交流平台,各代表团在联盟会议上,就各地区口腔技师、口腔修复工艺行业的政策、法规、发展现状等进行了深入交流,为各地区的行业发展提供建议和帮助。

**中山大学光华口腔医学院与美国太平洋大学 Arthur A. Dugoni 牙学院续签合作备忘录**

2017 年 8 月 6 日,中山大学光华口腔医学院与美国太平洋大学 Arthur A. Dugoni 牙学院续签合作交流协议。Arthur A. Dugoni 牙学院院长 Nader Nadershahi 教授、副院长 Colin Wong 教授及中山大学光华口腔医学院领导、各相关科室主任和医生代表参会。双方表示将进一步加强在教学、医疗、科研等各方面的合作,达到优势互补、互利共赢的局面。程斌院长和 Nader Nadershashi 院长分别代表双方学院续签合作交流协议。

2007 年双方首次签署合作协议,此次续签将继续开展学术合作、人员互访以及联合培养,发挥彼此优势,促进共同发展。

**石冰教授总主编的《口腔疾病就医指南》荣获第二届中国健康科普创新大赛科普图书十佳奖**

8 月 25 日,由国家卫生计生委宣传司指导,《健康报》社、《大众健康》杂志主办的第二届中国健康科普创新大赛获奖名单揭晓,华西口腔医学院石冰教授总主编,王晴编审、罗恩教授、郑谦教授、李一教授主编的《口腔疾病就医指南》丛书荣登榜单,获科普图书十佳奖。

《口腔疾病就医指南》丛书分为《牙病就医指南》《口腔颌面部肿瘤就医指南》《唇腭裂与面裂就医指南》《牙和颌面畸形就医指南》四部分,涉及常见口腔疾病防治和治疗知识,详细介绍了口腔相关疾病的基本常识、引发疾病的原因和处理方法等公众较为关心和希望了解的内容。丛书从患者和家属的角度对口腔疾病深入浅出地进行介绍,图文并茂、通俗易懂,帮助读者对口腔疾病进行初步认识。

本届大赛共征集作品 1 191 个,其中科普图书 80 本，组委会建立专家组进行线下选拔，同时点赞数及投票数按比例相加即为线上得分，线上及线下累计得分，决出最终结果。《口腔疾病就医指南》丛书高度契合此次大赛的评判选优标准，颇受广大读者喜爱和欢迎，顺利入围并最终膺获科普图书十佳奖这一殊荣。

## 2017 年 Bone Research 国际编委会在美国丹佛召开

2017 年 9 月 6—12 日，美国骨矿研究学会 (American Society for Bone and Mineral Research,ASBMR)2017 年学术年会在美国丹佛科罗拉多会展中心举办，针对骨矿研究领域的学术热点进行了各项专题讨论。ASBMR年会是全球规模最大、水平最高的骨科学研究学术会议,汇集了全球骨研究领域的著名专家和学者。四川大学华西口腔医学院主办的英文学术期刊 *Bone Research* 编辑团队参加了此次会议。会议期间,*Bone Research* 召开了 2017年度国际编委会。*Bone Research* 执行主编美国 Johns Hopkins 大学 Tom Clemens 教授代表主编周学东教授向编委会汇报了 *Bone Research* 2016 年度工作情况，编委们对期刊过去一年取得的成绩予以高度评价，所有参会的编委会成员进行了学术交流以及期刊2018 年的规划讨论。

## 赵铱民教授荣获何梁何利基金 “科学与技术进步奖”

2017 年 10 月 25 日,2017 年度何梁何利基金获奖名单在北京揭晓。第四军医大学口腔医学院赵铱民教授荣获该基金 “科学与技术进步奖”。何梁何利基金是由香港爱国金融实业家何善衡、梁铼琚、何添、利国伟先生共同捐资港币 4 亿元，于 1994 年 3 月 30 日在香港注册成立的公益性科技奖励基金。其宗旨是通过奖励取得杰出成就的我国科技工作者,倡导尊重知识、尊重人才、崇尚科学的社会风尚,激励科技工作者勇攀科学技术高峰。20 多年来,何梁何利基金科学与技术奖,以其公正性和权威性，在中国科技界及社会各界享有盛誉。历年共有近 1 200 名科学家获奖，其中两院院士超过 800 名。赵铱民教授长期从事口腔颌面缺损修复的临床和研究工作，建立了颜面缺损智能化仿真修复技术体系，实现了赝复技术根本性的革新与进步；建立了系统的颌骨缺损咀嚼功能重建技术，显著提升了修复后患者的咀嚼效能；发展了种植体固位技术，提高了牙、颌面种植修复成功率;创建并促进中国颌面赝复学发展。主持国家科技支撑计划、国科金重点项目等国家、军队重点课题 15 项;领衔获得国家科技进步一等奖;另获国家科技进步二等奖 2 项、军队科技进步一等奖 2 项；以第一或通讯作者发表论文 280 篇,其中SCI 收录 46 篇;出版专著 3 部;以第一完成人获得国家发明专利 7 项。先后被授予全国优秀科技工作者、中国医师奖、中国杰出口腔医师奖、军队专业技术杰出贡献奖。2013 年荣立个人一等功。

## 英文期刊 IJOS连续五次入选“中国最具国际影响力学术期刊”

2017 年 11 月,根据中国学术文献国际评价研究中心、清华大学图书馆联合研制的,由《中国学术期刊(光盘版)》电子杂志社有限公司出版的《中国学术期刊国际引证年报》正式发行，四川大学华西口腔医学院主办的英文期刊 *InternationalJourna of Oral Science* 入选“2017 中国最具国际影响力学术期刊”(自然科学与工程技术类)，这是 *International Journal of Oral Science* 自 2012 年以来连续第 5 次入选“中国最具国际影响力学术期刊”。《中国学术期刊国际引证年报》2017 年共评选出 175 本自然科学与工程技术类“中国最具国际影响力学术期刊”,*International Journal of Oral Science* 凭借其优质的论文质量,在遴选的数据统计和同行专家评议中脱颖而出，入选“中国最具国际影响力学术期刊”。

## 四川大学华西口腔医学院学子在国际顶级赛事中斩获金奖

2017 年 11 月 13 日，在美国波士顿海因斯会议中心，来自四川大学的两只参赛队伍 SCU-China 和 SCU-WestChina 从由哈佛大学、剑桥大学、海德堡大学、北京大学等几乎所有国内外顶尖学府组成的 313 支队伍中脱颖而出，为四川大学夺得了 2017 国际遗传工程机器设计大赛(iGEM)双金！这是四川大学参赛六年来首次夺金，其中四川大学华西口腔医学院三名学子所在的 SCU-WestChina 队是首次参加该竞赛。国际遗传工程机器设计大赛(iGEM)起源于 2003 年，最初由美国麻省理工学院(MIT)主办，现已发展成为国际上合成生物学领域最顶尖的大学生科技赛事，其中涉及到生物、信息、电子、物理等多学科交叉内容。

**周永胜教授荣获“医药学研究生教育成果奖”一等奖**

2017 年 12 月 6 日，中国学位与研究生教育学会医药科工作委员会在昆明举办 2017 年“医药学研究生教育成果奖”评选，北京大学口腔医学院周永胜、王勇、刘云松、赵一姣、侯建霞等老师负责的“数字口腔医学研究生教育体系的开拓创新与发展”项目荣获一等奖。该奖项自今年 8 月公开申请，经过了初评、网络公示、通讯评议等多个环节，全国最终有 24 个项目入围复评答辩。周永胜教授的项目在最终答辩环节以优异成绩获得一等奖。周永胜教授牵头参评的项目，是获奖项目中唯一的口腔医学类项目。该项目集合了口腔修复学教研室、口腔医学数字化教学组等教研室多年积累的数字口腔医学研究生教学成果，展示了北大口腔在数字化教学领域的多项开创性成果。

**北京口腔医院研究生荣获“亚洲学生根管治疗比赛”中国区冠军**

2017 年 11 月，首都医科大学(北京口腔医院)2015 级统招硕士研究生李韶容同学(导师侯本祥教授)在“2017 亚洲学生根管治疗比赛”中荣获中国区冠军，并作为中国区代表赴新加坡参加亚洲区总决赛获得第四名。“亚洲学生根管治疗比赛”(University Endodontic Case Contest Asia 2017)是一年一度举办的口腔医学教育的重大赛事，旨在鼓励口腔医学生们夯实理论基础，熟练操作技巧，积极学习和掌握国际领先水平的治疗技术和方法。赛程分为国内比赛及国际比赛两个阶段。国内赛程包括收集病例、高标准根管治疗操作、整理病例资料撰写全英文病例介绍及讨论等，由国内外专家盲审并评选出一位冠军参加亚洲区决赛。

# 人　物

## 2017 年度全国卫生计生系统先进工作者

### 王　兴

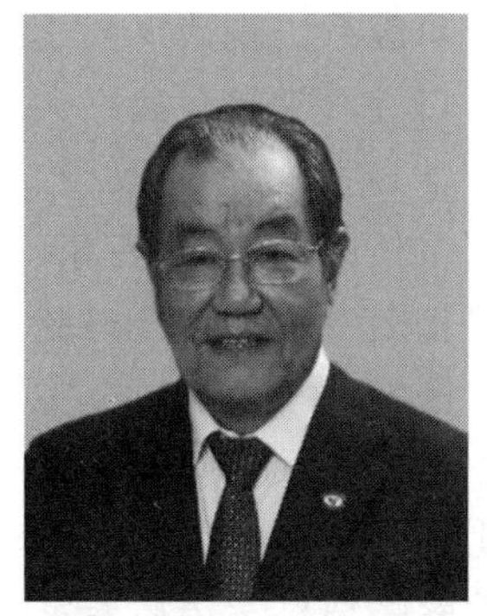

王兴，男，1945年8月出生，籍贯陕西，中国共产党党员，教授、主任医师、博士生导师。历任北京大学口腔医院种植科主任、院长助理、副院长等职务。现任中华口腔医学会名誉会长、中国医师协会副会长、中华医学会名誉理事、中国科协荣誉委员；香港专科医师学院名誉院士，香港大学牙科学院名誉教授；美国 ADA 名誉会员；中华口腔医学杂志名誉总编；国际牙科研究会会员，国际牙医师学院院士。

先后主编专著 6 部，参编 22 部，发表学术论文 228 篇。五次获北京医科大学科技成果奖；1987 年获卫生部科技进步一等奖、北京市科技进步二等奖；1988 年获国家科技进步三等奖；1992 年获国家教委、国务院学位办授予的“做出突出贡献的中国博士学位获得者”称号；1996 年被评为卫生部有突出贡献的中青年专家。享受国务院政府特殊津贴；2001 年获首届中华医学科技奖一等奖；2001 年所负责的课题“内置式颌骨牵引成骨的临床和实验研究”被评为“九五”期间我国重大科技进展项目；2003 年获北京大学优秀博士论文二等奖；2004 年获美国颌面外科医生协会和内固定研究协会最佳临床研究论文奖；2005 年、2006 年两次获中国科协最佳研究论文奖，2010 年获中华医学科技二等奖。2006 年获“中国杰出口腔医师奖”，2007 年获“中国医师奖”。2008 年获中华医学会中华系列杂志优秀主编奖。2014 年获中华口腔医学会科技奖一等奖。2016 年获中国口腔颌面外科“华佗奖”。

### 周学东

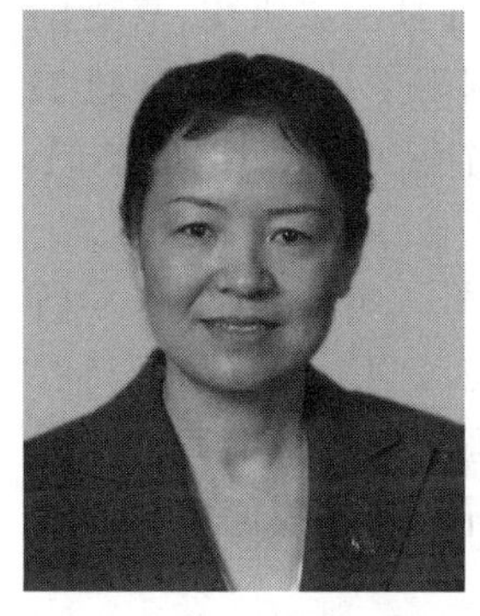

周学东，女，1987 年毕业于华西医科大学，获医学博士学位，教授、博导，四川大学华西口腔医院院长，口腔疾病研究国家重点实验室主任，中华口腔医学会副会长、四川省口腔医学会会长。

主要从事龋病病因及防治的基础与应用研究，在口腔微生物学、口腔生态学等领域的研究具有较深造诣。先后主持国家、国际合作、部省科研课题多项；主编 *International Journal of Oral Science*、*Bone Research* 英文 SCI 杂志，主编《中华口腔科学》《实用口腔微生物学与技术》《实用牙体牙髓病治疗学》《Dental Caries》等中英文专著 20 余部；先后获国家科学技术进步二等奖 1 项、部省级科技成果奖 9 项，国家发明专利 4 项；获全国创新争先奖中国青年科技奖、首届国家创新争先奖、中国医师奖、国家教学名师奖，全国卫生计生系统先进工作者、卫生部有突出贡献的中青年专家、四川省卫生计生系统首席专家和学术技术带头人、全国医药卫生系统创先争优活动指导工作先进个人、四川省三八红旗手等，是第十六届全国党代会代表及第十一届、第十二届全国政协委员。

## 胡勤刚

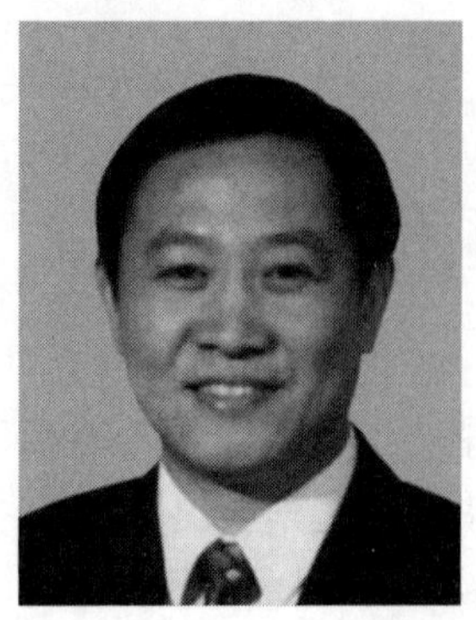

胡勤刚，教授、主任医师，南京大学医学院附属口腔医院、口腔医学院暨南京市口腔医院院长，南京大学博士生导师，中华口腔医学会常务理事，中国医师协会口腔医师分会副会长，江苏省口腔科医疗质量控制中心主任，江苏省整形美容协会会长，江苏省医院协会口腔医院分会主任委员，专业技术二级岗，享受国务院特殊津贴。获全国卫生计生系统先进工作者、卫生部及江苏省有突出贡献中青年专家、国际牙医师学院院士、第八届南京市“十大科技之星”等荣誉称号。担任《口腔医学研究》副主编，《中华口腔医学杂志》《华西口腔医学杂志》《实用口腔医学杂志》《上海口腔医学杂志》《口腔颌面外科杂志》《中国口腔颌面外科杂志》编委。

胡勤刚教授作为国家临床重点专科口腔颌面外科学科带头人，长期从事口腔颌面外科的医疗、教学和科研工作，擅长口腔颌面-头颈部良恶性肿瘤、颌面部畸形缺损等疑难复杂疾病诊疗，在口腔颌面部肿瘤、颌面缺损畸形的整复、颌面部损伤以及颞下颌关节病诊治等方面具有丰富独到的经验。主持国家自然科学基金及“973”等科研项目 10 余项，发表论文 140 余篇、其中 SCI 收录论文 50 余篇，主编专著 4 部、参编专著 3 部，其中主编的《口腔医师实用丛书》获“华东地区科技类图书一等奖”，主持的《口腔医学导论(双语)》获教育部“国家级双语示范课程奖”。获国家科技发明四等奖 1 项、卫生部科技进步三等奖 1 项、江苏省科学技术二等奖 3 项、中华口腔医学会口腔医学创新研究奖 1 项、江苏省卫生厅医学新技术引进奖 10 余项、江苏省教学成果(高等教育类)二等奖 1 项、市科技进步二等奖 1 项以及发明专利 3 项。

## 傅豫川

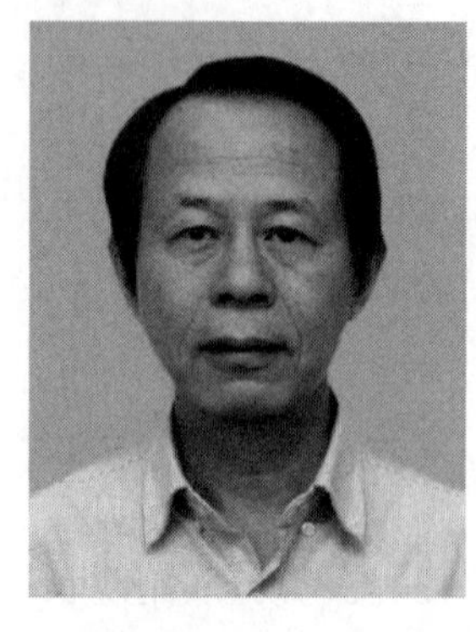

傅豫川，男，1982 年毕业于湖北医学院口腔系（现武汉大学口腔医学院)，武汉大学口腔医学院教授、主任医师、首席专家、知名专家。现任口腔医院唇腭裂中心主任、武汉市唇腭裂临床研究中心主任、湖北省儿童口腔医疗中心副主任。兼任国家科委唇腭裂科学传播专家团首席专家、中华口腔医学会理事、中华口腔医学会唇腭裂诊治联盟首任主委、中华口腔医学会唇腭裂学组组长、美国微笑列车特聘专家。先后荣获国家卫生和计划生育委员会“医药卫生界 30 年生命英雄”奖、中华慈善总会特别贡献奖、首届江城“金口碑医生”奖、武汉大学十佳教师奖、武汉大学优秀共产党员及“全国卫生计生系统先进工作者”荣誉称号等。

傅豫川医生从住院医师到主任医师、知名专家、首席专家，从医 36 年来一直专注于唇腭裂领域，坚守在临床一线，接诊病人 20 余万人次，主刀手术近 3 万例。临床不断创新，紧跟世界前沿，引领着全国唇腭裂临床的进步和发展，荣获“国家医药卫生界 30 年生命英雄”称号。发表科研论文 60 余篇，主编和参编专著 12 部，5 项科研成果获湖北省科技进步奖。

# 卫生计生委有突出贡献中青年专家

## 赵志河

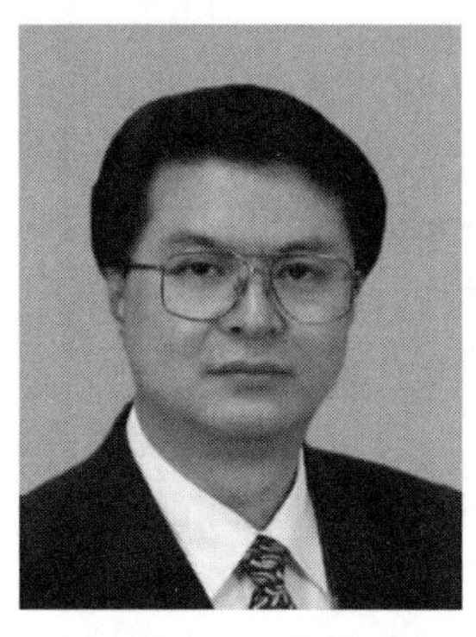

赵志河，男，1963年12月出生于四川资阳，1992年毕业于华西医科大学，获医学博士学位，教授、博导，四川大学华西口腔医院副院长，曾任中华口腔医学会口腔正畸专业委员会主任委员，现任中国医师协会口腔医师分会副会长，中华口腔医学会理事、口腔正畸专委会常委，全国口腔正畸学首席科学传播专家（中国科学技术协会）。《中华口腔医学杂志》《华西口腔医学杂志》等核心期刊编委，《中国口腔医学信息》主编，*International Journal of Oral Science* 编委。

主要从事牙颌面畸形矫治的生物力学及生物学的研究，在口腔正畸学、口腔生物力学等领域具有较深的造诣。先后主持国家、部省科研课题多项。主编五年制本科国家级规划教材《口腔正畸学》等著作 9 部，参编著作 18 部。发表论文 230 余篇，其中被 SCI、EI 收录 100 余篇。获专利 17 项。主持研究的项目曾获教育部进步奖一等奖、四川省科技进步一等奖、中华医学奖科技进步二等奖。获华西口腔医学院学科建设贡献奖、中华口腔口腔医学会“口腔医学科技创新人物”、国家卫计委有突出贡献中青年专家等称号。

## 郭传瑸

郭传瑸，男，1964 年 2 月出生，籍贯福建。中国共产党党员。教授、主任医师、博士生导

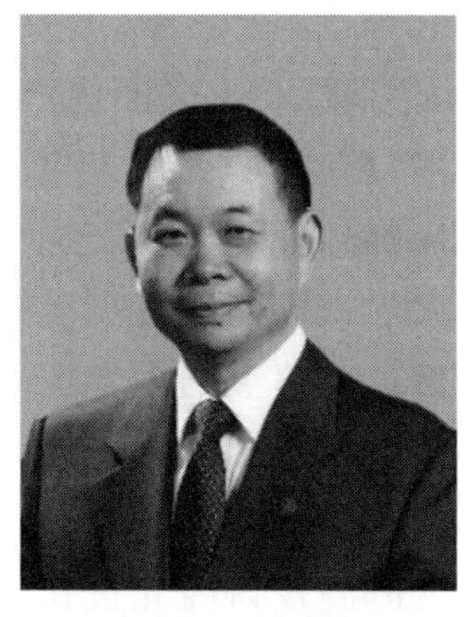

师。北京大学口腔医学院、口腔医院院长，兼任中华口腔医学会副会长，中国医师协会常务理事、口腔医师分会会长，中国牙病防治基金会秘书长兼副理事长，中华口腔医学会口腔颌面外科专委会副主任委员，中国抗癌协会头颈外科专业委员会副主任委员，教育部高等学校口腔医学专业教学指导委员会副主任委员，北京市口腔医学会副会长，国际口腔癌协会委员，全国颅底外科多学科协作组组长等职，享受国务院特殊津贴。在国内率先开展头颈癌患者的临床营养学研究课题，建立了适用于消瘦型营养不良患者的快速、准确的营养评价方法，既满足了临床需要，又填补了国内这方面的空白，达到提高患者的治疗效果与生存质量的目的；开展各种颈淋巴清扫术在口腔癌治疗的应用及副神经的保留与重建，对减少颈清术并发症，提高患者生存质量有重要意义；较大规模开展颅底肿瘤治疗的手术入路及导航手术研究，以降低手术风险，提高颅底肿瘤的手术治疗效果。研究方向及专长为口腔颌面、咽旁颞下区及颅底肿瘤的诊断和手术治疗，数字外科技术在颅底区肿瘤诊治的应用及颅颌面手术机器人的研发。承担并完成国家级科研项目三项，省部级三项，在研国家级项目三项，市级二项，科研成果颇丰并富有创新性。迄今，他共发表论著 172 篇，其中 55 篇被 SCI 收录；合著主编书 2 本，副主编三本；获各种科技奖励 10 次。

# 国家百千万人才工程

## 蒋欣泉

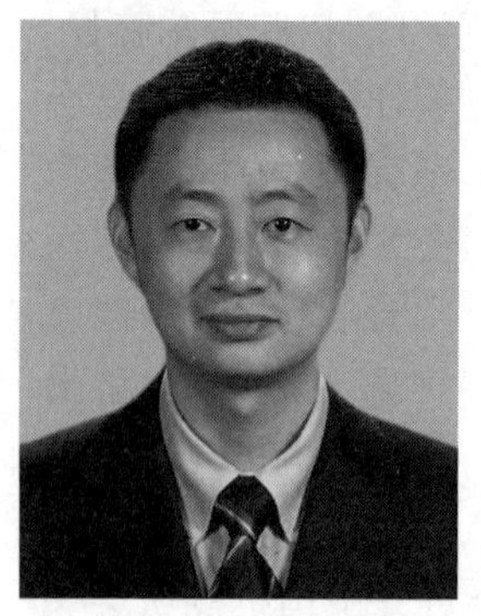

蒋欣泉，主任医师、教授、博士研究生导师。现为上海交通大学口腔医学院副院长，上海交通大学医学院附属第九人民医院口腔修复科主任，上海高校口腔先进技术与材料工程研究中心主任，上海市口腔医学重点实验室副主任。系国家杰出青年基金获得者，教育部长江学者“特聘教授”，国家“万人计划”领军人才，“十三五”国家重点研发计划首席科学家，上海交通大学特聘教授，澳大利亚悉尼大学（工程与信息技术学院）名誉教授。目前担任国际口腔医师学院（ICD）Fellow，国际口腔修复学会（ICP）理事（中国唯一），中华口腔医学会口腔修复学专委会副主委、生物医学专委会副主委、科研管理专委会副主委，上海市口腔医学会第三届口腔修复学专委会主委，中国生物材料学会理事、骨修复材料与器械分会口腔及颅颌面生物材料及应用专委会主委、中国生物医学工程学会组织工程与再生医学分会副主委，同时是 *Bone Res*、*Tissue Eng* 等 6 本英文期刊编委。

长期从事口腔颌面组织再生与修复的研究与转化工作。近 5 年主持十三五国家重点研发计划、国家重大科学研究计划“973”课题、国家自然科学基金委重点国际（地区）合作研究项目等 10 余项。发表 SCI 收录第一/通讯论文 90 篇。国际重要学术会议特邀报告 20 余次。并成功申办 2021 年第 19 届国际口腔修复双年会。编写全国规划教材《口腔固定修复学》（副主编）等 4 部，担任中国医学教育慕课联盟规划课程“口腔修复学”主讲人。获授权国家发明专利 5 项。主持 2 项在研开放、前瞻、多中心临床试验。曾先后获得国际牙科研究会 IADR/Hatton Award 大奖，上海市科技进步一等奖，教育部新世纪人才、上海市卫生系统青年人才最高荣誉“银蛇奖”一等奖、上海市十大科技英才、上海市卫生系统优秀学科带头人、上海市领军人才、上海市优秀学术带头人、树兰医学青年奖、教育部高等学校科学技术进步奖一等奖、全国优秀科技工作者、中国科协口腔医学科技创新人物等各类人才或奖励 10 余项。

## 白玉兴

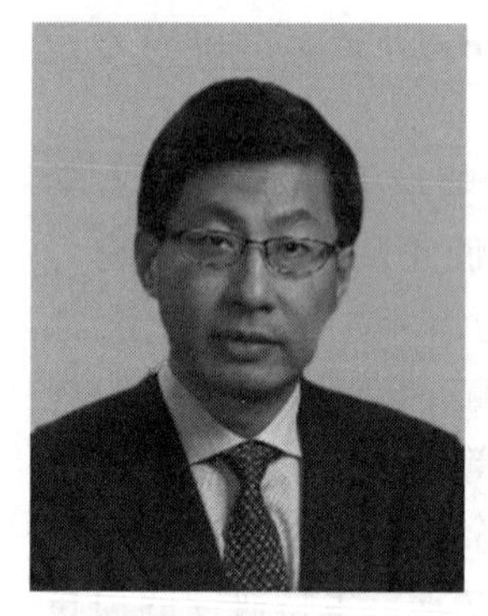

白玉兴，男，1967 年 2 月出生于陕西西安。教授、主任医师、博士生导师，现任首都医科大学附属北京口腔医院及口腔医学院院长。兼任中华口腔医学会副会长、口腔正畸专委会主任委员、北京口腔医学会副会长、北京口腔医学会正畸专委会主任委员、北京市牙病防治所所长、北京口腔医学研究所所长。担任《中华口腔医学杂志》副总编辑，《中华口腔正畸学杂志》副总编辑，《北京口腔医学杂志》主编及美国正畸学杂志（*AJO-DO*）、*Angle* 正畸学杂志等杂志的审稿专家。为国际牙医师学院院士（FICD），英国爱丁堡皇家外科学院正畸专科院士国际考官。享受国务院政府特殊津贴。为国家人社部及国家卫计委有突出贡献中青年专家。入选人社部国家百千万人才工程。先后承担国自然基金 7 项及多项其他国家级课题，获省部级科技奖 6 项，发表论文 256 篇（其中 SCI 收录文章 61 篇），主编（译）论著 14 本，参编论著 8 本。获得国家发明专利 6 项，实用新型专利 9 项。在国内最早（2002 年）开始无托槽隐形矫治技术的研究、开发和临床应用，填补了国内空白，并获得了中华口腔医学会科技进步二等奖。

# “长江学者奖励计划”青年学者

## 袁　泉

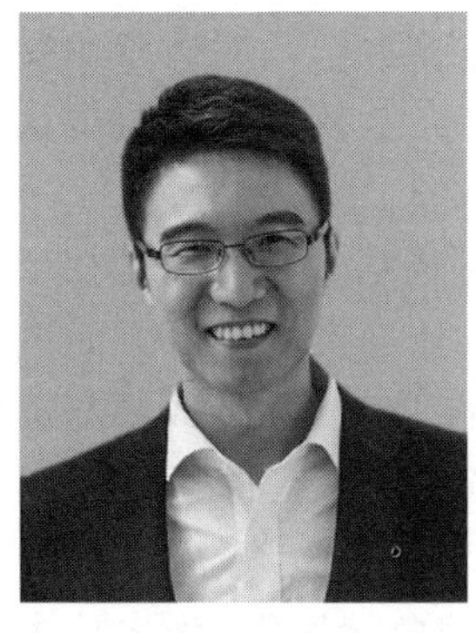

袁泉，男，1980 年 10 月出生，籍贯重庆。中国共产党党员。四川大学华西口腔医学院教授，主任医师，博士生导师，口腔修复学系主任。先后留学日本广岛大学，美国哈佛大学和加州大学洛杉矶分校。担任中国医师协会口腔医师分会口腔种植工作委员会副主任委员；中华口腔医学会口腔种植专业委员会常务委员；四川省卫计委学术和技术带头人；四川省口腔医学会口腔种植专业委员会副主任委员；以及国际牙医师学会（ICD）Fellow。主要研究牙种植体骨结合的调控机制和转化，阐述骨量不足和骨质不佳对牙种植体骨结合的影响，为提高牙种植治疗的临床效果奠定基础。因为工作的创新性，入选“万人计划”科技创新领军人才和“长江学者奖励计划”青年学者，并荣获四川省青年科技奖。获国家自然科学基金委优秀青年基金等项目资助 10 项，以第一和通讯作者发表 SCI 论文 40 余篇，包括 *Nat Commun*，*Plos Genet* 和 *JBMR* 等。参编《口腔种植学》和《口腔修复学》等教材/专著 7 部，担任 *Bone Res* 和 *Int J Oral Sci* 等国际学术期刊的副主编或编委。

# 2017 年新增口腔医学博士研究生导师

## 车晓霞

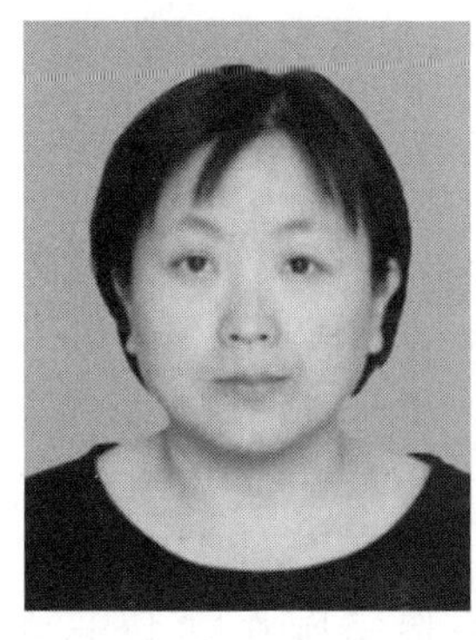

车晓霞，女，1969 年 10 月出生于内蒙古，籍贯河北。1992 年毕业于湖北医科大学口腔医学院，1997 年于四川大学华口腔医学院开始攻读研究生学位，2003 年获得博士学位；2004 年至 2006 年于首都医科大学附属北京口腔医院进行博士后研究工作，现工作于首都医科大学附属北京口腔医院正畸科，教授、主任医师、博士研究生导师。擅长颞下颌关节病正畸治疗、多学科联合咬合治疗、隐形矫正。中国正畸专委会会员。国家自然科学基金项目负责人，中华口腔医学杂志、中国组织工程杂志、*Stem Cell* 外审专家，在国内和国外发表发表多篇临床与科研文章，《五官科疾病学》副主编。研究方向：基础研究方向：非神经性乙酰胆碱在牵张引起骨改建中的作用。临床研究方向：常见耳症合并颞下颌关节病患者的临床治疗与病因研究。

（首都医科大学口腔医学院供稿）

## 陈仁吉

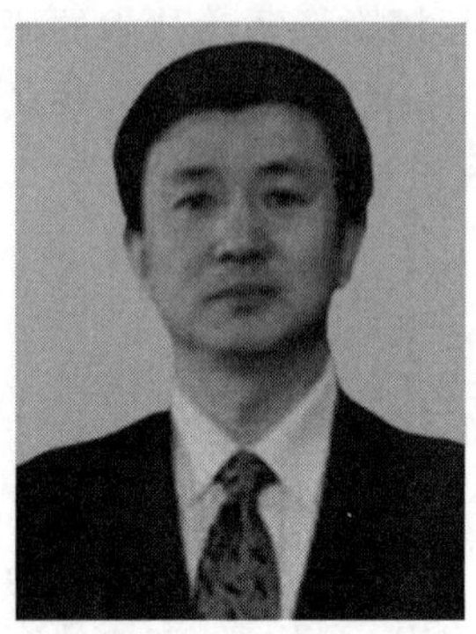

陈仁吉，男，1961年8月出生于贵州省贵阳市，1984年毕业于贵州省遵义医学院口腔医学系，获学士学位，1993年及2004年在北京大学口腔医学院分别获硕士、博士学位。1984年至1989年在遵义医学院口腔医院任住院医师，1993年至2006年5月在北京大学口腔医学院任副主任医师、副教授。2006年6月至今在首都医科大学附属北京口腔医院任主任医师、教授，现任首都医科大学附属北京口腔医院口腔颌面整形创伤外科主任，唇腭裂治疗中心主任，口腔颌面外科教研室副主任，博士研究生导师。

兼任中国唇腭裂诊治联盟副主任委员，中华医学会整形专业委员会唇腭裂学组副组长，中华口腔医学会口腔颌面外科专业委员会委员，北京口腔医学会口腔颌面外科专业委员会副主任委员，中华医学会北京整形专业委员会委员，中华医学会儿科学分会口腔学组副组长，《中华口腔医学杂志》等审稿专家，《北京口腔医学杂志》《国际口腔医学杂志》《中国口腔医学继续教育杂志》等编委，《健康北京》科普专家。

研究方向：腭裂病理性语音诊治、先天性唇腭裂遗传学研究、颌面骨缺损修复材料运用研究等。业务专长：唇腭裂、牙槽嵴裂、面裂、唇腭裂继发畸形、腭咽闭合不全、颌面部其他先天后天继发性畸形手术治疗，腭裂及其他病理性语音的诊断与语音治疗。发表论文50余篇，主编专著1部，参编专著4部，参编8年制教科书1部，获北京市科学技术二等奖1项。

（首都医科大学口腔医学院供稿）

## 邓嘉胤

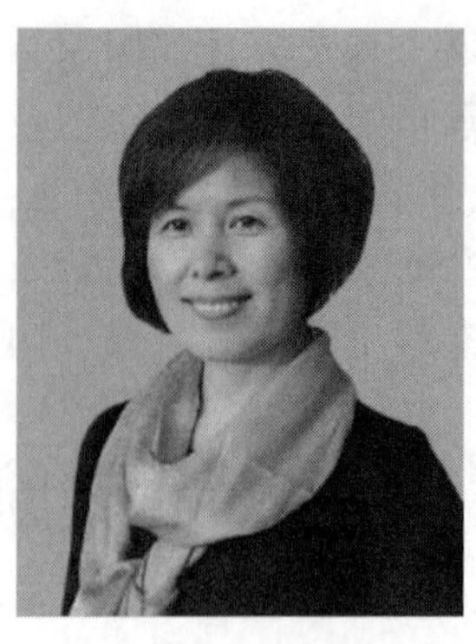

邓嘉胤，女，1964年10月出生吉林省长春市，天津市人。教授、主任医师、博士生导师、国际牙医学院院士。毕业于日本昭和大学齿学部，获得齿学博士学位。现任天津医科大学口腔医学院、口腔医院副院长、副书记，中华口腔医学会口腔医学教育专业委员会常委，天津市口腔医学会常务理事、牙周病专业委员会副主委，天津医科大学教学指导委员会委员。

主要研究方向为牙周病学，特别是在牙周病病因学，牙周病与全身疾病关系方面进行了大量、细致、深入的研究。主持或参与国家级、省部级科研课题4项，获得天津市科技进步奖二等奖2项。作为主编、副主编出版专著3部，其中《口腔急诊医学》为本校本科生必修课程教材。在国内外专业期刊发表论文30余篇，近三年作为通讯作者在 Journal of Periodontology 等期刊发表 SCI 论文2篇。已培养硕士研究生35名，2013年作为项目负责人获得天津市教学成果二等奖，曾被评为天津市优秀教师。业务专长为牙周病治疗，具有丰富的临床经验和熟练的临床操作技能，擅于处理临床上较为复杂的疑难病例，以较高的质量与服务，得到患者的信任与好评。

（天津医科大学口腔医学院供稿）

## 杜　娟

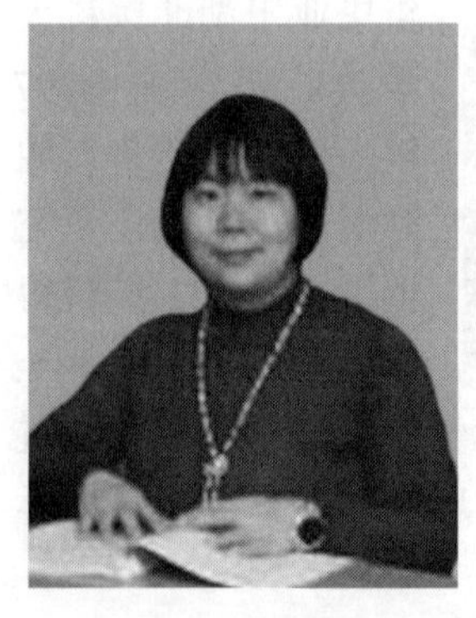

杜娟，女，武汉人，1974年8月出生于湖北省咸宁市，1991年至1998年于北京医科大学口腔医学院连读七年制学硕，获硕士学位；2005年获得首都医

科大学口腔医学院口腔临床医学博士学位；2008 年至 2009 年在美国国立牙颌颅研究所(NIDCR/NIH)进行博士后研修。现任首都医科大学口腔医学院口腔医学研究所教授，研究员，博士研究生导师。研究方向为口腔颌面部生长发育机制研究。已完成国家自然科学基金两项，承担国家自然科学基金一项，留学归国人员启动基金一项，入选北京市科技新星，北京市"十百千"卫生人才培养资助"百"层次，北京市卫生系统学科骨干。目前担任中华口腔医学会口腔生物专委会委员，北京口腔医学会口腔生物专委会常委。

（首都医科大学口腔医学院供稿）

## 冯　强

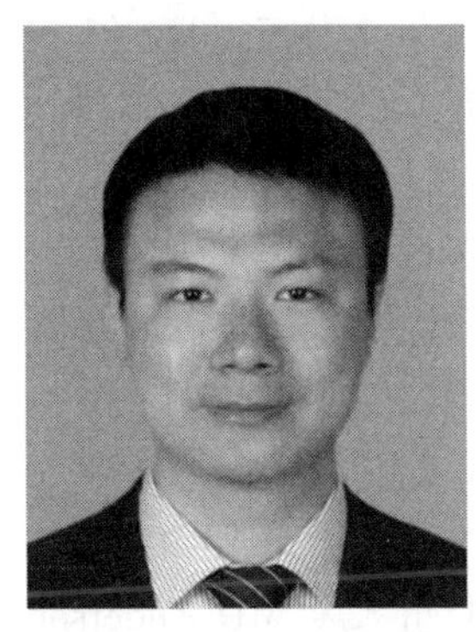

冯强，男，1986 年 7 月生于山东潍坊，山东潍坊人。教授，博士生导师。毕业于哥本哈根大学生物系，获得理学博士学位，曾担任深圳华大基因研究院副院长。现任职于山东大学口腔医学院，任人体微生态中心主任。参与撰写专著《骨内科学》《基因组学》等教科书。参与科技部 973 项目，863 项目在内的项目近十项，参与多项国际研究课题，如 MetaHIT, IHMS, MetaPIG 等。目前已发表包括 *Nature Biotechnology*（2 篇），*Nature Medicine*（2 篇），*Nature Communications*（5 篇），*Gut*, *Cell Host & Microbe* 等科学杂志在内的 SCI 收录论文 46 篇，第一作者或通讯作者 16 篇，申请专利 105 项，主持课题经费 1 500 万，获2012 年"中国糖尿病研究十大进展"，主持的婴儿肠道菌群发育课题荣获 2015 年"肠道菌群十大科技进展"。

主要研究方向为口腔微生态的多样性与口腔疾病及全身系统性疾病的关系，业务专长于宏基因组学、生物信息学、分子生物学、微生物学、细胞生物学及机器学习算法开发，对人体微生态的多样性及其疾病关系方面进行多项课题研究并见解独到。

（山东大学口腔医学院供稿）

## 郭丽宏

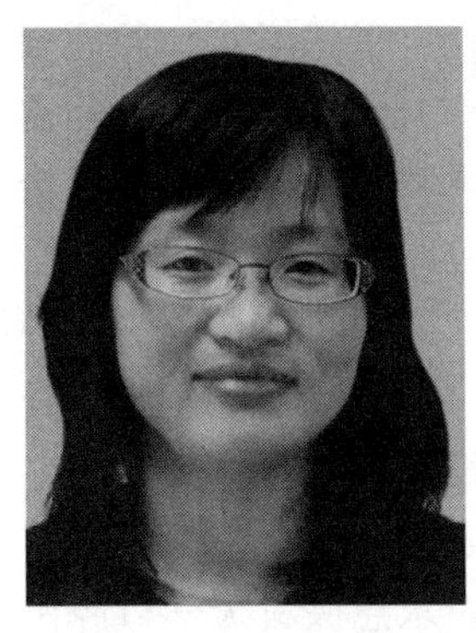

郭丽宏，女，1972 年 8 月出生于贵州省凯里市，福建长汀县人。副教授，博士生导师。毕业于华西医科大学口腔医学院，获得医学博士学位。2000 年 11 月至 2003 年 6 月，在第四军医大学口腔医学院从事博士后研究工作，研究内容为变形链球菌高、低毒力株之间的比较基因组与蛋白质组研究。2003 年 7 月至 2010 年 5 月，在北京大学口腔医院生物教研室从事变形链球菌致龋相关基因的功能研究，并于 2005 年开始任口腔生物教研室主任。2004 年入选北京市科技新星，2009 年入选北京大学医学部青年人才奖励计划。2010 年 5 月进入美国 UCLA 大学牙学院口腔生物系从事博士后研究工作，进行了变形链球菌致龋毒力因子之间相互协同作用及口腔微生物群落的结构分析。2016 年 1 月至今，任职于中山大学附属口腔医院牙体牙髓病科。先后主持国家自然科学基金 5 项，中国博士后科学基金 1 项，北京市自然科学基金 1 项。以第一或通讯作者发表论文41 篇，英文综述 3 篇，其中 SCI 收录 14 篇，一项研究成果发表在 PNAS 上。

主要研究方向为口腔微生物之间以及微生物群落与宿主之间的相互作用机制。业务专长于牙髓根尖周病诊断与治疗。

（中山大学光华口腔医学院供稿）

## 韩　冰

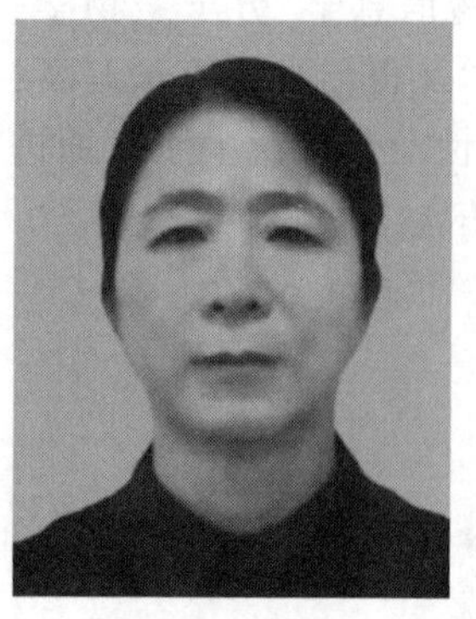

韩冰，女，1962年9月出生，辽宁西丰人。口腔医学博士，教授，主任医师，博士生导师。现任吉林大学口腔医院口腔颌面外二科主任，兼中华口腔医学会口腔颌面外科专业委员会委员，中国抗癌协会头颈肿瘤外科专业委员会委员，口腔医学会口腔颌面外科专业委员会口腔颌面头颈肿瘤学组委员，吉林省头颈肿瘤专业委员会委员，吉林省肿瘤防治专家，长春市政协特聘专家，长春市医疗事故鉴定专家，吉林省口腔医学会理事等。

1986年毕业于原白求恩医科大学口腔医学系，2000年至2002年于日本山形大学医学部进修学习，2003年获吉林大学口腔医学院博士学位，2004年于吉林大学白求恩第一医院完成博士后研究工作，2009年担任吉林大学口腔医院口腔颌面外科副主任，2018年任吉林大学口腔医院口腔颌面外二科主任。目前已发表科研论文40余篇，其中包括SCI文章8篇，培养硕士研究生10人，在读研究生11人（至2018年）。主持国家自然科学基金面上项目1项，吉林省科技厅重点科技研发项目1项，吉林省教育厅、吉林省发改委课题多项，获得吉林省科技进步二等奖1项，三等奖1项。从事口腔颌面外科工作30余年，在临床上开展了多项新技术、新疗法，在省内率先开展了颌骨牵张成骨术，切实解决了因复杂骨折、肿瘤切除后所致颌骨缺损畸形、牙槽骨高度不足无法镶牙患者的病痛；在口腔颌面部良、恶性肿瘤、血管瘤及淋巴管瘤、软组织外伤、颌面骨骨折及口腔颌面部感染的诊断和治疗有很深的造诣。

（吉林大学口腔医学院供稿）

## 韩　伟

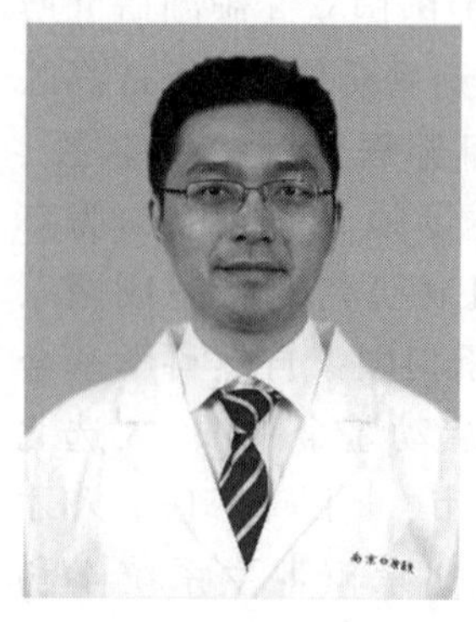

韩伟，男，1979年10月出生于江苏南通市，中国共产党党员，口腔颌面外科学博士，南京大学副教授，副主任医师，2017年新增为博士研究生导师。

1997年9月至2004年7月于南京大学医学院本硕连读取得硕士研究生学位，2004年8月至2009年4月南京大学医学院附属口腔医院口腔颌面外科医师，2008年6月至2008年8月德国慕尼黑大学AO Fellow，2008年9月至2011年7月于上海交通大学口腔医学院师从张志愿院士攻读博士学位。2009年7月至2012年12月南京大学医学院附属口腔医院口腔颌面外科主治医师，2011年6月至2011年7月英国利兹大学口腔医学院口腔生物系访问学者，2011年7月至2014年12月南京大学医学院附属口腔医院中心实验室副主任（兼任），2012年12月始任南京大学医学院附属口腔医院口腔颌面外科副主任医师，2013年12月至2014年12月美国德州大学MD Anderson癌症中心头颈外科访问学者，2014年12月始任南京大学医学院附属口腔医院口腔颌面外科行政副主任，2016年6月至2016年8月美国华盛顿大学口腔医学院访问学者，2017年9月被聘为南京大学医学院博士研究生导师。曾获2011年首届邱蔚六青年医师奖，2015年度南京市青年岗位能手，2017年度南京市有突出贡献中青年专家，2017年度江苏省好青年荣誉称号，并先后获得2007、2017年江苏省科技进步二等奖。

主持国家自然基金，江苏省优秀青年以及南京市杰出青年基金等，以第一作者或通讯作者身份发表SCI论文20余篇。业务专长为口腔颌面部良恶性肿瘤的综合序列治疗以及颌面部创伤诊治,颌面部缺损修复重建;研究发现为口腔鳞癌微环境与其进展的作用机制研究。

(南京大学医学院附属口腔医院供稿)

## 侯建霞

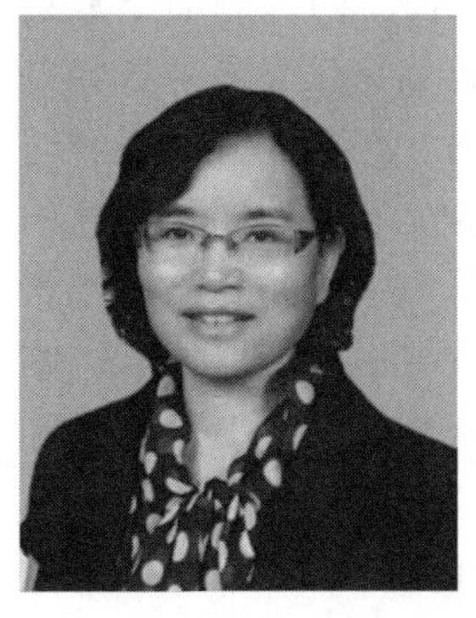

侯建霞,女,1972年2月出生于青海省冷湖镇。1994年于西安医科大学口腔医学院获得学士学位,1996年至1999年于西安医科大学口腔医学院获得硕士学位,1999年至2002年于北京大学口腔医学院获得博士学位,2004年至2005年于美国加州大学旧金山分校访问学习,2010年至2011年于日本大阪大学大学院齿学部交流访问。现任北京大学口腔医学院牙周科主任医师、副教授,博士生导师。中华口腔医学会会员, 中华口腔医学会牙周病学专业委员会委员。

长期从事牙周病学相关的临床、教学及科研工作,医疗专长为复杂疑难牙周病的诊断和多学科联合治疗。主要研究方向为牙周病的病因及机制研究、牙周组织修复的组织工程学和干细胞生物学研究、虚拟现实牙科操作培训系统的开发应用研究。截至2017年主持国家级及省部级科研项目3项,参与国家级及省部级项目10项,发表学术论文46篇,其中SCI 17篇。2007年入选北京市科技新星计划。担任国家自然科学基金和北京市自然科学基金同行评议专家、国家执业医师临床技能考试考官。

(北京大学口腔医学院供稿)

## 黄俊辉

黄俊辉,男,1960年10月出生于湖南宁乡市,中国共产党党员,肿瘤学博士,中南大学教授,主任医师,2018年新增为博士研究生导师。

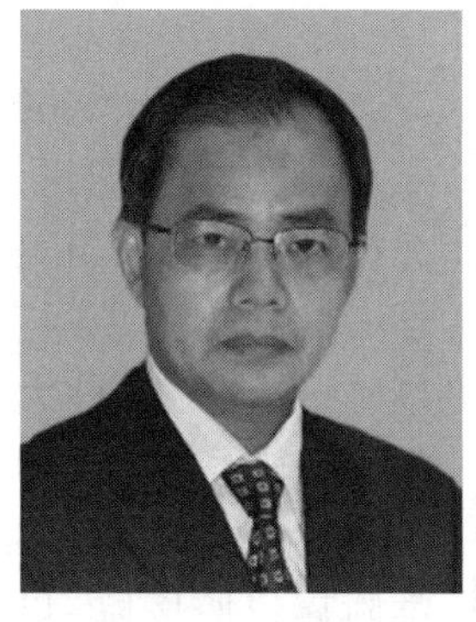

1978年9月至1981年11月湖南医学院益阳分院医疗专业学习,1981年11月至1985年12月任湖南宁乡人民医院外科医师,1986年1月至1988年8月湖南宁乡中等卫生职业技术学校校长,1988年8月至1991年7月湖南医科大学攻读医学硕士学位,1991年7月至1999年12月中南大学湘雅医院肿瘤科、医务科任医师、主治医师、副主任医师、副科长、科长。1998年入选湖南省跨世纪学术带头人,2000年1至2007年6月任中南大学医院管理处副处长,2001年9月晋升主任医师,同年聘为硕士研究生导师,2002年9月至2005年7月中南大学攻读肿瘤学博士学位。2007年6月至2010年10月任中南大学口腔医学院院长,2010年9月晋升临床类教授,2012年9月晋升二级主任医师,2010年10月–2014年7月任中南大学口腔医学院党总支书记、党委书记,2014年7月至今任中南大学湘雅口腔医(学)院党委书记。

香港外科学院特聘专家、任国家卫健委医管中心3D打印医学应用专家委员会委员、中华口腔医学会口腔医院管理专业委员会委员、湖南省医学教育科技学会口腔医学教育专业委员会主任委员、湖南省医学会肿瘤学专业委员会副主任委员、湖南省医学会癌症康复与姑息治疗专业委员会副主任委员、湖南省抗癌协会常务理事, 多本国内外杂志编委、特邀编委。先后获教育部科技进步奖、湖南省科技奖和湖南省高等教育奖等9项。主编《临床肿瘤诊断与治疗学》《肿瘤学教程》等著作7部,参编著作15部。主要从事恶性肿瘤的发病学研究和临床诊断与治疗, 以及口腔病理学基础研究。培养研究生30多名,毕业外国硕士留学生1名。

(中南大学口腔医学院供稿)

## 季 平

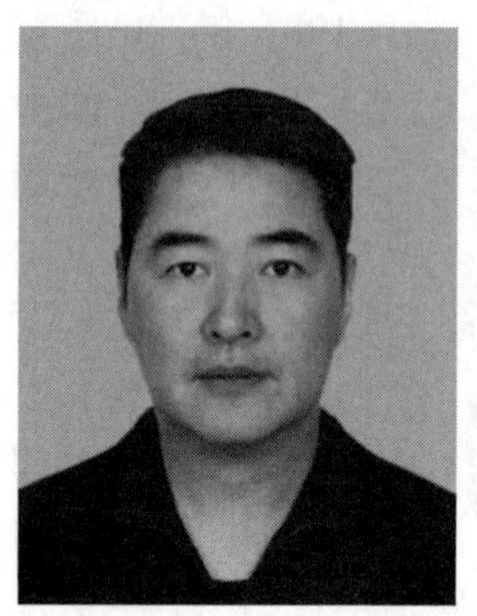

季平，男，1962年10月出生于四川。教授，主任医师，留美学者、博士生导师。毕业于重庆医科大学，获得医学博士学位。现任重庆医科大学附属口腔医院、口腔医学院院长。中华口腔医学会口腔颌面外科专业委员会常务委员、口腔种植专业委员会常务委员、口腔医学教育专业委员会常务委员，国际牙医师学院院士，中国医师协会口腔医师分会常务委员，中华口腔医学会颌面外科专业委员会口腔颌面-头颈肿瘤内科学组副组长、中华口腔医学会颌面外科专业委员会修复重建协作组组员；中国康复医学会修复重建外科专业委员会颌面外科学组委员；国际种植协会委员；重庆市口腔医学会会长、重庆市口腔医学会口腔种植专业委员会主任委员，重庆市口腔医学会颌面外科专业委员会副主任委员，重庆市医学会头颈肿瘤学会副会长；重庆市医疗事故鉴定专家库成员。担任《口腔医学研究》《口腔疾病防治》副主编及《重庆医学》《重庆医科大学学报》杂志编委。

担任国家药物临床试验机构、"口腔医学"重庆市重点学科、重庆市口腔临床研究中心及重庆市市级博士后科研工作站负责人，教育部国家级实验教学示范中心-口腔医学实验教学中心主任，口腔疾病与生物医学重庆市重点实验室、口腔生物医学工程重庆市高校重点实验室主任。已承担国家自然科学基金和重庆市科学技术委员会等各级科研项目15项，省部级教学课题2项。以第一作者或通讯作者在国内外重要学术刊物发表论文40篇(其中SCI收录15篇，CSCD等期刊库收录26篇)。获得重庆市科技进步奖二等奖1项，重庆市科技进步奖三等奖2项，重庆市医学科技成果奖一等奖1项，重庆市医学科技成果奖三等奖1项，实用新型专利1项。编著《2017全国卫生专业技术资格考试习题集丛书口腔颌面外科学模拟试卷》(人民卫生出版社)、《肿瘤学》(全国高等学校临床医学专业5年制第7轮卫生部规划教材)、《肿瘤学放射治疗学》(全国高等学校临床医学专业5年制第7轮卫生部规划教材)、《实用临床肿瘤学》《乳腺癌的基础理论和临床实践》《乳腺癌的生物学特性和临床对策》《放射防护学》本科预防医学、影像医学、放射医学、基础医学、临床医学等专业国家级规划教材等8部专著和教材。

擅长各种口腔颌面外科常见病和疑难重症的诊断和治疗，主持开展多项具有重庆市领先水平的高难度大型手术，主持开发及应用头颈部血管瘤新技术-高频能量微创导入治疗头颈部血管瘤技术。

(重庆医科大学口腔医学院供稿)

## 蒋少云

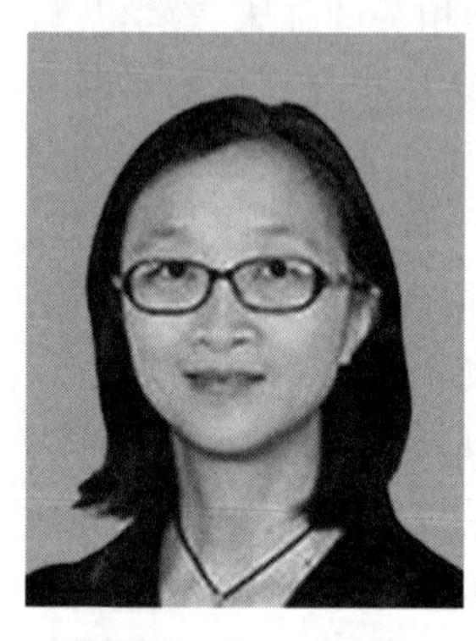

蒋少云，女，1972年10月出生于湖南新宁。教授，主任医师，博士生导师。先后毕业于中山医科大学、上海交通大学医学院附属第九人民医院口腔医学院，获得口腔临床医学博士学位。现任职于天津医科大学口腔医院牙周科，天津市高校"学科领军人才培养计划"人选。曾留学于美国南加州大学牙学院，美国哈佛大学Forsyth研究所访问学者一年。主持国家自然科学基金2项、天津市自然科学基金重点项目1项、天津市教委高等学校科技发展基金项目1项，参与完成国家和省部级科研课题多项，在国内外期刊发表论文50余篇，其中SCI 19篇(第一作者6篇，通讯作者4篇)。

担任学术团体和任职：中华口腔医学会牙周专业委员会委员，中国妇幼保健协会口腔保健专业委员会委员，天津市牙周专业委员会委员，国家医师资格考试考官。担任以下国内外杂志的审稿人：*Archive of Oral Biology*、*Innate Immunity*、*Journal of Oral Biology*、*Journal of Periodontology*、*Journal of Periodontal Research*、*Mediators of Inflammation*、*Oral Disease*、天津医药等。

主要研究方向：牙周炎/种植体周围炎发病机制和牙周组织再生，重度牙周炎的规范化和多学科联合治疗。业务专长：牙周炎的诊断、规范化及多学科联合治疗，擅长牙周再生及美学手术，在疑难牙周病例处理方面经验丰富。

（天津医科大学口腔医学院供稿）

## 焦　凯

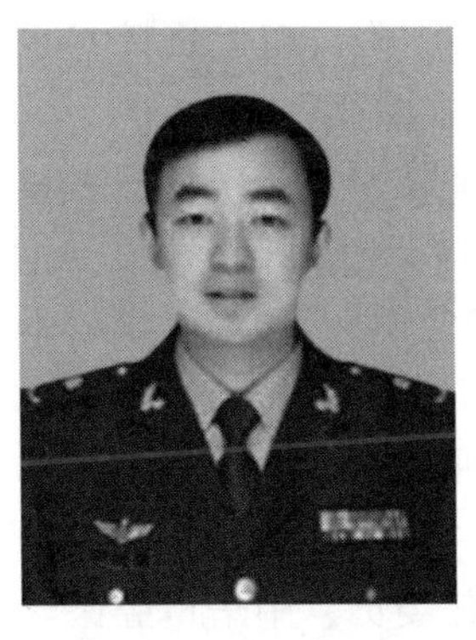

焦凯，男，第四军医大学口腔医院副教授、博士生导师、国家自然科学基金同行评审专家、美国约翰霍普金斯大学及佐治亚瑞金大学访问学者。近年来主要从事骨关节炎病理机制研究及间充质干细胞的功能研究。近五年发表SCI论文38篇，其中以第一或共一作者在*AdvFunct Mater*（IF= 11. 382）、*AngewChem*（IF = 13.734）、*Biomaterials*（IF =8.402）、*ActaBiomater*（IF=6.025）、*Sci Rep*（IF= 5.578）、*FASEB J*（IF =5.72）、*Biomacromolecules*（IF= 5.479）等国际知名SCI杂志上发表论文18篇，IF大于10的2篇，IF大于5的7篇，累计影响因子98分；研究成果获得*PhysOrg*及*ZeitNews*的专题报道，并应邀在第92届世界牙科联盟（IADR）大会、国际冷泉港骨科峰会等国际大会上做口头发言；主持国家自然科学基金面上及青年项目、军队青年拔尖项目、陕西省面上项目等各一项，以主要完成人参与863青年科学家项目（第二）、973前期专项（第三）、国家自然科学基金重点项目（第四）等；获授权发明专利4项，实用新型专利3项；荣获国际牙科研究协会（IADR）联合利华奖、IADR中国分会杰出青年人才奖、中华口腔医学会登士柏青年人才奖、全国医药卫生青年论坛二等奖、陕西省科技新星及陕西省优博论文获得者。获2014、2015学年院级教学先进个人、院级“双十佳教员”及中华口腔医学会授课大赛三等奖等。现为中华口腔医学口腔生物学专委会青年委员，全军口腔医学专委会青年委员。

（空军军医大学口腔医学院供稿）

## 李翠英

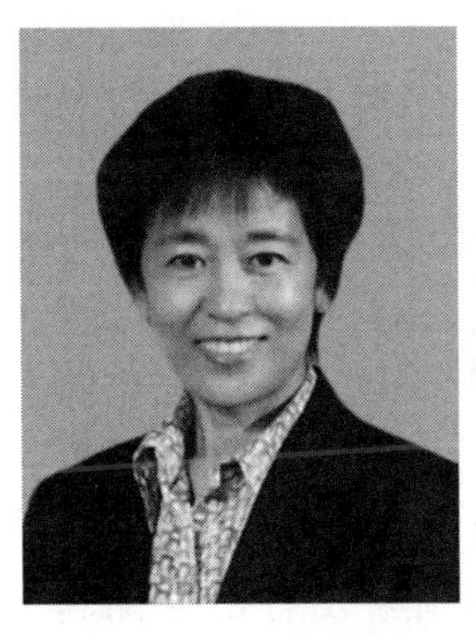

李翠英，女，1959年4月出生于黑龙江省牡丹江市，籍贯山东荣成。1983年本科毕业于佳木斯医学院（现佳木斯大学）口腔医学院，1988年硕士毕业于白求恩医科大学（现吉林大学）口腔医学院，2006年获得北京大学口腔医院博士学位。曾经于1994年和1997年两次赴日本朝日大学和九州大学齿学部共同研究两年。本科毕业后在佳木斯医学院口腔医院/医学院病理科留校任教，1999年调入首都医科大学口腔医学院工作，2009年调入北京大学口腔医学院中心实验室工作至今，为口腔组织病理学教授、主任医师，1995年起为硕士研究生导师。为中华口腔医学会口腔病理专委会委员、口腔医学教育专委会委员兼秘书。曾作为国家自然基金项目评审专家，现为湖南省自然基金项目评审专家、北京口腔医学杂志等编委。

主要研究方向为以涎腺肿瘤和颌骨疾病为主的口腔组织病理学研究，尤其在细胞外基质与肿瘤或疾病微环境作用影响生物学行为方面做了很多工作，以第一作者或通讯作者发表学术论文 60 余篇，其中 SCI 收录 10 余篇，参编专业著作 14 部，主持国家自然科学基金面上项目 2 项、科技部十三五重点研发专项课题一项、北京市自然科学基金面上项目 1 项，主持省部级科研课题 4 项，获得省市级科研奖励 6 项、省市级教育研究成果奖 3 项。

（北京大学口腔医学院供稿）

## 李鸿波

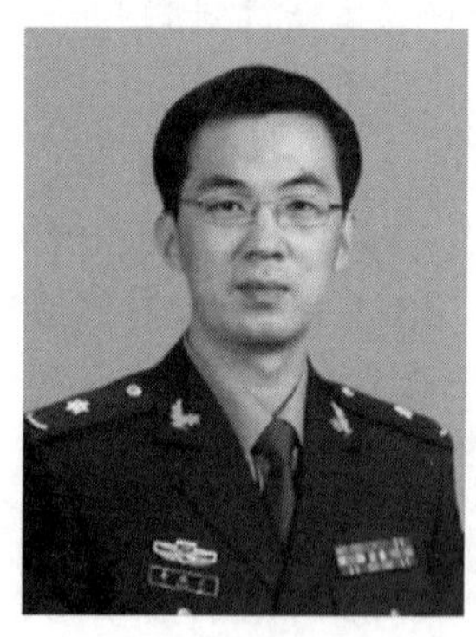

李鸿波，男，1975 年 11 月出生，籍贯河北省涿州市。毕业于第四军医大学（现空军军医大学）口腔医学院，获医学博士学位；北京大学口腔医学院博士后。口腔修复学专业，现为解放军总医院口腔科副主任、主任医师、教授、博士生导师。

作为负责人承担国家及省部级课题 8 项；以第一或通讯作者发表论文 30 余篇，其中 SCI/EI 收录 11 篇；获省部级科技成果奖 5 项；以第一发明人获得国家发明专利 3 项、实用新型专利 1 项；主编、副主编专著及教材 7 部、参编 6 部。主要学术任职：卫生计生委国家职业技能鉴定专家工作委员会委员，中华口腔医学会口腔美学专委会常委，中国整形美容协会口腔整形美容分会理事，北京口腔医学会理事，北京口腔医学会口腔修复专委会副主任委员，北京口腔医学会口腔美学专委会常委等。被评为北京市科技新星、获军队优秀专业技术人才岗位津贴（Ⅱ类）、国家公派访问学者。

主要研究方向为牙体缺损修复、种植牙与颌骨组织工程的研究。业务专长为前牙美学修复、老年残根残冠保存修复、复杂牙列缺损的修复及咬合重建。

（解放军总医院供稿）

## 李　彦

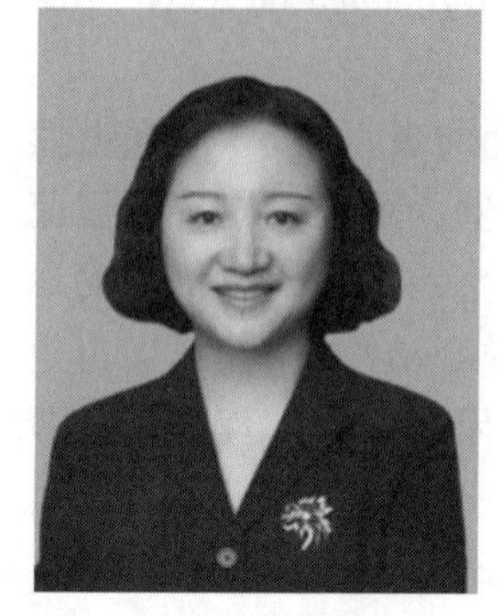

李彦，女，1963 年 10 月出生，四川安岳人。主任医师，博士生导师。于华西医科大学口腔医学院获口腔医学学士学位及口腔修复学硕士学位，于中山大学光华口腔医学院获口腔临床医学博士学位；美国 Tufts 大学、UCLA 及明尼苏达牙学院等访问学者。现任中山大学光华口腔医学院·附属口腔医院口腔修复科主任、口腔修复学课程负责人。

主编全国卫生专业技术资格考试习题集丛书《口腔修复学精选习题集》等（人民卫生出版社）；参编《口腔修复学》全国高等学校本科生及研究生规划教材等。主持及参与多项省部级科研项目，在国内外期刊发表文章 40 余篇。学术团体任职：中华口腔医学会口腔修复学专业委员会副主任委员、中华口腔医学会口腔颌面修复学专业委员会副主任委员、国际牙医师学院院士、中华口腔医学会标准工作专家委员会委员、广东省口腔医学会口腔修复学专业委员会名誉主任委员、广东省口腔医学会常务理事等；担任《中华口腔医学杂志》《中国口腔医学继续教育杂志》《中华口腔医学研究杂志（电子版）》等编委。

主要研究方向为牙本质粘接耐久性、种植数字化修复、颌面骨缺损修复等。擅长运用传统修复及种植修复手段进行口腔美学修复、咬合重建修复及颌面赝复等。

（中山大学光华口腔医学院供稿）

## 李志华

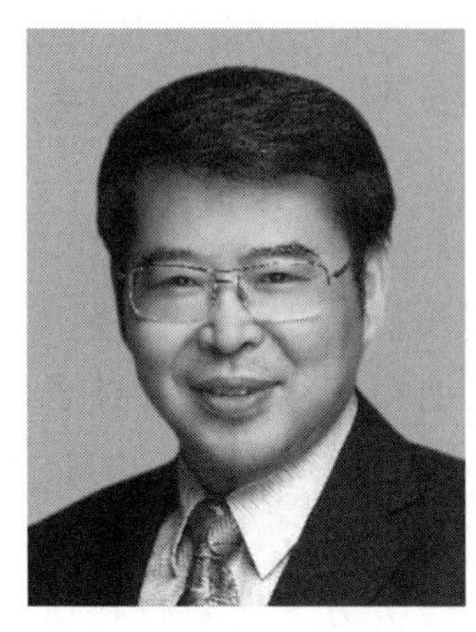

李志华，男，1967年3月出生，江西丰城人。教授、主任医师，博士生导师。本科毕业于南昌大学医学院（原江西医学院）口腔医学系，并于2004年获四川大学（华西口腔医学院）口腔临床医学专业博士学位。现任南昌大学附属口腔医院副院长、党委委员，入选江西省百千万人才工程、荣获江西省高等学校中青年骨干教师、江西省卫生系统学术和技术带头人培养对象和江西省医学领先学科带头人等荣誉或称号。主持国家自然科学基金及省部级科研项目10余项，培养硕士研究生20余人，发表专业学术论文50余篇，参编专著4部。担任学术团队和任职：中华口腔医学会理事，中华口腔医学会口腔正畸专委会常委，中华口腔医学会口腔计算机专委会常委，江西省口腔医学会副会长兼秘书长，江西省口腔医学会口腔正畸专委会主任委员，江西省医师协会口腔医师分会常委，《中华口腔正畸学》《口腔疾病防治》杂志编委。

主要研究方向为牙颌面畸形的临床诊治；口腔生物力学；数字化正畸的临床应用研究。业务专长于各类II类错𬌗畸形的临床诊治，成人伴牙周病错𬌗畸形的临床矫治，伴TMD正畸患者的临床诊治。在国内较早地开展了Tip-Edge差动直丝弓矫治技术、无托槽隐形矫治技术的临床应用，是目前国内最早介绍无托槽隐形矫治技术的正畸医生之一。

（南昌大学口腔医学院供稿）

## 厉　松

厉松，男，1968年出生于江苏无锡。1990年本科毕业于南京医科大学口腔医学院；1996年研究生毕业于首都医科大学口腔医学院，获口腔医学硕士学位；2001年研究生毕业于四川大学华西口腔医学院，获口腔医学博士学位。2004年至2005年在英国纽卡斯尔大学牙医学院研修。

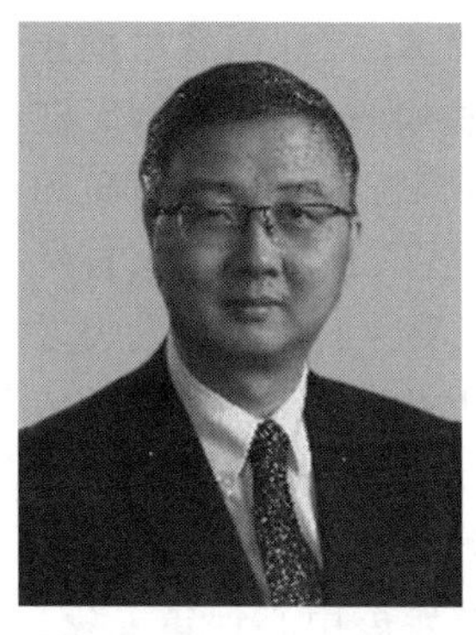

现任首都医科大学附属北京口腔医院副院长、北京市牙病防治所副所长。主任医师、教授、博士研究生导师。兼任北京市口腔医疗质量控制与改进中心主任，中华口腔医学会理事、中华口腔医学会口腔正畸专委会委员、中华口腔医学会口腔医学设备器材分会常务委员，北京口腔医学会理事，北京口腔医学会医院管理分会主任委员，北京口腔医学会正畸专委会副主任委员，东城区预防医学会第二届委员会副会长等职务。担任《北京口腔医学杂志》以及《中华口腔正畸学杂志》编委，并为美国正畸协会（AAO）、世界正畸联盟（WFO）、国际牙科研究会（IADR）的国际会员，国际牙医学院院士。先后承担国家自然科学基金两项及多项其他省部级课题，获省部级科技奖1项，发表论文80余篇，主译参编参译著作10部。

（首都医科大学口腔医学院供稿）

## 廖　岚

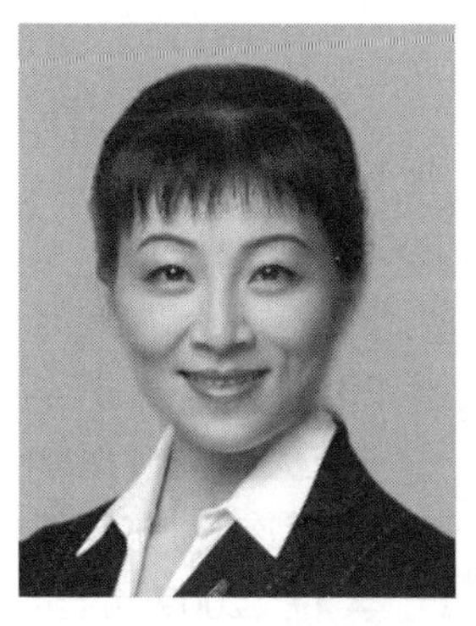

廖岚，女，1968年10月生于江西省南昌市，江西石城人。教授、主任医师，博士生导师。本科毕业于南昌大学医学院（原江西医学院）口腔医学系，并于2015年获南昌大学材料科学与工程学院获材料物理与化学专业博士学位。现任南昌大学附属口腔医院党委书记,荣获江西省百千万人才、江西省巾帼建功标兵、江西省高等学校中青年骨干教师、江西省卫生系统学术和技术带头人培养对象和江西省医学领先学科带头人。主持国家自然科学基金及省部级科研项目 10 余项,发表专业学术论文 20 余篇, 其中 SCI 源刊物 6 篇, 参编专著 3 部。担任学术团队和任职:中华口腔医学会第一届口腔科研管理分会委员,教育部学位与研究生教育发展中心评审专家, 江西省口腔医师分会常委, 江西省医学科普学会常委,江西省口腔医学会理事,江西省口腔教育专委会主任委员, 江西省口腔修复专委会副主任委员, 江西省研究型医院学会第一届科研管理和学科建设分会副主任委员, 江西省住院医师规范化培训专家委员会委员,《口腔疾病防治》杂志副主编。

主要研究方向为智能型界面复合组织工程支架的构建; 数字化复合组织工程支架的构建; 抗菌功能化复合组织工程支架的构建和长链非编码(IncRNA)在口腔鳞癌发生发展中作用及其机制研究。业务专长于各种口腔修复疑难杂症的诊治, 在国内较早地开展了"显微修复牙体预备"、"数字化咬合测力"等技术用于口腔修复疾病的治疗, 在省内率先开展"全程数字化种植"、放射"平行投照"技术等,填补了省内多项空白。

(南昌大学口腔医学院供稿)

## 刘　燕

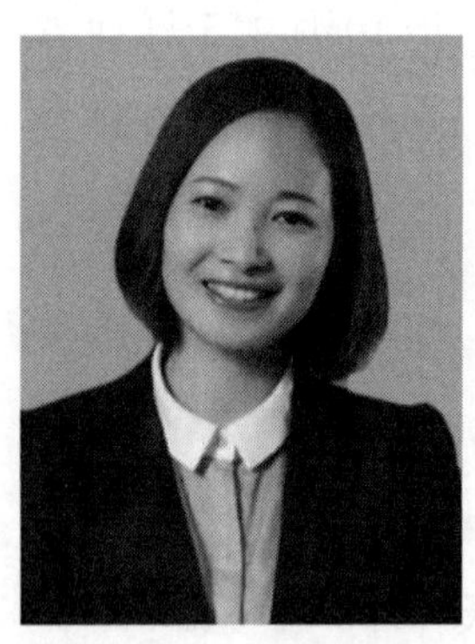

刘燕, 女,1982 年 6 月出生于湖北。2005 年毕业于三峡大学医学院,2006 年至 2011 年毕业于华中科技大学同济医学院(硕博连读)获得博士学位,2009 年至 2010 年美国佐治亚医学院牙学院联合培养博士,2011 年至 2013 年北京大学口腔医学院博士后。现任北京大学口腔医学院正畸科副研究员,主治医师,博士生导师; 中华口腔医学会口腔生物医学专业委员会委员。

主要致力于仿生纳米材料制备与硬组织生物再生的研究。主要发现有:①创新性模拟了天然骨矿化胶原的微纳拓扑结构, 突破了制约生物矿化、构建生物仿生支架材料的技术瓶颈;②构建骨细胞生长仿生微环境,实现大面积骨缺损的再生, 提出仿生支架材料通过对局部免疫微环境的调控从而诱导骨缺损区域再生的机制。至今共发表 SCI 论文 40 余篇,总影响因子约 230;其中以第一作者及通讯作者(含共同)发表 18 篇 SCI 论文,包括 *Adv Mater*、*AdvFunct Mater*、*Biomaterials*、*Small* 等,总影响因子约 120,最高影响因子 19.791。担任 *J Dent Res*, *Dent Mater*, *J Dent* 等多杂志审稿人及国家自然科学基金评审人。SCI 论文被引达 1 400 余次, 其中单篇被引最高达 200 余次,被评为"中国百篇最具影响国际学术论文"; 共主持国家及北京市基金 7 项,主要参与国家自然科学基金 5 项, 国际合作项目 1 项, 获专利 4 项; 获 "JADR Travel Award"、"IADR/AADR William J. Gies Award"、"IADR/Unilever Hatton Divisional Award"、"wCADR 1st Place Young Investigator Award"、"北京市科学技术三等奖"、"北京市科技新星"、"湖北省科学技术二等奖"、"中华口腔医学会口腔医学青年人才一等奖"及"北京大学优秀博士后"等重要国际国内学术奖励。

(北京大学口腔医学院供稿)

## 卢小玲

卢小玲,女,1975 年 9 月生,湖北通城籍。教授,博士生导师,国家"百千万人才工程"国家级人选,国家有突出贡献中青年专家,国家教育部 "长江学者和创新团队发展计划"创新团队带头人,国家百千万国家教育部"新世

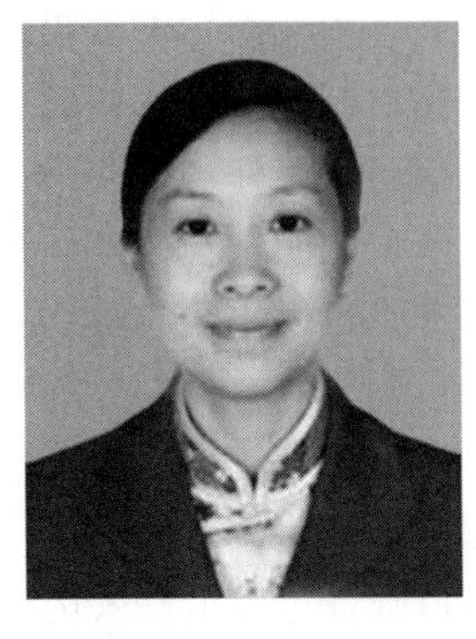

纪优秀人才支持计划”入选者，广西“新世纪十百千人才工程”第二层次人选，广西八桂学者。2007 年毕业于华中科技大学，获医学博士学位。2012 年到 2013 年在美国德州医学中心交流访问。

现任广西医科大学附属口腔医院副院长，广西纳米抗体国际联合研究中心主任、广西高校纳米抗体研究重点实验室主任。近年来，主持国家国际科技合作专项等国家级项目 12 项，省级项目 6 项，在 *Journal of Hepatology*、*Clinical Cancer Research* 等杂志发表 SCI 论文 55 篇，申请国家专利 35 项，参编教材 2 本。担任学术团体和任职：中国免疫学会理事、中华口腔医学会会员、口腔生物医学专业委员会会员、广西免疫学重点学科带头人、广西免疫学会副理事长兼秘书长，*Biomaterials* 和 *Vaccine* 等 SCI 杂志评审专家。

长期从事细胞免疫治疗和纳米抗体研究。建立了纳米抗体筛选新技术并筛选出一系列新型纳米抗体；研制出了基于纳米抗体改造 T 细胞技术和相关扩增 T 细胞新方法；创新性研制出了纳米抗体促进高效杂交细胞疫苗新策略；创新研制出了能定向趋化 T 细胞的纳米生物传感靶向肿瘤治疗系统；为纳米抗体研究领域提供了新的思路和手段。

（广西医科大学口腔医学院供稿）

## 马楚凡

马楚凡，男，1973 年 5 月出生于甘肃省天水市，祖籍山东临沂。博士，教授、主任医师，博士研究生导师，第四军医大学口腔医院修复科副主任。中华口腔医学会口腔美学专委会副主任委员，全国卫生产业企业管理协会数字化口腔产业分会副主任委员、常务理事，

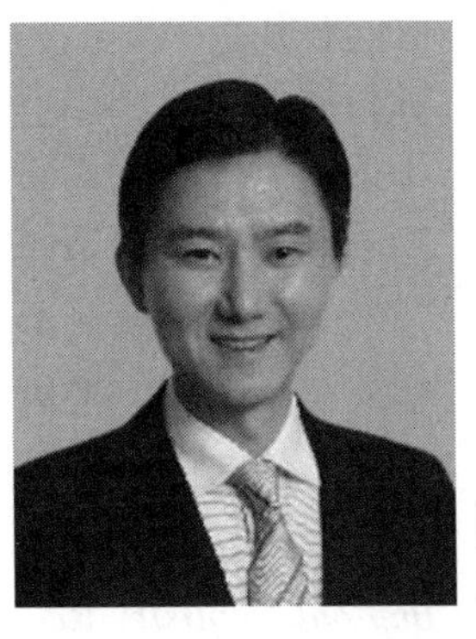

中华口腔医学会口腔修复学专委会委员，中国整形美容协会牙颌颜面医疗美容分会常务理事，国际口腔修复学牙医师学院（ICP）会员，国际口腔种植学会（ITI）会员，陕西省口腔医学会修复学专委会和口腔种植专委会常委。《实用口腔医学杂志》《牙体牙髓牙周病学杂志》等多本专业期刊审稿专家。

1995 年本科毕业于第四军医大学口腔医学系，获学士学位。2002 年于第四军医大学获得口腔临床医学博士学位。2003 年至 2005 年在西北工业大学材料科学与工程博士后流动站从事博士后研究工作。2008 年至 2009 年受日中笹川医学奖学金的资助，在日本东京医科齿科大学访学。2009 年在美国接受了“精密附着体义齿修复技术”培训。2013 年在荷兰内梅亨大学牙学院从事访问学者研究工作。

主要研究方向为“种植体及骨替代材料”、“生物材料的表面改性及临床应用”等，在国际上率先开展了“电极化处理构建钛表面带电涂层及生物学效应的研究”。先后主持国家、军队及省部级研究课题多项；发表学术论文 40 余篇。是国家口腔本科规划教材《口腔修复学》（第 8 版）的编委，全国高等学校研究生规划教材《口腔固定修复学》的编委。主译专著《新型磁性附着体固位的种植义齿》《以磁性附着体为中心的种植覆盖义齿的基础和临床应用》。临床特色和研究方向为：牙齿美学设计与修复、种植义齿、附着体义齿。

（空军军医大学口腔医学院供稿）

## 满　毅

满毅，男，1979 年 6 月出生，辽宁锦州人。教授，博士生导师，四川大学华西口腔医院种植科主任，种植教研室主任。口腔数字化产业

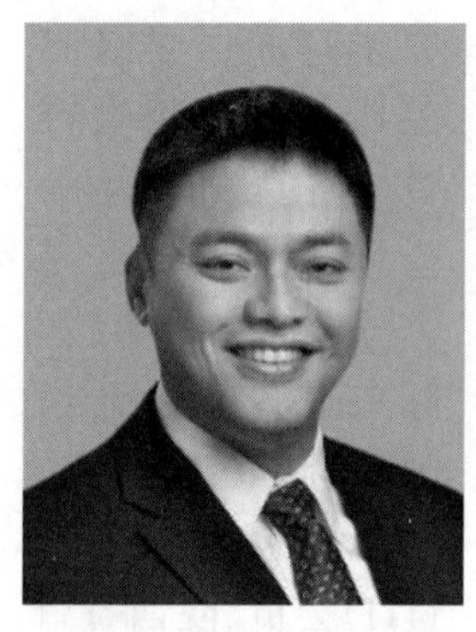

分会候任主任委员,国际口腔种植医师学会中国分会(专家委员会)会长,四川省卫计委学术技术带头人后备人选,四川省口腔种植专委会候任主任委员,SCI 期刊 *Clinical Implant Dentistry Related Research* 中文版副主编,SCI 期刊 *Implant Dentistry* 编审委(Editorial review board),中华口腔种植专委会委员、国际种植学会专家组成员(ITI fellow)、四川省口腔医学会理事,四川省口腔医学会口腔装备委员会常委。2007 年四川大学华西口腔医学院获博士学位,导师宫苹教授。2010 获国际种植学会青年学者奖励,2010 年至 2012 年在美国 Tufts 大学牙学院被聘为临床讲师,2011 年至 2012 年美国哈佛大学访问学者。通过临床工作,改良多种种植外科和修复技术已发表在国际种植学、外科学和修复学杂志,发表临床论文和科研论文 30 余篇,主持多项国际、国家、省部级课题。2016 年入选"寻找成都的世界高度打造城市医学名片"名医榜。

主要研究方向为生物材料和种植体骨整合方面的研究工作:电活性材料对骨再生的影响;吸烟患者与吸烟戒断后对种植术后的骨吸收的影响;种植体周软组织移植后种植体周软硬组织的反应;骨细胞甲状腺素受体基因敲除小鼠的骨质疏松模型,研究该受体对骨质疏松的影响。

(四川大学华西口腔医学院供稿)

## 苗雷英

苗雷英,女,1980 年 10 月出生于河北省衡水市,河北衡水人。副教授、副主任医师,博士生导师。本科毕业于吉林大学口腔医学院,并于 2012 年获吉林大学口腔临床医学专业博士学位。

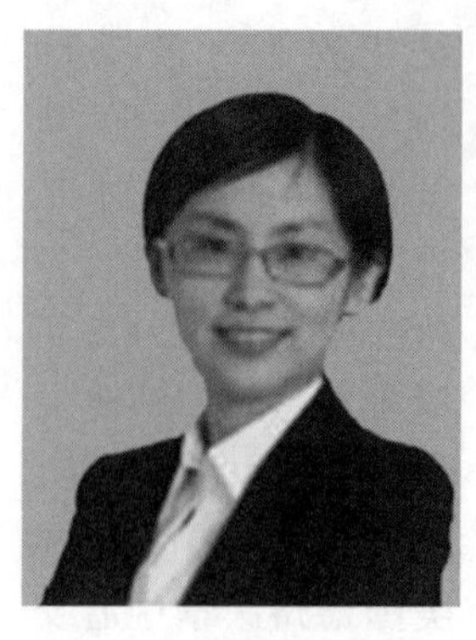

现任南京大学附属口腔医院牙体牙髓病科副主任,荣获中华口腔医学会口腔病理杰出青年奖、南京市科学技术奖三等奖、江苏省科学技术奖三等奖、南京最具口碑青年医生。入选江苏省六大人才"六大人才高峰"、江苏省第五期"333 工程"第三层次、"十三五"科教强卫工程–青年人才。主持国家自然科学基金青年项目 1 项、面上项目 1 项、江苏省自然基金青年基金 1 项及南京市医学科技发展重点项目 1 项。发表专业学术论文 20 余篇,其中以第一作者、通讯作者发表 SCI 检索论文 10 余篇、EI 收录 2 篇,在国内外重要学术会议上报告 10 余次。研究成果在 *ACS Appl. Mater. Interfaces*, *Nanomedicine*:*NBM*, *International Journal of Nanomedicine* 等期刊发表。担任中华口腔医学会牙体牙髓病学专业委员会委员,江苏省口腔医学会牙体牙髓病学专业委员会委员,中华口腔医学会口腔组织病理学专业委员会青年委员。

主要研究方向:口腔软硬组织智能化修复材料的研发;磁性纳米粒子静电纺丝组织工程支架构建;纳米粒子生物标记技术;牙髓再生组织工程研究;数字化 3D 打印组织工程支架构建等。业务专长于各种牙体牙髓疑难病的诊治,较早开展"显微根管治疗术","牙髓血运重建术","CAD–CAM" 等技术用于牙体牙髓疾病的诊疗。

(南京大学医学院附属口腔医院供稿)

## 秦力铮

秦力铮,男,1972 年出生于江苏省扬州市。1994 年 7 月毕业于南京医科大学,获口腔医学学士学位,2006 年 7 月毕业于武汉大学口腔医学院,获口腔临床医学博士学位(口腔

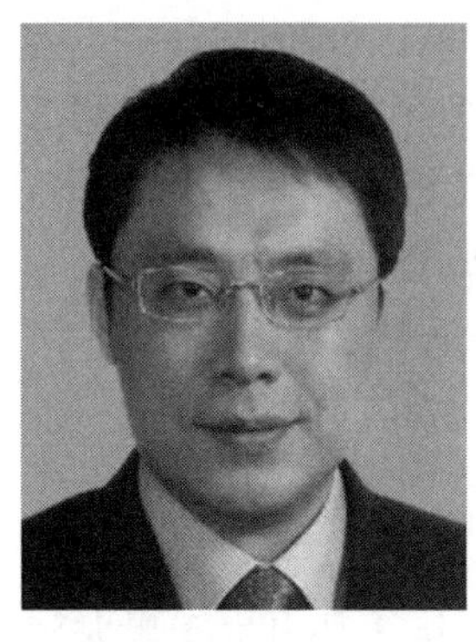

颌面外科专业)。1994 年 9 月至 2000 年 8 月,就职于江苏省苏北人民医院口腔科(住院医师、主治医师),2006 年 8 月至 2008 年 12 月首都医科大学口腔医学院博士后,2009 年 1 月至 2012 年 11 月就职于首都医科大学附属北京口腔医院口腔颌面外科(主治医师、副主任医师),2012 年 12 月至 2014 年 9 月美国 Texas A&M 大学再生医学研究所访问学者,2014 年 9 月至今就职于首都医科大学附属北京口腔医院口腔颌面头颈肿瘤外科(副主任医师、主任医师),2016 年聘为教授,2018 年聘为博士生导师。

现为首都医科大学附属北京口腔医院口腔颌面头颈肿瘤外科副主任,主研口腔颌面部肿瘤、唾液腺疾病和颞下颌关节疾病,擅长口腔颌面部良恶性肿瘤治疗及口腔颌面部软硬组织缺损游离组织瓣修复。主要研究方向为机体硝酸盐转运机制研究和唾液腺再生研究。2012 年在国际上首次报道了哺乳动物硝酸盐转运蛋白,相关论文发表于美国科学院学报(PNAS)。参编卫生部"十三五"规划教材、全国高等学校教材《殆学》。现为北京口腔医学会口腔颌面外科专委会常委、中华口腔医学会颞下颌关节及殆学专委会委员。

(首都医科大学口腔医学院供稿)

## 宋　莉

宋莉,女,1969 年 2 月出生,福建泉州人,教授、主任医师,博士生导师。毕业于武汉大学,获得口腔医学博士学位。曾留学日本冈山大学、澳大利亚西部悉尼学院。现任南昌大学第二附属医院口腔科主任、保健处处长。近年来承担了多项江西省自然科学基金、省科技厅、教育厅及卫生厅重大科研项目,发表 SCI

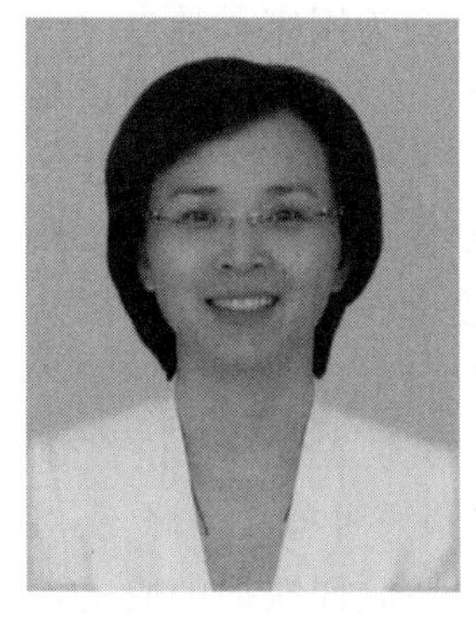

论文、专业论文论著数十篇。担任学术团体任职:中华口腔医学会牙周病学专委会常委、中华预防医学会循证预防医学专业委员会委员,江西省口腔医学会常务理事、副秘书长、江西省牙周病学专委会主任委员、江西省口腔医学会美学专委会副主任委员、第一届江西省研究型医院学会口腔分会副主任委员、江西省口腔种植专委会委员、江西省中西医结合学会医学美容专委会常务委员。

在复杂牙周病的诊疗、牙周病与全身疾病相关性研究,以及牙周病的种植牙修复方面有着较丰富的经验,在江西省内首次开展牙周病的序列治疗及牙周引导再生术,近年来开展了牙周病患者的膜龈手术及种植手术、微创拔牙后即刻种植术、糖尿病患者的牙槽骨位点保存等新技术。并致力于牙周组织再生工程、牙周炎和种植体周围炎的发病机制及诊断和治疗的研究。

(南昌大学口腔医学院供稿)

## 隋　磊

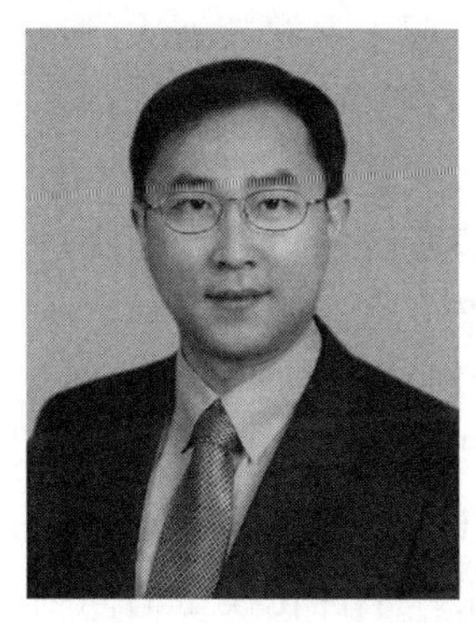

隋磊,男,生于 1978 年 11 月,辽宁朝阳人。主任医师,博士生导师。1997 年至 2004 年就读于华西医科大学(2000 年后为四川大学)口腔医学院本硕连读七年制口腔医学专业;2004 年至 2007 年就读于四川大学华西口腔医学院,获博士学位。2007 年起就职于天津医科大学口腔医院,历任主治医师、副主任医师、主任医师;期间2013 年至 2014 年赴美国塔夫茨

大学牙学院访问交流。现为国家科技专家库专家,天津市中青年骨干创新人才,天津医科大学新世纪优秀人才,天津市高级专业技术资格评审委员会评委专家库专家,天津市口腔医学会修复工艺专委会候任主委。主要从事口腔修复临床及生物材料研究,先后承担国家级及省部级课题 11 项,发表 SCI 论文 20 余篇。擅长复杂活动义齿及种植义齿修复,对各类肿瘤及外伤术后口腔颌面缺损的赝复治疗具有丰富经验。

(天津医科大学口腔医学院供稿)

## 孙树洋

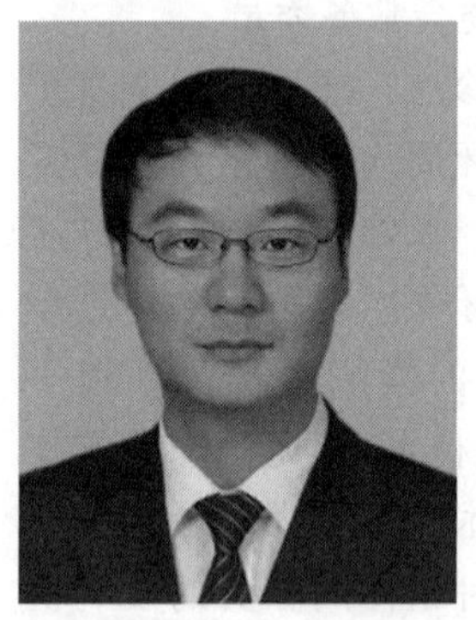

孙树洋,男,上海交通大学医学院附属第九人民医院研究员、博士研究生导师、国家重点研发计划首席科学家,上海高峰学科引进优秀人才。2006 年、2011 年先后获得口腔临床医学硕士和生物医学博士学位;2007 年至 2010 年密歇根大学联合培养博士研究生。2010 年至 2011 年同济大学附属口腔医院住院医师培训。2012 年至 2015 年在上海交通大学医学院博士后。2016 年至今任职于上海交通大学医学院附属第九人民医院口腔颌面头颈肿瘤科。

研究方向:①建立和鉴定具有中国人种特征性致病因素及发病特点的口腔颌面部肿瘤个性化研究模型,整合临床及多组学数据搭建模型数据标准化集成和深度挖掘体系;②借助模型队列进行肿瘤克隆进化、耐药机制研究,以及治疗靶点和预测生物标志物验证;③设计开展实时跟踪个性化模型的同期临床试验和依靠精准匹配用药原则及分子病理指导的创新型临床试验。近年来,初步研究成果发表在 *Cancer Research*、*Theranostics*、*IJC*、*JBC*、*Biochem Pharmacol* 等杂志,并分别在 *Frontier of Medicine* 及 *Advanced Materials* 杂志发表“肿瘤个性化模型与临床试验以及精准纳米医学”文章,以首席科学家身份获得 2017 年度国家重点研发计划资助。

(上海交通大学口腔医学院供稿)

## 孙玉春

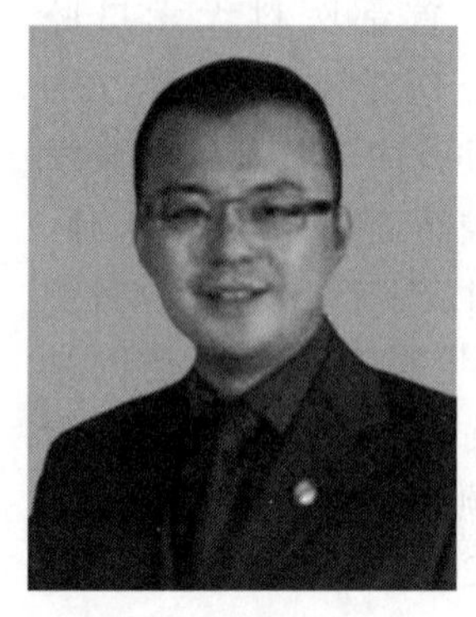

孙玉春,男,1977 年 3 月出生于黑龙江省青冈县。1999 年在北京医科大学获得口腔医学学士学位,2007 年在北京大学口腔医学院获得口腔修复学博士学位。现任北京大学口腔医学院口腔医学数字化研究中心副主任,主任医师、副教授、博士生导师。兼任中华口腔医学会口腔医学计算机专委会常务委员,口腔修复专委会委员。中国机械工程学会增材制造(3D 打印)技术分会委员。口腔数字化医疗技术和材料“国家工程实验室”数字化制造平台牵头人。《口腔颌面缺损修复学杂志》编委。《中华口腔医学杂志》及 5 个 SCI 收录杂志审稿人。科研方向为口腔数字化修复技术的自主创新研发与临床评价。2009 年入选北京市科技新星,2014、2017 年两次入选北京大学口腔医学院科研第一梯队。主持“863”、国自然等科研项目 9 项(省部级以上 6 项),发表论文 100 余篇,以第一或通讯作者发表论文 39 篇(SCI 18 篇)。代表性论文“Study on CAD&RP for removable complete denture”他引 40 余次,并获得第一届中日韩口腔修复学年会最佳学术报告奖。参编专著 2 部。以第一发明人申请发明专利 30 项,已授权 7 项。成果转化口腔数字化医疗产品多套,应用病例数大于 150 万例。获 2016 北京大学医学部发明专利奖,2017 首都转化医学大赛最佳创意奖、二等奖。2017 年度北京大学产学研合作先进个人奖等。

（北京大学口腔医学院供稿）

## 谭　劲

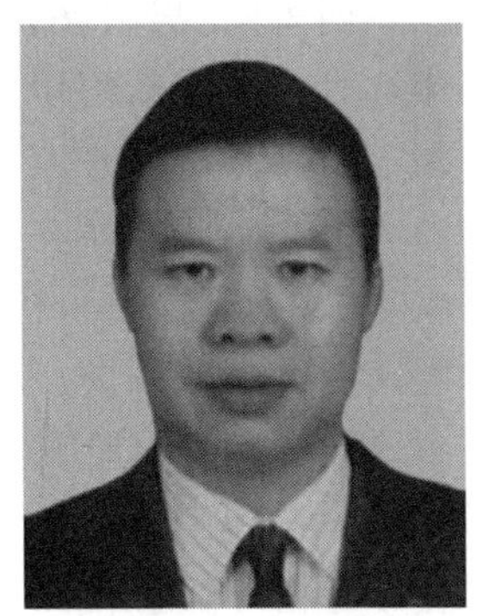

谭劲，男，1964年5月出生，湖南株洲人。教授，主任医师，博士生导师。毕业于湖南中医药大学，获医学博士学位。现任湖南中医药大学第一临床医院口腔系主任，湖南中医药大学口腔医学重点学科带头人，湖南省高校青年骨干教师，湖南省高校优秀共产党员，湖南省口腔医学会副会长，中华口腔医学会中西医结合口腔专业委员会常务委员，中华口腔医学会口腔修复学专业委员会委员，湖南省口腔医学会中西医结合口腔专业委员会主任委员，湖南省口腔医学会口腔黏膜病专业委员会主任委员，湖南省口腔医学教育专业委员会副主任委员，国家自然科学基金项目评审专家。

从事口腔科医教研工作 30 余年，主持国家自然科学基金课题 2 项，主持省厅级课题 6 项。撰写发表专业学术论文 43 篇，获教育厅科研成果二等奖及省科技厅科研成果四等奖各 1 项，国家"十三五"创新教材《中西医结合口腔科学》主编，主编副主编著作 7 部，获国家发明专利 3 项。

主要研究口腔种植修复与口腔黏膜病防治，擅长口腔黏膜病的中医药辨证治疗以及中药诱导骨再生对种植牙的影响研究。

（湖南中医药大学第一临床学院供稿）

## 王衣祥

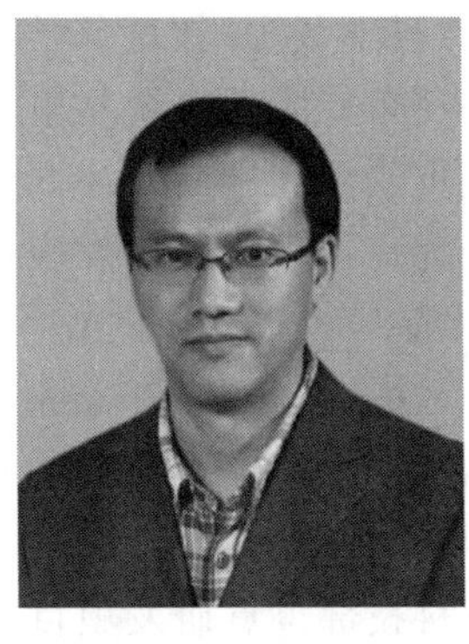

王衣祥，男，1971 年 10 月出生于黑龙江。1995 年毕业于哈尔滨医科大学获口腔医学本科学位，1999 年毕业于首都师范大学获遗传学硕士学位。2005 年至 2007 年到美国肯塔基大学口腔健康研究中心及南阿拉巴马大学 Mitchell 癌症研究所访问学习。现任北京大学口腔医学院中心实验室副主任、副研究员、口腔颌面外科学博士生导师。中华口腔医学会会员、中华口腔医学会口腔生物专委会委员。

主要研究方向为口腔遗传病、肿瘤微环境、口腔肿瘤淋巴转移和牙周膜及上皮稳态的分子机制。发表学术论文 60 余篇，其中 SCI 收录 40 余篇。主持国家级项目 2 项，省部级项目 2 项，参与国家级项目 10 项，省部级项目 1 项。以第 5 完成人获得 2016 年教育部高等学校科学研究优秀成果奖——自然科学二等奖 1 项。

（北京大学口腔医学院供稿）

## 吴训伟

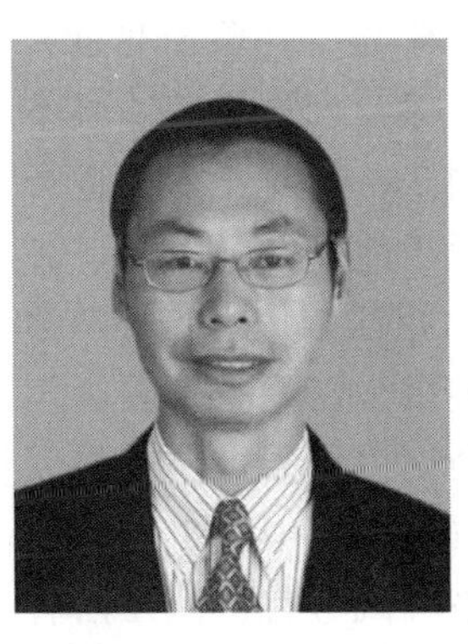

吴训伟，男，1971 年 6 月生于浙江省开化县，祖籍浙江。山东大学研究员，博士生导师，山东省泰山学者，泉城特聘专家，中华医学会组织工程与再生分会委员，再生医学与康复学会委员，全国卫生产业企业管理学会转化医学分会委员。1993 年本科毕业浙江大学，2001 年博士毕业于复旦大学，博士毕业后先后在德国马普生化研究所和美国哈佛医学院做了博士后。博士后出站后，在哈佛医学院做科研工作。2015 年回国加入山东大学口腔医院，现任山东大学口腔医学院组织工程与再生研究室主任和学科带头人。担任 *JID*，*EXD* 等国际杂志审稿人,担任国家自然科学基金,教育部学位中心及国家科技部等评审专家。主要从事皮肤发育、皮肤干细胞、皮肤癌和皮肤及牙周再生方面的研究。至今为止，先后共计发表 SCI 收录研究论文 40 余篇，分别刊登于 *Nature*，*Cell*，*Genes&Dev*，*Dev Cell*，*Cell stem cell*，*J Clin Invest*，*Blood* 等国际一流期刊。目前主持国家自然科学基金面上项目和山东省泰山学者基金项目及科技部重点研发项目等共 7 项。科研成果目前申报发明专利 10 项，包括美国 1 项(已授权),中国 9 项其中 4 项已授权。

(山东大学口腔医学院供稿)

## 伍 军

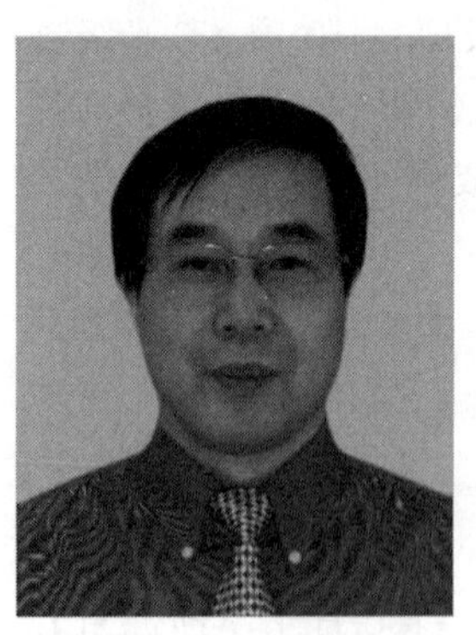

伍军,男,汉族,1963 年 10 月出生于贵州,江西吉安人,教授、主任医师,博士生导师。南昌大学医学院(原江西医学院)口腔医学系毕业、硕士学位。并曾于北京大学口腔医学院、日本九州大学齿学部及美国 Tweed 矫正中心进行口腔正畸学习。现任职于南昌大学附属口腔医院正畸 1 科,科主任。担任中华口腔医学会口腔正畸专业委员会委员、江西省口腔医学会口腔正畸专业委员会副主任委员、南昌大学学术委员会委员、口腔矫正中国 Tweed 中心教官及国家医师资格考试考官，为江西省卫生系统学术和技术带头人。主持并完成 1 项国家级及多项省级科研项目，发表论文 40 余篇，荣获江西省高校科技成果三等奖及江西省政府科技进步三等奖各 1 项。

主要研究方向为口腔错𬌗畸形的矫治及生物力学原理。擅长以不同矫治技术高效矫治各类错𬌗畸形患者。尤其长期致力于早期骨性 II 类错𬌗的临床诊疗和系列研究中,取得了良好的成效。

(南昌大学口腔医学院供稿)

## 谢志坚

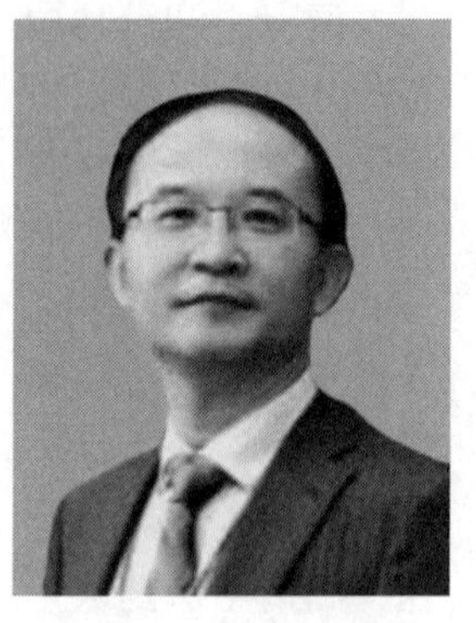

谢志坚,男,1969 年 3 月出生于新疆伊犁。1987 年毕业于原浙江医科大学口腔系,2002 年获浙大口腔医学博士。长期从事口腔颌面外科临床工作，在颌面畸形整复、牙槽外科有较深的造诣。尤其在数字化矫正、颌面畸形整复、疗效预测方面有深入的研究。创建了省内首个颌面畸形整复多学科联合诊治中心。临床研究水平处于国内先进、省内领先水平,产生了非常好的社会效益，是该领域的国内资深研究专家。

现任浙江大学医学院附属口腔医院口腔颌面外科主任、副院长,浙江省口腔医学会副会长、口腔医院管理专委会主任委员、中华口腔医学会口腔颌面外科常委、口腔教育专委会常委、口腔生物医学专委会常委、国际牙医学院院士、中国医师协会口腔医师分会常委,浙江省政协十一届委员、中国民主同盟浙江省委员会副主委。

近年来主持二项国家自然基金面上项目，主持省级课题五项，获省科技进步奖三项,发表多篇 SCI 论文,是《口腔医学》《口腔生物医学》《中国口腔医学年鉴》、教育部口腔医学研究生规范教材《正颌外科学》编委。

(浙江大学医学院附属口腔医院供稿)

## 胥 春

胥春,男,口腔临床医学博士、博士后,主任医师,博士研究生导师。现任上海交通大学医学院附属第九人民医院口腔修复科副主任、口腔修复学教研室副主任。兼任中华口腔

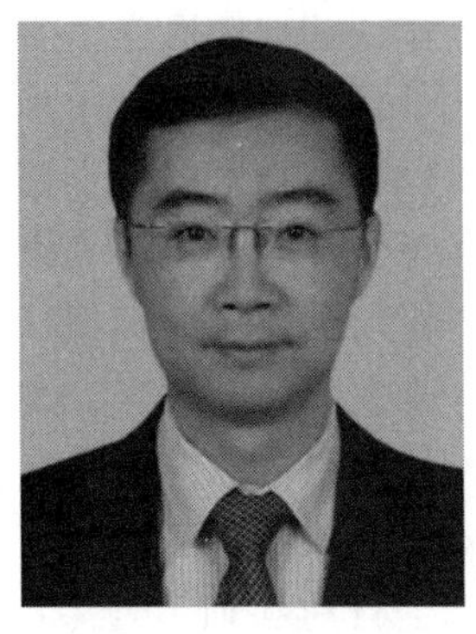

医学会口腔修复学专业委员会常委，全国卫生产业企业管理协会数字化口腔产业分会常务理事、专家委员会副主任委员，中国整形美容协会口腔整形美容分会美容修复学术委员会副主任委员，上海市口腔医学会口腔修复学专业委员会常委兼学术秘书、口腔材料专业委员会常委。

从事口腔修复临床工作多年，擅长纤维桩、全瓷冠、全瓷贴面、种植义齿、美学修复等治疗技术。2006 年获第 84 届国际牙科研究大会口腔修复学青年研究者奖(IADR Frechette Award)。先后入选"上海市青年科技启明星计划"、"浦江人才计划"等多项人才计划。先后主持包括 3 项国家自然科学基金在内的多项科研课题。在国内外学术刊物和学术会议上共发表第一作者、通讯作者论文 55 篇，其中 SCI 收录 14 篇，EI 收录 1 篇，参编专著 7 部。获国家发明专利 1 项。

(上海交通大学口腔医学院供稿)

## 杨　凯

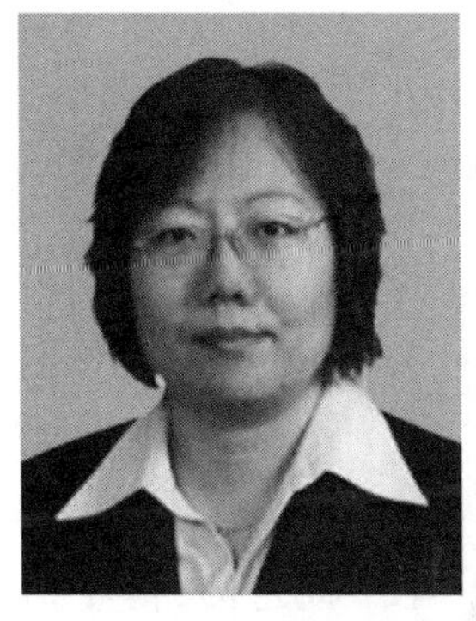

杨凯，女，1973 年 1 月出生于天津，1996 年本科毕业于北京医科大学口腔系，2000 年于北京大学口腔医学院获得博士学位，专业为口腔正畸学。曾两次获得国家留学基金委公派 2004 年至 2005 赴英国伦敦大学国王学院、2014 年至 2015 赴美国加州大学洛杉矶分校进行访问学者研究。现任首都医科大学口腔医学院正畸科主任医师，教授，博士研究生导师，医院教育处长。中华口腔医学会口腔正畸专业委员会常委，中华口腔医学会口腔教育专业委员会委员，中国睡眠研究会睡眠呼吸障碍专业委员会委员。国家自然科学基金委项目评审专家，多家专业杂志编委及审稿人。研究方向为正畸牙齿移动与牙周组织改建，作为项目负责人承担过多项国家及北京市自然科学基金、北京市教委、北京市卫生局课题。

(首都医科大学口腔医学院供稿)

## 曾晓娟

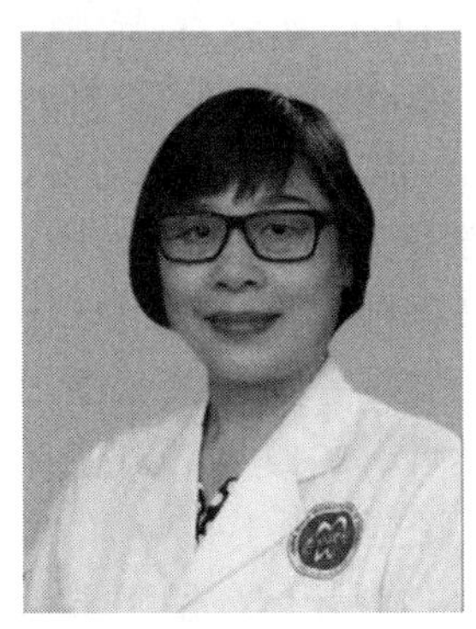

曾晓娟，女，1963 年 8 月出生于广西桂林永福县，广西永福县人。口腔医学博士，教授，科室主任，博士研究生导师。1991 年本科毕业于广西医科大学，1999 年硕士研究生毕业于广西医科大学，2007 年于英国伦敦大学学院获口腔公共卫生学博士学位。留学英国、澳大利亚，师从"口腔公共卫生之父" Aubrey Sheiham 教授。现任职于广西医科大学附属口腔医院，担任公共健康科主任职位，作为主要负责人组织实施国家和地方口腔公共卫生项目 10 多项。建立了以岗位胜任力为导向，将理论研究、流行病学调查、口腔防控技能培训相结合的口腔公共卫生研究生培养体系。探索了以家庭为单位的社区口腔健康促进模式，在白裤瑶族中开展环境与基因交互作用对龋影响研究，是国内首位研究中国口腔健康不平等的专家。主持国家及省级基金 3 项。获省部级奖 2 项，发表论文 21 篇(9 篇 SCI)；参编《口腔预防医学》全国教材。主要承担《口腔预防医学》课程，先后培养研究生 18 名。长期从事口腔内科学临床工作，具有丰富的临床医疗及教学工作经验，熟悉口腔内科各种疾病的诊治，擅长牙髓病、根尖周病、龋病和牙周疾病等各种疾病的预防和诊治。

（广西医科大学口腔医学院供稿）

## 张　露

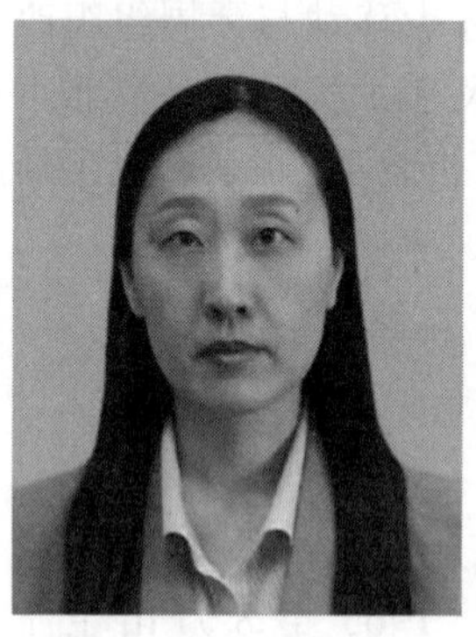

张露，女，1977 年 2 月出生，山东省滨州市人。中国共产党党员，口腔临床医学博士，武汉大学口腔医学院教授，主任医师，2017 年新增为博士研究生导师。2000 年毕业于滨州医学院，2006 年毕业于武汉大学口腔医学院，获口腔临床医学博士学位后留校任教，历任主治医师、讲师、副主任医师、副教授。2009 年至 2012 年美国国立卫生研究院牙及颅颌面研究所（NIDCR）访问学者。2012 年晋升主任医师，2013 年晋升教授并担任硕士生导师。

现担任中华口腔医学会牙体牙髓病学专委会委员，湖北省口腔医学会牙体牙髓病学专委会常委，湖北省口腔医学会口腔美学专委会委员。擅长牙体牙髓病常见病及疑难病的诊治，微创美学修复及显微根管治疗术等临床技术。在牙髓牙本质复合体炎症损伤修复的分子机制上形成稳健的研究方向和研究团队。2017 年参加珠海第十次全国牙体牙髓病学学术年会，并获中青年论坛一等奖。2015 年获批武汉市中青年医学骨干人才。主持国家自然科学基金 3 项，湖北省自然科学基金 1 项，教育部基金 1 项，发表 SCI 论文 20 余篇，在核心刊物上发表论文 3 篇。

（武汉大学口腔医学院供稿）

## 张　颖

张颖，女，1969 年 7 月出生，辽宁沈阳人。教授，主任医师，博士生导师，复旦大学附属口腔医院副院长。1992 年毕业于中国医科大学，获口腔医学学士学位。2003 年于中国医科大学获得医学博士学位。美国伊利诺伊州立大学、美国杜克大学访问学者。主持国家自然科学基金面上项目、卫生部卫生行业科研专项、上海市自然科学基金面上项目等多项国家、省部级科研项目，以第一作者或通讯作者身份发表论文 50 余篇，参编卫生部十二五规范化教材《口腔预防医学》《临床医学概要》。已培养硕士研究生 8 名。学术团体任职：中华口腔医学会口腔预防专业委员会副主任委员，中华预防医学会口腔卫生保健专业委员会常委，上海市口腔医学会口腔预防医学专委会主任委员，上海市预防医学会口腔卫生保健专业委员会主任委员，国际牙医师学院院士，《中国实用口腔医学杂志》编委，《口腔疾病防治杂志》编委。

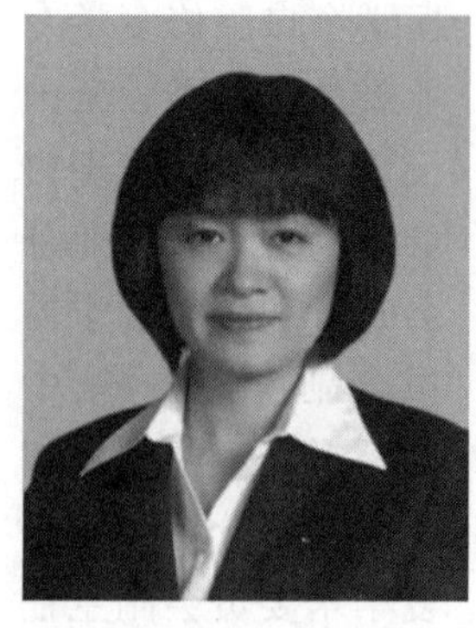

长期致力于口腔预防及儿童口腔医学的教学、临床和科研工作。研究专长为过量氟致牙釉质损伤的预防和基础研究以及儿童龋病防治。

（复旦大学附属口腔医院供稿）

## 张祖太

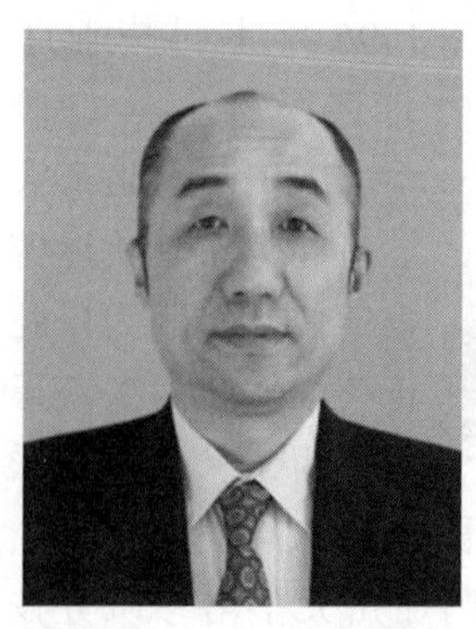

张祖太，男，1962 年 9 月出生于山东省诸城市，九三学社社员，齿学博士，首都医科大学附属北京口腔医院教授，研究员，博士研究生导师。

1983 年 9 月至 1988 年 6 月山东医科大学口腔系学习，1988 年 7 月至1997 年 3 月任济南市口腔医院住院医师、主治医师。1997 年 4 月至 2003 年 6 月昭和大学齿学部学习，并获得博士学位。2003 年 9 月至 2005 年 8 月日本学术振兴会(JSPS)外国人特别研究员。2005 年 9 月至今，首都医科大学附属北京口腔医院从事教学和科研工作，主治医师，副主任医师，副教授，研究员，教授。

本人主要主持、完成国家自然科学基金项目三项，主持北京市自然科学基金项目一项。发表主要科研论文 30 余篇，多次参加国际学术会议。参编本科教材《口腔材料学》(第五、六版)。以第一申请人申请国家专利多项，获授权专利九项。现任中口腔医学会口腔材料专业委员会委员，北京口腔医学会口腔材料专业委员会副主任委员。

(首都医科大学口腔医学院供稿)

## 郑凌艳

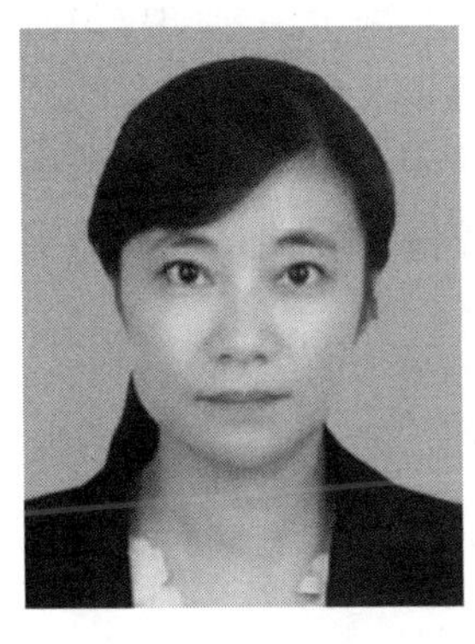

郑凌艳，女，1973 年 10 月出生于上海市。副教授，主任医师，博士生导师。毕业于上海第二医科大学口腔系，获得上海交通大学医学院口腔颌面外科医学博士学位。现任职于上海交通大学医学院附属第九人民医院口腔外科。参与编写 Advances in Oral and Maxillofacial Surgery(口腔颌面外科最新进展)》Sialendoscopy (The Hand-On Book)《口腔颌面外科临床手册》第 3 版、《口腔颌面外科学》。参与完成多项国家、市级科研项目，主持国家级课题 2 项，主持市级课题 3 项，主要参与国家级市级课题数十项。以第一作者或通讯作者身份发表论著 37 篇，其中 SCI 收录英文论著 16 篇。担任学术团体和社会任职：中华口腔医学会口腔颌面外科专业委员会专科会员、中国医师协会口腔医师分会会员、中华口腔医学会口腔颌面外科涎腺学组委员、中华口腔医学会专科会员、上海口腔医学会会员，并担任 *Journal of Rehabilitation Medicine* 杂志审稿人。

主要研究方向是唾液腺各种炎症，干燥综合征的临床诊治和病因学研究及牙槽外科。业务专长于涎腺疾病和牙槽外科诊治。对于儿童及成人各类腮腺炎，涎石病，舍格伦综合征等涎腺非肿瘤疾病都有丰富的诊治经验，同时擅长阻生牙、埋伏多生牙的拔除，各种原因导致的牙齿缺失的种植修复。在舍格伦综合征方面深入研究，在诊断和治疗舍格伦综合征等疾病方面经验丰富。

(上海交通大学口腔医学院供稿)

## 郑　颖

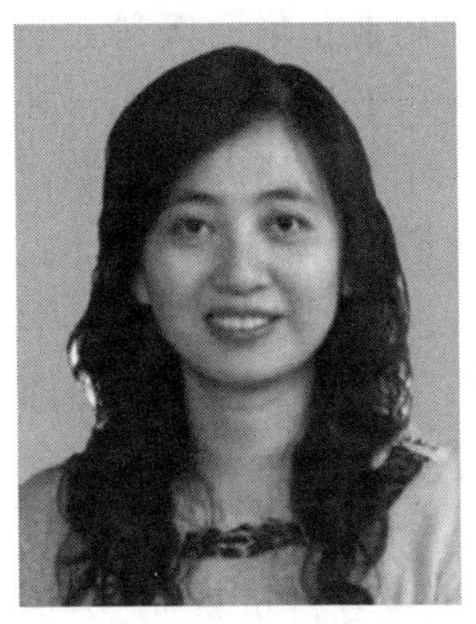

郑颖，女，1976 年 6 月出生于天津市塘沽区。首都医科大学口腔医学院教授、主任医师、博士研究生导师。本科、硕士、博士均毕业于首都医科大学，博士研究生导师为王松灵教授；硕士研究生导师为杨圣辉教授。2002 年至今于首都医科大学附属北京口腔医院工作。2012 年至 2013 年于美国哥伦比亚大学颅颌面再生研究中心做博士后，2016 年挂职北京市房山区良乡医院副院长。2009 年入选北京市科技新星。现任中华口腔医学会生物医学委员会委员，中华口腔医学会牙体牙髓病学委员会委员，国家自然科学基金委项目评审专家，北京市委组织部高创计划拔尖团队带头人，北京专家联谊会成员。主要从事口腔医学牙体牙髓疾病的临床、教学及科研工作。临床工作擅长活髓保存治疗、牙周牙髓联合病变的鉴别诊断和治疗、显微根管治疗、显微根尖手术。重点关注牙髓生物学以保存牙髓，延长牙齿寿命。主持三项国家级课题，一项北京市组织部资助拔尖团队，主要围绕牙本质再生，牙髓保存及牙髓再生的研究。以第一作者在国际口腔类著名杂志 *JDR* 发表论著 3 篇，其中 1 篇，发表后 5 年引用次数为 121 次，1 篇获 2012 年 *JDR* 杂志全年最高阅读量前 10 名，2015 年 *JDR* 论文获北京市科协青年优秀科技论文二等奖。获国家发明专利 1 项，参编国家十一五规划研究生教材《牙髓病学》。

（首都医科大学口腔医学院供稿）

## 邹　静

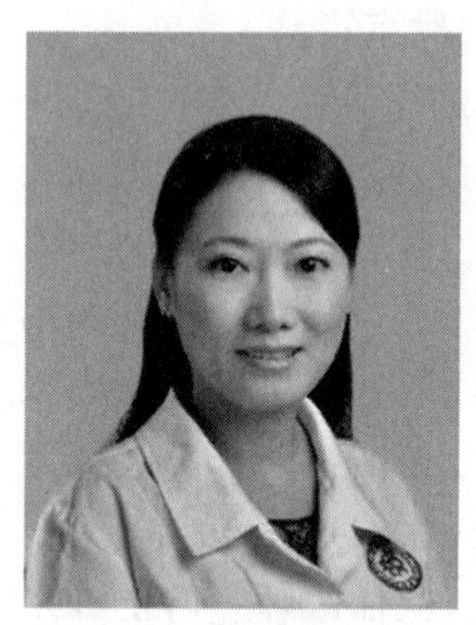

邹静，女，1970 年 3 月出生于四川省自贡市。教授，主任医师，博士生导师。本科毕业于华西医科大学口腔医学院，于 1996 年获华西医科大学口腔医学院硕士学位，2003 年获四川大学华西口腔医学院口腔临床医学博士。现任四川大学华西口腔医学院儿童口腔医学教研室主任，华西口腔医院儿童口腔科主任，国际牙医学院院士，国家临床重点专科负责人，中华口腔医学会儿童口腔医学专委会候任主任委员，中华口腔医学会镇静镇痛专委会常委，四川省口腔医学会儿童口腔医学专委会主任委员，四川省学术技术带头人后备人选，四川省卫生计生委突出贡献中青年专家，医疗卫生援黔专家团核心专家，中华医学会医疗鉴定专家库成员，全国医师定期考核口腔专业编委会委员，全国口腔执业医师考试主考官，*International Journal of Oral Science*、《中华口腔医学》《华西口腔医学》《国际口腔医学》杂志及《上海口腔医学》杂志编委。

承担过多项国际合作课题、自然科学基金及省部级科研课题，主要研究方向为儿童龋病的临床及基础研究，其中参研两项获得国家教育部科技进步一等奖，一项荣获中华医学科技奖二等奖，承担负责人一项荣获四川省科技进步三等奖，一项荣获成都市科技进步三等奖。担任国家“十二五”及“十三五”规划教材《儿童口腔医学》副主编，参编《华西口腔住院医师手册》《儿童及妊娠期妇女的口腔保健》《实用牙体牙髓病治疗学》《实用龋病学》《现代龋病学》《口腔微生态学》等多部学术专著。

（四川大学华西口腔医学院供稿）

# 逝世人物

## 王翰章(1919—2017)

中国著名口腔医学教育家、口腔医院管理专家、口腔颌面外科学家,博士生导师,中国共产党党员,国际牙医师学院杰出院士,原华西口腔医院院长王翰章教授因病医治无效,于 2017 年 9 月 6 日逝世,享年 98 岁。

王翰章教授,男,1919 年出生于北京顺义,1940 年毕业于北京育英高中,后考入齐鲁大学、北京辅仁大学,后辗转求学于四川,1949 年毕业于华西协合大学牙学院,同时获美国纽约州立大学博士学位。毕业后留校,历任助教、讲师、副教授、教授,硕士、博士研究生导师,曾任口腔颌面外科主任,口腔医学研究所副所长,口腔医学系主任,口腔医(学)院院长,四川医学院教务长、四川医学院副院长,华西医科大学顾问,卫生部医学科学研究委员会口腔科委委员,四川省口腔医学会主任委员,中华口腔医学会顾问,《华西口腔医学杂志》《中国口腔医学年鉴》主编,《中华口腔医学杂志》编委,卫生部书画协会华西分会会长等职务。

王翰章教授是新中国口腔颌面外科的创建人之一,是中国口腔颌面外科的先驱和开拓者。1951 年,王翰章教授参加西南整形外科援朝手术队,日夜奋战,救死扶伤,救治了大批志愿军战士,荣获集体一等功。20 世纪 50 年代起就参加我国历次高等口腔医学教育计划制定,60 年代初领导创建了当时规模最大、设备最齐全的口腔专科医院,引领了中国现代口腔医学事业的发展,做出了巨大贡献。王翰章教授立足学术前沿,勤于著书立说,矢志向学,主编出版了中国口腔医学的经典巨著《中华口腔科学》(三卷本)、《中国口腔医学年鉴》九卷、《王翰章口腔颌面外科手术学》《中国医学百科全书·口腔医学》《口腔医学词典》等享誉海内外的著作。组织编写的《口腔颌面外科手术学》获得全国科学大会奖。在颌面损伤与畸形整复外科学、颌骨血供动力学、皮肤组织血供、人工骨生物学基础、口腔医学信息学等方面做出了突出成绩,为我国口腔医学做出了卓越贡献。

王翰章教授多次荣获卫生部促进医药卫生科技进步重大贡献奖,教育部促进科技进步重大贡献奖,卫生部科技进步奖,四川省科技进步奖,全国优秀教师奖,中国口腔医学华佗奖,四川省科协先进工作者,中国杰出口腔医师奖,四川省医疗卫生系统终身成就奖。王翰章教授一生精于医术、严格育人、热衷科研,为中国口腔医学事业做出了巨大贡献。

## 赵美英(1930—2017)

中国著名口腔正畸学家,口腔正畸功能矫形治疗的奠基者和开拓者,优秀的口腔医学教育工作者,硕士生导师,中国共产党优秀党员,四川大学华西口腔医院正畸科赵美英教授因病医治无效,于 2017 年 11 月 22 日 10 时 30 分在成都逝世,享年 86 岁。

赵美英教授,女,1930 年 11 月出生于江苏南京,1955 年 3 月毕业于北京医学院口腔系,毕业后留校从事口腔正畸学的医疗、教学和科研工作。20 世纪 80 年代起,调入四川医学院口腔系,历任讲师、副教授、主任医师、教授,曾任中华口腔医学会正畸专业委员会委员、华西医科大学口腔医院正畸科党支部书记。

赵美英教授是全国率先推广、开展正畸功能矫形诊治工作的先驱,进行了大量正畸功能矫形相关的临床、教学及科学研究工作,主编了中国第一部正畸功能矫形专著《牙颌面畸形功能矫形》,参编了《活动矫治器》《中华口腔医学》等多部著作。先后发表高水平、极富影响力的学术论文数十篇，曾获中华医学会四川省分会优秀论文奖。通过赵美英教授多年不遗余力地推广，我国的青少年正畸功能矫形治疗由弱到强，现已成为口腔正畸学不可或缺的重要组成部分，为我国青少年错䳪畸形的早期预防和治疗做出了重要贡献。1994 年赵美英教授获得国务院特殊津贴奖励。

在赵美英教授近 60 年的执教经历中，作为老师，她以身作则、教书育人，对学生循循善诱、严格要求，为中国口腔医学事业培养了大批的骨干力量和优秀人才，其许多学生现已成为国内著名的口腔正畸学专家、学者；作为医生，她医术精湛、医德高尚、想患者所想，积极为病患服务，获得患者的一致好评；作为学者，她不断求索、矢志向学，学术造诣高深，积极推动了中国口腔医学事业的发展。

## 丁 寅（1958—2017）

中国著名口腔正畸学专家、中华口腔医学会口腔正畸专业委员会副主任委员、第四军医大学口腔医学院口腔正畸科主任丁寅教授于 2017 年 6 月 4 日 12 时 50 分因病医治无效，在第四军医大学口腔医学院不幸逝世，享年 59 岁。

丁寅教授，男，浙江宁波人，出生于 1958 年 7 月，1983 年毕业于第四军医大学并留校任教，1992 年获医学博士学位，1993 年至 1995 年在日本大阪大学齿学部留学，1996 年起任口腔正畸科副主任，2008 年起任口腔正畸科主任。历任助教、讲师、主治医师、副教授、副主任医师、教授、主任医师、博士研究生导师，荣立三等功一次。丁寅教授在 39 年的军旅生涯中，挚爱口腔正畸学事业，为学科建设倾注了全部心血。在他的带领下，所在科室多次受到学校、医院表彰，先后荣立集体三等功，获得“基层建设标兵单位”等荣誉称号。

丁寅教授从事口腔正畸学教学、临床与科研工作，擅长治疗各种儿童与成人牙颌畸形，包括各种骨性错䳪畸形、唇腭裂术后继发牙颌畸形、偏颌与开䳪畸形、颞下颌关节病与牙周病正畸治疗等。在正畸牙移动与牙周组织改建的骨生物学基础研究和儿童牙颌面生长发育研究方面具有特色。所主持的“骨质疏松时牙槽骨改建特征及其临床意义”与“用牵张成骨技术治疗颌骨发育不良畸形及其对颌面部形态结构的影响”两项研究在国内或军内已形成一定优势。先后在国内外学术期刊上发表论文 300 余篇，其中 SCI 收录 60 余篇。丁寅教授是《口腔正畸学》全国统编教材副主编，主编《口腔正畸治疗学》，主译《Tweed-Merrifield 标准方丝弓矫治理论与实用技术》《口腔正畸学》等正畸学经典著作。《中华口腔医学杂志》《中华口腔正畸学杂志》《实用口腔医学杂志》等杂志编委，口腔正畸学国际顶级期刊 *AJODO*、*Angle* 杂志审稿人。

丁寅教授先后培养 45 名口腔正畸博士研究生、71 名硕士研究生，荣获总后育才银奖，带领的教学团队获评“陕西省优秀教学团队”。丁寅教授的一生，是为我国我军口腔医学事业奉献的一生，对我国口腔医学教育和口腔正畸事业做出了重大贡献。

# 法律法规

## 中华人民共和国国家卫生和计划生育委员会令<br>第 12 号

《国家卫生计生委关于修改〈医疗机构管理条例实施细则〉的决定》已于 2017 年 2 月 3 日经国家卫生计生委委主任会议讨论通过，现予公布，自 2017 年 4 月 1 日起施行。

主任　李斌

二〇一七年二月二十一日

## 国家卫生计生委关于修改《医疗机构管理条例实施细则》的决定

根据国务院推进简政放权、放管结合、优化服务的改革部署和促进健康服务业发展的工作要求，国家卫生计生委决定对《医疗机构管理条例实施细则》（原卫生部令第 35 号）作如下修改：

一、将该实施细则中的“卫生部”统一修改为：“国家卫生计生委”，将“卫生行政部门”统一修改为：“卫生计生行政部门”。

二、将第三条第二项修改为：“妇幼保健院、妇幼保健计划生育服务中心”。

增加一项，作为第十三项：“（十三）医学检验实验室、病理诊断中心、医学影像诊断中心、血液透析中心、安宁疗护中心”。

第十三项改为第十四项。

三、第十一条增加一款，作为第二款：“医学检验实验室、病理诊断中心、医学影像诊断中心、血液透析中心、安宁疗护中心的设置审批权限另行规定”。

四、删除第十二条第一款第三项，并将第二款修改为：“有前款第（二）、（三）、（四）、（五）项所列情形之一者，不得充任医疗机构的法定代表人或者主要负责人”。

五、将第十八条修改为：“医疗机构建筑设计必须按照法律、法规和规章要求经相关审批机关审查同意后，方可施工”。

六、将第三十八条修改为：“各级卫生计生行政部门应当采用电子证照等信息化手段对医疗机构实行全程管理和动态监管。有关管理办法另行制定”。

本决定自 2017 年 4 月 1 日起施行。

# 中华人民共和国国家卫生和计划生育委员会令
# 第 13 号

中华人民共和国国家卫生和计划生育委员会令第 13 号《医师执业注册管理办法》已于 2017 年 2 月 3 日经国家卫生计生委委主任会议讨论通过，现予公布，自 2017 年 4 月 1 日起施行。

主任　李斌

二〇一七年二月二十八日

## 医师执业注册管理办法

### 第一章　总则

第一条　为了规范医师执业活动，加强医师队伍管理，根据《中华人民共和国执业医师法》，制定本办法。

第二条　医师执业应当经注册取得《医师执业证书》。

未经注册取得《医师执业证书》者，不得从事医疗、预防、保健活动。

第三条　国家卫生计生委负责全国医师执业注册监督管理工作。

县级以上地方卫生计生行政部门是医师执业注册的主管部门，负责本行政区域内的医师执业注册监督管理工作。

第四条　国家建立医师管理信息系统，实行医师电子注册管理。

### 第二章　注册条件和内容

第五条　凡取得医师资格的，均可申请医师执业注册。

第六条　有下列情形之一的，不予注册：

(一)不具有完全民事行为能力的；

(二)因受刑事处罚，自刑罚执行完毕之日起至申请注册之日止不满二年的；

(三)受吊销《医师执业证书》行政处罚，自处罚决定之日起至申请注册之日止不满二年的；

(四)甲类、乙类传染病传染期、精神疾病发病期以及身体残疾等健康状况不适宜或者不能胜任医疗、预防、保健业务工作的；

(五)重新申请注册，经考核不合格的；

(六)在医师资格考试中参与有组织作弊的；

(七)被查实曾使用伪造医师资格或者冒名使用他人医师资格进行注册的；

(八)国家卫生计生委规定不宜从事医疗、预防、保健业务的其他情形的。

第七条　医师执业注册内容包括：执业地点、执业类别、执业范围。

执业地点是指执业医师执业的医疗、预防、保健机构所在地的省级行政区划和执业助理医师执业的医疗、预防、保健机构所在地的县级行政区划。

执业类别是指临床、中医(包括中医、民族医和中西医结合)、口腔、公共卫生。

执业范围是指医师在医疗、预防、保健活动中从事的与其执业能力相适应的专业。

第八条　医师取得《医师执业证书》后，

应当按照注册的执业地点、执业类别、执业范围,从事相应的医疗、预防、保健活动。

**第三章　注册程序**

第九条　拟在医疗、保健机构中执业的人员，应当向批准该机构执业的卫生计生行政部门申请注册；拟在预防机构中执业的人员，应当向该机构的同级卫生计生行政部门申请注册。

第十条　在同一执业地点多个机构执业的医师，应当确定一个机构作为其主要执业机构，并向批准该机构执业的卫生计生行政部门申请注册;对于拟执业的其他机构,应当向批准该机构执业的卫生计生行政部门分别申请备案,注明所在执业机构的名称。

医师只有一个执业机构的，视为其主要执业机构。

第十一条　医师的主要执业机构以及批准该机构执业的卫生计生行政部门应当在医师管理信息系统及时更新医师定期考核结果。

第十二条　申请医师执业注册，应当提交下列材料：

(一)医师执业注册申请审核表；

(二)近 6 个月 2 寸白底免冠正面半身照片；

(三)医疗、预防、保健机构的聘用证明；

(四)省级以上卫生计生行政部门规定的其他材料。

获得医师资格后二年内未注册者、中止医师执业活动二年以上或者本办法第六条规定不予注册的情形消失的医师申请注册时，还应当提交在省级以上卫生计生行政部门指定的机构接受连续 6 个月以上的培训，并经考核合格的证明。

第十三条　注册主管部门应当自收到注册申请之日起 20 个工作日内,对申请人提交的申请材料进行审核。审核合格的,予以注册并发放《医师执业证书》。

第十四条　对不符合注册条件不予注册的，注册主管部门应当自收到注册申请之日起 20 个工作日内书面通知聘用单位和申请人,并说明理由。申请人如有异议的,可以依法申请行政复议或者向人民法院提起行政诉讼。

第十五条　执业助理医师取得执业医师资格后,继续在医疗、预防、保健机构中执业的,应当按本办法规定,申请执业医师注册。

第十六条　《医师执业证书》应当由本人妥善保管,不得出借、出租、抵押、转让、涂改和毁损。如发生损坏或者遗失的,当事人应当及时向原发证部门申请补发。

第十七条　医师跨执业地点增加执业机构，应当向批准该机构执业的卫生计生行政部门申请增加注册。

执业助理医师只能注册一个执业地点。

**第四章　注册变更**

第十八条　医师注册后有下列情形之一的,医师个人或者其所在的医疗、预防、保健机构,应当自知道或者应当知道之日起 30 日内报告注册主管部门,办理注销注册：

(一)死亡或者被宣告失踪的；

(二)受刑事处罚的；

(三)受吊销《医师执业证书》行政处罚的；

(四)医师定期考核不合格,并经培训后再次考核仍不合格的；

(五)连续两个考核周期未参加医师定期考核的；

(六)中止医师执业活动满二年的；

(七)身体健康状况不适宜继续执业的；

(八)出借、出租、抵押、转让、涂改《医师执业证书》的；

(九)在医师资格考试中参与有组织作弊的；

(十)本人主动申请的；

(十一)国家卫生计生委规定不宜从事医疗、预防、保健业务的其他情形的。

第十九条　医师注册后有下列情况之一的,其所在的医疗、预防、保健机构应当自办理相关手续之日起 30 日内报注册主管部门,办理备案：

(一)调离、退休、退职；续表 11

(二)被辞退、开除；

(三)省级以上卫生计生行政部门规定的其他情形。

上述备案满 2 年且未继续执业的予以注销。

第二十条 医师变更执业地点、执业类别、执业范围等注册事项的，应当通过国家医师管理信息系统提交医师变更执业注册申请及省级以上卫生计生行政部门规定的其他材料。

医师因参加培训需要注册或者变更注册的，应当按照本办法规定办理相关手续。

医师变更主要执业机构的，应当按本办法第十二条的规定重新办理注册。

医师承担经主要执业机构批准的卫生支援、会诊、进修、学术交流、政府交办事项等任务和参加卫生计生行政部门批准的义诊，以及在签订帮扶或者托管协议医疗机构内执业等，不需办理执业地点变更和执业机构备案手续。

第二十一条 注册主管部门应当自收到变更注册申请之日起 20 个工作日内办理变更注册手续。对因不符合变更注册条件不予变更的，应当自收到变更注册申请之日起 20 个工作日内书面通知申请人，并说明理由。

第二十二条 国家实行医师注册内容公开制度和查询制度。

地方各级卫生计生行政部门应当按照规定提供医师注册信息查询服务，并对注销注册的人员名单予以公告。

第二十三条 医疗、预防、保健机构未按照本办法第十八条规定履行报告职责，导致严重后果的，由县级以上卫生计生行政部门依据《执业医师法》第四十一条规定进行处理。

医疗、预防、保健机构未按照本办法第十九条规定履行报告职责，导致严重后果的，由县级以上地方卫生计生行政部门对该机构给予警告，并对其主要负责人、相关责任人依法给予处分。

## 第五章 附则

第二十四条 中医(包括中医、民族医、中西医结合)医师执业注册管理由中医(药)主管部门负责。

第二十五条 港澳台人员申请在内地(大陆)注册执业的，按照国家有关规定办理。

外籍人员申请在中国境内注册执业的，按照国家有关规定办理。

第二十六条 本办法自 2017 年 4 月 1 日起施行。1999 年 7 月 16 日原卫生部公布的《医师执业注册暂行办法》同时废止。

# 索　引

## M



## N



## Q



## R



## S



## T



## W



## X



## Y



## Z